WALKER EVANS
AMERIKA

WALKER EVANS
AMERIKA

Bilder aus den Jahren der Depression

Herausgegeben von Michael Brix und Birgit Mayer

Mit einem Vorwort von Armin Zweite
und Texten von Michael Brix,
Christine Heiß und Ulrich Keller

Schirmer/Mosel

Dieses Buch erscheint anläßlich der Ausstellung
»Walker Evans – Amerika«, die vom 15. August bis
15. Oktober 1990 in der Städtischen Galerie im
Lenbachhaus München gezeigt wird.

Die Reproduktion der FSA-Photographien von Walker Evans
erfolgt mit freundlicher Genehmigung der Library of Congress,
Washington, D.C.; die Reproduktion aller übrigen Photographien
von Walker Evans erfolgt mit freundlicher Genehmigung des
Estate of Walker Evans, Bethany, Conn.

CIP-Titelaufnahme der Deutschen Biliothek
Walker Evans – Amerika: Bilder aus den Jahren der Depression;
(anläßlich der Ausstellung »Walker Evans – Amerika«,
die vom 15. August bis 15. Oktober 1990 in der Städtischen Galerie
im Lenbachhaus München gezeigt wird) / hrsg. von
Michael Brix und Birgit Mayer. Mit einem Vorwort von Armin Zweite und
Texten von Michael Brix ... – München: Schirmer-Mosel, 1990
ISBN 3-88814-351-9
NE: Evans, Walker (Ill.); Brix, Michael (Hrsg.); Ausstellung
Walker Evans – Amerika (1990, München); Städtische Galerie im
Lenbachhaus (München)

Lithos: O.R.T. Kirchner & Graser, Berlin
Satz: Sponner, München
Druck und Bindung: Passavia Passau
ISBN 3-88814-351-7
Eine Schirmer/Mosel Produktion

Dank

Als Michael Brix vor etwa zwei Jahren von seiner Idee berichtete, im Rahmen seiner Lehrtätigkeit eine kleine Walker Evans-Ausstellung zu organisieren, war der Entschluß rasch gefaßt, ihm auf der Basis seines detaillierten Konzepts die Realisierung eines größeren Vorhabens in der Städtischen Galerie im Lenbachhaus zu übertragen. Zu eindringlich war einerseits noch die Erinnerung an die große Retrospektive, die John Szarkowski 1971 für Walker Evans im Museum of Modern Art in New York eingerichtet hatte; zu offenkundig war andererseits das Defizit an Informationen über den Künstler, der allenfalls in Gruppenausstellungen mit einigen Beispielen seines Schaffens vorgestellt und in Anthologien zur Geschichte der Photographie lediglich kursorisch behandelt worden war – trotz seiner eminenten Bedeutung, die immer außer Frage stand. Angesichts der Traditionen des Lenbachhauses lag es daher nahe, die in der Bundesrepublick erste umfassende Ausstellung eines Œuvres zu veranstalten, das seine richtungsweisenden Höhepunkte in den 30er Jahren erreichte, wie Walker Evans das selbst wohl immer gesehen hat.

Bei der Verwirklichung des Vorhabens unter der Regie von Michael Brix wurden wir von vielen Seiten unterstützt. John T. Hill, dem Verwalter des Estate of Walker Evans, gilt unser besonderer Dank. Er hat das Projekt während der gesamten Zeit der Vorbereitung unterstützt; für die Ausstellung stellte er darüber hinaus wertvolle Abzüge zur Verfügung, die kurz nach Evans' Tod von den im Nachlaß bewahrten Negativen hergestellt wurden.

Zahlreiche Museen und Sammlungen in den USA haben mit Leihgaben von Vintage Prints wesentlich zum Zustandekommen dieser Ausstellung beigetragen. Für ihr Interesse an dem Projekt und ihre freundliche Bereitschaft zur Kooperation danken wir Maria Morris Hambourg und Jeff L. Rosenheim (The Metropolitan Museum of Art, New York), Susan Kismaric (The Museum of Modern Art, New York), Julia Van Haaften und Mildred Wright (The New York Public Library), Walter Hopps, Paul Winkler und Susan Davidson (The Menil Collection, Houston), Peter C. Marzio, Anne Tucker und Maggie Olvey (The Museum of Fine Arts, Houston), Roy Flukinger (Harry Ransom Humanities Research Center, The University of Texas at Austin) sowie Tambra L. Johnson (Library of Congress, Washington). Harry Lunn, New York, stellte in großzügiger Weise seine Evans-Sammlung zur Verfügung, aus der wir eine repräsentative Auswahl zeigen können. Wichtige Bilder verdanken wir auch den Sammlern Christopher Rauschenberg, Portland, und Thomas Walther, Berlin; außerdem der Galerie Kicken Pauseback, Köln.

Von großer Bedeutung für das Ausstellungs- und das Buchprojekt war der umfangreiche Bestand an Negativen aus Evans' FSA-Zeit, der sich in der Library of Congress, Washington, befindet. Über mehrere Jahre hinweg haben Marita Stamey und Eva Shade von den Originalnegativen Abzüge hergestellt, die den Vintage Prints von Evans so nah wie möglich kommen.

Für wertvolle Hinweise und Hilfe bei der Beschaffung und Sichtung des Bildmaterials danken wir Eveline S. Overmiller (Washington), Leslie Kronz, Debra R. Armstrong-Morgan, Andrea Inselmann, Carey Thornton, William Stott (Austin), Hilary Borow, Karyn Galetka (Houston), Barbara A. L. Woytowicz, Suzanne Boorsch, Marceline McKee, Colta Ives, Thomas D. Grischkowsky, Nestor Montilla und Michael Howells (New York).

Mein Dank gilt ferner den Kolleginnen und Kollegen im Lenbachhaus, die an dem Vorhaben beteiligt waren, in erster Linie Renate Steffen und Rudolf Wackernagel, ferner Simone Gänsheimer und Kurt Laube sowie Harald von Polenz, Hans Schäfer, Erhard Tscherwinka, Otto Schätzl, Georg Reischel und Kurt Rudolf. Teile des graphischen Konzepts der Ausstellung besorgte Willem Weijers; die Firma Hasenkamp organisierte in Kooperation mit ihren amerikanischen Partnern die Transporte.

Sehr verbunden fühle ich mich den Autoren dieser Publikation und dem Schirmer/Mosel Verlag, insbesondere Birgit Mayer, die nicht nur an der Redaktion des Katalogbuches, sondern auch in allen wichtigen Phasen der Vorbereitung an der Konzeption der Ausstellung beteiligt war.

Mein persönlicher Dank gilt Michael Brix für die überaus fruchtbare und anregende Zusammenarbeit, die hoffentlich dazu führt, daß Walker Evans endlich auch hier die seinem Œuvre gebührende Aufmerksamkeit zuteil wird.

Armin Zweite, Lenbachhaus München

Vorwort

In ihrem 1977 veröffentlichten Buch *On Photography* beschreibt Susan Sontag unter dem Titel »America, Seen Through Photographs, Darkly« am Rande auch die Position von Walker Evans, dessen Schlüsselstellung in der Geschichte der amerikanischen Photographie sie knapp und prägnant umreißt. Als Ausgangspunkt der Beobachtungen und Überlegungen dienen ihr einige Zeilen von Walt Whitman, die John Szarkowski gleichsam als Epigraph dem Katalog seiner unvergessenen Walker Evans-Retrospektive von 1971 im Museum of Modern Art vorangestellt hatte: »Ich habe keine Zweifel, daß Majestät und Schönheit der Welt in jedem Jota der Welt verborgen sind ... Ich habe keine Zweifel, daß es sehr viel mehr in Trivialitäten, Insekten, gewöhnlichen Leuten, Sklaven, Zwergen, Unkraut, wertlosem Abfall gibt, als ich angenommen hatte ...«

Whitman, so Susan Sontag, war bemüht, über die Differenzen von Schönheit und Häßlichkeit, von Bedeutung und Trivialität hinwegzusehen und wurde damit, indirekt, zu einem Propagandisten jener Photographen, die idealisierte Bilder lieferten und selbst unspektakulärste, gewöhnlichste Sujets ästhetisch nobilitierten. Die aufwendige Zeitschrift *Camera Work*, die Alfred Stieglitz von 1903 bis 1917 in Parallele zur Ausstellungstätigkeit seiner Galerie »291« publizierte, war das ambitionierte Forum dieser Einstellung. Solche affirmative Haltung der Welt gegenüber zerfiel allerdings bald und endete schließlich in den 70er Jahren, so Sontag, in der Parodie des ursprünglichen Programms von Whitman, das auf Akklamation und totale Ästhetisierung der Welt hinauslief (»Die Vereinigten Staaten selbst sind im Grunde das größte Gedicht«). Als Initiator und herausragende Gestalt dieses Prozesses einer sukzessiven Depravation gilt Walker Evans, der bezeichnenderweise in den Jahrgängen von *Camera Work* nur ein einziges Photo – Paul Strands *Blinde Frau* von 1915 – entdeckte, das er für bemerkenswert hielt. Susan Sontag zufolge war er der letzte große Photograph, der ernsthaft und ungebrochen in einer Weise arbeitete, die zwar noch Whitmans euphorischen Humanismus reflektierte und zusammenfaßte, was vorausging – beispielsweise Jocob Riis' und Lewis Hines betroffen machende Aufnahmen von Slums, Immigranten und Kinderarbeit –, der zugleich jedoch vieles von dem vorwegnahm, was sich in den sehr viel kälteren, direkteren und freudloseren Photos spiegelt, die seitdem entstanden sind; man denke nur, um zwei markante Positionen zu benennen, an die Bilder von Robert Frank und Diane Arbus. Es war Evans, der radikal jenen Heroismus in Frage stellte, mit dem die Vision Whitmans durch Stieglitz und seine vielen Schüler so entschieden propagiert wurde, daß sie noch in Edward Steichens Ausstellung »Family of Man« von 1955 nachlebte. Mit derselben formalen Präzision, die nichts schönt und nichts verschleiert, photographierte Evans viktorianische Häuser in Boston und wenig später die schäbigen Behausungen von Wanderarbeitern und Farmpächtern sowie die Läden in den Kleinstädten der Südstaaten; doch statt das Gesehene zu sublimieren und zu erhöhen, erniedrigte er es gewissermaßen durch die Synthese von entschiedenem Verismus und rigorosem Formwillen, so daß alles gegeneinander austauschbar wurde. Ohne den Autoren dieses Bandes vorgreifen zu wollen, läßt sich sein bildnerisches Verfahren an einigen Beispielen deutlich machen, einem Interieur, einem Gruppenphoto und einer Architekturaufnahme, das heißt drei zentralen Motiven, die Walker Evans in den 30er Jahren, auf dem Höhepunkt seiner künstlerischen Entwicklung bevorzugte.

So nahm er beispielsweise 1936 das Innere eines Gehöftes in Alabama auf: ein anspruchsloses, unambitioniertes Bild einer rissigen, aus den Fugen geratenen Bretterwand, die hier und da den Blick nach außen freigibt. Nichts Besonderes offenbar, registriert man erst allmählich einige Details wie das auf dem Querbalken abgestellte Schraubglas, den grifflosen Topfdeckel oder die an einem Nagel hängende Petroleumkanne. Die Frage, warum hinter der schmalen, mehrfach nach oben versetzten Leiste fünf Löffel, drei Gabeln und zwei Messer stecken, macht zur Gewißheit, daß es sich um ein Kücheninterieur handelt. Für die Bewohner stellt ein Schrank mit Schubladen offenbar einen unerschwinglichen Luxus dar, ganz abgesehen von der Tatsache, daß nicht einmal ausreichend Besteck für die Eltern und Kinder da ist, weshalb das wenige immer wieder außer Reichweite der Heranwachsenden gebracht werden muß. Kein elektrisches Licht, der letzte Anstrich vor Jahren und dennoch kein verlassener Ort, vielmehr ist alles in Gebrauch und ordentlich an seinem Platz. Die strenge graphische

Struktur des Photos spiegelt das karge, beengte Dasein der Familie, seine scheinbar nichtssagenden Motive beginnen von ihrem Elend zu sprechen, aber auch von der täglichen Anstrengung, es zu ertragen. So legt jede Einzelheit der Aufnahme Zeugnis ab von jenen unsichtbaren Menschen, die sich trotz großer Armut damit abgefunden zu haben scheinen, ohne Resignation die schäbige Wand als Schrank zu benutzen.

Zur gleichen Zeit und ebenfalls in Hale County, Alabama, entstand auch das berühmte Photo des Pächters Bud Fields und seiner Familie. Eingefangen ist in erster Linie der skeptisch-distanzierte Blick der Erwachsenen, die mit Staunen und Traurigkeit durchsetzte Furcht des Mädchens und die unbefangene, wenn auch verhaltene Fröhlichkeit des Jungen. Abgewandt und damit unbeteiligt sind nur das schlafende Kind auf dem Schoß seiner Mutter und die ausgemergelte Katze unter dem Bett. Kein Schnappschuß, sondern eine Aufnahme, bei der Evans Regie führte, und zwar so penibel, daß er nichts dem Zufall überließ: die Dreiergruppe im Zentrum, flankiert von den beiden leicht abgerückten Frauen, der Wechsel von Sitzen und Stehen, die fließenden Übergänge von Licht und Schatten, die »Choreographie« von schweren Füßen und verarbeiteten Händen. Solche Inszenierung, die der Tradition des bürgerlich-aristokratischen Familienphotos folgt, jedoch die Distanzen unmerklich erweitert und durch solche Isolierung dem Individuellen den Schein des Typischen verleiht, nobilitiert zwar die Portraitierten und verleiht ihrem Mangel Würde, steigert aber zugleich das Befremden und entrückt die Gestalten.

Der Schock, den die Aufnahme auch heute noch auslöst, ist subkutan und nachhaltig, aber keineswegs derart unmittelbar und ephemer wie bei Dorothea Langes berühmtem Photo der Wanderarbeiterfrau, das ebenfalls 1936 entstand. Dieses Bild, in dem sich für viele die Essenz der FSA-Photographie manifestiert und das bis 1969, so schätzt man, in über 10.000 Publikationen mit einer Gesamtauflage von mehreren Hunderttausend erschien (R. J. Doherty), mutet neben der Aufnahme von Walker Evans geradezu sentimental an, was von der Photographin teilweise auch so intendiert war. Die abgehärmte Mutter, deren verbitterter Blick ins Leere geht, wird, das ist ablesbar, ihr Kinn in die Hand stützen und damit die klassische Melancholie-Pose einnehmen, während sich ihre beiden blondgelockten Kinder weinend abwenden und Schutz an ihren Schultern suchen. Dorothea Langes Botschaft ist eindeutig und läßt kaum Fragen zu, bei Walker Evans dagegen bleibt alles in der Schwebe und damit letztlich ambivalent. Dabei ist das Powere gar nicht zu übersehen: die schief in den Angeln hängende Tür, der kaputte Fußboden, die halbe Magazinseite als Wandschmuck, das eiserne, abgenutzte Bettgestell. Und was die Menschen anhaben, sieht derart abgetragen aus, daß man zu wissen glaubt, es gibt nichts zum Wechseln, vor allem fehlen Schuhe.

Dorothea Langes *Migrant Mother* erweckt Mitleid, Walker Evans schärft den Blick und provoziert Fragen nach den Ursachen eines derartigen Daseins am Rande, wenn nicht schon unterhalb des Existenzminimums. Doch das ist nicht alles. Das Statuarische der in ihrem trostlosen Kastenraum gefangenen Gestalten, die emotionale Erstarrung der Älteren, die durch den lebhaften Ausdruck des Jungen in der Mitte erst recht hervortritt, korrespondieren mit der unterkühlten Perfektion von Walker Evans' Photo. Was sich als schlichte, unprätentiöse Wiedergabe von erschreckender Realität geriert, ist von einer derart ausgeklügelten Künstlichkeit, daß die abstrakte Formdurchdringung die Armseligkeit dieser Familie ins Zeichenhafte stilisiert und dabei kommensurabel und zugleich unvergeßlich macht.

Wenden wir uns schließlich einem letzten Beispiel zu. Zwischen Tuscaloosa und Greensboro, ebenfalls in Alabama, nahm er im selben Jahr einen an der Landstraße gelegenen Laden auf. Der Titel *Roadside Store* erscheint wie ein Euphemismus, denn zu sehen ist nichts weiter als ein gewöhnlicher Bretterschuppen, dessen Fenster und Türen geschlossen sind. Unwillkürlich fragt man sich, wer hier wohl wann eingekauft haben würde, was die in strenger Symmetrie auf die Fassade genagelten Reklametafeln anpreisen: Coca-Cola, Backpulver, Mittel gegen Malaria, Erkältungen, Fieber und Kopfschmerzen. Daß ein Chiropraktiker auf seine Praxis hinweist, läßt auf schwere körperliche Arbeit in dieser Gegend schließen. Politische Botschaften fehlen ebensowenig (»Pete Jarman for Congress«) wie der unvermeidliche Kaugummi-Automat. Unbelebt und deprimierend, erscheint die Szenerie wie ein genauer Reflex dessen, was Evans im Inneren der Hütten und an den Menschen beobachtete: die Kehrseite des amerikanischen Traums von permanentem Fortschritt, Reichtum und Wohlbefinden.

In ihrer strengen Tektonik, der ernüchternden Ausleuchtung ihrer Sujets und der Detailschärfe verwandeln die Photos das Außergewöhnliche in etwas höchst Normales, verleihen aber zugleich dem Banalen das Signum des Besonderen. Als würde die Zeit eingefroren, mutieren die Bilder zu Bollwerken gegen die Vergänglichkeit. In der Durchdringung von Wirklichkeit und Vergangenheit wird, mit Roland Barthes zu sprechen, die aus Konflikten und Sehnsüchten bestehende Lebenswelt entwirklicht unter der Maßgabe, sie durch Photos zu illustrieren. Evans' Aufnahmen bezeugen, daß das, was wir auf ihnen wahrnehmen, tatsächlich existiert hat, sie beschreiben nicht, was es nicht mehr gibt, sondern was es gegeben hat. Ihre Melancholie blendet die Zukunft aus, hebt die Kategorie der Zeit auf und beschwört im Stillstand eine Authentizität, die dem Ephemeren die Qualität des Mythischen zuweist.

Walker Evans' genuine künstlerische Leistung liegt nicht zuletzt darin, daß er die Hütten und Läden, die Tankstellen, Poststationen und Plakatwände, die Friedhöfe und Fabriken, die Autos und Flußdampfer ebenso wie die Menschen, denen er im Süden begegnete, zur Präsenz ihrer selbst brachte, die den, der sie in ihrer vermeintlichen Normalität und zugleich irritierenden Fremdheit wahrnahm, verschwinden ließ. Die Einstellung des Photographen manifestiert sich nicht im Aufspüren und Kenntlichmachen des Einmaligen, sondern in der »bewußten Selbstbeschränkung seines Blicks auf das Allgegenwärtige und Typische der sozialgeprägten Umwelt« (Hans Georg Puttnies). Diese Durchdringung von präziser Beschreibung und Intuition, von dokumentarischem Zeugnis und unpathetischer Sensibilität, diese Verknüpfung von Evidenz und Hintersinn wurden in ihrer Opposition gegen die Ästhetik von *Camera Work*, aber auch in ihrer Einmaligkeit sehr früh gesehen. James Thrall Soby beispielsweise, der Evans 1933 zu seinem Lehrer erkor, meinte später, er hätte alsbald gewußt, welche Motive den Photographen interessieren würden. »Aber genau wußte ich es doch nicht – und weiß es bis heute nicht, was ihn veranlaßte, etwas Bestimmtes auf der Mattscheibe seiner Kamera einzufangen, aus welcher Distanz, unter welcher Ausbeutung des Tageslichts und mit welchen Imponderabilien plastischer Werte. Das waren Probleme, die er mit schlafwandlerischer Sicherheit löste. Das Ergebnis war jeweils ein Bild, das unzweifelhaft sein eigenes war.« Sein eigenes jedoch nur insofern, als er die nüchterne Selbstdarstellung der Sujets betrieb und nie zu einer subjektiven Verklärung der Realität mißbrauchte, wie das Generationen von Photographen vor ihm praktiziert hatten, wenn sie mit Weichzeichnern und komplizierten Druckverfahren Darstellungsprinzipien der Malerei für ihr Medium dienstbar zu machen suchten. Allem Augenschein zum Trotz war Sachlichkeit um der Sachlichkeit willen nicht sein Ziel; vielmehr wollte er, daß seine Bilder literarisch, autoritativ und transzendent sein sollten, wie er das selbst einmal formulierte. Es sei dahingestellt, ob Walker Evans mit solchem Anspruch nicht einer Selbsttäuschung erlag, denn schließlich ist nicht recht einzusehen, was an einem Photo literarisch bzw. wie es autoritativ sein sollte, ganz davon zu schweigen, daß es alles andere, nur nicht transzendent ist, welches Sujet auch immer wie aufgenommen wurde. Der ideologische Nimbus, den Evans seiner puristischen Arbeit mit derartigen Bemerkungen, wenn sie denn authentisch sind, verleihen wollte, ist kaum mehr als ein indirekter Reflex auf Whitman, während die Bilder bereits eine ganz andere, völlig ausgenüchterte Einstellung signalisieren, die letztlich einer Haltung moralischer Indifferenz bei Wahrung höchster ästhetischer Ansprüche Vorschub leistete, die kaum eine Generation später auf anderer Ebene und mit anderen Vorzeichen bei Andy Warhol kulminieren sollte.

Die formale Radikalität seiner Photos wurde lange Zeit von ihren sozialkritischen Implikationen überblendet. Das ist nur zu verständlich, wenn man sich vergegenwärtigt, daß die auch seiner eigenen Auffassung nach wichtigsten Werke im Rahmen einer propagandistischen Kampagne der Regierung entstanden, eben der Farm Security Administration, von der im folgenden noch ausführlich die Rede sein wird. Die »Historische Sektion« der FSA wurde von dem Wirtschaftswissenschaftler Roy Stryker geleitet; er war der Initiator und die treibende Kraft des ungewöhnlichen, staatlichen Photoprojekts. Daß dabei eines der aufregendsten Kapitel der Geschichte der Photographie geschrieben werden würde, war kaum vorhersehbar, zeichnete sich aber ab, als die gratis abgegebenen Bilder nicht nur in den Tageszeitungen, sondern auch in seriösen Zeitschriften zu erscheinen begannen, als ab 1936 mehr und mehr Bücher mit FSA-Photos veröffentlicht und Wanderausstellungen organisiert wurden.

Walker Evans, der zu Beginn der 30er Jahre in schwierigen finanziellen Verhältnissen in Greewich Village lebte und in der Bethune Street ein gemeinsames Atelier mit Lou Block, einem Maler, der später eine wichtige Rolle im Federal Arts

Project spielen sollte, und Ben Shahn hatte, war auf die von Stryker gestellten Aufgaben gut vorbereitet. Gefragt waren in erster Linie Professionalität, absolute Wahrhaftigkeit und historisches Bewußtsein, das es den Photographen erlauben sollte, in der Erscheinung auch ihre Ursachen kenntlich zu machen. Evans, der immer ein Einzelgänger war, wollte allerdings lieber das Leben beschreiben als die Krankheiten des Landes heilen (Szarkowski), zielte nicht primär auf klare, eindeutige Bilder, sondern wollte eine Spur von Geheimnis gewahrt wissen. Introvertiert, ironisch, skeptisch und aristokratisch, geriet er in Konflikt mit Stryker, der das genaue Gegenteil gewesen sein muß: extrovertiert, gerade heraus, optimistisch und populistisch. Letztlich war es wohl Ben Shahn, dessen Schnappschüsse, wenn auch nicht eine adäquatere Vorstellung der sozialen Realität vermittelten, so doch propagandistisch effektiver nutzbar zu machen waren. Zwar nicht Mitglied der »Historischen Sektion«, war er in der Anfangsphase mit den Aktivitäten der Behörde eng verbunden und von großem Einfluß und behauptete durch die kalkulierte Unmittelbarkeit seiner Aufnahmen eine Gegenposition zu der seines Freundes Walker Evans.

Zwangsläufig versuchte Evans, sich nach seiner Trennung von Stryker anders zu orientieren, zumal er bereits 1938 seine epochale Ausstellung »American Photographs« im Museum of Modern Art zeigen konnte. Zeitweilig ohne festes Engagement, begann er 1943 für *Time Magazine* zu schreiben, wechselte 1945 als Autor und Photograph zu *Fortune*, einem Magazin, dessen Bebilderung vor allem dazu diente, die Stärke des amerikanischen Kapitalismus zu zeigen und dessen Produkte in ein glamouröses Licht zu setzen. Daß Evans dieser Zeitschrift bis 1965 verbunden blieb, bevor er eine Professur an der Yale University übernahm, scheint weniger einen Gesinnungswandel zu signalisieren als nachträglich seine völlige Abstinenz von jeglichem direkten politischen Engagement zu bestätigen. Höhepunkte seiner weiteren künstlerischen Entwicklung sind zweifellos die zwischen 1939 und 1941 mit verdeckter Kamera aufgenommenen Portraits von Passagieren der New Yorker U-Bahn, die 1947 in Chicago gemachten Aufnahmen von Passanten und die in den 50er Jahren entstandenen Industrielandschaften aus fahrenden Zügen. Während dieser Phase gab Evans seinen transparenten, sachlichen Stil auf und huldigte bis zu einem gewissen Grad der Ästhetik des Zufalls, die die fixierten Gestalten ihrer Individualität berauben und sie gleichsam zu Chiffren einer Massengesellschaft machen, die unempfindlich für alles geworden zu sein schien, was seine Photos aus den 30er Jahren in ihrer präzisen formalen Durchdringung und ihrer ausgeklügelten ästhetischen Strategie zur Anschauung gebracht hatten. In seiner Spätzeit besann er sich nochmals auf seine Anfänge und versuchte, an sie anzuknüpfen, mehr oder weniger erfolglos, wie die bekannten Beispiele seiner Interieurs zeigen.

Zeitlebens blieb Evans ein Künstler, dessen anfangs gnadenlose Direktheit sich etwa mit Grant Woods *American Gothic* berührt, dessen sezierender, durch die Lektüre Flauberts geschulter Blick auf die Vergänglichkeit kultureller Codes und ihrer materiellen Manifestationen von einer untergründigen Melancholie geprägt ist. Evans liefert so Gegenbilder zu der idealisierten Sicht auf Maschinen und Fertigungsanlagen, die die amerikanischen Präzisionisten wie Charles Sheeler, Ralston Crawford und andere in den 20er und 30er Jahren kultiviert hatten. Wenn überhaupt, dann haben seine Werke im Œuvre von Edward Hopper ihr malerisches Pendant, wobei freilich an die Stelle extremer Detailschärfe und entschiedener Distanz der Photos unspezifische Formen und ein Stimmung evozierendes Kolorit treten, die das, was bei Evans ambivalent bleibt, ins Eindeutige ummünzen. Ausgehend von vielen Anregungen, die er offenbar aus FSA-Photos gewann, aber mit anderen Intentionen, nahm John Steinbeck diese Fährte in seiner 1939 erschienenen Erzählung *Grapes of Wrath* auf, die John Ford ein Jahr später zu einem heroischen Epos verfilmte. Und selbstverständlich muß man sich in diesem Rahmen auch an die Romane von Theodore Dreiser (*An American Tragedy,* 1925) bzw. Upton Sinclair erinnern, wenngleich deren Beschreibungen von Entmündigung, Ausbeutung und Entfremdung zumeist in einem anderen, großstädtischen Milieu angesiedelt sind. Weder in den unpersönlichen Architekturaufnahmen amerikanischer Fassaden und Interieurs noch in den strengen Portraits der Pächterfamilien hatte Evans sich selbst zum Ausdruck gebracht. Das lag ihm fern, und doch ist gerade hierin ein fruchtbares Moment seiner besten Arbeiten zu erblicken, die in ihrer kristallinen Durchformung antizipieren, was vor allem in den 60er und 70er Jahren in vordergründiger, meist aufs Motiv fixierter Weise virulent werden sollte, insofern als die Pop Kunst im ikonographischen Reflex auf die Welt der Reklame in entsprechenden Photos von Walker Evans eines ihrer Vorbilder hatte.

Noch einmal also: Den von Stieglitz, Steichen und anderen propagierten Anspruch, das Menschliche zu verallgemeinern und in schönen Schein aufgehen zu lassen, konterkarierte Evans, indem er durch seinen formalen Rigorismus und die Betonung des Typischen paradoxerweise zugleich eine Auflösung in isolierte Details betrieb, so daß das scheinbar Geläufige, keiner weiteren Beachtung für wert Befundene fremd wird und unterschwellig einen namenlosen Schrecken freizusetzen beginnt, den der Zynismus mancher späterer Photographen verabsolutieren sollte. Mit solcher Auflösung aller Zusammenhänge, die sich in manchen seiner Bilder manifestiert, wenn auch nicht in den oben zitierten Beispielen, scheint Evans in seinem Medium unbewußt dem Programm der Moderne zu folgen, wie es Hofmannsthal 1901 in seinem berühmten Chandos-Brief für die Literatur zum Ausdruck gebracht hatte: »Es gelang mir nicht mehr, [die Dinge] mit dem vereinfachenden Blick der Gewohnheit zu erfassen. Es zerfiel mir alles in Teile, die Teile wieder in Teile, und nichts mehr ließ sich mit einem Begriff umspannen. Die einzelnen Worte [wir könnten auch sagen, Bilder] verschwammen um mich; sie gerannen zu Augen, die mich anstarrten und in die ich wieder hineinstarren muß. Wirbel sind sie, in die hinabzusehen mich schwindelt, die sich unaufhaltsam drehen und durch die hindurch man ins Leere kommt.« Auch bei Evans scheinen sich die Gegenstände in ihrer Erstarrung aus ihren angestammten Bindungen zu lösen und jenes Gefühl der Leere zu provozieren, das Hofmannsthal beschreibt und das sich in den Photos latent andeutet. Das ist die eine Seite seiner historischen Position, die, wie wir sehen konnten, nicht frei von Widersprüchen ist. Die andere liegt darin, daß in seinen Arbeiten vor allem der 30er Jahre, die bewußt im Zentrum dieser Ausstellung stehen, Aspekte der amerikanischen Zivilisation eingefroren sind, die uns gewöhnliche Menschen von damals, ihr Verhalten und ihre ausschließlich von Gebrauchswerten bestimmte Lebenswelt wenn nicht verständlich, so zumindest anschaulich machen und so, indirekt, unseren Blick dafür schärfen, was an unserer eigenen Kultur erhaltenswert bzw. veränderungsbedürftig ist. Es ist diese Mehrdeutigkeit und evokative Kraft der Photos von Walker Evans, die zu produktiver Auseinandersetzung stimuliert, und zwar gerade auch deshalb, weil in seinen Bildern sozialdokumentarische Treue und ästhetische Strenge, nüchterne Sachlichkeit und künstlerische Intuition, Rationalität und Raffinement eine unvergleichliche Synthese eingehen, eine Verbindung im übrigen, die, weil der Autor so dezidiert hinter sein Werk zurücktritt, gerade heute, da unter dem Signum individueller Autonomie alles gleichzeitig möglich ist, bedenkenswerte Maßstäbe setzt. Das zu zeigen und zugleich den historischen Ort von Walker Evans' Bildern aus den Jahren der Großen Depression in Amerika zu bestimmen, waren zentrale Motive, die uns veranlaßten, dieses Projekt zu verwirklichen.

Armin Zweite

Amerika in der Depressionszeit

Dokumentarphotographie im Auftrag der Regierung

Mit dem Börsenkrach 1929 endete eine Phase der scheinbar unbegrenzten Investitions- und Profitmöglichkeiten des privaten Unternehmertums in der amerikanischen Wirtschaft. Während in den 20er Jahren die Spekulation mit Wertpapieren beispiellose Gewinne versprach und die Unternehmer unter den drei republikanischen Präsidenten Warren Harding, Calvin Coolidge und Herbert Hoover größtmögliche Handlungsfreiheit hatten, war die Landwirtschaft von dieser Phase der Prosperität und des wirtschaftlichen Aufschwungs ausgeschlossen. Bis zum Ende des Ersten Weltkriegs hatte man die Agrarproduktion in den USA wegen umfangreicher Hilfslieferungen für Europa intensiviert, was den Prozeß der Mechanisierung in der Landwirtschaft beschleunigte. Nach 1918 stieg die landwirtschaftliche Produktion weiter, gleichzeitig verringerte sich aber der Bedarf an Agrarerzeugnissen. Überdies führte eine falsche Schutzzollpolitik zu Absatzschwierigkeiten im Ausland.

Die Überproduktion wurde auch durch das archaische Tenant-, d.h. Pächter-System gefördert. Vor allem im Süden, wo sich hierarchische Strukturen aus der Zeit der Sklaverei fortsetzten, bestellten die Farmer meist Land, das sie nicht besaßen. Oft mußte schon das Saatgut auf Kredit vom Landbesitzer erworben werden. Die Pacht wurde entweder durch den Verkauf der Ernte oder – nach dem sogenannten Sharecropping-System – durch ihre teilweise Ablieferung an den Pachtherrn bestritten. Um sich einen bescheidenen Gewinn oder in vielen Fällen auch nur das Existenzminimum zu sichern, war der Tenant-Farmer oder »Sharecropper« gezwungen, möglichst viel zu produzieren und die Ernte sofort zu verkaufen.

Ähnliches galt für Farmer, die sich durch den Ankauf von Maschinen verschuldet hatten – in den 20er Jahren setzte sich mit der Elektrifizierung auch auf dem Land der technische Fortschritt durch – und die nun ebenfalls einen möglichst großen Ernteertrag erzielen mußten.

Als Präsident Roosevelt 1933 die Regierung antrat, lag das Einkommen der Farmer zum Teil schon 70% unter dem ohnedies niedrigen Stand von 1929.[1] Mit dem allgemeinen Zusammenbruch der Wirtschaft ergab sich nun die paradoxe Situation, daß fast ein Drittel der amerikanischen Bevölkerung Hunger litt, während sich die Lagerbestände sowohl an Getreide als auch an Baumwolle häuften. »I see one third of the nation ill housed, ill clad and ill fed«, stellte Roosevelt zwei Jahre später in einer berühmt gewordenen Rede fest. Ein erstes Ziel der Agrarpolitik des New Deal mußte also sein, die Überproduktion in der Landwirtschaft zu stoppen.

Der neue Ansatz des New Deal, der Krise mit legislativen Maßnahmen zu begegnen, bedeutete einen radikalen Bruch mit der Laissez-faire Politik der Republikaner, die sich u. a. auf den allgemeinen Konsens stützte, der Einzelne müsse selbst für sein wirtschaftliches Fortkommen sorgen, Eingriffe des Staates in die Wirtschaft und staatliche soziale Hilfsmaßnahmen seien »unamerikanisch«. Mit der Ausarbeitung der neuen Gesetze betraute Präsident Roosevelt einen Expertenstab, den sogenannten Brain Trust. Im Mai 1933 verabschiedete der Kongreß das Federal Emergency Relief-Gesetz, das Arbeitslosenunterstützung vorsah. Die bereitgestellten Gelder waren jedoch unzureichend, weshalb ab November zusätzliche Arbeitsbeschaffungsprogramme innerhalb der neu geschaffenen Civil Works Administration (CWA) organisiert wurden. Besonders schwierig gestaltete sich die Aufgabe, die Überproduktion und den ständigen Preisverfall in der Landwirtschaft unter Kontrolle zu bringen. Zu diesem Zweck wurde 1933 der Agricultural Adjustment Act verabschiedet und die Agricultural Adjustment Administration ins Leben gerufen. Nichtanbau-Prämien sollten es den Farmern ermöglichen, ohne wirtschaftliche Einbußen Land brachliegen zu lassen, was gleichzeitig Erosion und Bodenübernutzung entgegengewirkt hätte. Diese

Art der Produktionsdrosselung mußte jedoch gerade diejenigen unter den Farmern benachteiligen, die Hilfe am nötigsten hatten. Der Agricultural Adjustment Act enthielt keine Klausel, die dazu verpflichtete, die Prämien mit den Pächtern zu teilen, so daß vor allem im Süden und im Südwesten, wo etwa Dreiviertel der Farmer Pächter waren, ein Großteil ihre Höfe verlassen und sich als Wanderarbeiter verdingen mußte.[2] Dazu kamen ab 1934/35 die sogenannten Arkies und Okies, deren Felder in den »Dust Bowls« von Arkansas und Oklahoma infolge einer langanhaltenden Dürreperiode und der zu intensiven Bodennutzung zu Staub geworden waren. Sie suchten in Kalifornien meist vergeblich Arbeit als Erntehelfer.[3] Da die Bestimmungen des Agricultural Adjustment Act gerade jenen Teil der Landbevölkerung nicht erreichten, für den die Krise eine ernstliche Existenzbedrohung darstellte, wurde im April 1935 eine »Wiederansiedlungsbehörde«, die Resettlement Administration (RA) gegründet, die 1937 unter dem neuen und heute gebräuchlichen Namen Farm Security Administration (FSA) dem Landwirtschaftsministerium angegliedert wurde. Als Leiter berief man Rexford G. Tugwell, der seit 1920 an der Columbia University Wirtschaftswissenschaften lehrte und sich insbesondere mit Agrarsoziologie beschäftigte. Ab 1932 wurde er von Roosevelt, damals noch Gouverneur, als Berater herangezogen und blieb auch nach dessen Amtsantritt als Präsident im Beraterstab des »Brain Trust«. Tugwell, ein Gegner des Wirtschaftsliberalismus der Hoover-Regierung, trat für mehr Intervention der Bundesregierung ein. Als einen der Faktoren, die zur Zuspitzung der Wirtschaftskrise geführt hatten, betrachtete er die mangelnde Kaufkraft der Landbevölkerung und Arbeiterschaft. Kredite der RA zu niedrigen Zinssätzen sollten vor allem denjenigen Farmern, die minderwertigen oder durch Übernutzung ausgelaugten Boden bestellten, den Ankauf ertragreicheren Landes ermöglichen. Einen großen Stellenwert nahmen in der RA auch Programme wie Wiederaufforstung, Landkonservierung und der Dammbau ein – Maßnahmen, die gleichzeitig Arbeitsplätze schufen.[4] Auf Ablehnung in der Öffentlichkeit allerdings stieß die Einrichtung von Aufnahmelagern für Wanderarbeiter und durchziehende Farmerfamilien sowie von Gemeinschaftsfarmen, die den vom Land Vertriebenen eine erste Unterkunfts- und Erwerbsmöglichkeit bieten sollten. Sie galten als »kommunistisch«[5].

Um über ihre Projekte zu informieren und Vorurteilen entgegenzuwirken, richtete die RA 1935 eine Abteilung für Öffentlichkeitsarbeit, die Information Division, ein. Roy Stryker, ein Schüler Tugwells, wurde als Leiter der Historical Section, einer Unterabteilung der Information Division, berufen. Es ist kennzeichnend für den New Deal, daß in kurzer Zeit eine große Anzahl von Institutionen und Verwaltungseinrichtungen geschaffen wurden, deren Funktionen sich zum Teil überschnitten und deren Aufgaben oft unklar blieben. So waren auch die Anweisungen für Stryker sehr ungenau. Er sollte einen Stab von Wirtschaftswissenschaftlern, Reportern, Soziologen und Photographen zusammenstellen, um die Aktivitäten der RA in allen Phasen ihres Aufbaus zu dokumentieren.[6] Beabsichtigt war einerseits, eine historische Quellensammlung anzulegen, andererseits, Material zur Information und Aufklärung der Öffentlichkeit bereitzustellen.

Dokumentation und soziale Realität in den 30er Jahren

Die Zielsetzung der Historical Section spiegelt eine neue Richtung in den Sozialwissenschaften wider, die sich in den 20er Jahren abzeichnete und in den 30er Jahren, verstärkt durch die Probleme der Wirtschaftskrise, ihre volle Ausprägung fand. In den Vordergrund gestellt wurde die unmittelbare Auseinandersetzung mit der Realität; statt Statistiken hielt man Einzel- und Fallstudien für aussagefähiger. Robert Park hatte Mitte der 20er Jahre an der soziologischen Fakultät der Universität von Chicago die Methode des »participant observer«, des teilnehmenden Beobachters, eingeführt, mit der die soziale Realität am Einzelfall anschaulich gemacht werden sollte.[7] Präsident Roosevelt bereiste Krisengebiete, um sich aus erster Hand zu informieren. Er wurde darin von seiner Frau Eleanor unterstützt, die als Sozialarbeiterin und später als Reporterin tätig war. In der Bevölkerung selbst wuchs im Laufe der Wirtschaftskrise das Mißtrauen gegenüber abstrakten Ideenkonstrukten – was nicht zuletzt eine Reaktion auf die republikanische Ära der 20er Jahre war, in der man sich immer wieder auf eherne Wirtschaftsgesetze berufen hatte, während die Wirklichkeit eine andere Entwicklung zeigte.[8] Auch in der Literatur und den bildenden Künsten wurden nun Dokumentation, direkte Erfahrung und Anschaulichkeit zu Forderungen. Linke Schriftsteller erfaßten in Reportagen und Interviews die Situation der Arbeitslosen,[9] im Theater entstand die Form der »Living Newspaper«, die aktuelle Geschehnisse, Streikberichte usw. auf die Bühne brachte; kurz, es war das Alltagsleben, das die Künstler beschäftigte, das »dramatisiert« werden sollte. Gefördert wurden diese Initiativen ab 1933 mit Mitteln der staatlichen Arbeitsbeschaffungsmaßnahmen für Künstler innerhalb der Public Works of Art Projects (PWAP) des New Deal.[10]

Sozialdokumentarische Photographie in den USA

In dieser Atmosphäre fiel den neuen, durch ihren mechanisch-registrierenden Charakter scheinbar objektiven Medien Photographie und Film eine Schlüsselrolle zu. Pare Lorentz, einer der Väter des Dokumentarfilms, drehte seine berühmten Filme *The Plow That Broke the Plains* (1936) und *The River* (1937) im Auftrag der Information Division. Der erste Film thematisiert die Wechselwirkung von falscher Bodennutzung, Trockenheit und Erosion in den »Dust-Bowls«, der zweite behandelt die Überschwemmungen im Missisippi-Gebiet.[11] Der Kommentar der Filme wirkt lyrisch und an Walt Whitman inspiriert, gleichzeitig werden konkrete Ziele wie Landgewinnung und Hochwasserschutzmaßnahmen propagiert.
Der Einsatz von Photographie zu didaktischen Zwecken begann schon in den 20er Jahren. Roy Stryker, damals Assistent an der Columbia University, hatte 1924 im Auftrag Tugwells die Bebilderung der soziologisch-wirtschaftlichen Studie *American Economic Life* übernommen, eines Lehrbuchs für das damals neu eingerichtete Fach »Contemporary Civilization«. Themen waren die städtische und ländliche Armut, Arbeitgeber/Arbeitnehmer-Beziehungen, das Verhältnis von Güterproduktion und Güterverteilung.[12] Die Idee Strykers und Tugwells, Photographie dokumentarisch bzw. sozialdokumentarisch einzusetzen, war in den 20er Jahren neu und das vorhandene Bildmaterial knapp, obwohl in den USA eine Tradition der sozialdokumentarischen Photographie bestand, die bis in die 60er Jahre des 19. Jahrhunderts zurückreichte. Mathew Brady hatte die Schlachtfelder des Bürgerkriegs dokumentiert. Jacob Riis, der ab 1877 als Polizeireporter für die New Yorker *Tribune* arbeitete, photographierte das Leben der Armen in den Mietskasernen New Yorks. 1890 erschien *How the Other Half Lives,* illustriert mit achtunddreißig Zeichnungen nach Photovorlagen von Riis.[13]
Bezeichnend ist, daß Lewis Hine, der bedeutendste Photodokumentarist des frühen 20. Jahrhunderts, Soziologie studiert hatte. Ab 1903 photographierte er Einwanderer bei ihrer Ankunft auf Ellis Island und in ihren elenden Behausungen in New York. Diese Photographien wurden 1908 in der Zeitschrift *Charities and the Commons* (später bekannt als *Survey* und dann als *Survey Graphic*) veröffentlicht. Für diese Zeitschrift hielt Hine auch die Lebensbedingungen der Bergleute in West Virginia und Pennsylvania mit der Kamera fest. 1911 bekam er vom National Child Labor Committee (NCLC) den Auftrag, eine Photostudie über Kinderarbeit zu erstellen. Seine Bilder von den »breaker boys«, Jungen unter zwölf Jahren, die in den Kohleminen eingesetzt wurden, und von Kindern, die in Baumwollspinnereien und Konservenfabriken arbeiteten, trugen in der Öffentlichkeit wesentlich zur Mobilisierung des Widerstands gegen Kinderarbeit bei.[14] Hine hatte in einfachen Worten ausgedrückt, was er unter Sozialdokumentation verstand: »Ich wollte die Dinge zeigen, die geändert werden mußten. Ich wollte die Dinge zeigen, die gut waren.«[15]
Bei seiner Arbeit an *American Economic Life* griff Stryker hauptsächlich auf das Werk von Lewis Hine zurück. In der ersten Ausgabe stammten 70% der Photos von Hine, die zweite enthielt, abgesehen von einigen Industrieaufnahmen von Margaret Bourke-White, nur noch Photos von Hine.[16]
Gerade diese Erfahrungen im Umgang mit Photographien als Anschauungsmaterial und als Mittel zur Veranschaulichung trugen dazu bei, daß Stryker im Sommer 1934 in die Information Division der Agricultural Adjustment Administration nach Washington berufen wurde, wo er, unterstützt von Tugwell, die Photoarchive des Department of Agriculture sowie Zeitungen und Zeitschriften nach geeignetem Bildmaterial für ein Quellenbuch zur Landwirtschaft durchzusehen begann.
Für die Labor- und Schneidearbeiten warb Stryker Arthur Rothstein an. Stryker hatte mit seinen Studenten Fabriken und Streikversammlungen besucht, um die Themen des Kurses »Contemporary Civilization« in der Praxis zu veranschaulichen; an diesen Exkursionen hatte Rothstein teilgenommen. Zwar kam das Quellenbuch zur Landwirtschaft nie zustande, Stryker sammelte jedoch wertvolle Erfahrungen für seinen nächsten Job als Leiter der Historical Section.

Sein erster Mitarbeiter war wiederum Arthur Rothstein. Innerhalb kurzer Zeit wurden alle mit Photographie verbundenen Aktivitäten der RA Strykers Leitung unterstellt,[17] und der Photograph Carl Mydans wechselte mitsamt seinem Bildmaterial von der Abteilung Suburban Settlement zur Historical Section über.[18]

Das Photoprojekt der Farm Security Administration

Strykers Aufgabenstellung war weit gesteckt und sein Vertrauensverhältnis zu Tugwell ermöglichte ihm große Handlungsfreiheit. Er konzentrierte sich in konsequenter Weiterführung seiner bisherigen Arbeit auf den Einsatz von Photographie, um sozialhistorische Zusammenhänge sichtbar zu machen, eine Zielsetzung, die er schon früher mit Tugwell diskutiert hatte.[19]

Bis Ende 1935 hatte Stryker neben Arthur Rothstein und Carl Mydans drei weitere Photographen angeworben – Ben Shahn, Dorothea Lange und Walker Evans – und damit ein Team zusammengestellt, dessen Arbeit weit über die bloße Dokumentation im Auftrag der Regierung hinausgehen und richtungsweisend für die Dokumentarphotographie werden sollte. Walker Evans' Mitarbeit begann im Herbst 1935. Sein von ihm selbst als »documentary in style« bezeichneter Ansatz prägte, trotz aller Differenzen mit Stryker in den kommenden Jahren, die zweite und inhaltlich bedeutendste Phase des staatlichen Photoprojekts: den Versuch, Amerika zu dokumentieren.

Der Maler Ben Shahn, ein enger Freund von Evans, benutzte seine eigenen Photographien als Vorstudien für die Wandgemälde, die er im Auftrag des Federal Arts Project, des Arbeitsbeschaffungsprogramms für Künstler, ausführte.[20] Shahn gehörte der linken Szene an; seine Kunst war sozial und politisch engagiert. Er lehnte es nicht ab, an das Gefühl des Betrachters zu appellieren, wenn es darum ging, Reformen zu bewirken. Zwar gehörte Shahn nicht zum Stab der Photographen der Historical Section, doch hatte er großen Einfluß auf die Entwicklung des photographischen Stils im Team. Bei einer Diskussion um eine Aufnahme zum Thema Bodenerosion bemängelte Shahn, sie zeige nicht deren Auswirkungen auf den Menschen: »Die Bodenerosion allein wird niemanden bewegen – aber die Auswirkungen, die sie auf ein verhungertes Kind hat, das bewegt die Leute.«[21] Sozial engagiert waren auch die Photographien von Dorothea Lange, die 1933 in San Francisco mit einem Bild, das Unterstützungsbedürftige beim Warten auf die Essensausgabe zeigt, Aufsehen erregt hatte, und die nun als eine Art Außenposten des Photographenteams an der Westküste fungierte.[22]

Stryker veranlaßte die Photographen, sich umfassend mit den zu dokumentierenden Problemen auseinanderzusetzen. In den ersten beiden Jahren standen die Armut der Tenant-Farmer und der Sharecropper sowie generell die Krise in der Landwirtschaft im Vordergrund. Als Carl Mydans beauftragt wurde, den Baumwollanbau zu photographieren, hielt ihm Stryker einen Einführungsvortrag über Anbau, Verbreitung, Verarbeitung und Verkauf.[23] Stryker arbeitete »shooting scripts« aus, die den Photographen als Richtlinien dienen sollten. Detailliertere Anweisungen gab er im Fall der Routinephotos, beispielsweise bei Aufträgen, Gebäude und Gemeinschaftsfarmen zu photographieren, die mit Regierungsgeldern finanziert worden waren.

Diese Art der Anleitung stieß vor allem bei Walker Evans auf Widerstand, der sich während seiner Feldstudien oft wochenlang nicht in Strykers Büro meldete, was zu Spannungen in der Zusammenarbeit führte. Evans hatte eigene Vorstellungen und ordnete sich ungern den Forderungen der Regierungsstelle unter. Schon vor seiner Zeit bei der RA hatte er mit »shooting scripts« gearbeitet, in denen die gedankliche und praktische Ausweitung des Photoprojekts, wie sie von Stryker selbst ab 1936 verstärkt betrieben wurde, bereits vorweggenommen ist. War es im ersten Jahr Strykers Ziel gewesen, die Auswirkung der Krise auf den ärmeren Teil der Landbevölkerung zu dokumentieren, um die Öffentlichkeit aufzuklären, sie emotional anzusprechen und ihre Unterstützung für die Hilfsprogramme der Regierung zu gewinnen, so verlagerte sich nun sein Interesse auf die Dokumentation des amerikanischen Alltagslebens, der Alltagskultur und der ihr zugrundeliegenden ökonomischen Faktoren. Eine der Anweisungen Strykers, in der er sich auch darüber äußert, daß ihm von Seiten der Auftraggeber, d. h. der Regierung, freie Hand gelassen werde, enthält beispielsweise eine Reihe möglicher Motive: »Plakatankleber; Schildermaler – Menschenmenge die zuschaut, wie ein Schild gemalt wird; von Flugzeugen am Himmel gezogene Schrift; Papierabfälle im Park nach einem Konzert; Zuschauer einer Parade, Telegraph, Herumsitzen auf dem

Rinnstein; Rollschuhfahren; knutschende Pärchen; Rasenmähen vor dem Haus«[24].
Schon Anfang 1934 hatte Walker Evans in einem Brief an die Lektorin Ernestine Evans seine photographischen Pläne ganz ähnlich beschrieben: »... Ich bin auf die amerikanische Stadt aus ... Leute, alle Schichten, umgeben von Gruppen der neuen Absteiger. Autos und die Auto-Landschaft. Architektur, der Geschmack der amerikanischen Städte, Handel, kleine Geschäfte, große Geschäfte, die Atmosphäre auf den Straßen, der Geruch der Straßen, all das widerwärtige Zeug, Frauen-Clubs, Scheinkultur, schlechte Erziehung, Glaubensverfall. Die Kinos. Zeigen, was die Leute in der Stadt lesen, essen, zum Vergnügen ansehen, wie sie Entspannung suchen und sie nicht kriegen. Sex. Werbung ...«[25]
Und noch einmal Stryker. 1936 diskutiert er mit Robert Lynd, dem Verfasser einer soziologischen Untersuchung mit dem Titel *Middletown: A Study in American Culture*[26], die Möglichkeit einer Photostudie zum Kleinstadtleben in den USA und stellt Fragen wie diese: »Was sind die hauptsächlichen ökonomischen Faktoren, die das Leben einer Kleinstadt bestimmen? Die Eisenbahn? Der Highway? Wie können sie visuell dargestellt werden? Hat irgendwer jemals eine wirklich gute Photoserie über eine Tankstelle gemacht und ihre Beziehung zur rastlosen amerikanischen Bevölkerung, die ständig unterwegs ist, aufgezeigt? Wie sehen Bahnhöfe aus? Welche Beziehung haben sie zum Leben in der Kleinstadt?«[27] Das waren Themen und Motive, die Evans seit mehreren Jahren in seinen Photographien behandelte.
So entfernte sich das Projekt immer mehr von seiner ursprünglichen Zielsetzung, lediglich die Folgen der Wirtschaftskrise für die Landwirtschaft zu registrieren und die Aktivitäten der RA zu propagieren. Was jetzt in Angriff genommen wurde, war eine Dokumentation der zeitgenössischen Kultur Amerikas – ein Ansatz, der in allen künstlerischen Richtungen zu finden war. Und hier trafen sich die Vorstellungen der Avantgarde in der Kunst mit einem Programm der Regierung, eben mit jenen Arbeitsbeschaffungsmaßnahmen für Künstler, die die Auswirkungen der Depression auf diese Gruppe mildern sollten: Künstler wurden beauftragt oder machten sich spontan auf, ihr Land zu studieren; Schriftsteller verfaßten im Rahmen des Federal Writers Project Reiseführer durch die Vereinigten Staaten[28]; bildende Künstler statteten Regierungsgebäude mit Wandmalereien aus, die von der heimischen Volkskunst inspiriert waren[29]. Man entdeckte die amerikanische Nation als Kulturnation, die als solche den Amerikanern selbst erst nahegebracht werden mußte. Auch wenn auf Mißstände hingewiesen wurde, betonte man doch gleichzeitig die Werte der vorgefundenen materiellen Kultur[30] und, so eine Formulierung Strykers, »die persönliche Würde«[31] der amerikanischen Landbevölkerung, die gerade in den Photographien immer wieder zum Ausdruck kommt[32].
Die Schattenseiten Amerikas zu dokumentieren, hätte in der Hoover-Zeit noch als unpatriotisch gegolten. Der New Deal jedoch erhob die Dokumentation zum Programm. So konnte sich z. B. John Steinbeck an eine Regierungsstelle wenden, um mit Beamten der FSA vor Ort Material zu sammeln für seinen sozialkritischen Roman *Grapes of Wrath* (Früchte des Zorns, 1939), der das Elend der Wanderarbeiter in Kalifornien schildert,[33] oder auf ein im Regierungsauftrag erstelltes Photo von Dorothea Lange zurückgreifen, um den Umschlag des an Wanderarbeiter gerichteten Pamphlets *Their Blood ist Strong* zu gestalten.
Die Arbeit der Photographen erstreckte sich 1936 auf die folgenden Krisengebiete: Walker Evans photographierte im Süden, Dorothea Lange an der Westküste, Carl Mydans im Mittleren Westen und Arthur Rothstein in den Hochebenen Kaliforniens.
Die Jahre 1936/37 brachten im Team der Historical Section eine Reihe von Veränderungen. Carl Mydans wechselte zu *Look* über. Seinen Platz nahm Russell Lee ein, ein Freund des mexikanischen Wandmalers Diego Rivera; Lee war schon mit Photoserien über die Arbeitslosen in New York hervorgetreten. Walker Evans ließ sich zeitweise freistellen, um im Auftrag von *Fortune* zusammen mit James Agee für einen illustrierten Essay über die Tenant-Farmer in Alabama zu recherchieren. Das Ergebnis sollte das mehrere hundert Seiten umfassende Buch *Let Us Now Praise Famous Men* werden, eines der wichtigsten Dokumente zur untergehenden Alltagskultur im ländlichen Süden der USA.[34]
1936 ist das Jahr, in dem Budgetschwierigkeiten der Historical Section zu schaffen machen, und in dem ein Bild von Arthur Rothstein eine öffentliche Diskussion um Propagandaphotographie im Auftrag der Regierung entfesselt: Um die Folgen der Dürre in den »Dust Bowls« aufzuzeigen, hatte Rothstein einen Ochsenschädel einmal auf noch begrastem und in einer zweiten Version auf schon völlig ausge-

trocknetem Boden photographiert, um sich über die unterschiedlichen Wirkungen klar zu werden. Beide Versionen wurden veröffentlicht, und man beschuldigte nun Strykers Team, nicht die Wirklichkeit zu dokumentieren, sondern durch gestellte Bilder die öffentliche Meinung zu manipulieren.[35] Obwohl der Skandal den Photographen der RA schadete, wurde Rothsteins Vorgehen in der nachfolgenden Diskussion als legitim anerkannt. 1937 wurde gerade dieses Photo, ein Symbol der Dürrekatastrophe im Mittleren Westen, von der Zeitschrift *U. S. Camera* als eines der besten des Jahres gewürdigt.

Mit der Eingliederung der RA in das Department of Agriculture 1937 endete eine Reihe von Schwierigkeiten für Stryker. Die Verabschiedung des Bankhead-Jones Farm Tenancy Act,[36] mit dem die RA auch den neuen Namen Farm Security Administration (FSA) erhielt, legalisierte die bisher außerhalb der bürokratischen Hierarchie angesiedelte Dienststelle. Vor seinem Rücktritt hatte Tugwell zudem sichergestellt, daß sein Vorgesetzter, der Landwirtschaftsminister Henry Wallace, die Arbeit der FSA unterstützen würde.

Ende 1938 machte sich dann die sogenannte »Roosevelt-Rezession« bemerkbar. Präsident Roosevelt, selbst besorgt über die zentralistische Rolle, die die Bundesregierung in der Wirtschaft zu spielen begann, hatte auf Drängen konservativer Berater alle Regierungshilfsgelder gekürzt. Man vertrat die Ansicht, die Wirtschaft sei genug angekurbelt, Interventionen der Regierung seien nun nicht mehr nötig – eine Illusion, wie die sofort folgende Flaute zeigte. Erst der Eintritt der Vereinigten Staaten in den 2. Weltkrieg sollte die geschwächte Wirtschaft wieder vollends in Gang bringen.

1938 mußte Dorothea Lange – nicht zum ersten Mal – aus Geldmangel vorübergehend entlassen werden. Auch Walker Evans verließ die Historical Section. Die verbliebenen Photographen erledigten Routinearbeit, oft auch für andere Regierungsstellen, wie etwa das Department of Public Health. Die umfassende Dokumentation der Alltagskultur wurde nebenbei noch weiterverfolgt. In diesem Jahr, 1938, änderte sich die Aufgabenstellung in der FSA ein weiteres Mal: man begann, die positiven Aspekte des Farmlebens mit einzubeziehen. Die Aufmerksamkeit, die vorher primär den Krisengebieten gegolten hatte, richtete sich nun auch auf die fruchtbaren Regionen, beispielsweise in New England. Statt Armut und existentieller Nöte wurden Bilder eines idyllischen, zufriedenen Landlebens gezeigt. Beispielhaft sind die lyrischen Aufnahmen aus Vermont von der neu eingestellten Photographin Marion Post-Wolcott.

Die Betonung lag jetzt auf den Stärken des amerikanischen Volkes; der Pioniergeist wurde beschworen, der alle äußeren Schwierigkeiten überwindet. Dieses Menschenbild war durchaus schon in den frühen Photos angelegt.[37] Stryker sagte später über die Aufnahmen der Depressionsjahre: »Die Gesichter waren für mich der bedeutendste Teil der Sammlung. Wenn ein Mensch am Ende ist und man ihm seine Arbeit und sein Land und sein Haus weggenommen hat – alles, wofür er sein Leben lang gearbeitet hat –, dann wird er ständig den Ausdruck von Tragik im Gesicht haben. Aber ich habe immer daran geglaubt, daß das amerikanische Volk die Fähigkeit hat, zu ertragen, durchzuhalten. Und auch das ist in diesen Gesichtern.«[38]

Der Beginn des Zweiten Weltkriegs im September 1939 und der Kriegseintritt der USA 1941 hatten nicht nur die Wirtschaft wieder saniert; er gab auch dem Versuch der von Stryker so bezeichneten »Portraitierung« Amerikas einen neuen Sinn: propagiert wurde nun der Kampf einer Kulturnation gegen die fortschreitende Zerstörung demokratischer Werte in Deutschland. Von 1941 stammt z. B. eine Bilderserie von Russell Lee über Pie Town, eine kleine Stadt in Arkansas, in der sich vertriebene Farmer angesiedelt hatten – es sind Bilder einer harmonischen, arbeitsamen, christlichen Gemeinschaft.

In den ersten beiden Kriegsjahren erweiterte Stryker sein Team noch einmal: Für Arthur Rothstein, der zu *Look* ging, wurde John Vachon eingesetzt, der bisher mit der Archivierung des Bildbestands betraut war; 1941 folgten John Collier und, als einziger schwarzer Photograph des Teams, Gordon Parks, dessen Bilder die Rassendiskriminierung thematisierten.[39]

Sozial engagierte Photographie sollte in den kommenden Jahren jedoch immer weniger Raum erhalten. Eine Anweisung Strykers an Jack Delano aus dem Jahr 1940 umreißt die veränderten Positionen: »... Betone die Vorstellung von Überfluß – das ›Füllhorn‹, und gieß Ahornsirup drüber – mische das Ganze reichlich mit weißen Wolken und blauem Himmel. Ich weiß, deine verdammte Photographenseele krümmt sich, aber zum Teufel damit. Glaubst du, ich schere mich um eine Photographenseele, wenn Hitler vor der Tür steht? ...«[40]

Gefordert wurden auch Aufnahmen von Rüstungsbetrieben; statt der Arbeitslosen sollten junge, zuversichtliche Menschen am Arbeitsplatz gezeigt werden.[41] Für die ursprünglichen Ziele blieb wenig Zeit. Beschäftigte man sich noch mit landwirtschaftlichen Problemen, dann wurde versucht, die Verbesserungen herauszustreichen, die die Tenant-Farmer dank der Regierungsprogramme erfahren hatten. 1941 arbeiteten Jack Delano und seine Frau Irene an den Photographien für *Tenants of the Almighty,* ein Buch des Soziologen Arthur Raper, das die Fortschritte in Green County, Georgia, einer ehemals armen Gegend, aufzeigte. Ähnlich wie in Russell Lees Serie über Pie Town, zeigen die Aufnahmen hoffnungsvolle und fleißige Menschen.

Auch für Strykers Projekt, die Nation während der Kriegsvorbereitungen photographisch zu erfassen, sollte wenig Spielraum bleiben. Nach dem Bombenangriff auf Pearl Harbor am 7. Dezember 1941 wurden die Mittel für sämtliche Hilfsprogramme drastisch gekürzt. Davon betroffen war auch die Historical Section, die darüber hinaus unter den immer massiver werdenden Angriffen der Lobby der Großfarmer zu leiden hatte. Ihnen waren die Regierungshilfen für die Kleinfarmer und somit die FSA, die die Mißstände der Landwirtschaft publik machte, von jeher ein Dorn im Auge gewesen. 1942 wurde die Historical Section dem Office of War Information (OWI) integriert, und Strykers Aufgaben reduzierten sich bald auf die eines bloßen Archivverwalters. Bevor er seinen Rücktritt einreichte, um ein Photoprojekt für die Standard Oil Company in New Jersey zu leiten, sorgte er jedoch dafür, daß der enorme Bestand an Bildmaterial der Öffentlichkeit erhalten und zugänglich blieb. Mit Hilfe von Archibald MacLeish, Autor von *Land of the Free,* der sowohl OWI-Beamter als auch Bibliothekar der Library of Congress war, gelang es ihm, die Bildersammlung nach Washington zu überführen und der Verwaltung der Library of Congress zu unterstellen.

FSA-Photographie und Öffentlichkeit

Aus heutiger Sicht bietet das Photoarchiv vor allem ein umfassendes Bild des Alltagslebens in den USA der 30er Jahre. Es ist eine Fundgrube für Historiker und stellt gleichzeitig einen Meilenstein in der Entwicklung der Dokumentarphotographie dar. Zwar hatte Stryker bei der Ausarbeitung der Schwerpunkte neben den politischen Zwecken auch an den Wert des Bildmaterials für künftige Generationen gedacht. Bis 1936 jedoch war es seine Absicht, mit Hilfe der Photographie auf die Schwachstellen im Gesellschaftssystem hinzuweisen und konkrete Aussagen zu formulieren, etwa: »Wir brauchen besseren Boden, damit *diese* Frau ein besseres Leben hat.«[42]

Ein erster Propagandazweck lag in den Broschüren, die die FSA zur Information der betroffenen Farmer herausgab. Diese Hefte hatten Taschenbuch-Format und nur wenig Text, und da sie sich an ein wenig lesegeübtes Publikum richteten, mußten die Photographien einen Großteil der Aufklärungs- und Erläuterungsarbeit leisten. So sollte z. B. 1937 das Bändchen *Farm Tenancy – The Remedy: Twenty Questions Asked and Answered* die Verabschiedung des Bankhead-Jones Act propagieren. Andere von der Regierung verteilte Broschüren priesen die sogenannten Green-Belt Towns an, Vorstädte, in denen Arbeitslose und vom Land Vertriebene angesiedelt werden sollten.[43]

Eine ganz andere Zielgruppe, die mittels der Photographien erreicht und über die Mißstände informiert werden sollte, waren der US-Congress und führende Politiker, auf deren Wohlwollen die FSA angewiesen war. Auch in diesem Fall erwies sich die Photographie, verglichen mit trockenen Statistiken, als überzeugender. 1936 wurde für diesen Zweck der *First Annual Report of the Resettlement Administration* vorbereitet, der auf 173 Seiten einen Überblick über Aktivitäten und Programme der RA bot und mit zahlreichen Photographien versehen war. Was die Öffentlichkeitsarbeit betraf, hatte Stryker dafür gesorgt, daß sich ab Mitte der 30er Jahre auch die Presse, insbesondere die immer zahlreicher werdenden Illustrierten der regierungseigenen Bildagentur bedienten. Die in diesen Jahren entstandenen Photomagazine – wie *Look, Life* oder *Survey Graphic* – griffen, nachdem ein anfängliches Mißtrauen gegenüber den im Auftrag der Regierung erstellten und somit möglicherweise parteiischen Photos überwunden war, gerne auf FSA-Bilder zurück, zumal sie kostenlos zur Verfügung gestellt wurden.

In den Jahren der Depression wurde die Photographie als notwendiges Korrektiv der subjektiven Wahrnehmung betrachtet. In einer Zeit allgemeiner Unsicherheit fühlte man sich von der scheinbaren Objektivität und der Konkretheit des Dargestellten – wie bedrückend es auch immer war – angezogen.[44] Dies erklärt die Konjunktur jener Publikatio-

nen, die sich mit der Armut der Farmer, den Besitzstrukturen auf dem Land und mit der Kleinstadt auseinandersetzten und zur besseren Veranschaulichung der Probleme eine Verbindung von Literatur und Photographie vorschlugen. Den Auftakt machten 1937 Margaret Bourke-White, die für *Life* arbeitete, und der Schriftsteller Erskine Caldwell mit dem Band *You Have Seen Their Faces,* der das Elend der Sharecropper im Süden behandelte. Er stieß auf so großes Interesse, daß er innerhalb weniger Wochen ausverkauft war. 1938 erschien *Land of the Free* von Archibald MacLeish, ein, wie er selbst es definierte, durch »ein Gedicht illustriertes Photobuch«, das mit Formulierungen wie »We Wonder ... We aren't sure« zum Ausdruck brachte, wie unsicher die Werte der amerikanischen Gesellschaft geworden waren. Ein Großteil der Photos, darunter auch Walker Evans' berühmte *Bethlehem Steel Mill* (Taf. 39), stammte aus den FSA-Archiven. Natürlich lenkte auch Evans' große Ausstellung »American Photographs« im selben Jahr die Aufmerksamkeit der Öffentlichkeit auf das FSA-Team.
Dorothea Lange publizierte 1939 gemeinsam mit ihrem Mann, dem Wirtschaftswissenschaftler Paul Schuster Taylor, *An American Exodus,* ein weiteres Buch über die Krise in der Landwirtschaft, das die Vertreibung vom eigenen Hof und die Landflucht zum Thema hat. Das Sharecropper- und Tenant-Farmer-Problem behandeln auch zwei soziologische Studien, Herman N. Nixons *Forty Acres and Steel Mules* (1938)[45] und Arthur Rapers *Sharecroppers All* (1941), die beide eine beträchtliche Anzahl von FSA-Photographien verwenden. 1940 erschien Sherwood Andersons *Home Town: The Face of America.* Die Idee zu diesem Buch kam von der FSA. Edwin Rosskam, Herausgeber der FSA-Publikationen, wußte, daß Anderson schon 1919 einen Kurzgeschichtenzyklus zum Kleinstadtleben veröffentlicht hatte.[46] Er machte Anderson den Vorschlag, den Text für ein Photobuch zu diesem Thema zu schreiben. In *Home Town* manifestiert sich ein für die 30er Jahre symptomatischer Gesinnungswandel: der Übergang von einem sozialkritischen Ansatz zur Verklärung der amerikanischen Provinz als Hort der wahren Werte des »American Way of Life«. Dieser Rückzug in die Provinz, in das scheinbar ruhige Leben der Kleinstadt findet sich als Motiv auch bei Komponisten wie Aaron Copland und George Gershwin und bei den Hollywood-Regisseuren Frank Capra und King Vidor. Dasselbe gilt für die Malerei, die sich mit einem schon der Vergangenheit angehörenden, ländlichen bzw. kleinstädtischen Lebensstil beschäftigte; neben den schon erwähnten Wandmalereien des FAWP seien als prominente Vertreter Thomas Hart Benton und Grant Wood genannt.[47] Richard Wrights *12 Million Black Voices: A Folk History of the Negro in the United States* (1941) macht noch einmal die wirkungsvolle Kooperation zwischen Photographie und Literatur deutlich – man denke an MacLeish, John Steinbeck und Agee/Evans oder an die Verwendung von Dokumentation und Kolportage in John Dos Passos' *Amerika*-Trilogie. Richard Wrights Buch basiert auf mündlicher Überlieferung, authentischen Zeugnissen und Interviews, eine Verfahrensweise, die im Federal Writers Project besonders kultiviert wurde; und es untermauert die Aussagen mit Bildern aus den Beständen der FSA.
Die Qualitäten der FSA-Photographie wurden frühzeitig von der Fachwelt anerkannt. Schon im Spätsommer 1936 waren vier FSA-Bilder in der jährlichen Ausstellung von *U. S. Camera* vertreten, darunter *Migrant Mother* von Dorothea Lange und *Skull* von Arthur Rothstein. Stryker erkannte schnell, welche Öffentlichkeitswirkung Photoausstellungen hatten. Für eine Wanderausstellung im Oktober desselben Jahres stellte er umgehend 110 Abzüge zur Verfügung. Ein durchschlagender Erfolg war auch die Abteilung der Historical Section auf der Internationalen Photoausstellung in New York im Frühjahr 1938. Selbst Edward Steichen, die führende Autorität der Kunstphotographie dieser Jahre, zollte der Dokumentarphotographie Anerkennung. Noch im selben Jahr organisierte das New Yorker Museum of Modern Art eine Wanderausstellung mit FSA-Bildern, durch die ein breiteres Publikum nicht nur mit den Photographien, sondern auch mit den Problemen der Landwirtschaft vertraut wurde. Das Aufsehen, das die Photoausstellungen verursachten, veranlaßte *U. S. Camera,* auf 32 Seiten seines Jahrbuches von 1938 FSA-Photographien abzudrucken. Diese Erfolge trugen wesentlich dazu bei, daß die Arbeit der Historical Section nicht mehr mit »Regierungspropaganda« gleichgesetzt wurde, was die Veröffentlichung ihrer Photographien in der anfangs skeptischen unabhängigen Presse erleichterte.
In den 50er und 60er Jahren wurden in einer Reihe von Einzelausstellungen Arbeiten der bekanntesten ehemaligen FSA-Photographen wie Dorothea Lange, Carl Mydans und Walker Evans gezeigt. Zwei Ausstellungen unter den Auspizien von Edward Steichen im Museum of Modern Art,

»The Family of Man« (1955) und »The Bitter Years, 1935 – 1941: Rural America as seen by the Photographers of the Farm Security Administration« (1962), machten die FSA-Photographie weltberühmt und trugen dazu bei, daß einige der als am eindrucksvollsten geltenden Photographien – darunter Dorothea Langes *Migrant Mother* und Arthur Rothsteins Sandsturm-Aufnahmen – zu Ikonen der Depressionszeit wurden.

Christine Heiß

Anmerkungen

1 Zur Agrarpolitik und zur Wirtschaftskrise allgemein vgl. Willi P. Adams u. a. (Hrsg.), *Die Vereinigten Staaten von Amerika,* Frankfurt a. M. 1977, S. 304 ff., S. 313 ff.

2 Zur Lage der Tenant-Farmer und Sharecropper im New Deal vgl. Conrad E. David, *The Forgotten Farmers: The Story of Sharecroppers in the New Deal,* Urbana 1965. Unter der Führung von Norman Thomas versuchten die Sharecropper und Tenant-Farmer in der Southern Tenants Farmers Union (STFU), sich sowohl gegen die Ausbeutung durch die Großgrundbesitzer als auch gegen die für sie nachteiligen Maßnahmen des New Deal zu wehren. Es ergab sich hier die Situation, daß die Gewerkschaft versuchte, bestehende, unrentable Lebens- und Produktionsformen zu konservieren. Unter dem Gesichtspunkt der Umstrukturierung der Landwirtschaft und des dadurch bedingten Untergangs eines großen Teils vor allem der südlichen ländlichen Kultur gewinnt deren Dokumentation durch die Photographen der FSA besondere kulturgeschichtliche Bedeutung. Vgl. auch M. S. Venkataramani, »Norman Thomas, Arkansas Sharecroppers, and the Roosevelt Agricultural Policies, 1933 – 1937«, in: *The Mississippi Valley Historical Review,* Nr. 2, September 1960; Pete Daniel, *Standing at the Crossroads,* Toronto 1986, S. 221 f.; F. Jack Hurley, *Portrait of a Decade,* New York 1977 (Erstauflage 1972), S. 32.

3 F. J. Hurley, *Portrait of a Decade* (zit. Anm. 2), S. 30.

4 Ähnlich das Projekt der Tennessee Valley Authority (TVA), das vor allem durch die Errichtung spektakulärer Staudämme bekannt wurde. Die Farmer des Tennessee-Tals, die mit einem Jahreseinkommen von 200 Dollar als typisch für die Armut des Südens galten, wurden z. T. umgesiedelt, eine Maßnahme, die aus heutiger Sicht als Zerstörung der ländlichen Kultur betrachtet wird. Vgl. W. H. Droze, »La Tennessee Valley Authority e il piccolo contadino«, in: *Il New Deal,* hrsg. von Maurizio Vaudagna, Bologna 1981, S. 169 – 177, u. Pete Daniel, *Standing at the Crossroads,* (zit. Anm. 2), S. 117 ff. Die TVA war eine der ersten Regierungsstellen, die die Photographie planmäßig einsetzte; Lewis Hine arbeitete in ihrem Auftrag.

5 Der Vorwurf, kommunistisch zu sein, richtete sich gegen eine Reihe von Maßnahmen des New Deal. Dies galt besonders für die Arbeitsbeschaffungsprogramme für Künstler, in denen sich z. T. auch die Linke formierte. Vgl. dazu Ulrich Bültemann und Reiner Lehberger, »Die roten Dreißiger in den USA und Großbritannien. Ein Überblick über die politische Situation und Kulturszene«, in: *Gulliver,* Band 4, Berlin 1983.

6 Vgl. F. J. Hurley, *Portrait of a Decade,* (zit. Anm. 2), S. 36.

7 Vgl. William Stott, *Documentary Expression and Thirties America,* 1976 (Erstauflage 1973), S. 163 ff.

8 Vgl. W. Stott, *Documentary Expression ...,* (zit. Anm. 7), S. 73.

9 W. Stott, *Documentary Expression ...,* (zit. Anm. 7), S. 119 ff.

10 Vgl. *Amerika, Traum und Depression 1920/1940.* Katalog zur Ausstellung der Neuen Gesellschaft für bildende Kunst, Berlin 1980, S. 452 ff.

11 Vgl. *Documenting America 1935 – 1943,* hrsg. von Carl Fleischhauer und Beverly B. Brannan, Berkeley, Los Angeles, London, 1988; »Introduction«, S. 3.

12 Vgl. F. J. Hurley, *Portrait of a Decade,* (zit. Anm. 2), S. 11 ff.

13 In England sind als Vorläufer O. G. Rejlander, der um 1860 zerlumpte Straßenjungen photographierte und dessen Bild *Poor Jo* später als Werbung zur Unterstützung der Kinderfürsorge der Shaftesbury Society in London benutzt wurde, und Jon Thomson zu erwähnen, der 1877 *Street-Life in London* publiziert hatte. Vgl. Winfried Ranke, »Zur Geschichte der sozialdemokratischen Fotografie um 1900«, in: *Beiträge zur Geschichte und Ästhetik der Fotografie,* hrsg. Ulrich Keller, Herbert Molderings und Winfried Ranke. Lahn Gießen 1977, S. 23.

14 Vgl. Stanley Mallach, »Child Labor Reform and Lewis Hine«, in: *Lewis Hine & the National Child Labor Committee,* 1984, S. 13 – 26. Die ersten wirksamen gesetzlichen Maßnahmen gegen die Kinderarbeit, der Social Security Act von 1935 und der Fair Labor Standard Act von 1938, fallen allerdings erst in die Zeit des New Deal.

15 Zit. nach W. Stott, *Documentary Expression ...,* (zit. Anm. 7) S. 21. Übersetzung der Verfasserin.

16 Auf Margaret Bourke-White, damals eine der bestbezahlten Photographinnen der USA, wird im folgenden noch eingegangen. Hines Privatarchiv enthielt neben den Photos zur Kinderarbeit, die ihn bekannt machten, ein breites Spektrum von Industriebildern, Studien zu Ethnologie, Wohnverhältnissen etc. Vgl. F. J. Hurley, *Portrait of a Decade,* (zit. Anm. 2), S. 14 f. Eines der bekanntesten Bücher von Hine, *Men at Work* (1932), hat das Verhältnis Mensch-Maschine zum Thema.

17 Z. B. waren bei der Abteilung Suburban Settlement Photographen angestellt, und innerhalb vieler New Deal-Behörden bestand die Tendenz, eigene Dunkelkammern einzurichten und professionelle Photographen zu beschäftigen. Vgl. F. J. Hurley, *Portrait of a Decade,* (zit. Anm. 2), S. 38. Pete Daniel und Sally Stein greifen auf vier weitere New Deal-Regierungsstellen als Quellen für Photomaterial zurück. Vgl. »Introduction«, in: *Official Images. New Deal Photography,* Washington, London 1987, S. VIII ff.

18 Mydans hatte seine Karriere als Reporter für den Bostoner *Herald* und

den Bostoner *Globe* begonnen und arbeitete später für den *American Banker* in New York. In seiner Freizeit machte er mit einer Kleinbildkamera Aufnahmen von Straßenszenen in New York, hatte jedoch Schwierigkeiten, sie zu publizieren, da man die Arbeit mit einer 35 mm-Kamera noch als unseriös empfand. Vgl. F. J. Hurley, *Portrait of a Decade,* (zit. Anm. 2), S. 42.

19 Anläßlich der Vorarbeiten zum nie verwirklichten Projekt des Photobandes zur Landwirtschaft vgl. Gespräch Stryker/Tugwell, abgedruckt in F. J. Hurley, *Portrait of a Decade,* (zit. Anm. 2), S. 27.

20 Ben Shahn arbeitete als Assistent von Diego Rivera an den Wandgemälden im Rockefeller Center. Über die Wandmalerei im Regierungsauftrag vgl. Greta Berman, »Amerika als Epos«, in: *Amerika, Traum und Depression 1920/1940* (zit. Anm. 10), S. 361 – 377.

21 Zit. nach F. J. Hurley, *Portrait of a Decade* (zit. Anm. 2), S. 50. Übersetzung der Verfasserin.

22 Zu Dorothea Lange vgl. Milton Meltzer, *Dorothea Lange. A Photographer's Life,* New York 1978; *Lange, D.,* Ausstellungskatalog, mit einer Einleitung von George P. Elliott, The Museum of Modern Art, New York, 1978.

23 »Er sprach über Baumwolle als Agrarprodukt, als Handelsware, über die Geschichte der Baumwolle im Süden, darüber, wie Baumwolle die Geschichte der USA und Gebiete außerhalb der USA beeinflußte. Am Ende des Abends war ich bereit, loszugehen und Baumwolle zu photographieren!« Interview Richard K. Doud mit Carl Mydans, zitiert nach F. J. Hurley, *Portrait of a Decade* (zit. Anm. 2), S. 58 (Übersetzung der Verfasserin). Des weiteren wurden alle Photographen angewiesen, ein Quellenbuch zur Sozialökonomie, J. Russell Smiths *North America,* auf die Studienreisen mitzunehmen, um sich schnell in die Problematiken verschiedener Bereiche und Gebiete einarbeiten zu können. Daneben führten die Photographen Regierungsbroschüren, die über Landwirtschaft informierten, Landkarten und anderes Material mit sich.

24 Zit. nach Nancy Wood, »Portrait of Stryker«, in: *In This Proud Land: America 1938 1943 As Seen in the FSA Photographs,* New York 1973, S. 13. Übersetzung der Verfasserin.

25 Zit. nach »Unfinished letter to Ernestine Evans« vom Februar 1934, abgedruckt in: *Walker Evans at Work,* New York 1982, S. 98. Übersetzung der Verfasserin.

26 Robert S. Lynd und Helen M. Lynd, *Middletown: A Study in American Culture,* New York, 1929.

27 Vgl. F. J. Hurley, *Portrait of a Decade,* (zit. Anm. 2), S. 98. Übersetzung der Verfasserin.

28 Zum Federal Writers Project vgl. *Amerika, Traum und Depression 1920/1940* (zit. Anm. 10), S. 296.

29 Zu den Wandmalereien vgl. Greta Berman, »Amerika als Epos«, und Olav Münzberg und Michael Nungesser, »Die mexikanischen Wandmaler Orozco, Rivera und Siqueiros in den USA«, in: *Amerika. Traum und Depression 1920/1940,* (zit. Anm. 10), S. 353 – 377, S. 378 – 404.

30 So legten James Agee und Walker Evans ihre Studie der letzten Sharecropper-Familien des Südens an (vgl. Anm. 34). Die notwendigen Reformen in der Landwirtschaft brachten unweigerlich das Aussterben der überkommenen Strukturen mit sich.

31 Nancy Wood, »Portrait of Stryker«, in: *In This Proud Land* (zit. Anm. 24), S. 14. Stryker sieht in den Gesichtern Würde und Verzweiflung.

32 Vgl. Lawrence W. Levine, »The Historian and the Icon«, in: *Documenting America 1935 – 1943* (zit. Anm. 11), S. 32 ff.

33 Vgl. F. J. Hurley, *Portrait of a Decade,* (zit. Anm. 2), S. 140. Steinbeck hatte vor der Arbeit an diesem Buch auch das Photoarchiv der FSA zum Thema studiert; W. Stott, *Documentary Expression ...,* (zit. Anm. 7), S. 59.

34 James Agee, Walker Evans, *Let Us Now Praise Famous Men,* Boston 1941; dt. Ausgabe (Übersetzung von Karin Graf): *Preisen will ich die großen Männer,* München 1989.

35 Vgl. F. J. Hurley, *Portrait of a Decade,* (zit. Anm. 2), S. 86 ff.

36 Durch den Bankhead-Jones Act wurden Mittel zur Finanzierung von Krediten mit niederen Zinssätzen für Tenant-Farmer bereitgestellt; die Vergabe der Kredite erfolgte durch die neugegründete Farm Security Administration.

37 Vgl. Lawrence W. Levine, »The Historian and the Icon«, in: *Documenting America* (zit. Anm. 11), S. 28, 33.

38 Ebd., S. 33. Übersetzung der Verfasserin.

39 Gordon Parks, ursprünglich Modephotograph, hatte ein Stipendium der Rosenwald Stiftung erhalten. Er ließ sich im FSA-Projekt in die Dokumentarphotographie einweisen. Vgl. F. J. Hurley, *Portrait of a Decade,* (zit. Anm. 2), S. 158.

40 Zit. nach F. J. Hurley, *Portrait of a Decade,* (zit. Anm. 2), S. 148. Übersetzung der Verfasserin.

41 Vgl. Maren Stange, »›The Record Itself‹: Farm Security Administration Photography and the Transformation of Rural Life«, in: *Official Images. New Deal Photography,* (zit. Anm. 17), S. 4.

42 Vgl. F. J. Hurley, *Portrait of a Decade,* (zit. Anm. 2), S. 128. Übersetzung der Verfasserin.

43 F. J. Hurley, *Portrait of a Decade,* (zit. Anm. 2), S. 136.

44 Pete Daniel und Sally Stein, *Official Images* (zit. Anm. 17), »Introduction«, S. VIII.

45 Der Titel spielt auf eine nach dem Bürgerkrieg gängige Redewendung an: »Forty Acres and a Mule« als Grundlage einer selbständigen Existenz für befreite Sklaven.

46 Sherwood Anderson, *Winesburg, Ohio. A Group of Tales of American Small Town Life,* 1919.

47 Vgl. Lawrence W. Levine, »The Historian and the Icon«, in *Documenting America* (zit. Anm. 11), S. 28.

Walker Evans' photographisches Werk 1928 – 1938

Ein Feldzug gegen Richtig-Denken und Optimismus

Das Museum of Modern Art präsentierte 1938, erstmals in seiner Geschichte, das Werk eines einzigen Photographen in einer Ausstellung. Der knappe Titel *American Photographs* benannte nicht nur die Thematik der Bilder, sondern zugleich das Programm einer spezifisch amerikanischen Erneuerung des Mediums. Evans bezog doppelte Front gegen die damals noch einflußreiche ambitionierte Kunstphotographie und die höchst aktuelle journalistische Dokumentarphotographie. Im Unterschied zu diesen beiden Richtungen definierte er seine eigenen Arbeiten als »dokumentarisch im Stil«[1]. Evans hatte sich vorgenommen, das Dokumentarische vom tagespolitisch Verwertbaren, das Stilistische von aller Artistik zu entkoppeln. Vielmehr sollte sich am Dokumentarischen die Reinheit photographischer Kunst bewähren, und zwar in strikter Anwendung auf das Gegenwärtige, Alltägliche. Dies war Evans' bedeutender Beitrag zur Moderne Amerikas.

Die Ausstellung bot eine konzentrierte Auslese der zehnjährigen photographischen Tätigkeit, auf die Evans 1938 zurückblicken konnte. Das außerordentlich sorgfältig gedruckte Katalogbuch ist die wichtigste Quelle zur Kenntnis seiner künstlerischen Konzeption geblieben. Daran hat der geschliffene, in kulturkämpferischem Ton gehaltene Essay des Intellektuellen Lincoln Kirstein, offenkundig in engstem Kontakt mit dem Photographen verfaßt, wesentlichen Anteil.[2] Darüber hinaus wurde *American Photographs* zu einem Klassiker photographischer Publizistik.

Abweichend von aller Konvention, hatte Evans die Photographien ohne erläuternde oder gar kommentierende Unterschriften zu einem Diskurs in Bildern verknüpft, untergliedert in zwei Teile. Lediglich am Schluß der Sequenzen waren denkbar knappe Angaben zu den Bildern abgedruckt. Während der erste Teil eine kontrastreiche Abfolge von Portraits, Bauwerken und Alltagsgegenständen brachte, zeigte der zweite Teil fast ausschließlich Stadtansichten und Bauwerke, die tiefere Einsichten in zeitlose Merkmale des Amerikanischen vermitteln sollten.[3]

Von den 87 im Katalog reproduzierten Bildern stammten knapp 40 aus der soeben zuende gegangenen, nur etwa zwei Jahre umfassenden Tätigkeit für die FSA. Schon damals also betonte Evans die Bedeutung dieses Werkblocks. Daß die FSA-Zeit die intensivste und kreativste seiner Laufbahn gewesen sei, hat er bis in die letzten Jahre bekräftigt. Es waren vor allem diese Bilder, die das im Motto *American Photographs* verschlüsselte Programm eingelöst hatten. Unsere heutige Vorstellung vom Amerika der 30er Jahre ist nachhaltig beeinflußt durch Evans' FSA-Photographien. Aber es stellt sich die Frage, ob das von Evans vermittelte Amerika-Bild der Wirklichkeit entsprach, oder ob es eine Erfindung war.[4]

Daß Evans' Amerika-Bild nicht nur realistisch, sondern auch fiktiv war, zeigt deutlich die kalkulierte Regie seiner wortkargen Bildersequenzen. Lincoln Kirstein hat in seinem Essay klar erkannt, daß Evans nicht nur ein Bild von Land und Leuten in einer Zeit des Umbruchs vermitteln, sondern aus dem Chaos eine Schicht zeitloser amerikanischer Kulturwerte herausfiltern wollte. Das geht auch aus Äußerungen von Evans hervor. Im Konzept eines Vorwortes, das er 1961 bei der Vorbereitung zur Neuausgabe von *American Photographs* verfaßt hat, heißt es: »Evans war und ist an dem Anblick interessiert, den jede gegenwärtige Zeit als Vergangenheit darbieten wird.«[5] Damit bezog er Position gegen die Ideologie eines unablässigen geschichtlichen Fortschritts.

Evans' Werk wurde häufig als rätselhaft, gelegentlich auch als schwierig bezeichnet.[6] Das liegt an einer Ambivalenz seiner Bilder. Sie zeigen alltägliche, oft genug armselige Gegenstände, aber in solcher Klarheit und Detailgenauigkeit, daß sie eine im gewöhnlichen Kontext nicht bemerkte Präsenz gewinnen. Und dies verweist auf eine unzerstörbare kulturelle Energie jener Menschen, die die Gegenstände geschaffen haben, sie benutzen.[7] Das war Evans' komplexe, vielleicht auch schwierige Alternative zu den gängigen photographischen Elendsberichten aus dem ländlichen Amerika. Inmitten der Armut, die er aufmerksam registrierte, entdeckte Evans auch Werte, die denen der anmaßenden Reformer, Angehörigen der etablierten Mittelschicht, weit überlegen schienen. Keineswegs hat er schlicht die Würde der Armut gepredigt, wie gelegentlich in der Literatur behauptet.

Die Auseinandersetzung mit der Alltagskultur brachte Evans zur Absage an die herrschende Auffassung, daß Geschichte von großen Persönlichkeiten und bedeutenden Ereignissen bestimmt werde. Im Konzept einer Vorbemerkung zum Katalog *American Photographs* (1938) machte sich Evans einen Gedanken zu eigen, den Charles Flato in seinem Aufsatz über Mathew Brady, den Photographen des Civil War, formuliert hatte: »Menschliche Geschöpfe ... sind weitaus bedeutender als große Ereignisse in der Geschichte; aus sich selbst heraus besitzen sie eine Größe jenseits der eindrucksvollen Struktur der Geschichte.« Und in den folgenden Sätzen wird deutlich, daß Evans die einfachen Leute und ihre Lebenswelt meinte, auf die es sich mit der Kamera zu konzentrieren gelte.[8]

Diese Vorliebe pflegte Evans mit der ihm eigenen Distanz und mit dem, in einem späten Interview eingestandenen Widerspruch, daß er »im Herzen ein Aristokrat«[9] sei.

Er wußte, daß seine soziale Zugehörigkeit eine andere war als die der einfachen Leute. Ihrer Welt hat sich Evans immer von außen, nicht selten auch mit Ironie oder Pessimismus genähert. Die mangelnde Eindeutigkeit seines sozialen Engagements ist die hauptsächliche Ursache der erstaunlich kontroversen Urteile, die über den Photographen gefällt worden sind. Dem Konsens des Richtig-Denkens hat sich Evans hartnäckig verweigert.[10] Auf keinen Fall wollte er bei den Betrachtern seiner Photographien eine Identifikation mit den abgelichteten Personen und Situationen erreichen.

»NO POLITICS whatever«: Tätigkeit für die FSA

Der Aufbau der monumentalen Sammlung sozialdokumentarischer Photographien im Rahmen der New-Deal-Politik gehört zu den erstaunlichsten Kapiteln amerikanischer Kulturgeschichte. Rückschauend hat Roy Stryker, der Leiter der Sammlung, die Einzigartigkeit des Unternehmens hervorgehoben: »Es war einer von jenen seltenen Zufällen; es kann nicht noch einmal geschehen.«[11] Es konnte nur im Amerika der 30er Jahre geschehen. Damals ereignete sich eine Umwälzung: der Übergang von der Kultur des Lesens zur Kultur des Sehens.[12] Bildbände und Bildmagazine beherrschten die Szene. Neugegründete Zeitschriften wie *Life* und *Look* transformierten die Lesegewohnheiten der Gesellschaft. Nur vor diesem Hintergrund ist der umfassende, moderne Einsatz der Photographie durch die Resettlement Administration (später: FSA) zu verstehen. Dem neuen Bedarf an authentischer Information trug auch die Soziologie Rechnung, indem sie Methoden der teilnehmenden Beobachtung verfeinerte; James Agees und Walker Evans' Aufenthalt bei den Pächterfamilien war eine im Ergebnis zwar exzentrische, im Ansatz jedoch vergleichbare Kampagne.[13]

Als Evans im Oktober 1935 zur Resettlement Administration stieß, wurde er als Senior-Photograph mit einem höheren Gehalt als üblich eingestuft. In Fachkreisen hatte er sich bereits einen Namen gemacht durch Bildbeiträge in Publikationen wie Hart Cranes *The Bridge* und Carleton Beals' *The Crime of Cuba;* eine Empfehlung waren auch seine photographischen Studien über Viktorianische Häuser im Umkreis von Boston und New York.[14]

Walker Evans hatte 1934 einer Freundin geschrieben: »Was ich gern tun würde? ... Ich weiß, daß jetzt die Zeit für Bildbände ist. Eine amerikanische Stadt ist das beste, Pittsburgh besser als Washington.«[15] Die Anstellung bei der Regierung bot Gelegenheit, entsprechendes Material zu sammeln.

Die Möglichkeit finanziell abgesicherter Arbeit war jedoch für Evans auch mit Risiken verbunden. Würde er seine Unabhängigkeit behaupten können? Würde er dem verhaßten Photojournalismus und der Indienstnahme für politische Zwecke entkommen? Es galt, sich abzusichern.

Im Konzept eines Memorandums an die Resettlement Administration, verfaßt im Frühjahr 1935, sind Bedingungen formuliert: «Jedenfalls nie photographische Erklärungen oder Handlangerdienste für die Regierung oder irgend einen Regierungsbeamten – gleichgültig wie einflußreich. ... Der Wert und, wenn Sie so wollen, sogar der Propaganda-Wert für die Regierung liegt in der Aufzeichnung, die sich im Laufe der Zeit als eine intelligente und weitsichtige Unternehmung erweisen wird. NO POLITICS whatever«[16].

Solche Konditionen ließen sich nur bedingt mit dem Programm der Historischen Sektion vereinbaren, die unter Leitung von Roy Stryker als Unterbehörde der Resettlement Administration arbeitete. Es ist bemerkenswert, daß mit der Benennung der Sektion der Akzent auf das Historische gelegt wurde. Damit konnte ja nur die gegenwärtige ländliche und kleinstädtische Kultur gemeint sein. Das entsprach im Prinzip Evans' Interesse für Geschichte. Aber die offizielle Aufgabenstellung der Historischen Sektion enthielt auch eine politische Zielsetzung: Beschreibung der Phasen der Resettlement Administration, »besonders in Bezug auf die historischen, soziologischen und ökonomischen Aspekte der verschiedenen Programme und ihrer Erfüllung«[17]. Das barg Konfliktstoff für die Zusammenarbeit von Stryker und Evans.

Immerhin war die Sektion von Anfang an auf das Prinzip historischer Wahrheit verpflichtet, und darauf beruhte ihr Ruf. Nur so ist das Aufsehen in der US-Presse zu verstehen, das die Enthüllung einer Manipulation bewirkte. Arthur Rothstein, einer von Strykers Photographen, hatte einen Stierschädel von seinem Fundort auf eine von Alkali ausgedörrte Ebene verfrachtet und so ein allegorisches Bild tödlicher Erosion zustande gebracht.[18] Der Fall bescherte Stryker beträchtliche Schwierigkeiten.

Die Dokumentation von Reformprogrammen der Regierung gehörte zu den Routine-Aufgaben der Historischen Sektion. Auf Bitten Strykers hat auch Evans gelegentlich solche Projekte, etwa Wohnhäuser und Fabriken, photographiert, aber er hat es widerwillig getan.[19] In einem späten Interview gab Evans zu Protokoll, daß er derartige Aufträge schließlich verweigert habe und dies der Grund für seine Entlassung gewesen sei. Als der Interviewer die Photographie eines FSA-Hauses in Georgia auf den Tisch legte, die unzweifelhaft von Evans stammte, leugnete dieser die Autorschaft.[20] (Kat. 119)

Evans' zunehmende Konzentration auf seine Vision Amerikas mußte zu Konflikten mit dem Leiter der Historischen Sektion führen. Dieses Spannungsverhältnis wird jedoch meistens allzu einseitig zu Lasten Strykers dargestellt. Gewiß gibt es Belege für rigide Anweisungen an seine Photographen, aber Evans wurde schonend behandelt und selten mit Routine-Aufträgen belastet. Stryker schätzte seine Photographien, und er wußte, wie entscheidend Evans in der Anfangszeit der Historischen Sektion deren Stil mitgeprägt hatte. In einem Rückblick schrieb Stryker, daß ihm Evans in abendlichen Gesprächen ein ganzes Feld neuer Ideen eröffnet habe.

Briefe bezeugen, daß Stryker auf die Vorlieben des schwierigen Photographen einzugehen wußte. Als Evans im Winter 1935/36 in Mississippi unterwegs war, erbat Stryker Photoberichte über den aktuellen Stand der in Regierungsauftrag errichteten Häuser in Tupelo, und er bedauerte, diesen langweiligen Job erteilen zu müssen. Offenbar ist Evans der Bitte nicht nachgekommen.[21] Außerdem schlug Stryker mehrere Tage Aufenthalt in Birmingham, Alabama vor: »Ich bin sicher, Sie werden eine großartige Zeit dort haben mit Ihrem Auge für Industrielandschaften.« (Vgl. Taf. 60, Kat. 129) Schließlich regte Stryker einige Innenaufnahmen ländlicher Läden an: für Evans ein inspirierender Auftrag.

Es war eine Photographie von Evans, die der greise Stryker als Inbegriff eigener Kindheitserinnerungen zitierte: Bahnhof in Edwards, Mississippi (Kat. 88).[22] Die Liebe zu den Traditionen des ländlichen, frühindustriellen Amerika teilte Stryker mit Evans. Was sie trennte, war ihre unterschiedliche geschichtliche Perspektive.

Stryker glaubte an die Kräfte, die den amerikanischen Traum unter modernen Vorzeichen zu erneuern vermöchten. Die Photographien seiner Historischen Sektion sollten zeigen, daß die Menschen über die Fähigkeit zur Reparatur des gesellschaftlichen Netzwerkes verfügten: »Man konnte die Leute anschauen und Furcht und Traurigkeit und Verzweiflung sehen. Aber man sah auch etwas anderes. Eine Entschlossenheit, die nicht einmal die Depression erschüttern konnte. Die Photographen sahen es – dokumentierten es.«[23] Dies trifft auf Arthur Rothstein, Russell Lee und insbesondere Dorothea Lange zu (vgl. Abb. 1 – 6).[24] In Dorothea Langes herausragenden Einzel- und Gruppenportraits erscheinen die Menschen häufig als Opfer, die Widerstand leisten. Den Portraits von Evans fehlt dieser Ausdruck zukunftsgerichteter Entschlossenheit. Optimistische Menschen wie in den Bildern von Rothstein und Lee gibt es in Evans' Werk schon gar nicht. Man stelle sich eine Photographie von ihm vor, die Allie Mae und Floyd Burroughs im neuen FSA-Heim zeigen würde, ähnlich dem berühmten Bild von Lee mit einem Farmer-Ehepaar, das sich nach Feierabend beidseits des monströsen Radios niedergelassen hat (Abb. 5; vgl. Taf. 79, 80).

Das Ziel der Resettlement Administration/FSA war die Mo-

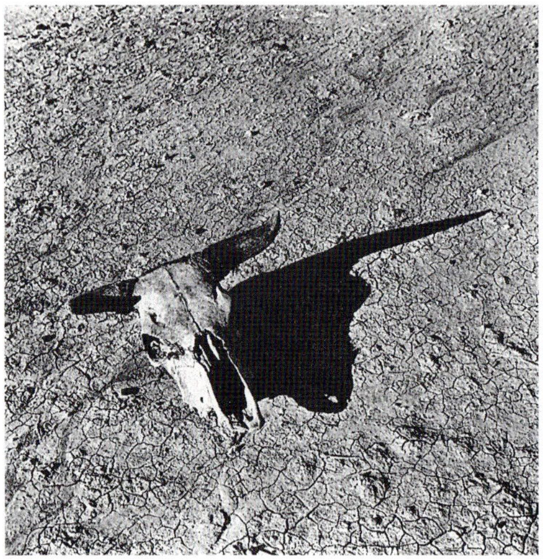

Abb. 2 Arthur Rothstein: »Skull« (Schädel), Badlands, South Dakota, 1936

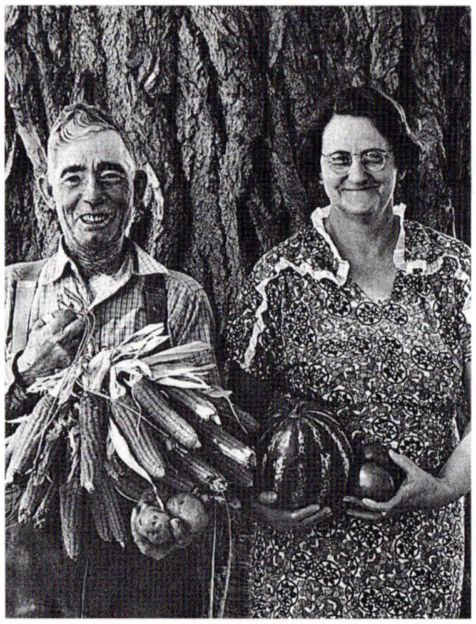

Abb. 1 Arthur Rothstein: Mr. und Mrs. Andy Bahain auf ihrer Farm bei Kersey, Colorado, 1939

dernisierung der Landwirtschaft. Trotz der Hilfe für arme oder nichtseßhafte Farmer unterstützte die Regierung langfristig den Wandel von der Agrar- zur Industriegesellschaft. So berichtet letztlich das monumentale photodokumentarische Werk der FSA »von dem irreversiblen Exodus der Farmer vom Land und ihrem darauffolgenden Status als wiederum entwurzeltes Proletariat«[25]. Eindringlichstes Dokument dieses Umbruchs ist das 1939 erschienene Buch *An American Exodus* von Dorothea Lange und Paul Taylor.[26]
Insofern hatte die Arbeit von Strykers Sektion tatsächlich eine historische Perspektive, freilich in einer Akzentsetzung, die Evans nicht akzeptieren konnte. Mit den politischen und gesellschaftlichen Umwälzungen im Zeichen des New Deal wollte er nichts zu schaffen haben. Und doch waren es gerade diese Zeitumstände, die ihn kulturkämpferisch inspiriert und die kreativste Phase seines Schaffen begünstigt haben.
Inmitten von Unordnung und Armut entdeckte Evans eine reiche, bedeutungsvolle Alltagskultur, die er zumindest im Bild festzuhalten suchte. Nicht der Impuls zur Veränderung, sondern das Bedenken eines möglichen Survival war die wichtigste Botschaft seiner Bilder. In seinem Essay zu *American Photographs* bezeichnete Lincoln Kirstein das eindringende Auge des Photographen Evans als »Verschwörer gegen die Zeit und ihre Hammerschläge«. Seine Bilder seien Zeugnisse des Eigennutzes und der Vergeudung, die den

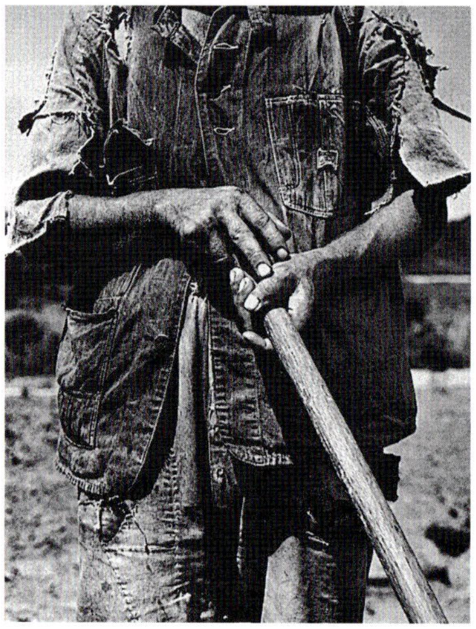

Abb. 3 Dorothea Lange: Landarbeiter bei Anniston, Alabama, 1936

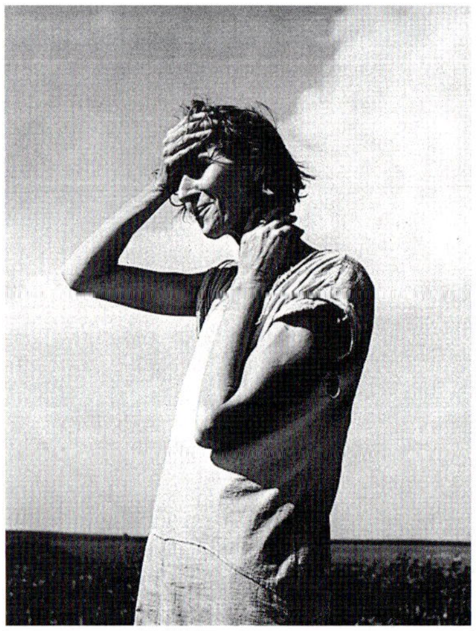

Abb. 4 Dorothea Lange: »Woman of the High Plains«, Texas, 1938

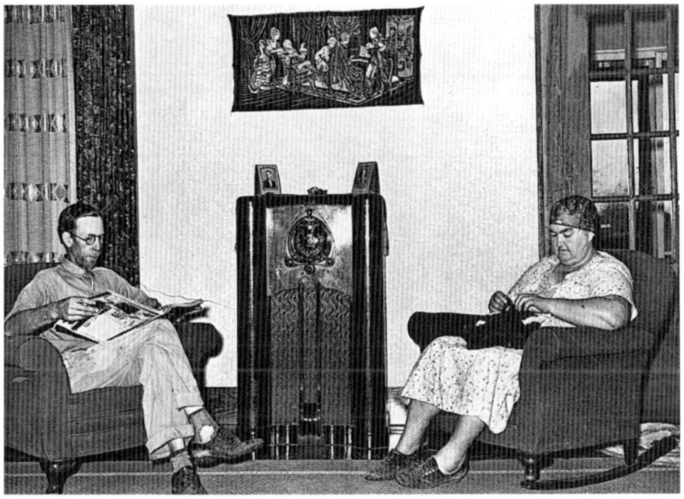

Abb. 5 Russell Lee: Hidalgo County, Texas, 1939

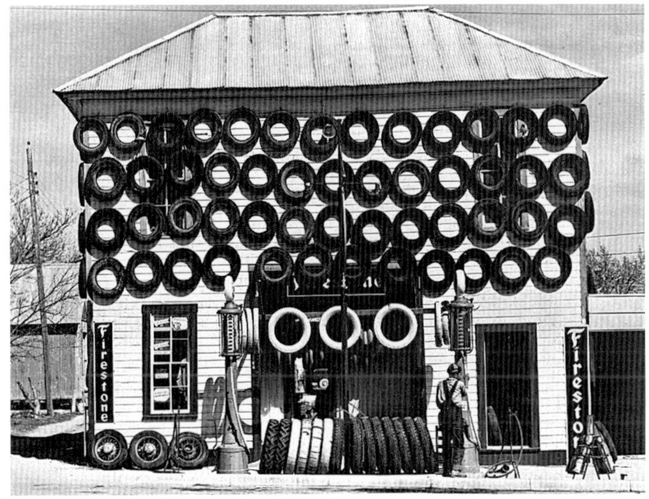

Abb. 6 Russell Lee: San Marcos, Texas, 1940

Ruin verursacht hätten, und sie würden für die Überlebenden bewahren, »was einst glänzend gewesen sein mag«.[27]

Amerika als Idee: eine Suchbewegung

In den Jahren der Depression gewann die Phrase vom »American Way of Life« an Popularität. Die Regierung unternahm eine Plakat-Aktion, die unter dem Motto »There's no way like the American Way« die USA als das fortschrittlichste Land der Welt mit dem höchsten Lebensstandard und den kürzesten Arbeitszeiten anpries. Dies war die materialistische Variante des Amerikanischen Traumes. Mehrere FSA-Photographien dokumentieren die widersprüchliche, geradezu aggressive Präsenz der riesigen Werbetafeln in ärmlicher ländlicher Umgebung.[28]
Der Ideologie vom prosperierenden Amerika haben sich viele Künstler und Schriftsteller widersetzt. Angesichts des ökonomischen Desasters im eigenen Land und des Faschismus im Ausland propagierten sie eine Wiederbesinnung auf fundamentale Werte. Es galt, »Amerika *als eine Idee* zu entdecken«[29]. Der Historiker Warren I. Susman nennt als wichtigstes Merkmal zum Verständnis der dreißiger Jahre »die allgemeine und sogar populäre *Entdeckung* des Begriffs *Kultur*«. »Entdeckt wurden die ›unausweichlichen Zusammenhänge zwischen den Dingen‹, so daß Kultur nicht länger als die Kenntnis der größten Errungenschaften der Kunst und des Intellekts durch die Geschichte bezeichnet werden konnte, sondern als Hinweis auf alles, was Menschen einer bestimmten geographischen Region tun, die Art ihres Handelns und Denkens und Fühlens, ihrer materiellen Werkzeuge wie auch ihrer Werte und Symbole.«[30]
Die so definierte Kultur Amerikas schien am ehesten aufspürbar in der Alltagswelt der Kleinstädte und ländlichen Gebiete. Hier meinte man eine Alternative zur »Korruptheit« (L. Kirstein), zum Materialismus der herrschenden Gesinnung zu finden. Das photographische Projekt der FSA ist das bedeutendste Zeugnis eines starken Interesses an der Volkskultur in diesen Jahren.[31]
In diesen generellen Kontext der Suche nach kultureller Identität gehört auch Evans' Werk der 30er Jahre. Evans war unmittelbar vor der Depression aufgewachsen, hatte die damalige Gesellschaft als haßerfüllt und »unbewußt sehr faschistisch« erlebt; noch in späten Jahren bekundete er »wenig Respekt und gewiß nicht viel Liebe für die Struktur der amerikanischen Zivilisation«, womit er die politischen und ökonomischen Leitbilder meinte.[32] Es gab im Lande jedoch genug respektable kulturelle Werte, verkörpert etwa in den klar geformten Holzbauten, die Evans immer wieder photographiert hat und auf die sich seine Äußerung bezieht: »... und ich denke, ich bin heftig verliebt in Amerika...«[33]
Pessimismus und Liebe waren in seiner Einstellung gegenüber Amerika eng verknüpft. Auch dies läßt seine Photographien schwierig erscheinen.

In einer Zeit gesellschaftlicher Umwälzung hielt Evans an der Idealvorstellung eines Amerika fest, in dem sich der Mensch noch als Schöpfer seiner Umwelt behauptet, entgegen den offenkundigen Symptomen des Verfalls.[34] Was Evans an den einfachen Leuten interessierte, war die unmittelbare Lesbarkeit ihres Lebens. In ihrer Welt erschien alles exponiert: der unverstellte Ausdruck der Gesichter ebenso wie der eindeutige Gebrauchswert der Gegenstände. Dennoch blieb es für Evans eine fremde Welt. Er knüpfte die Beziehung mit der Kamera: durch die Artikulation seines Stils, »der wie seine Gegenstände rein, direkt, karg und scharf war«[35].

Für Evans war Kultur gleichbedeutend mit Arbeit, und dies erklärt seine Vorliebe für die einfachen Leute. »Ich bin fasziniert von der Arbeit des Menschen und von der Zivilisation, die er geschaffen hat.«[36] Dabei zeigen seine Photographien Arbeit fast nie direkt, sondern indirekt als Prägung der Gesichter und als gestaltende Kraft, die den Gebrauchsgegenständen ihre Form gegeben hat. Auch das häusliche und sonntägliche Leben ist indirekt dargestellt. Das Paar Stiefel steht für die Arbeit, das stillebenartig an die Wand gesteckte Eßgerät für die Mahlzeit, der sorgsam aus Brettern gefügte Kirchenbau für die Andacht (Taf. 86, 104, 53). Ständig hat Evans Ursachen durch Wirkungen ersetzt.[37] Er war überzeugt, daß nur so das Medium Photographie der unmittelbaren Sichtbarkeit der Alltagskultur gerecht werden könne.

Lincoln Kirstein hatte 1938 in seinem Essay zu *American Photographs* festgestellt: »Das kennzeichnendste Merkmal des Werkes von Evans ist seine Reinheit, oder sogar sein Puritanismus.«[38] Damit hatte er eine amerikanische Wurzel des Stils von Evans freizulegen versucht. Evans selbst hat in einem späten Interview noch direkter auf die puritanische Tradition des Landes verwiesen, die er in den Menschen Alabamas verkörpert gesehen hatte: »... ich sah das alte Amerika wieder, das so weit zurückreicht, daß einige Leute noch mit einer Reminiszenz an das Elisabethanische Zeitalter sprechen. Und ihre Gesichter sind entsprechend. Jene Halbpächtersfrau« – gemeint ist Allie Mae Burroughs (Taf. 79) – »ist ein klassisches Portrait einer wirklichen amerikanischen Pioniersfrau englischer Abstammung, und ganz rein.«[39]

Evans war ausschließlich mit Amerikas Zivilisation befaßt. »Natur langweilt mich eher als Kunstform.«[40] Wenn er überhaupt Landschaft photographiert hat, dann vorzugsweise im Zustand der Erosion, also mit negativen Auswirkungen der Zivilisation (Kat. 90, 91). Müßig die nachträgliche Spekulation, er hätte »sich auf die einseitige Rationalität der Zivilisation im Unterschied zur Nicht-Rationalität der Natur beziehen können«[41]. Evans' Landschaftsbilder zeigen den Aspekt des Desasters im Amerika der Depressionsjahre. In der Natur fand er nicht jene Zeichen des Beständigen und Bewahrenswerten, die er sonst auch im Chaos aufspürte.

Amerika: eine Industrie-Landschaft

Wenn Evans seine Faszination von der menschlichen Arbeit bekundete, so meinte er nicht deren moderne Formen in Fabrik und Büro. Natürlich war in den 30er Jahren die Industrie bereits so weit in die Kleinstädte und ländlichen Gebiete vorgedrungen, daß Evans sie nicht ausblenden konnte. Um so aufschlußreicher ist die Art, *wie* er sie eingeblendet hat. Evans hatte in der Tat, wie schon Roy Stryker wußte, ein Auge für Industrielandschaften; aber vorzugsweise für solche aus der Pionierzeit, die einem vertrauten Amerika-Bild entsprachen.

Während seiner Tätigkeit für die FSA hat Evans nur ein einziges Mal einen modernen Industriebetrieb photographiert: eine Staubsauger-Fabrik in Reedsville, West Virginia, erbaut im Rahmen eines Hilfsprogramms der Regierung (Kat. 67). Es war einer jener verhaßten Routine-Aufträge. Nie hat Evans diese Bilder publiziert. Als ein Objekt kühler Zweckmäßigkeit, bezugslos auf eine Brachfläche gestellt, erschien ihm die Fabrik kaum bildwürdig.

Ein Generalthema von Evans war die mit der Industrialisierung zwangsläufig einhergehende »Vulgarisierung« (L. Kirstein). Das Stigma der Massenproduktion zeigte sich anschaulich an der Normierung der neuen Arbeiterwohnhäuser, im Gegensatz selbst zu den einfachsten älteren Häusern, die immer noch Merkmale individueller Gestaltung aufwiesen (Taf. 31, Kat. 60). In der zweiten Bildersequenz seiner *American Photographs* hat Evans dem Leser entsprechende Vergleiche nahegelegt; allerdings sind die neuen Siedlungen mit nur drei Beispielen vertreten, weil ihre formale Eintönigkeit wenig für die Photographie hergab.[42]

Indirekt waren die sozialen Umschichtungen infolge der In-

dustrialisierung auch an der Umnutzung ehemals nobler Gebäude ablesbar. Mehrfach hat Evans sie so ins Visier genommen, daß Schilder FOR SALE, FOR RENT oder DANGER ihren aktuellen unsicheren Status bezeugen (Kat. 26, 45).[43]
Ein herrschaftliches neoklassizistisches Gebäude ist zur »Tuscaloosa Wrecking Co.« (Abschleppdienst) verkommen: Das Bild führt den beschleunigten Prozeß der Verschrottung vor, hier von Statussymbolen einer vergangenen und der gegenwärtigen Epoche, pointiert durch den abgestorbenen Baum (Taf. 62). Das nächste Stadium ist der Autofriedhof, zum Beispiel der bei Easton, Pennsylvania, mit einer skurrilen Ansammlung ehemals stolzer, nun außer Gefecht gesetzter Karossen in freier Landschaft (Taf. 33). Mit einem Schrott-Bild klassizistischer Bauornamentik beginnt die zweite Sequenz der *American Photographs*, und sie schließt mit einem fast identischen Bild: Beispiele der »Vulgarisierung«. Dies war der Stoff für Evans. Offensichtlich war der Zivilisationskritiker auch fasziniert von der starken figurativen Wirkung solcher Situationen, die sich im photographischen Ausschnitt zu Sinnbildern des Transitorischen verdichten ließen.

Ein unübersehbares Element der damaligen amerikanischen Industrielandschaften waren die Stahlwerke. Evans hat sie häufig aufgenommen, aber bezeichnenderweise nie isoliert, sondern als Teile der Lebensumwelt. Bei diesen Bildern mag man den Nuancenreichtum als mangelnde Eindeutigkeit von Evans' Optik besonders registrieren. Vor der Stahlmühle in Birmingham, Alabama, herrscht während der Mittagspause reges Treiben im Austausch zwischen den Arbeitern und den anderen Stadtbewohnern (Kat. 129). Diese Fabrik erscheint integriert. Härter ist der Sachverhalt des Bildes eines anderen Stahlwerks in Birmingham: Dokument für die Herrschaft der Industrie über die Lebenswelt (Taf. 60). Aber der Kontrast zwischen den standardisierten Hütten der Arbeiter und der auftrumpfenden Silhouette der Fabrik, in deren Schatten die Häuser sich ducken, ist abgeschwächt durch die abgezirkelt klare Komposition. Zweifellos hat sich der Künstler Evans auch inspiriert gefühlt durch die formalen Bezüge der Anlage insgesamt, durch die geradezu urtümlichen Gestalten der Kessel und Schlote im besonderen.

Evans' berühmteste Photographie einer amerikanischen Industrielandschaft ist die Ansicht von Bethlehem, Pennsylvania: Friedhof, Häuser und Stahlwerk (Taf. 39). Die Aussagekraft des Bildes liegt in der – mit Hilfe eines langbrennweitigen Objektivs – erreichten Verdichtung der drei Ebenen, die dennoch klar lesbar bleiben. Die Grabkreuze sind der Häuserreihe und der bedrohlichen Fabrik dahinter zugekehrt; für den Betrachter der Photographie bilden sie eine Barriere. Eine geschlossene Welt: Arbeit, Wohnung, Tod.

Die Wahl eines so offenkundig allegorischen Motivs war untypisch für Evans. Um so mehr hat er darauf geachtet, eine kommentierende Hervorhebung einer der drei Ebenen zu vermeiden. Die Bewertung blieb dem Betrachter überlassen. Roy Stryker erinnerte sich rückblickend an die heftige Wirkung des Bildes auf eine Frau, die im Büro der Historischen Sektion einen Abzug erbat. Auf die Frage, was sie damit vorhabe, antwortete die Frau: »Ich will es meinem Bruder geben, der Direktor eines Stahlwerkes ist, und ich möchte darauf schreiben: ›*Eure* Friedhöfe, *eure* Straßen, *eure* Gebäude, *eure* Stahlwerke. Aber *unsere* Seelen, sei verflucht.‹«[44]

Den Prozeß der Industrialisierung, bis in die entlegenste Provinz Amerikas hinein, hat Evans noch auf eine andere, subtile Weise dokumentiert. Zu seinen bevorzugten Sujets gehörten die Tankstellen und Garagen, Vorposten der Ölkonzerne und Fixpunkte einer massenweisen Motorisierung. Ihnen ist Evans mit liebevollem Blick begegnet.

Manche dieser Bilder wirken beschaulich mit den im Halbschatten ausruhenden oder posierenden Männern (Kat. 68). Aus der Ansicht des »Cherokee Parts Store« dagegen spricht Vitalität, so prall wie die im Sonnenlicht glänzenden Autoreifen, die schmückend über die Fassade verteilt sind (Taf. 51). Die abseits wartende, modisch gekleidete Frau ist einzigartig in der Ikonographie des FSA-Werks von Evans. Sie hätte ihn wohl kaum zu einer Portrait-Studie inspiriert; im Kontext der Garagenfassade war sie als ein weiteres Glanzlicht willkommen. – Zweifellos waren solche Bilder vorbildlich für andere FSA-Photographen, insbesondere für Russell Lee, der mehrfach Garagen und Tankstellen in üppigem volkstümlichen Ornat aufgenommen hat (Abb. 6).[45]

Die Tankstellen, häufig kombiniert mit einem Laden oder einem Postamt, waren Orte der Kommunikation, integriert ins Umfeld. Ihre Gehäuse boten sich in einfachster bodenständiger Holzkonstruktion dar, aber geziert mit den blinkenden Säulen der Benzinfirmen. Ein weiterer Schmuck waren die Werbetafeln für Konsumgüter, allen voran »Coca-

Cola«. So markierten die Tankstellen Schnittpunkte des regionalen Lebens zwischen Tradition und Modernisierung.

Amerika: eine Zeichen-Landschaft

Der Tempel von Natchez, Mississippi, mit viersäuligem ionischen Portikus ist eines der pursten neoklassizistischen Bauwerke, die Evans je photographiert hat (Taf. 22, 23).[46] Das Gebäude, vermutlich eine ehemalige Bank, diente jetzt als Werkstatt und Laden. Auf der Quadermauer warben große Lettern für die »SIGNS«, von denen Proben im Fenster rechts ausgestellt waren. Evans hat das Bauwerk frontal anvisiert, jedoch mit einem leichten Schwenk aus der Achse, der beim ersten Anblick des Bildes unentschieden wirkt. Aber es war Millimeter-Arbeit: Die Aufschrift sollte trotz der unvermeidlichen Überschneidung durch mindestens eine Säule so deutlich wie möglich lesbar bleiben. Der Tempel war zum Träger von Werbung im wörtlichsten Sinne geworden.

Evans hatte eine Passion für die Wort- und Bildsprache der werbenden Zeichen – nicht nur als Photograph, sondern auch als Sammler.[47] Eines der wichtigsten frühen Bilder zeigt die Demontage eines Zeichens: »DAMAGED« (Taf. 6). Und in den spätesten Bildern ist das Thema wieder aufgenommen, nun in chiffrehaften Details.[48] Das gesamte photographische Werk von Evans ist beeinflußt von der Ästhetik der Zeichen, auch wenn diese als Motiv nicht präsent sind.

Betrachtet man die Photographien seiner FSA-Zeit im Überblick, dann erscheint Evans' Amerika als ein einziges Arsenal von Werbezeichen. Dabei reicht das Spektrum von volkskünstlerischen Unikaten bis zu den gestanzten Botschaften der Massenkommunikation. Letztere waren im Amerika der 30er Jahre bereits weit überlegen. Evans' FSA-Werkblock ist eine einzigartige historische Quelle für die Geschichte der Werbung.

Bei den gemalten Zeichen fand Evans vor, was er so hoch schätzte: eine spontane, traditionsverwurzelte Kreativität. Die Zeichen der Pferdehändler, Schlachter und Schuhputzer hat er mit Hilfe der Kamera gesammelt (Taf. 71, Kat. 92). Im März 1936 stieß Evans in Birmingham, Alabama, auf die Plakatwand eines Einrichtungshauses, frei in karger Landschaft stehend (Taf. 74). Das naive Monumentalgemälde war rätselhaft zweigeteilt. Ein schmales Feld mit idyllischer Flußlandschaft enthielt die Werbeschrift; ein breites Feld gab den illusionären Einblick in ein helles Wohnzimmer, dessen moderne Einrichtung an die schlichte Wohnkultur aus Amerikas Pionierzeit anknüpfte. Sowohl die Landschaft als auch der Wohnraum repräsentierten in Birmingham eher erträumte als reale Bilder der Lebenswelt.

Ein bisher unpubliziertes Bild von Lagerhäusern in Louisiana aus dem Jahr 1935 dokumentiert die Kunst der Reklamemaler im Ausmaß einer ganzen Fassadenreihe (Taf. 43). Besonders willkommen war dem Photographen der unbekümmerte maßstäbliche und perspektivische Bruch zwischen der Dekoration der Mauern und den davor freigestellten Werbezeichen. Gerade in der Provinz gewannen solche Dekorationen die Bedeutung öffentlicher Kunstwerke. Darauf hat Evans in einer berühmt gewordenen Photographie des Jahres 1936 angespielt. Sie zeigt einen eng begrenzten, mit Zeichen überladenen Ausschnitt einer Hausfassade in South Carolina, wobei der fragmentierte Werbeschriftzug »... ART SCHOOL« ein Motto hergab (Taf. 69). Die Erinnerungstafel an General Lafayette, der 1824 vom Balkon des Hauses gesprochen hatte, macht diese Komposition aus Zeichen noch komplexer. Evans hat sich 1971 zu der von ihm besonders geschätzten Photographie geäußert: »Es berührte mich, es war sehr lustig, absurd, naiv und unbewußt – wesentlich mehr Humor darin als in Pop Art. Das Früchte-Stilleben ist ein liebenswertes Stück primitiver Malerei.«[49]

In der Tat lassen sich Evans' Photographien von Werbezeichen nur oberflächlich als Vorläufer der Pop Art zitieren, deren radikale Vertreter – Andy Warhol oder Roy Lichtenstein – in den 60er Jahren die totale Eroberung des Menschen durch den Konsum und die Kulturindustrie behaupteten. Davon konnte bei Evans auch dort nicht die Rede sein, wo er den Vormarsch der Konsumgüter- und Filmwerbung bis in den entlegensten Winkel Amerikas dokumentierte.

Mit Vorliebe hat Evans die Allgegenwärtigkeit der Markenzeichen Coca-Cola, NEHI oder CAMEL im Kontrast zur Ärmlichkeit der Hütten, die sie zierten, vorgeführt. In einigen seiner stillsten Photographien, z. B. vom Kamin in Floyd Burroughs' Haus, stellen die Abziehbilder aufreizend blickender Mädchen, die für irgendein Produkt werben, den einzigen direkten Kontakt zum Betrachter her (Taf. 88). Der Kontext wirkt zurück auf die Werbebilder; der lächelnde

Blick verwandelt sich in ein Augenzwinkern. Ähnlich zwielichtig wirkt das standesgemäß ausstaffierte Akademiker-Paar, das für Geschenke an Graduierte wirbt, in der unvorhergesehenen Umgebung der schäbigen Wohnstube eines Bergarbeiters (Taf. 29).[50] Zu den beklemmendsten Bildern von Evans gehört ein anderer Einblick in eine Bergarbeiter-Wohnstube; hier wird ein kleiner Junge vom Optimismus der Reklamebilder schier erdrückt (Taf. 32).[51] Solche Bilder wollen jedoch nicht nur als Enthüllungen des Nicht-Integrierten gelesen sein. Sie zeugen immer auch vom Gestaltungswillen jener Menschen, die sich die Erzeugnisse der Werbung zum Schmuck ihrer Hütten angeeignet haben. Welcher Sinn für ausgewogene Komposition spricht aus den dekorierten Fassaden der Verkaufsbuden, die Evans in der Nähe von Greensboro, Alabama, und Moundville, Alabama, aufgenommen hat (Kat. 139)! Hier haben die Menschen die Werbezeichen und -bilder lediglich als Rohmaterial benutzt und zu einem prangenden Ornat der Gebäudefronten verarbeitet.

Als unerschöpfliche Quelle volkstümlicher Bilderfindung hat Evans die Plakatwände entdeckt. Häufig genügte es ihm, eine vorgefundene Collage aus verschiedenen Postern oder auch nur ein einziges Poster, das durch Abrisse mehrschichtig geworden war, einfach zu reproduzieren (Taf. 70). Wenn Evans Plakatwände in ihrer ländlichen oder kleinstädtischen Umgebung aufnahm, pointierte er Gegensätze: vor einer Stahlmühle in Montgomery, Alabama, eine riesige Anzeige für ein Schmerzmittel, oder im dreckigen Industrieviertel von New Orleans die fragmentarische Verheißung »EFFECTIVE VISION«.[52] Ähnlich eindeutige Kontrastbilder haben auch andere FSA-Photographen gemacht, und Evans wußte, warum er diese beiden Aufnahmen im Archiv ruhen ließ.

Komplex ist dagegen die Photographie einer mit Filmwerbung beklebten Mauer vor zwei ärmlichen Wohnhäusern aus Holz, aufgenommen 1936 in Atlanta, Georgia (Taf. 52). Der Aufnahmestandort wurde so gewählt, daß die Anzeige »Love Before Breakfast« mit dem verwegenen Konterfei von Carole Lombard annähernd die Mitte der Bildkomposition und die Klammer zwischen den beiden, symmetrisch gleichgewichteten Häusern bildet. Unzweideutig kommuniziert das Plakat mit dem Passanten. Subtiler ist der zufällige Bezug zur Welt jenseits der Mauer, den der Photograph aufgespürt hat: Die umflorten Augen der Schauspielerin zeigen eine Entsprechung zu den ovalen Balkon-Rahmungen der Häuser. Sollte hier möglich sein, was der Titel des Plakates verheißt?

Es ist kaum vorstellbar, daß Evans einen Filmstar wie Carole Lombard leibhaftig photographiert hätte. Ihr Plakatbild war ihm jedoch willkommen. Hier führte *er* Regie und verwickelte die Diva in ein hintergründiges Rollenspiel. In einem Proletarierviertel Atlantas betätigt sich Carole Lombard als Agentin des Luxus und der Ausschweifung.

Aufschlußreich für die Art, wie Evans die Trouvaillen aus der Welt der Werbung selektiert und für die eigenen künstlerischen Zwecke manipuliert hat, ist der Vergleich mit einer berühmten Photographie von Margaret Bourke-White aus dem Jahr 1937. Sie zeigt eine Schlange von Opfern der Flutkatastrophe in Louisville vor einem riesigen Plakat aus der Serie »There's no way like the American Way« (Abb. 7). Hier sind im voraus alle Fragen beantwortet. Die Photographie selbst ist plakativ in der schlagenden Enthüllung eines Widerspruches, und darin liegt ihre Stärke.

Solche Effekte hat Evans vermieden. Seine Regieführung war behutsam, fast unmerklich. Die Ablichtung oder gar Kommentierung eines »New-Deal«-Plakates wäre unvereinbar gewesen mit seiner Devise »NO POLITICS whatever«. Er verhielt sich wählerisch auch gegenüber dem Motivschatz der Plakate. Wo diese sich in greller oder gar offenkundig lügenhafter Rhetorik darboten, blieb Evans reserviert. Ihn

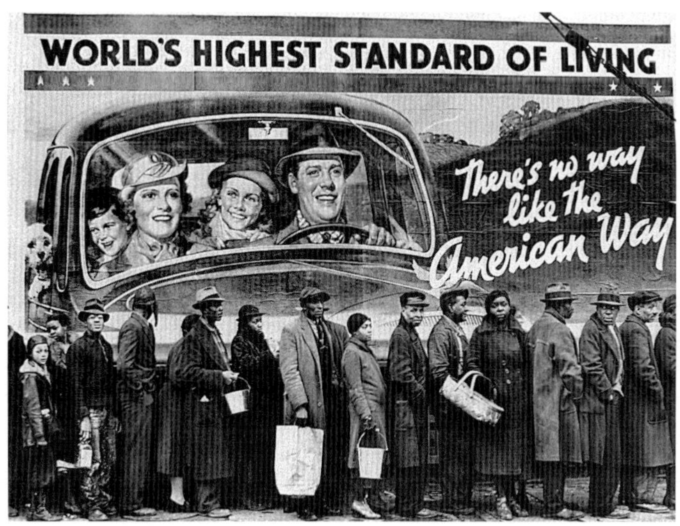

Abb. 7 Margaret Bourke-White: Zur Zeit der Überschwemmung in Louisville, Kentucky, 1937

inspirierten Situationen, in denen, mit Hilfe des Zufalls, die Werbung ihre sonst verborgene Poesie, natürlich eine Poesie des Scheins, offenbarte.

Amerika: eine Denkmal-Landschaft

Die Suche nach einem fundamentalen Amerikanismus führte in den 30er Jahren zur Entdeckung, daß das Land einen bis dahin nicht beachteten Reichtum an Denkmälern besaß. Evans war nicht der einzige Photograph, der dieses Gebiet bearbeitete, aber seine Recherche der typisch amerikanischen Architektur war die intensivste und weitaus folgenreichste.[53]

Die britische Fachzeitschrift *Architectural Review* veröffentlichte 1939 einen Aufsatz »Middletown and Main Street«, eine Abrechnung mit dem Klischee-Bild von Amerika als dem Gelobten Land des Überflusses. Die Herausgeber wählten zur Illustrierung neun Photographien aus dem Katalogbuch *American Photographs* mit der Bemerkung, dieses Buch zeige die Essenz des wahren Amerika.[54] Wurde hier noch der kritische Gehalt von *American Photographs* betont, so figurierten Evans' Bilder in einer 1950 erschienenen Sondernummer der *Architectural Review* als Belege für ein »manmade America«, das ein lebendiges Kunstwerk sei, geprägt vom Formwillen der Nation. Als Aufmacherbild wählten die Herausgeber die Ansicht der Main Street in Mt. Pleasant, Pennsylvania, aufgenommen 1936 (vgl. Taf. 34). Im Kommentar zu dem Bild wird der »genius« des Photographen Evans gerühmt und die Straßenansicht mit ihrer uneinheitlichen Ansammlung von Gebäuden, Telegraphenmasten, Werbung, Denkmälern etc. als Inbegriff der amerikanischen Architekturlandschaft herausgestellt.[55]

Schließlich wurde Evans von den Denkmalschützern entdeckt, wie es schon seinem Vorbild Atget widerfahren war. 1955 erschien in der Zeitschrift *American Heritage* ein Aufsatz »Zur Verteidigung des Viktorianischen Hauses«, illustriert mit etlichen Photographien von Evans und einem Bild von Edward Hopper. Der Autor begründete die Denkmaleigenschaft der damals noch mißachteten historistischen Gebäude. Sie seien ein wesentlicher Bestandteil des amerikanischen Environments, »... doch niemand scheint sie genau angesehen zu haben außer Walker Evans«.[56]

Schon vor seiner FSA-Zeit hatte Evans Hervorragendes auf dem Gebiet der Architekturphotographie geleistet. Die 1931 entstandene Serie von Bauwerken und Interieurs in Saratoga Springs, New York, war eine Studie über den Belle-Epoque-Stil in Amerika. Die Aufsicht auf die Main Street bei Regen ist das eleganteste Bild, das Evans je gemacht hat; hier dürften Erinnerungen an Paris aufgelebt sein (Taf. 13). – Ab 1931 folgte die umfangreiche Serie Viktorianischer Häuser in der Umgebung von Boston und New York, wobei Evans von Lincoln Kirstein beraten war (Taf. 15, Kat. 29).[57] Diese Häuser, meistens weiß gestrichen, waren besonders geeignet, einen sublimen Aspekt der Architektur herauszuarbeiten. In hellstem Sonnenlicht aufgenommen, erscheint der dekorative Reichtum der Gebäude verdoppelt durch eine ephemere Ornamentschicht aus Schatten. Später hat Evans die verklärende Wirkung des Lichts an den Häusern von New Orleans mit ihren filigranen gußeisernen Galerien und selbst an den kargen Holzbauten der ländlichen Gebiete erkundet.

Im März 1935, kurz vor seinem Eintritt in die FSA, hat sich Evans mit einem der bedeutendsten Kapitel amerikanischer Architekturgeschichte, der klassizistischen Bautradition der Plantagen in den Südstaaten, photographisch auseinandergesetzt. Er fuhr nach Louisiana, wo die nobelsten Beispiele erhalten waren. Eine umfangreiche Bilddokumentation des Herrenhauses der Plantage »Uncle Sam« gibt einen Einblick in Evans' Arbeitsweise (Kat. 53, 54).[58] Stundenlang hat er das Bauwerk umkreist im Bemühen, dessen komplexe Gestalt mit unterschiedlichen Licht- und Schattenwirkungen sowie seinen Bezug zu den Nebengebäuden zu erfassen. Die Bilderfolge war Werkstattmaterial. Im Verfahren der Selektion, das Evans zeitlebens rigoros angewendet hat, mußte sich ein Bild als stellvertretend für die anderen bewähren. Es war die Übereck-Ansicht des Herrenhauses bei tiefstehender Sonne, mit starken Schatten-Silhouetten der Säulen auf den Mauern des Kernbaus.[59] Diese Ansicht betont nicht das Harmonische, sondern das Kontrastreiche; und sie vermittelt ein Gefühl von der Spätzeit des Tages, in der die Aufnahme entstand. Ob Evans damit eine allegorische Absicht verfolgt hat, ist schwer zu entscheiden.

Eindeutig allegorisch gemeint sind jene Bilder von Plantagen-Herrenhäusern, in denen Evans mit Bedacht, aber im Widerspruch zu seinem generellen Vorsatz der Nicht-Einmischung, Baum-Ruinen als Vordergrundmotiv eingeblendet hat. Bei der »Belle-Grove«-Plantage ist es ein Baumstumpf, bei der »Ashland«-(Belle Hélène)-Plantage ein entwurzelter Baumriese, der die Komposition beherrscht und das klassizistische Gebäude weitgehend verdeckt (Taf. 27).[60] Die verlassenen, verfallenden Bauwerke bezeugten »die Symptome des Eigennutzes und der Vergeudung, die den Ruin verursacht haben« (L. Kirstein). Das Bild des Frühstücksraums im Herrenhaus der »Belle-Grove«-Plantage, eines der stillsten Bilder von Evans, beschwört die Schönheit der Architektur noch im Untergang (Taf. 28). Knapp, aber kenntnisreich notierte der Photograph: »Belle Grove, 1858 (?), jetzt in Verfall. Das kultivierteste Beispiel klassizistischen privaten Wohnbaus im Lande.«[61]

Evans' besondere Liebe galt den schmucklosen Holzbauten, Inbegriff der Baugesinnung seines Landes. Der Urtyp des amerikanischen Hauses war die sogenannte Saltbox: die Rahmenkonstruktion vollkommen glatt von Bretterwänden umschlossen, die Fenster bündig in die Außenhaut gesetzt. Ein altes Exemplar entdeckte Evans 1936 in Charleston, South Carolina (Kat. 118). Zahlreich sind die Photographien, die das Fortleben der extrem sparsamen Bauweise dokumentieren; zu den ausdrucksvollsten zählen die Ansichten von Reihenhäusern mit schlichten Vorbauten in Virginia, die sich bei aller formalen Askese individuell behaupten.[62] Aber auch die modernen, standardisierten Varianten der »Saltbox« in den Städten und in den Wohnquartieren von Industriegebieten hat Evans photographiert (Kat. 60).[63] Um so verwunderlicher seine hartnäckige Weigerung, die Wiederbelebung des Bautyps im Rahmen der FSA-Förderungsprogramme zur Kenntnis zu nehmen.

In den ländlichen Gebieten von South Carolina und Alabama fand Evans 1936 die reinsten Beispiele zeitloser Holzbauweisen vor. In seinen Photographien ließ er die gezimmerten Kirchen, Schulhäuser und Hütten ganz für sich sprechen, ohne Vordergrundmotive und Menschen. Durch die streng frontale und achsiale Optik, die sorgfältige Wahl der Brennweite und die Korrektur stürzender Linien gewannen im Bild manche Kirchen eine Monumentalität, die in der Realität so nicht wahrgenommen werden konnte.[64] Und das strahlende Licht offenbarte einen Reichtum der Materialstrukturen, kostbarer als jeder Dekor. Eben dies hatte Evans an der Behausung eines schwarzen Teilpächters interessiert, deren Wände aus Brettern mit ungeglätteten Kanten gefügt waren (Kat. 207). Die Urhütte stand in der Landschaft, als wäre sie von ihr hervorgebracht. Evans wollte, daß solche Bilder im Vergleich gesehen und beurteilt würden. Ein Gegenbeispiel ist das desintegrierte »Mayor's Office«, wie die Hütte 1936 in Alabama aufgenommen (Taf. 63).

An den einfachen ländlichen Holzbauten hat Evans, wie keiner vor ihm, eine Ästhetik des Sparsamen demonstriert. In der zweiten Bildersequenz des Katalogs *American Photographs* wird dem Leser nahegelegt, zwei Holzkirchen in South Carolina, von denen zumindest die eine von Schwarzen erbaut wurde, mit dem steinernen klassizistischen Tempel von Natchez zu vergleichen (Taf. 22).[65] Würdevoll wie ein Tempel präsentiert sich auch das aus Brettern gefügte Schulhaus in Alabama (Taf. 75). Seine Tore sind verschlossen. Es herrscht Stille; nur der primitive Glockenturm evoziert die Empfindung eines Klanges.[66]

Zur amerikanischen Denkmallandschaft gehörten jene Kleinstädte, deren Gesicht durch die frühindustrielle Epoche geprägt war. Häufig hat Evans sie in der vertrauten Art von Postkarten photographiert, für die er auch als Sammler eine Passion hatte.[67] Besonders wichtig war ihm seine 1936 aufgenommene Ansicht von Philippsburg, New Jersey (Kat. 69). In einem Kommentar zu dem Bild verwies er auf die »Häßlichkeit und Verrücktheit« der Bauten verschiedener Zeiten, auf das unmittelbare Nebeneinander von aufrichtiger und nicht aufrichtiger Architektur: ein typisch amerikanisches Stadtbild.[68] Solche Kommentare sind die Ausnahme. In der Regel bleibt es dem Betrachter überlassen, die subtilen Dissonanzen innerhalb der Komposition, auf die es Evans ankam, auszumachen.

Daß Evans' Architekturphotographien ein Beitrag in der Auseinandersetzung um Amerikas Kulturerbe waren, hat am klarsten Lincoln Kirstein in seinem Essay zu *American Photographs* herausgearbeitet. Er betont die nationale Note der amerikanischen Neugotik und Neurenaissance im mittleren 19. Jahrhundert: Die Handwerker und Baumeister hätten die europäische Steinbauweise in die provinzielle Feinheit des heimischen Fichtenholzes und Stucks übersetzt, und zwar auf der Grundlage unkolorierter Stichvorlagen, denen Evans' harte, unkolorierte Abzüge ähnlich seien. Um 1850 seien dann korrupte Stilkopien in Mode gekommen, deren »reinste« Beispiele Evans erfaßt habe. Kirstein wertet diese Stilkopien als Überbleibsel der frühen imperialistischen Expansion Amerikas, als Zeugnisse für den Appetit auf Prestige in der Neuen Welt. Verblüffend ist seine Aussage, daß im Unterschied zum Kolosseum oder zu Chartres die Architektur Amerikas nur eindrucksvoll in Beziehung zu ihren Urhebern sei. Auch diesen Wesenszug sah Kirstein in den Photographien seines Freundes herausgearbeitet: »In Evans' Bildern von Tempeln oder Hütten ist die Gegenwart oder Abwesenheit derjenigen, die sie geschaffen haben, das Allerwichtigste. Die Gebäude sind eher soziale als künstlerische Denkmäler. Die Photographien sind soziale Dokumente.«[69]

Photographie – dokumentarisch im Stil

Evans hatte sich, wie viele amerikanische Intellektuelle seiner Generation, in Europa auf seine künstlerische Laufbahn vorbereitet. Sein bevorzugtes Medium war zunächst die Literatur. Die geknüpften Wahlverwandtschaften waren retrospektiv. Größte Bewunderung hegte er für Gustave Flaubert: »... das Nicht-Erscheinen des Autors, die Nicht-Subjektivität. Das ist wörtlich übertragbar auf die Art, wie ich die Kamera verwenden will...«[70] Noch in späten Jahren pflegte Evans, bevor er zur Erledigung eines Auftrags aus dem Haus ging, Passagen aus *Madame Bovary* zu lesen.[71] Den angehenden Photographen bestärkte das literarische Vorbild in seiner Frontstellung gegen jeglichen Romantizismus und Idealismus. Ermutigt durch Flaubert, verpflichtete er sich auf einen Realismus, der durch fanatische Durchbildung des Materials in Kunst umschlagen würde: Ein Höchstmaß an Artikuliertheit sollte dem zukommen, was in der alltäglichen Wahrnehmung und nach traditionellen kulturellen Werten unartikuliert erschien. Der mechanische Vorgang des Photographierens kam dem Vorsatz entgegen, den Autor im Werk verschwinden zu lassen.

Erst nach der Rückkehr in die USA hielt Evans Ausschau nach photographischen Vorbildern. Seine Wahl fiel auf Mathew Brady und Eugène Atget. Das Werk Bradys, insbesondere die von ihm organisierten photographischen Augenzeugenberichte aus dem Civil War, hatte Evans durch Lincoln Kirstein kennengelernt. 1936 erschien in der von Kirstein herausgegebenen Zeitschrift *Hound & Horn* ein von Charles Flato verfaßter Artikel über Brady mit elf Bildern aus dem Civil War.[72] Brady wurde damals neu entdeckt; Flato rühmte ihn als Vertreter einer »Kunst des Realen«. Es ist bezeichnend, daß Evans sich auf diesen Ahnen aus der Pionierzeit der Photographie berief. Dagegen vermochte ihm die jüngere, anerkannte Tradition sozialdokumentarischer Photographie in Amerika, repräsentiert durch Jacob A. Riis und Lewis W. Hine, keine Impulse zu vermitteln.

1931 erschien in *Hound & Horn* eine von Evans verfaßte Rezension, in der einige neue Photobücher vorgestellt wurden, darunter der 1930 erschienene Band *Atget. Paris* und der 1929 erschienene Band *Antlitz der Zeit* von August Sander.[73] Zu Sanders sozialer Dokumentation heißt es: »Dies ist eine der künftigen Möglichkeiten der Photographie, die Atget prophezeit hatte.« Auf den von Atget gewiesenen Weg wollte sich Evans selbst begeben.

Die Überschrift der Rezension hatte einen verheißungsvollen, auch selbstbezüglichen Akzent: »The Reappearance of Photography«. Evans sah sich in der vordersten Reihe jener modernen Photographen, die das Medium dokumentarisch, sozial, didaktisch einsetzten und damit der verhaßten Kunstphotographie ein Ende bereiteten. »Reappearance« – »Wiederkehr« meinte Anknüpfung an die Pionierzeit der Photographie mit ihrer einfachen, genauen Technik und ihrer aufrichtigen Sehweise; auch dies eine Parallele zu Sander, der die Daguerreotypie besonders schätzte. Evans hatte präzise Vorstellungen von der Geschichte der Photographie, für die er in der Rezension eine Periodisierung vorschlägt.

Das herausragende Vorbild für Evans war Eugène Atget. In der Rückschau betonte er, er habe dessen Werk erst nach der Findung seines eigenen Stils entdeckt. Dasselbe machte er für Henri Cartier-Bresson geltend, zu dessen Straßen-Schnappschüssen er erst im nachhinein eine Affinität erkannt habe.[74]

Die Bezüge zu Atget zeigen sich bei Evans etwa 1930, nachdem er die stark formal ausgerichteten Experimente der Anfangszeit aufgegeben hatte. Und sie sind am deutlichsten in jenen Photographien, in denen sich die Optik Atgets mit einer noch nicht ausgefeilten Technik verbindet; dazu gehören auch einige Bilder der Havanna-Kampagne (vgl. Taf. 18, Kat. 34). Mit den ausgeloteten und meist lichtintensiven Bildern seit etwa 1935 verlieren sich die direkten Verbindungsfäden.

Schwerer nachvollziehbar ist die von Evans behauptete Affinität zu Cartier-Bresson, den übrigens auch Lincoln Kirstein in seinem Essay zu *American Photographs* als einzigen Photo-

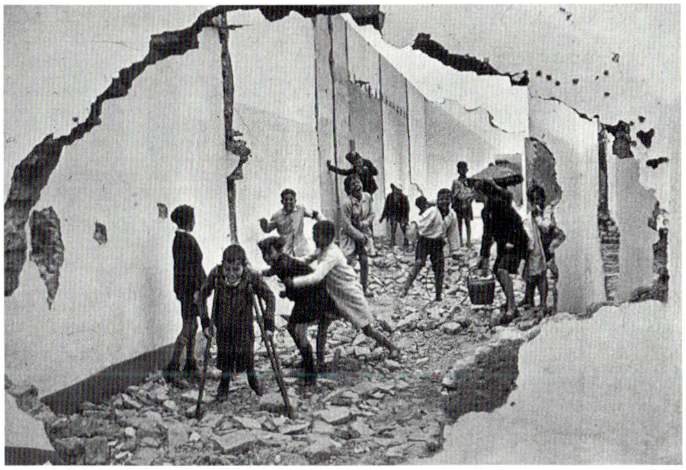

Abb. 8 Henri Cartier-Bresson: Sevilla, 1933

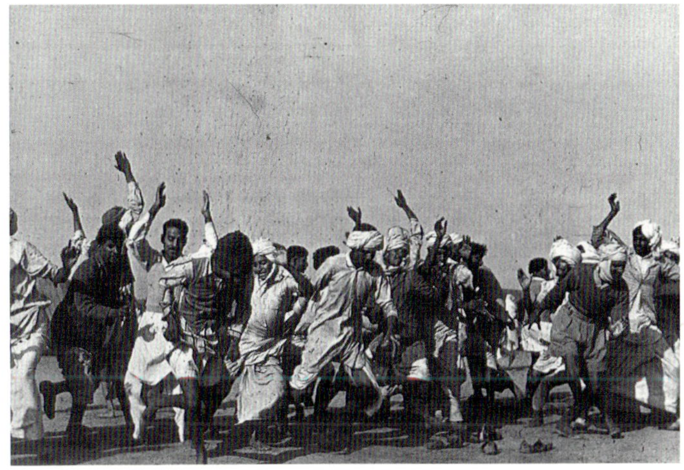

Abb. 9 Henri Cartier-Bresson: Gymnastik in einem indischen Flüchtlingslager, 1948

graphen der jungen Generation neben Evans nennt und rühmt.[75] Trotz thematischer Berührungspunkte war der Ansatz beider Photographen grundverschieden. Während Evans sich seinen Gegenständen von weit außen näherte, schuf Cartier-Bresson sein Werk aus der Mitte der Gesellschaft heraus. Ein Mauerdurchbruch bei Evans ist ein Loch, bei Cartier-Bresson eine Bresche, die die unverhoffte visuelle Teilnahme an einer vitalen Szene aus dem Volksleben gewährt (vgl. Abb. 8 und Taf. 98). Undenkbar, daß Evans, wie Cartier-Bresson es tat, die Insassen eines Flüchtlingslagers bei ekstatischen Gymnastik-Übungen photographiert hätte (vgl. Abb. 9).

Die zeitgenössische Photographie Amerikas bot dem jungen Evans wenig Anknüpfungspunkte. Indiskutabel erschien ihm der glatte Stil, der Kommerzialismus Edward Steichens (Abb. 10).[76] Alfred Stieglitz, um 1935 auf der Höhe seines Ruhms, war für den Photographen Evans eine negative Vaterfigur, Inbegriff des Artistischen und Romantischen. Evans' Ansatz war zu vorsätzlich realitätsbezogen, als daß er die Bedeutung von Stieglitz' späten, geläuterten Arbeiten – etwa seines verschlüsselten Bildes »Spiritual America« oder seiner »Equivalents«/Wolkenbilder – hätte anerkennen können (Abb. 11, 12).[77] Nicht zuletzt sein Desinteresse an der Natur trennte ihn vom Altmeister der amerikanischen Photographie. Dabei übersah Evans, daß Stieglitz auch ihm den Weg gebahnt hatte durch seinen ausdauernden Kampf um die Anerkennung der Photographie als Kunst.[78]

Beim Studium der von Stieglitz herausgegebenen Zeitschrift *Camera Work* war Evans nur ein einziges Mal auf eine ihn bewegende Aufnahme gestoßen: »Blind Woman« von Paul Strand (Abb. 13).[79] Später hat er geäußert, Strand sei bisweilen ein zu großer Techniker, wie auch Ansel Adams. Für Evans mußte Photographie mehr sein als »nur ein Stück Textur und Licht«[80]. In den 20er Jahren hatten viele Avantgarde-Photographen durch verfremdende Ausschnitte und dynamische Perspektiven einer fragmentierten Alltagswelt sensationelle Bildwirkungen abgewonnen. Walter Benjamin bescheinigte dieser Art von Lichtbildnerei, daß sie »jede Konservenbüchse ins All montieren, aber nicht einen der menschlichen Zusammenhänge fassen kann, in denen sie auftritt...«[81] In seinen ersten Jahren war Evans stark beeinflußt von solchen Trends (vgl. Taf. 2, 3 und Kat. 2). Um so erstaunlicher die sprunghafte stilistische Entwicklung ab 1930: Evans begab sich auf den Boden der Realität. Die Formbestimmtheit seiner Aufnahmen unterlief seither nie die menschlichen Zusammenhänge ihrer Gegenstände, sondern machte nur deren gewöhnlich unbeachtete Komplexität sichtbar. Dazu gehört auch, daß Evans' Bildausschnitte jetzt unspektakulär und ganzheitlich wirkten, wiederum im Gegensatz zu manchen seiner frühesten Aufnahmen.

Daß Charles Sheeler für Evans' Entwicklung eine Rolle gespielt hat, ist zu vermuten (vgl. Abb. 14). Der einzige Photograph seiner Generation, dem Evans ausdrücklich einen Einfluß auf sein eigenes Werk zugebilligt hat, war Ralph

Steiner, der schon in den 20er Jahren die Reklame als Element der amerikanischen Zeichen-Landschaft entdeckt und einen Blick für die typisch amerikanische Architektur entwickelt hatte (Abb. 15, 16).[82]
Aber entscheidend für Evans waren eben nicht die photographischen, sondern die literarischen Anregungen. Berief er sich auf Flaubert als Kronzeugen seiner eigenen Ästhetik, so auf Charles Baudelaire als das einflußreichste Vorbild im Geiste: »... eine Art Gott«[83]. Es war wohl auch das gesellschaftliche Außenseitertum des »flâneur«, dem Evans nacheiferte.[84] Unter den Dichtern Amerikas hat er Walt Whitman und Henry James besonders geschätzt. Dem Katalog der großen Retrospektive im Museum of Modern Art 1971 ist ein Whitman-Zitat vorangestellt, das von der Schönheit der Welt noch in ihren einfachsten Erscheinungen und von der Unerschöpflichkeit des Sichtbaren handelt.
Die Sensibilität der Dichter auf das Medium Photographie zu übertragen, war Evans' Ziel. Zeitlebens hat er betont, Photographie solle literarisch sein. Und in diesem Zusammenhang ist die von ihm ebenso häufig geäußerte Forderung zu verstehen, Photographien müßten etwas transzendieren. »In diesem Sinne ist Photographie eine sehr schwierige Kunst...«[85]
Was Evans mit dem Literarischen und Transzendenten als unabdingbaren Kennzeichen photographischer Kunst meinte, formulierte er am deutlichsten im Kommentar zu einem eigenen Bild: Wellblechfassade in Moundville, Alabama, aufgenommen im Sommer 1936 (Taf. 64). Er war überwältigt vom Streiflicht auf dem silbrigen Wellblech, bewegt von der Nacktheit der Scheinfassade und der Art, wie der Sandhaufen das Bild bereicherte. »Ich wußte blitzartig, daß ich das wollte, und ich entdeckte vieles mehr im nachhinein, beim Redigieren. Man versucht etwas, und wenn es falsch ist, erkennt man es später. Aber erst einmal läßt man sich mit dem Film darauf ein, man speichert es ein. Es ist transzendent, man fühlt es. Es ist da, das verschwundene Transzendente (...). Es ist da, und man kann nicht gefühllos bleiben.«[86]
Die blitzartige Reaktion auf ein banales Objekt und die Enthüllung seines Geheimnisses im entscheidenden Moment: das klingt surrealistisch. Aber die Bilder, die in solchen Augenblicken der Intuition entstanden, waren nicht surreal, genausowenig wie Atgets Bilder es waren. Sie offenbarten lediglich an einfachsten Gegenständen eine Schönheit, die bei

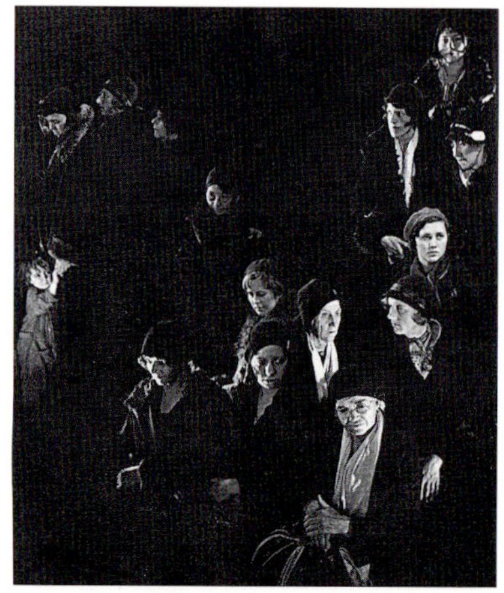
Abb. 10 Edward Steichen: »Homeless Women: The Depression«. Werbephoto für die Travelers Aid Society, 1932

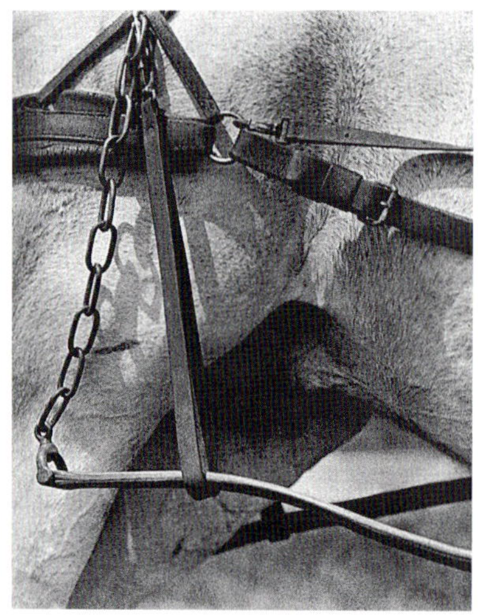
Abb. 11 Alfred Stieglitz: »Spiritual America«, New York, 1923

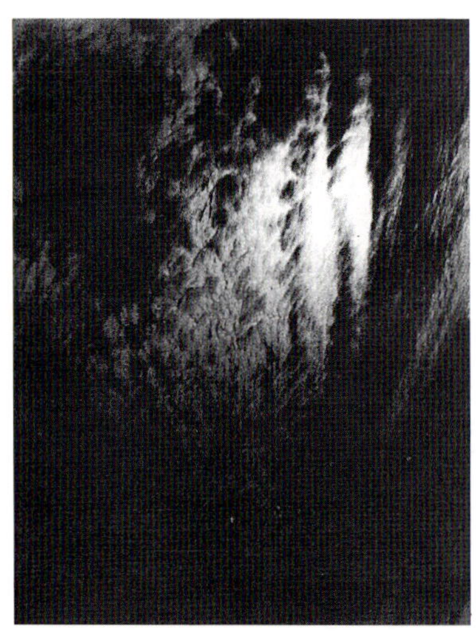
Abb. 12 Alfred Stieglitz: »Equivalent«, 1926

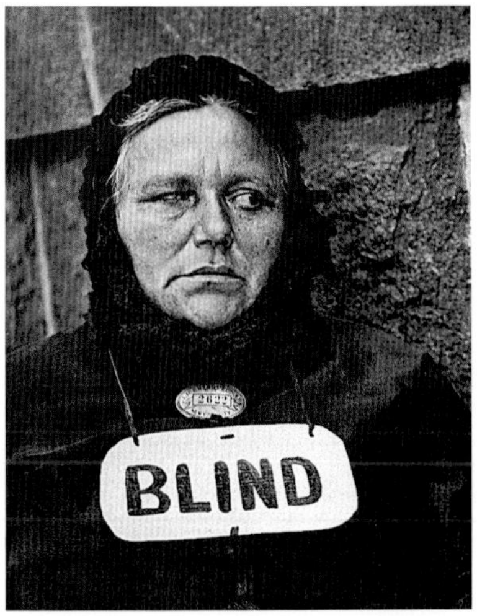

Abb. 13 Paul Strand: »Blind Woman«, New York, 1916

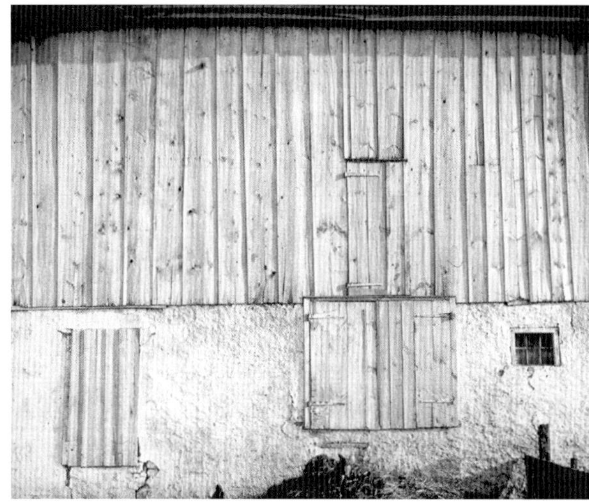

Abb. 14 Charles Sheeler: Weißer Schuppen, Bucks County, 1916

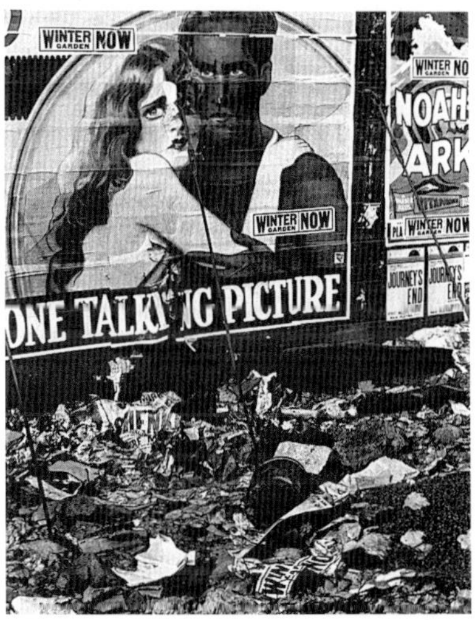

Abb. 15 Ralph Steiner: Plakatwand, um 1925

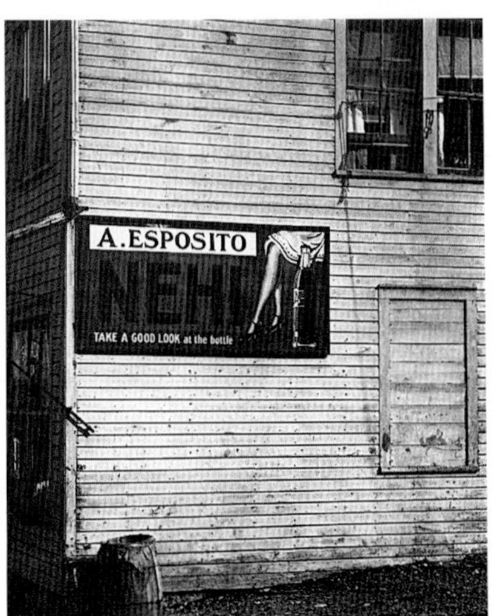

Abb. 16 Ralph Steiner: NEHI-Werbezeichen, 1928

normaler, distanzloser Betrachtung niemand beachtet hatte. Es ist schon erstaunlich, daß Evans die Wiederkehr des Transzendenten ausgerechnet an einer Wellblechfassade mit einem Sandhaufen davor ausmachte. Entscheidend dabei war das Streiflicht. Es verlieh dem Gegenstand ephemer, nur für einen Moment, ein solches Scheinen, daß sich die Materialien und Strukturen in äußerster Artikuliertheit darboten. Dies auf den Film zu übertragen, erforderte eine exakte Technik und einen fast anonymen Stil.
Das Bild der Wellblechfassade ist beispielhaft für Evans' Architekturphotographie. Wo sich die Gelegenheit bot, bannte er Holzkirchen, Holzhäuser oder kleinstädtische Fassadenreihen in hellstem Licht, vorzugsweise Streiflicht, auf den Planfilm (Taf. 57). So ist in den meisten Architektur-Bildern nicht nur das Statische, sondern auch ein Aspekt des Vergänglichen betont. Und wenn sich Menschen vor den Häusern oder in den Veranden aufhalten, so scheint es, als würden sie aktiv oder kontemplativ auf Sonne und Schatten reagieren (Taf. 47, Kat. 68). Zu Evans' Meisterphotographien zählt die Aufnahme der Holzbaracke eines Gemischtwarenladens in Selma, Alabama (Taf. 65). Sie entstand 1936 im harten Sonnenlicht des Januar, also unter schwierigen photographischen Bedingungen. Evans hatte einen Moment abgewartet, in dem sich selbst die halb verschattete Laube mit ihrer Dekoration aus Werbezeichen in glimmendem Reflexlicht darbot. Es war da, »das verschwundene Transzendente«.

Gelegentlich hat Evans Photographien, denen er auf seinen Reisen begegnete, als »objets trouvés« für sich eingespeichert. Mit der abermaligen Ablichtung solcher Photographien gewann sein dokumentarischer Stil einen Doppeleffekt. In der Hütte des Teilpächters Frank Tingle in Alabama inspirierten ihn zwei an die Holzwand geheftete Schnappschüsse: das verschlissene Bild einer alten, von Arbeit gezeichneten Bäuerin und das Bild einer Mutter mit Kindern, sichtlich jüngeren Datums (Taf. 99). In keiner anderen Aufnahme von Evans ist die künstlerische Funktion der akuraten Großbildtechnik so evident wie hier. Deutlich sind die Unschärfen und Vergilbungsspuren jener Schnappschüsse erkennbar, die umso mehr ihren Anschein lebendiger Gegenwärtigkeit einbüßen und den Charakter entrückter geschichtlicher Dokumente annehmen. Dies ist Meditation über Photographie.

Ein Glücksfall war die Begegnung mit der Schaufenster-Auslage eines Photostudios in Birmingham, Alabama, 1936 (Kat. 121; vgl. auch Taf. 56). Evans fand es geradezu märchenhaft, daß alle jene Menschen, die vor der Kamera des lokalen Studios posiert hatten, noch einmal gemeinsam für ihn posierten. »... Es ist umwerfend lustig und sehr ergreifend und sehr traurig und sehr menschlich. Dokumentarisch, sehr real, sehr komplex.«[87] Man mag in Evans' eigenen Portraitaufnahmen Merkmale des anonymen Stils von Paßbildern oder gar Polizeiphotos wiedererkennen.

Bei seinen großformatigen Portraitaufnahmen, und nur bei diesen,[88] wandte Evans die gleiche Optik an wie bei den Bildern von Bauwerken und anderen leblosen Objekten: normale Augenhöhe, Frontalität, Vermeidung starker Raumtiefe. Aber das sonst bevorzugte Sonnenlicht hat er bei Portraitsitzungen gemieden; ein in grellem Licht aufgenommenes Bild des Teilpächters Frank Tingle verfiel der Selbstzensur (Kat. 186).[89] Die Portraits sind im Halbschatten aufgenommen; bisweilen mit starkem Reflexlicht, wie die angestrengt blinzelnden Blicke bezeugen. Gerade dieser, rein situationsbedingte Ausdruck der Abwehr dürfte dem Photographen willkommen gewesen sein; denn er schuf Distanz bei der nahsichtigen und extrem detailscharfen Protokollierung der Gesichter. Was an den Gesichtern sonst befangen oder gar verzerrt erscheinen mochte, hatte mit der Geschichte dieser Menschen und ihren Lebensbedingungen zu tun.

Die großformatigen Portraits gehören zu den schwierigsten Bildern von Evans. Es scheint, als würden die Menschen, häufig an die Wand gedrückt, dem »eiskalten Auge der Kamera« (James Agee) nur mit erheblicher psychischer Anspannung standhalten. Sie zeigen den Ausdruck des Verharrens, ohne jeden momenthaften Reflex. Offenbar war dem Photographen daran gelegen, das Angespannte der Aufnahmesituation ins Bild hereinzunehmen.

Aufschlußreich für Evans' Detailbesessenheit auch bei der Portraitphotographie ist die Serie der drei, einander sehr ähnlichen Bilder der Pächtersfrau Allie Mae Burroughs, entstanden 1936 in Alabama (Taf. 79, Kat. 165 und 166).[90] Nur eines der Negative lieferte er dem FSA-Bildarchiv ab: Diese Aufnahme zeigt die Frau relativ gelöst, fast passiv, mit einem Anflug befangenen Lächelns. Die Linie der Augen liegt genau in einer Schattenbahn der kräftig strukturierten Holzverschalung des Hintergrundes, was deren erheblichen Anteil an der Bildwirkung unterstreicht. In der zweiten Aufnahme hebt sich der Kopf, mit einem verkrampften Lächeln, aktiver und eigenständiger von der Holzstruktur ab. Die dritte Aufnahme, von Evans am häufigsten publiziert, ist in Nuancen variiert: Der markante Kopf, nun ohne Lächeln und ganz verschlossen, behauptet sich noch entschiedener, auch plastischer, vor dem Hintergrund. Von den drei Bildern schließt dieses am entschiedensten eine Identifikation des Betrachters mit der Portraitierten aus.

Dieses erratische Bildnis gehört zu den bedeutendsten in der Kunst des 20. Jahrhunderts. Man vergleiche es mit einer sehr ähnlichen Photographie von Margaret Bourke-White: Portrait einer Bäuerin aus Locket, Georgia, reproduziert in dem 1937 erschienenen Buch *You Have Seen Their Faces* (Abb. 17).[91] Auch Margaret Bourke-White hat ihr Modell nahsichtig und detailscharf im Halbschatten vor einer Bretterwand aufgenommen. Aber im Unterschied zu Evans arbeitete sie eine hautnahe Konfrontation zwischen der Frau und ihrem Gegenüber heraus, unterstrichen durch die anklagende Unterschrift, die das Authentische dieses sozialdokumentarischen Bildes bekräftigen soll: »Ich habe mein Leben lang mein Bestes getan, so wie ich es konnte, aber es ist nicht viel dabei herausgekommen.« Margaret Bourke-White wollte die Leser ihres Buches, dessen Titel ja eine versteckte Drohung enthielt, zu richtigem sozialen Handeln bewegen.

Evans hat eine Motivierung seiner Arbeit in Richtung »Verbesserung der Gesellschaft« strikt abgelehnt.[92] Er war der

Überzeugung, daß Kunst dazu untauglich sei, und umgekehrt, daß solche Zwecksetzung mit den Zielen reiner Kunst unvereinbar sei. »Ich bin an Realismus interessiert in der Art, wie Flaubert es war, und ich denke nicht, daß man ihn einen sozialen Dokumentaristen nennen würde.«[93]
Noch nie hatte ein Photograph das Alltägliche einschließlich des Maroden in einem derart puren Stil, dem die Perfektion der Großbildtechnik unabdingbar war, behandelt.
War dieser Purismus den ärmlichen Gegenständen angemessen? Aus ihrem Umfeld isoliert, gewinnen sie im Rahmen der ausgeloteten statischen Bildkomposition eine so überwältigende stumme Präsenz, daß man in der Tat von Animismus sprechen kann.[94] Dazu Lincoln Kirstein 1938: »Sogar die unbelebten Dinge (...) scheinen in der ihnen eigenen stillen Würde darauf zu warten, für ihr Photo zu posieren.«[95] Offenbar hatte Evans diese Formulierung seines Freundes im Kopf, als er in einem späten Interview die merkwürdige Aussage machte, er habe bei seinem Aufenthalt im Süden nach gar nichts Ausschau gehalten: »... die Dinge schauten mich an, so fühlte ich – sie riefen mich geradezu an«[96].
Dies ist das eindringlichste Stilmerkmal der Bilder von Evans: Es scheint, als würden die Dinge – das Eßgeschirr an der Wand oder das Waschgerät im Flur – sich selbst präsentieren (Taf. 84). Nur ganz für sich, unbehelligt durch vorgefaßte Meinungen des Photographen, konnten die Gegenstände jene animistische Wirkung ausstrahlen. Eben dazu taugte Evans' Strategie, das Dokumentarische als stilistischen Modus, nicht als Mittel zum Zweck politischer Reformen einzusetzen.[97]
An sozial brisanten Gegenständen hat Evans die Überlegenheit einer neuen photographischen Ästhetik vorgeführt. Das macht das Irritierende seines Werkes aus, noch heute.

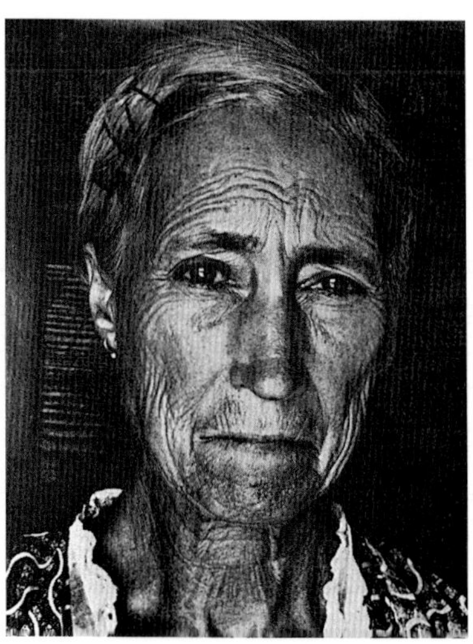

Abb. 17 Margaret Bourke-White: Locket, Georgia. Tafel aus »You Have Seen Their Faces«, 1937

Photographie für's Museum

Die große Evans-Ausstellung, die das Museum of Modern Art 1971, also noch zu Lebzeiten des Künstlers, ausrichtete, war im wörtlichen Sinne retrospektiv.[98] In dem aufwendigen Katalog mit seinen 100 Tafeln ist die siebenjährige Spanne vor der FSA-Zeit mit 35, die knapp zweijährige FSA-Zeit mit 42 Bildern repräsentiert. Die mehr als drei Jahrzehnte umfassende Tätigkeit danach ist mit ganzen 23 Bildern vertreten. Diese vom Photographen selbst vorgenommene ungleichgewichtige Bewertung seines Lebenswerks bedarf einer Erklärung. Hatte er sich in den 30er Jahren, inspiriert durch die damalige gesellschaftspolitische und kulturelle Kampfstimmung, verausgabt? Oder sollte die Behauptung zutreffen, Evans' Werk zeige keine Entwicklung?[99]
In den Jahren 1938 – 1947 hatte sich Evans mit seinen Studien über Menschen in den New Yorker Subways und in den Straßenschluchten von Chicago neues Terrain erobert (Taf. 117 – 122). Im letzten Jahrzehnt seines Schaffens knüpfte er wieder an die Themen und den Stil seiner Photographien aus den 30er Jahren an. Dazwischen lag eine zwanzigjährige Tätigkeit für das Magazin *Fortune* im festen Anstellungsverhältnis.[100] Es ist schon erstaunlich, daß die Photographien dieser langen Schaffensperiode so wenig bekannt sind.
Im Katalog der Retrospektive 1971 war die *Fortune*-Zeit besonders spärlich repräsentiert. Nach eigener Aussage hatte Evans die Zeit bei dem Magazin »in Verkleidung« verbracht, seinen Lebensunterhalt als Reporter verdienend.[101]
In einer Studie über Evans' Tätigkeit bei *Fortune* legt Lesley K. Baier überzeugend dar, er habe seine zwanzigjährige photojournalistische Arbeit planvoll unterdrückt. Stattdessen habe er, stimuliert durch die Legendenbildung um seine frühen Photographien, für diese eine Zukunft im Museum entdeckt. Zu der retrospektiven Schau des eigenen Werkes trugen sicher auch die Neuauflagen der Publikationen *Let Us*

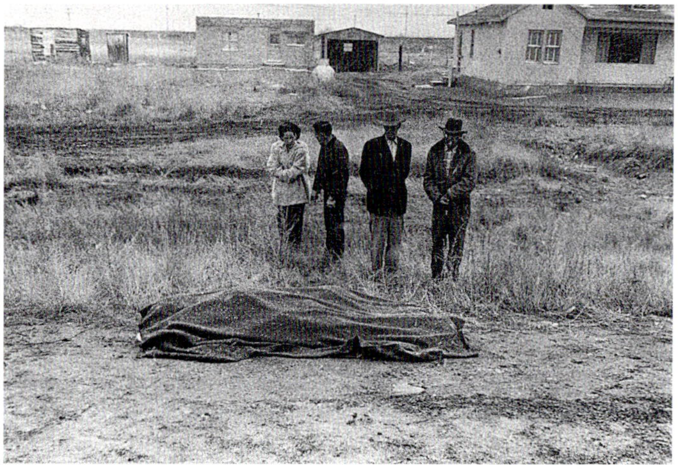

Abb. 18 Robert Frank: Autounfall – U.S. 66, zwischen Winslow und Flagstaff, Arizona, vor 1958

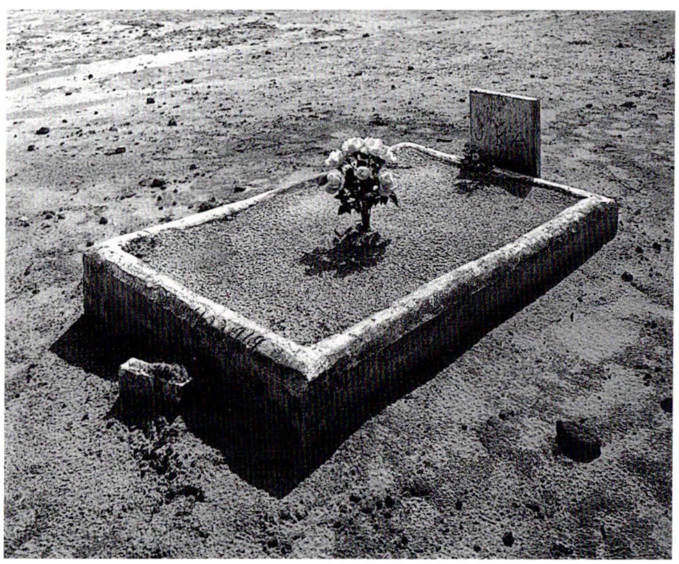

Abb. 19 William Christenberry: Grab, Hale County, Alabama, 1981

Now Praise Famous Men 1960 und *American Photographs* 1962 bei, die nun zu Klassikern wurden.

Auch in den zahlreichen Interviews, die Evans im Alter gegeben hat, ist die Schaffenszeit der 30er Jahre stark betont. Unübersehbar ist dabei die Absicht, sein Image als absolut unabhängiger Künstler zu pflegen. Die künstlerische Selbstgewißheit gipfelte in der Feststellung: »... heute weiß ich, daß Flauberts Ästhetik absolut die meinige ist.«[102]

Evans hatte sich früh auf das Überleben seines Werkes im Museum eingestellt. Ausschlaggebend für diese Strategie war die Anerkennung, die ihm schon 1938 mit der Ausstellung *American Photographs* im Museum of Modern Art widerfahren war: »Sie etablierte meinen Stil ...«[103] Das Prinzip strenger Selektion, das Evans schon beim Photographieren beachtete, sollte sich erst recht im Umgang mit dem angehäuften Material bewähren. Selbst aus seinem wichtigsten, rund 500 Aufnahmen umfassenden Werkblock für die FSA hat Evans erstaunlich sparsam für eigene Publikationen und Ausstellungen geschöpft. Er war deshalb wenig erfreut über den vollständig bebilderten Gesamtkatalog seiner FSA-Photographien, den die Library of Congress 1973 herausgab.[104] Uns gewährt diese Publikation einen unschätzbaren Einblick in Evans' Arbeitsweise, insbesondere sein Verfahren des Selektierens.

Evans' Werk der 30er Jahre ist früh in das Pantheon amerikanischer Kultur eingegangen. Dazu haben auch einige jüngere Photographen beigetragen. Das 1959 erschienene Photobuch *The Americans* von Robert Frank nahm in der Thematik wie auch in der Methode der Bilder-Sequenzierung sichtlich Bezug auf das klassisch gewordene Katalogbuch *American Photographs*. Franks Einstellung war jedoch von der seines Vorbilds grundverschieden: Er vermittelte ausschließlich ein Bild Amerikas im Zustand hoffnungsloser kultureller Desintegration (Abb. 18).[105] Andere Photographen suchten die Orte auf, die durch Evans' Bilder Geschichte gemacht hatten. Chauncey Hare pilgerte 1972 nach Bethlehem.[106] Der Bildhauer und Photograph William Christenberry unternahm in den 70er und 80er Jahren Expeditionen nach Alabama und photographierte Holzkirchen, Wellblechfassaden und Gräber (Abb. 19).[107] Außer den Motiven haben seine Bilder nichts mit jenen von Evans aus den Jahren 1935/36 gemeinsam. Es war nicht mehr da, das Transzendente.

Michael Brix

Anmerkungen

1 Memorandum von Evans für Roy Stryker, (Oktober?) 1935. Hier zu einer geplanten Photokampagne: »... photography, documentary in style, of industrial subjects...«
Abgedruckt in: *Walker Evans at Work (745 Photographs together with Documents. Selected from Letters, Memoranda, Interviews, Notes.)* Mit einem Essay von Jerry L. Thompson. New York (...) 1982, S. 113. – Leslie Katz: »Interview with Walker Evans«. In: *Art in America,* März – April 1971, Vol. 59, No. 2, S. 82 – 89. Hier einschlägige Aussagen von Evans zu seinem »documentary style«, besonders S. 87.

2 Walker Evans: *American Photographs.* Mit einem Essay von Lincoln Kirstein. Kat. Ausst. The Museum of Modern Art, New York 1938. – 2. Aufl. 1962. – Fiftieth-Anniversary Edition, 1988 (nach dieser Neuausgabe wird im folgenden zitiert).

3 L. Kirstein, Essay (zit. Anm. 2), S. 198.

4 Alan Trachtenberg: »Walker Evans' America – A Documentary Invention«. In: David Featherstone (Hrsg.): *Observation (Essays on Documentary Photography). The Friends of Photography (...).* Carmel, Cal. (S. 56 – 66), S. 57.

5 *Walker Evans at Work* (zit. Anm. 1), S. 151.

6 Vgl. z.B. Alan Trachtenberg: »The Artist of the Real«. In: *The Presence of Walker Evans.* The Institute of Contemporary Art, Boston 1978 (S. 17 – 26), besonders S. 26: »What is exemplary about Walker Evans' art is that he, above all others, introduced difficulty into modern photography.« – Daß Evans' Bilder rätselhaft seien, wird in zahlreichen Arbeiten über den Photographen behauptet. Dazu ausführlich und kritisch: Hartmut Taube: »Walker Evans: Enigma und Realität«. In: *Amerika-Studien* 24/1, 1979, S. 99 – 121.

7 Zum Aspekt der Energie vgl. H. Taube, »Enigma und Realität« (zit. Anm. 6), S. 109 f.

8 *Walker Evans at Work* (zit. Anm. 1), S. 151.

9 Bill Ferris: »A Visit with Walker Evans« (= Interview). In: *Images of the South: Visits with Eudora Welty and Walker Evans. Southern Folklore Reports,* No. 1. Center for Southern Folklore, Memphis, Tennessee, 1977 (S. 27 – 39), S. 36.

10 Katz-Interview (zit. Anm. 1), S. 84: »My photography was a semiconscious reaction against right-thinking and optimism...«

11 Roy Stryker in einem Interview mit F. Jack Hurley, 1967. Zitiert nach F. Jack Hurley: *Portrait of a Decade – Roy Stryker and the Development of Documentary Photography in the Thirties.* Louisiana 1972, Reprint New York 1977, S. 35.

12 Pete Daniel u. a.: *Official Images – New Deal Photography.* Washington, D.C./London 1987. Hier: Pete Daniel, Sally Stein: »Introduction«.

13 Zur Methode der »teilnehmenden Beobachtung« vgl. William Stott: *Documentary Expression and Thirties America.* New York 1973. Reprint: Chicago 1986, Kap. 9: »Social Science Writing«.

14 Zu *The Bridge* vgl.: *Walker Evans at Work* (zit. Anm. 1), S. 40 – 43. – Zu *The Crime of Cuba* vgl.: Gilles Mora, John T. Hill: *Walker Evans, Havanna 1933, Photographien.* München 1989. Hier: Vorbemerkung und Einleitung. – Zur Kampagne über die Viktorianischen Häuser vgl.: *Walker Evans at Work* (zit. Anm. 1), S. 50 – 55.

15 Brief an Ernestine Evans, Febr. 1934. Abgedruckt in: *Walker Evans at Work* (zit. Anm. 1), S. 98.

16 Abgedruckt in: *Walker Evans at Work* (zit. Anm. 1), S. 112. Hier und auf S. 113 weitere Quellen zu Evans' Tätigkeit in der Resettlement Administration.

17 Roy Stryker, »Personal File«. Zitiert nach F. J. Hurley, *Portrait of a Decade* (zit. Anm. 11), S. 36.

18 Interview Richard Doud mit Arthur Rothstein. In: *Arthur Rothstein: Words and Pictures.* New York 1979 (S. 6 – 10), S. 8 – 9. – Vgl. auch F. J. Hurley, *Portrait of a Decade* (zit. Anm. 11), S. 86.

19 *Walker Evans: Photographs for the Farm Security Administration, 1935 – 1938* (A Catalog of Photographic Prints Available from the Farm Security Administration Collection in the Library of Congress). New York 1973. Reprints 1975/1976. Vgl. hier: Cat. No. 30 – 34, No. 185 – 190.

20 William Stott: Interviews mit Walker Evans (Fragmente). In: W. Stott, *Documentary Expression* (zit. Anm. 13), S. 319.

21 Der lange Brief Strykers ist abgedruckt in: *Walker Evans at Work* (zit. Anm. 1), S. 118 – 119. Hier irrtümlich als mutmaßliche Datierung angegeben: [12/36 – 1/37]. – Zum Ergebnis von Evans' Photokampagne vgl.: Evans-Catalog, Library of Congress (zit. Anm. 19), No. 91 – 162. Statt der FSA-Häuser hat Evans in Tupelo die Hütten der Schwarzen photographiert: Cat. No. 118 – 125.

22 Vgl. Alan Trachtenberg: »From Image to Story – Reading the File«. In: Carl Fleischhauer, Beverly W. Brannan: *Documenting America, 1935 – 1943.* Berkeley/Los Angeles/London 1988 (S. 43 – 73), S. 59 mit Anm. 39. – Zu den Verdiensten des von der Nachlaßverwaltung herausgegebenen Buchs *Walker Evans at Work* (zit. Anm. 1) gehört es, daß hier mehrere Dokumente abgedruckt wurden, die durchaus eine gegenseitige Wertschätzung Evans-Stryker bezeugen.

23 Zitiert nach Lawrence W. Levine: »The Historian and the Icon«. In: *Documenting America* (zit. Anm. 22; S. 15 – 42), S. 33.

24 Das Verhältnis von Evans' Photographien zu denen anderer FSA-Photographen ist äußerst prägnant behandelt bei Hubertus Gassner: »Die Reise ins Innere – ›Amerika den Amerikanern vorstellen‹ – Die Photographen der Farm Security Administration«. In: *Amerika Traum und Depression 1920/40.* Kat. Ausst. Berlin (Neue Gesellschaft für bildende Kunst) 1980, S. 313 – 352.

25 Vgl. Maren Stange: »›The Record Itself‹: Farm Security Administration Photography and the Transformation of Rural Life«. In: *Official Images* (zit. Anm. 12), S. 1 – 5, besonders S. 2.

26 Dorothea Lange, Paul Schuster Taylor: *An American Exodus – A Record of Human Erosion in the Thirties.* Reynal & Hitchcock 1939. Überarbeitete und erweiterte Ausg. New Haven/London 1969.

27 L. Kirstein, Essay (zit. Anm. 2), S. 196.

28 *Farm Security Administration. La fotografia sociale americana del New Deal.* Kat. Ausst. Parma 1975. Hier zwei Photographien von Lange, California, März 1937: Kat. Nr. + Abb. 97, 98. – *American Photographers of the Depression* ..., Einführung von Charles Hagen (*Pantheon Photo Library,* o. J.). Hier eine Photographie von Rothstein, Alabama, 1937: Abb. 35.

29 Alfred Kazin: *On Native Grounds,* 1942. Zitiert nach Alan Trachten-

berg: *Reading American Photographs – Images as History – Mathew Brady to Walker Evans.* New York 1989, S. 248.

30 Warren I. Susman: »The Thirties«. In: *The Development of an American Culture,* hrsg. von Stanley Coben und Norman Ratner. Englewood Cliffs, New Jersey 1970. – Auszüge in deutscher Übersetzung in: *Amerika Traum und Depression* (zit. Anm. 24), S. 67 – 70.

31 L. W. Levine, »The Historian and the Icon« (zit. Anm. 23), S. 28. Hier auch Hinweise auf die Behandlung volkstümlicher Themen in der Musik, im Film und in der Malerei: Aaron Copland, George Gershwin, King Vidor, Frank Capra, Grant Wood, Thomas Hart Benton.

32 »Walker Evans on Himself«. Hrsg. von Lincoln Caplan. In: *The New Republic,* Nov. 13, 1976 (S. 23 – 27), S. 26.

33 Ferris-Interview. In: *Images of the South* (zit. Anm. 9), S. 34.

34 Dieser Aspekt ist stark betont bei H. Taube, »Enigma und Realität« (zit. Anm. 6). »... und noch sind bei Evans die Menschen Schöpfer der Welt« (S. 119).

35 Peter C. Bunnell: »An Introduction to Evans' Work and His Recollections.« In: *The New Republic,* Nov. 13, 1976 (S. 27 – 29), S. 28.

36 »Walker Evans on Himself« (zit. Anm. 32), S. 26. – Zur zentralen Bedeutung des Begriffs »Arbeit« im Werk von Evans vgl. die differenzierten Ausführungen bei H. Taube, »Enigma und Realität« (zit. Anm. 6).

37 Vgl. hierzu Max Kozloff: »Signs of Light – Walker Evans' American Photographs«. In: *Artforum,* April 1989 (S. 114 – 118), S. 115 – 116.

38 L. Kirstein, Essay (zit. Anm. 2), S. 197.

39 Ferris-Interview. In: *Images of the South* (zit. Anm. 9), S. 34.

40 »Walker Evans on Himself« (zit. Anm. 32), S. 26.

41 P.C. Bunnell, »An Introduction« (zit. Anm. 35), S. 29.

42 *American Photographs* (zit. Anm. 2), II/7: Häuser einer Bergwerksgesellschaft in Alabama, II/13: Reihenhäuser im Kohlerevier Scott's Run, West Virginia, II/21: Häuser von Stahlarbeitern in Williamantic, Connecticut.

43 *American Photographs* (zit. Anm. 2), I/37: New Orleans Boarding House mit Schild »FOR RENT ...«, II/26: Neugotisches Holzhaus in Massachussetts mit Schild »FOR SALE ...« – Kat. Ausst. The Museum of Modern Art 1971 (zit. Anm. 59), S. 38/39: Sommerhaus in Ossining Camp Woods, New York, mit Schild »HOUSE TO LET«, etc.

44 Zitiert nach Roy Emerson Stryker: »The FSA Collection of Photographs«. In: Roy Stryker, Nancy Wood: *In This Proud Land: America 1935 – 1943 as Seen in the FSA Photographs.* New York 1973 (S. 7 – 9), S. 7. – Das Bethlehem-Bild gehörte schon in den 30er Jahren zu den meistpublizierten aus dem FSA-Bestand. Zum unterschiedlichen Gebrauch des Bildes vgl. A. Trachtenberg, *Reading American Photographs* (zit. Anm. 29), S. 253 – 257.

45 F. Jack Hurley: *Russell Lee Photographer.* New York 1978, Abb. S. 62. – *American Photographers of the Depression* (zit. Anm. 28), Abb. 43.

46 Eine zweite Version der Photographie, ohne Menschen am Sockel des Tempels, in: *American Photographs* (zit. Anm. 2), II/18.

47 Späte Photographien von Signs sowie Sammelobjekte in Evans' Wohnung sind abgebildet in: *Walker Evans at Work* (zit. Anm. 1), S. 226 – 231, S. 234 – 237. – Zu den Zeichen in Evans' FSA-Werkblock vgl. auch H. Gassner, »Die Reise ins Innere« (zit. Anm. 24), S. 339 – 343.

48 *Walker Evans at Work* (zit. Anm. 1), Abb. S. 234 – 237.

49 Katz-Interview (zit. Anm. 1), S. 88: Kommentar zur Abbildung der Photographie.

50 Ausführlich zu dem Bild: Janet Malcolm: *Diana & Nikon. Essays on the Aesthetic of Photography.* Boston 1980. Hier der Essay: »Slouching Towards Bethlehem, Pa.« (S. 139 – 162), S. 146/148.

51 Ausführlich zu dem Bild: H. Gassner, »Die Reise ins Innere« (zit. Anm. 24), S. 339.

52 Evans-Catalog, Library of Congress (zit. Anm. 19), No. 81, No. 218.

53 Beispielhaft sind die Photoserien von Berenice Abbott über das sich wandelnde New York, von Clarence John Laughlin über Viktorianische Architektur im Süden, von Minor White über die vom Abbruch bedrohten historischen Bauten Portlands. Vgl. Merry A. Foresta: »Art and Document: Photography of the Works Progress Administration's Federal Art Project«. In: *Official Images* (zit. Anm. 12, S. 148 – 171), besonders S. 151 f.

54 Anthony West: »Middletown and Main Street«. In: *Architectural Review,* May 1939, Vol. 85, S. 218 – 220.

55 »Man-made America«/*Architectural Review,* Sondernummer, Dez. 1950, Vol. 108. Über Amerika als Kunstwerk: S. 342. Aufmacherbild und Legende: S. 338/339. – Zur Rückwirkung der Publikationen in *Architectural Review* auf Evans' Entwicklung vgl. Lesley K. Baier: *Walker Evans at »Fortune« 1945 – 1965.* Kat. Ausst. Wellesley College Museum, Wellesley/Mass. Nov. 1977 – Jan. 1978, S. 17 f.

56 John Maas: »In Defense of the Victorian House«. In: *American Heritage, The Magazine of History,* Okt. 1955, Vol. VI, No. 6, S. 34 – 41.

57 Abbildungen aus den beiden Serien in: *Walker Evans at Work* (zit. Anm. 1), S. 51 – 55, S. 58 – 63.

58 *Walker Evans at Work* (zit. Anm. 1), S. 108 f. – Vgl. auch die Serie über die »Belle-Grove«-Plantage: ebd. S. 110 f.

59 *Walker Evans.* Kat. Ausst. The Museum of Modern Art, New York, 1971. Mit einer Einführung von John Szarkowski. Vgl. Tafel S. 69.

60 Weitere Photographien von Herrenhäusern mit dem Baumstumpf-Motiv: »Belle-Grove«-Plantation, Abb. in: *Walker Evans at Work* (zit. Anm. 1), S. 110; Plantation House in Monticello/Georgia, Abb. in: Evans-Catalog, Library of Congress (zit. Anm. 19), No. 173.

61 Memorandum für Roy Stryker, betreffend eine von Evans geplante Reise im Nov./Dez. 1935. Abgedruckt in: *Walker Evans at Work* (zit. Anm. 1), S. 113. – Der Plan, auf der Reise durch den Südosten noch einmal, nun im Rahmen seiner FSA-Anstellung, die »Belle-Grove«-Plantage aufzusuchen, wurde offenbar nicht verwirklicht.

62 *American Photographs* (zit. Anm. 2). Hier hat Evans von der Häuserreihe ungewöhnlicherweise zwei Ansichten abgebildet, einmal schräg und einmal frontal: II/22, II/23. Vgl. auch die vorstehende Tafel II/21, die den Typ in moderner Variante zeigt: Reihenhäuser für Stahlarbeiter. Wie so oft, hat Evans mit dieser Bilderreihe zum vergleichenden Sehen aufgefordert.

63 Siehe Anm. 62. – Vgl. Evans-Catalog, Library of Congress (zit. Anm. 19), No. 4, No. 12, No. 14, No. 16, No. 221 – 223, etc.

64 Ein Musterbeispiel ist die Holzkirche in South Carolina, von der Evans eine Aufnahme mit längerer und eine gering abweichende Aufnahme mit kürzerer Brennweite angefertigt hat. Gegenüberstellung in: *Walker Evans at Work* (zit. Anm. 1), S. 144 f.

65 *American Photographs* (zit. Anm. 2): II/17, II/18, II/19.

66 Die Glocke ist in Seitenlage fixiert; zum Läuten wird nur der Hammer bewegt (freundl. Hinweis Lorenz Filser).

67 Katz-Interview (zit. Anm. 1), S. 85. – Zweimal hat Evans im Magazin *Fortune* Teile seiner Sammlung alter Postkarten publiziert. Vgl. L. K. Baier, *Walker Evans at »Fortune«* (zit. Anm. 55), S. 24.

68 Katz-Interview (zit. Anm. 1), S. 89: Kommentar zur Abbildung der Photographie.

69 L. Kirstein, Essay (zit. Anm. 2), S. 195.

70 Katz-Interview (zit. Anm. 1), S. 84.

71 Patricia Bosworth: *Diane Arbus – Eine Biographie.* München 1984, S. 254.

72 Flatos Bild von Brady und seiner Rolle im Civil War war in mancher Hinsicht unkorrekt. Gleichwohl trug der Aufsatz dazu bei, daß Brady zu einer Symbolfigur wurde. Hierzu sowie zum Einfluß Bradys auf Evans vgl. A. Trachtenberg, *Reading American Photographs* (zit. Anm. 29), S. 231–234.

73 Walker Evans: »The Reappearance of Photography«. In: *Hound & Horn*, Okt.–Dez. 1931, Vol. V, Number 1, S. 125–128. Die deutsche Übersetzung ist im Anschluß an die Anmerkungen abgedruckt (s. u. Anhang).

74 »Walker Evans on Himself» (zit. Anm. 32), S. 25 und S. 26.

75 L. Kirstein, Essay (zit. Anm. 2), S. 192: Cartier-Bressons Auge könne ähnlich dem von Evans anti-graphisch, zumindest anti-kunst-photographisch genannt werden.

76 Siehe Evans' Essay »Die Wiederkehr der Photographie«. – Aufschlußreich für den Vergleich mit Evans sind nicht nur Steichens Photographien von Berühmtheiten, sondern im besonderen ein Bild (siehe Abb. 10), das das Thema »Depression« behandelt: »Homeless Women: The Depression«. Für das Bild posierten 20 Frauen eines Notlagers in New York, das von der Travelers Aid Society unterhalten wurde. Für eine Broschüre dieser Gesellschaft wurde das Bild angefertigt. Zur Entstehungsgeschichte des Bildes vgl. Edward Steichen: *A Life in Photography*. London 1963, Kap. 9.

77 Dorothy Norman: *Alfred Stieglitz: An American Seer*. New York 1973. Hier mehrere Tafeln »Equivalents«, zwischen 1922 und 1936. – Zu Evans' Stieglitz-»Komplex« vgl. P. C. Bunnell, »An Introduction« (zit. Anm. 35), S. 28 f.

78 Im Alter hat Evans diese historische Leistung von Stieglitz anerkannt: Katz-Interview (zit. Anm. 1), S. 85.

79 Brief von Evans an Hanns Skolle, 28. Juni 1929. Abgedruckt in: *Walker Evans at Work* (zit. Anm. 1), S. 24: »... and that really bowled me over (...) That's the stuff, that's the thing to do.«

80 Katz-Interview (zit. Anm. 1), S. 89.

81 Walter Benjamin: *Kleine Geschichte der Photographie*, 1931. Der zitierte Satz steht im Zusammenhang einer Kritik der »schöpferischen« Photographie und bezieht sich insbesondere auf das Buch *Die Welt ist schön* von Renger-Patzsch.

82 Brief von Evans an Hanns Skolle, 4. Juli 1931. Abgedruckt in: *Walker Evans at Work* (zit. Anm. 1), S. 50: »Ralph Steiner (...) has offered to teach me photography. (...) I will let him work on me as much as he likes.« – Ralph Steiner: *A Point of View.* Middletown, Conn. 1978. Hier Äußerungen Steiners über Evans: S. 27 f., S. 48. Vgl. hier auch die Photographien mit Reklame: S. 41, S. 44, S. 50, S. 51, sowie die Aufnahmen historischer amerikanischer Architektur: S. 54, S. 55, S. 57.

83 Katz-Interview (zit. Anm. 1), S. 89.

84 Robert Sobieszek: »Another Look at Walker Evans«. In: *Art in America,* Nov.–Dez. 1971, Vol. 59, No. 6, S. 120–122. Sobieszek betont Evans' moderne Haltung der ästhetischen Nicht-Einmischung und vergleicht sie mit der eines beobachtenden Spaziergängers: »... that quint-essentially French character, the *flâneur«*. Diese Haltung sieht Sobieszek in Evans' New Yorker Subway-Portraits und Chicago Street Portraits bestätigt: »That Evans chose (...) to hide his camera and dispense with parameters of control – save deciding when to take the picture, makes him a *flâneur* in the strictest sense.«

85 Katz-Interview (zit. Anm. 1), S. 85.

86 Katz-Interview (zit. Anm. 1), S. 82: Kommentar zur Abbildung der Photographie »Wellblechfassade«.

87 Katz-Interview (zit. Anm. 1), S. 83: Kommentar zur Abbildung der Photographie »Studio«. – Zu dieser Photographie vgl. auch die ausführliche Analyse bei H. Gaßner, »Die Reise ins Innere« (zit. Anm. 24), S. 313, S. 316, S. 318, S. 321. – Vgl. außerdem A. Trachtenberg, »Walker Evans' America« (zit. Anm. 4), S. 61.

88 Die großformatigen Portraits, überwiegend auf Planfilm im Format 8 x 10 Inches (= 20,3 x 25,4 cm), unterscheiden sich deutlich von den Personenaufnahmen, die mit der Kleinbildkamera 35 mm angefertigt wurden. Letztere sind weniger statisch und haben bisweilen Schnappschuß-Charakter. Gute Vergleichsmöglichkeiten in: Evans-Catalog, Library of Congress (zit. Anm. 19), No. 244 ff. Alle Abbildungen mit Angaben der Negativformate (Schlüssel).

89 In der Neuauflage von *Let Us Now Praise Famous Men* 1960 hat Evans das Bild gegen ein im Halbschatten aufgenommenes Portrait von Frank Tingle ausgetauscht. – Vgl. auch W. Stott, *Documentary Expression* (zit. Anm. 13), S. 279 f.

90 Abbildungen der drei Versionen in: *Walker Evans at Work* (zit. Anm. 1), S. 127. – Evans hat je eine Version in *American Photographs* und *Let Us Now Praise Famous Men* abgebildet: ein Indiz für die Wichtigkeit, die er diesem Portrait beigemessen hat. Im übrigen war er bei der Bildauswahl für die beiden Publikationen bemüht, Überschneidungen zu vermeiden. Es gab lediglich zwei weitere parallele Bildmotive: »Frank Tingle mit Familie beim Singen« (= Varianten) und »Main Street of County Seat«, Alabama (= das einzige Bild, das in beiden Publikationen identisch ist).

91 Erskine Caldwell, Margaret Bourke-White: *You Have Seen Their Faces.* Viking Press 1937. Reprint Arno Press 1975, Abb. n. p. (S. 183).

92 W. Stott, Interview-Fragmente (zit. Anm. 20), S. 320: Evans über soziales Engagement und Kunst: »Ich habe in der Tat eine Schwäche für die Benachteiligten, für arme Leute, aber ich bin mir darin verdächtig. Ich muß es sein, denn diese Schwäche sollte nicht das Motiv für künstlerisches oder ästhetisches Handeln sein. Wenn sie es doch ist, dann ist dein Werk entweder sentimental oder motiviert in Richtung ›Verbesserung der Gesellschaft‹, sozusagen. Ich glaube nicht, daß ein Künstler dies in seinem Werk tun sollte.«

93 Ferris-Interview. In: *Images of the South* (zit. Anm. 9), S. 34.

94 Zum Aspekt des Animismus sehr differenziert: H. Taube, »Enigma und Realität« (zit. Anm. 6), besonders S. 114. – Vgl. auch den Abschnitt »Die Stimme der Dinge« bei H. Gassner, »Die Reise ins Innere« (zit. Anm. 24), S. 337 f. Hier eine exemplarische Analyse der Photographie »Waschstand und Küche in Floyd Burroughs' Haus«.

95 L. Kirstein, Essay (zit. Anm. 2), S. 197.

96 Ferris-Interview. In: *Images of the South* (zit. Anm. 9), S. 28. Die Äußerung ist ein Beispiel für den nachhaltigen Einfluß von Kirsteins ein-

prägsamen Formulierungen auf Evans' Rhetorik der Selbstdarstellung.

97 Der Mangel einer eindeutigen sozialen Gesinnung ist Evans von einigen Kritikern vorgehalten worden. Vgl. dazu M. Kozloff, »Signs of Light« (zit. Anm. 37), S. 114. – Kozloff zitiert einige Beispiele für die kontroverse Beurteilung von Evans, u.a. ein schillerndes Statement von Hilton Kramer: Nachruf auf Walker Evans in der *New York Times.* Auszugsweise abgedruckt im Klappentext des Bildbandes: *Walker Evans First and Last,* New York (...) 1978. Kramer versucht, das gängige Bild vom sozial verantwortlichen Evans, das vom kulturellen Ethos der 30er Jahre beeinflußt sei, zu korrigieren. »Diese irrtümliche Betonung hat viele blind gemacht für die Tatsache, daß die humane Chronik, die den politischen Sentimentalisten ländlicher Armut und städtischen Unterschichten-Lebens so teuer ist, eine relativ geringe Rolle im gesamten Œuvre des Photographen spielt.« – Die von Kozloff zitierten, stark differierenden Urteile aus der Evans-Literatur können um etliche Facetten erweitert werden. Der humane Gehalt von Evans Photographien ist stark betont bei W. Stott, *Documentary Expression* (zit. Anm. 13). Eine gegenteilige Sicht hat J. Malcolm, *Diana & Nikon* / »Slouching Towards Bethlehem« (zit. Anm. 50). Der Tafelband *Walker Evans First and Last* (s. o.) erschien ihr »wie eine Art Führer zu einer Reise durch die Unterwelt – eine Landschaft, so steril wie die des Mondes ...« (S. 141).

98 Kat. Ausst. The Museum of Modern Art 1971 (zit. Anm. 59). Vgl. hier auch die Einleitung von J. Szarkowski, S. 14.

99 So z. B. P. C. Bunnell, »An Introduction« (zit. Anm. 35), S. 27: »... Evans did not develop; he simply continued«.

100 Hierzu äußerst ergiebig: L. K. Baier, *Walker Evans at »Fortune«* (zit. Anm. 55).

101 Zitiert nach William Stott: »About this Exhibit«. In: *Walker Evans: Photographs from the »Let Us Now Praise Famous Men« Project (...)* Kat. Ausst. Humanities Research Center, Austin 1974 (n. p.): »... in disguise, earning my living as a reporter«.

102 Katz-Interview (zit. Anm. 1), S. 84.

103 Paul Cummings: Tonband-Interview mit Walker Evans, 1971. Zitiert nach A. Trachtenberg, *Reading American Photographs* (zit. Anm. 29), S. 238.

104 Vgl. P. C. Bunnell, »An Introduction« (zit. Anm. 35), S. 27.

105 Robert Frank: *The Americans.* Mit einem Vorwort von Jack Kerouac. New York 1959, Reprint 1986. – Vgl. Tod Papageorge: *Walker Evans and Robert Frank: An Essay on Influence.* Kat. Ausst. Yale University Art Gallery 1981.

106 Chauncey Hare: *Interior America.* Millerton 1979. – Vgl. J. Malcolm, *Diana & Nikon* / »Slouching Towards Bethlehem« (zit. Anm. 50), S. 159–162: Hares Auseinandersetzung mit Evans' Photographie »Straße und Friedhof, Bethlehem«. Als eine Hommage an Evans hat Hare dieselbe Situation von einem abweichenden Standpunkt, etwas hangaufwärts, photographiert.

107 William Christenberry: *Southern Photographs.* Mit einer Einführung von R. H. Cravens. New York 1983.

Anhang
Walker Evans: »The Reappearance of Photography«

1931 veröffentlichte Walker Evans in *Hound & Horn* (vgl. Anm. 73) eine Besprechung von sechs Photobänden, die kürzlich erschienen waren: *Atget,* Paris und New York 1930; Carl Sandberg: *Steichen the Photographer,* New York 1929; Albert Renger-Patzsch: *Die Welt ist schön,* München 1928; Franz Roh/Jan Tschichold: *foto-auge / œil de photo / photo eye, 76 fotos der zeit,* Stuttgart 1929; *Arts et métiers graphiques,* Sondernummer *Photographie,* Paris 1930; August Sander: *Antlitz der Zeit. Sechzig Aufnahmen deutscher Menschen des 20. Jahrhunderts,* München 1929. Walker Evans' Text kann als programmatisch für sein eigenes Werk und Denken gelten. Er ist im folgenden, geringfügig gekürzt, in deutscher Übersetzung und mit freundlicher Genehmigung des Nachlasses von Walker Evans abgedruckt:

»Die Wiederkehr der Photographie
Die wahre Bedeutung der Photographie ging bald nach ihrer Erfindung verloren. Es geschah zunächst nur dies, daß die bereits vorhandene Kamera mit dem Entwickeln und der Fixierung des Bildes gekoppelt wurde. Der Streich der praktischen Erfindung erwies sich als ein indirekter Treffer, der in der Anwendung dazu verurteilt war, mit der für jene Epoche spezifischen Unaufrichtigkeit des Sehens verquickt zu werden. Die zweite Hälfte des 19. Jahrhunderts schuf die abenteuerliche Gestalt des Kunstphotographen, der in Wirklichkeit ein erfolgloser Maler mit einem Sack voller mysteriöser Tricks war. Selbst in unserer Zeit ist er noch nicht zu einem Stück toter Tradition geworden, er organisiert sich noch immer in Vereinen, um Bilder von nebligen Oktober-Straßen, Szenen im Schnee, reflets dans l'eau, jungen Mädchen mit Glaskugeln auszustellen. In diesen Kreisen wird der laute und sehr verdächtige Anspruch erhoben, daß Photographie eine Kunst sei. *Weil also nette Dinge geschätzt werden,* gibt es in einem der hier besprochenen Sammelbände das Photo eines Leichnams in einer Blutlache.

Plötzlich besteht ein Unterschied zwischen der idyllischen Evokation der Vergangenheit und einem offenen Fenster, das schnurgerade die Ablagerungen der Jahrzehnte hinabblickt. Das Element der Zeit, das sich in der Photographie geltend macht, bildet den Ausgangspunkt für jede Spekulation, die ein Beobachter anzustellen wünscht. Echte Experimente in der Zeit, echte Experimente im Raum passen genau zur geistigen Situation der Nachkriegszeit. Da die Kamera beides tut, und da sie außerdem Momentanes, Unordnung, Wunderbares und Experimentelles reflektiert, ist es nicht erstaunlich, daß die Photographie eine wahre Blüte erreicht hat – die dritte Periode ihrer Geschichte.

Gewisse Männer des vergangenen Jahrhunderts, die außerhalb dieser Verwirrung standen, wurden wiederentdeckt. Eugène Atgets Arbeit fiel genau mit einer Periode äußerster Dekadenz in der Photographie zusammen. Er war eine isolierte Figur, und seine Lebensgeschichte ist nicht ganz leicht zu verstehen. Offensichtlich zählte für ihn nur die eine Notwendigkeit, Paris und seine Umgebung zu photographieren; doch ist unklar, welche Vorstellung er eigentlich von dem Denkmal in sich trug, das er der Nachwelt hinterließ. Man kann in seine Photographien so viele Dinge hineinlesen, die ihm selbst vielleicht nie bewußt gewesen sind. In einem Teil seines Werkes nimmt er sogar eine Position ein, die von den orthodoxesten der Surrealisten attackiert werden sollte. Sein Grundton ist lyrisches Verständnis der Straße, deren geschulte Beobachtung, besonderes Gespür für Patina, ein Auge für das enthüllende Detail, und dies alles ist überzogen mit einer Poesie, die nicht die ›Poesie der Straße‹ oder ›die Poesie von Paris‹ ist, sondern die Projektion von Atgets Persönlichkeit. (...)

Amerika ist wirklich die angestammte Heimat der Photographie, sofern man an Photographie ohne Ausübende (sic) denkt. Von dem Steichen-Buch abgesehen, das sich zufällig in unserer Auswahl befindet, ist das amerikanische Problem fast zu traurig, um erneut diskutiert zu werden – und zu abgedroschen. Steichen repräsentiert eine Photographie, die aus dem Gleis unserer ständigen Wiederholung von technischem Blendwerk und geistiger Nicht-Existenz geraten ist. Anders ausgedrückt, sein Grundton ist Geld, Verständnis für Reklamewerte, besonderes Gefühl für parvenühafte Eleganz, glatte Technik, und dies alles ist überzogen mit einer Härte und Oberflächlichkeit, die die Härte und Oberflächlichkeit des jüngsten Amerika ist und nichts mit irgendeiner Person zu tun hat. Die Veröffentlichung dieses Werkes besitzt ein negatives Interesse als Reflex der Chrysler-Epoche.

Ohne Geld hat das Nachkriegs-Deutschland nachdrücklich und gründlich mit der Photographie experimentiert. Es kam dort zu einer wirksamen Zerstörung romantischer Kunstphotographie durch einen Strom von Neuerungen, der inzwischen an Kraft eingebüßt hat. Aber das Medium wurde erweitert und betont, wenn auch kein deutscher Meister erschien. Die deutsche Photo-Renaissance ist ein publizistisches Abenteuer mit politischen Untertönen. Die hundert Photos von Renger-Patzsch ergeben ein Buch, das aufregend beim Durchblättern im Laden ist, aber enttäuschend, wenn man es nach Hause nimmt. Seine Methode *ist* eine photographische, aber sie erweist sich genau als die Methode, die den Schluß nahelegt: ›Malerei ist nicht mehr nötig, die Welt kann photographiert werden.‹ Es ist eine Kehrtwendung zurück zur mittleren Periode der Photographie.

foto-auge ist ein nervöses und wichtiges Buch. Seine Herausgeber nennen die Welt nicht nur schön, sondern auch aufregend, grausam und bizarr. Sozial und didaktisch angelegt, ist dies ein Sammelband der neuen Photographie; und die Herausgeber wußten, wo sie sich umzusehen hatten nach ihrem Material und nach Bildbeispielen der Nachrichtenphotographie, Luftbildphotographie, Mikrophotographie, astronomischer Photographie, Photomontage und Fotogramm, Mehrfachbelichtungen und Negativabzug. (...)

Photographie ist das französische Gegenstück zu *foto-auge,* mit der zusätzlichen Absicht, eine Geschichte der Photographie zu geben. Es ist ohne Tendenz, aber es hat durch ein luxuriöses Reproduktionsverfahren an Konsistenz verloren. Ein Aufsatz über *photographie vision du monde* könnte ein gutteil kürzer sein als derjenige, der dieser Sammlung vorangeht. Trotzdem ist er wertvoll auf seine französisch-intellektuelle Art, eine beachtliche Aussage über die Funktionen und Möglichkeiten der Photographie. (...)

Schließlich ist das Photo-Dokument in Buchform gebracht worden, wiederum in Deutschland. *Antlitz der Zeit* ist mehr als ein Band mit ›Typen-Studien‹, nämlich Beispiel der Kamera, die unter Menschen in die richtige Richtung schaut. Dies ist eine der künftigen Möglichkeiten der Photographie, die Atget prophezeit hatte. Es ist eine photographische Edition von Gesellschaft, ein klinischer Vorgang; sogar von genügender kultureller Notwendigkeit, um die Frage aufzuwerfen, warum andere sogenannte fortschrittliche Länder der Welt nicht gleichermaßen untersucht und dokumentiert worden sind.« *(Übers. Brix / Keller)*

»Let Us Now Praise Famous Men«

James Agees Prosa und Walker Evans' Bilder im Vergleich

Im Sommer 1936 wurde Evans von seinem Job bei der FSA zeitweise freigestellt für ein Projekt, das zwar nicht von der Regierungsabteilung initiiert war, aber durchaus in deren Programm paßte. Das liberale Magazin *Fortune,* bei dem Evans später für zwei Jahrzehnte untertauchen sollte, plante eine Reportage über das Halbpächter-Wesen im Süden. Die »Sharecropper«, die den Landbesitzern einen Großteil der Ernte als Pacht abliefern mußten, hatten besonders unter der Depression zu leiden. Sie waren eine der Zielgruppen der FSA-Reformprojekte; ein Bericht über ihre Lage in dem renommierten Magazin schien unterstützenswert. Evans' Freistellung wurde unter der Bedingung ausgehandelt, daß die Ergebnisse seiner Arbeit, das heißt die Negative, in das FSA-Bildarchiv übergehen würden.

Den Bericht bestellte *Fortune* bei dem Dichter James Rufus Agee, der seit 1932 als Jungreporter für das Magazin tätig war – eine Arbeit wie »in einem Hurenhaus«[1]. Agee erbat als Photographen Walker Evans. Die beiden gingen nach Alabama. Nach langer Suche fanden sie engeren Kontakt zu der Teilpächter-Familie Burroughs. Hier quartierte sich Agee ein; Evans mied solche Nähe und verbrachte die meisten Nächte in einem nahen Hotel.[2] In einem späten Interview berichtete Evans: »Wir waren Journalisten, und wir sagten es ihnen. Wir erzählten genau, was wir vorhatten. Wir bezahlten unsere Angelegenheiten und bezahlten unsere Miete und bezahlten auch ein Honorar dafür, daß wir mit ihnen arbeiten durften.«[3] Auch die benachbarten, mit den Bourroughs verwandten Teilpächter-Familien Fields und Tingle waren willig, mit sich arbeiten zu lassen.

»Wir arbeiteten Tag und Nacht ... und wir wollten etwas Bedeutendes tun.«[4] Dabei verstrickten sich die beiden Künstler; aus dem knapp zu haltenden journalistischen Essay wurde nichts. Das Projekt nahm Ausmaße an, die mit den Vorgaben eines Magazins unvereinbar waren, und wurde am Ende das sperrige Buch *Let Us Now Praise Famous Men,* dessen Manuskript Agee erst 1938 abschloß. Als es nach Irrwegen schließlich 1941 in dem Bostoner Verlag Houghton & Mifflin erschien, war die Problematik der Teilpächter nicht mehr aktuell, weil teilweise entschärft durch die Reformen des New Deal und teilweise überlagert durch die Ereignisse des Zweiten Weltkriegs.[5]

Von der Kritik überwiegend reserviert aufgenommen, wurde das Buch ein Flop. Erst mit der Neuauflage 1960 avancierte es zum Kultbuch einer Generation, die nach Alternativen zu den Werten der damaligen militanten Konsumgesellschaft suchte. Auch der beginnende Kult um den 1955 gestorbenen James Agee trug zur späten Anerkennung des Buches bei.

Evans und Agee haben sich auf höchst unterschiedliche Weise mit den Problemen der Teilpächter auseinandergesetzt. Während der Photograph auf Verdichtung zielte und seine eigene Person so weit wie möglich ausklammerte, geriet die Prosa ausufernd und so heftig engagiert, daß manche Passagen mehr über den Autor als über die beschriebenen Gegenstände und Menschen aussagen. In seiner Studie über Agee bezeichnet Kenneth Seib das Buch als entsetzlich »overwritten«[6]. Aber das »overwriting», mit allen Risiken des Nichtgelingens, war eine kalkulierte literarische Form: ein zorniger Protest gegen die Simplifizierungen damaliger Berichte über soziales Elend. Diese Protesthaltung teilte der Dichter mit dem Photographen.

Das Buch handelt von den weißen Pächterfamilien Gudger, Woods und Ricketts in Hale County, Alabama. Agee gab den Personen diese fiktiven Namen. Im Bildteil sind sie überhaupt nicht benannt. In späteren Publikationen und Interviews hat Evans gelegentlich die tatsächlichen Namen der Pächtersleute verwendet (hier rechte Spalte):

Annie Mae Gudger .... Annie (Allie) Mae Burroughs
George Gudger .... Floyd Burroughs

Louise Gudger	Lucille Burroughs
Bud Woods	Bud Fields
Ivy Woods	Lily Rogers Fields
Sadie Ricketts	Mrs. Frank Tengle (Tingle)
Fred Ricketts	Frank Tengle (Tingle)

Die Zusammenarbeit zwischen Dichter und Photograph basierte auf gegenseitiger Unabhängigkeit. Der Bildteil, in der Erstausgabe nur 31 Tafeln umfassend, stand unvermittelt am Anfang, noch vor der Titelei, und ohne Seitenzahlen. Keinerlei Unterschriften gaben Anleitungen zum Sehen; der Leser blieb auf die reine Evidenz der Photographien verwiesen. Das alles war 1941 in Amerika ohne Beispiel, ein Bruch mit den photojournalistischen Praktiken.

Der Verzicht auf außer-bildliche Informationen sollte umso mehr den inneren Zusammenhang der Photographien bekräftigen. Im Gegensatz zur Prosa wirkt der Bildteil in jeder Hinsicht äußerst knapp. Die drei Pächterfamilien werden in drei Sequenzen vorgestellt, wobei der ersten Folge das Portrait eines Pachtherrn vorangestellt ist (Kat. 161). Die vierte Sequenz, in der Erstausgabe nur drei Photographien umfassend, vermittelt einen Ausblick in die Kleinstadt, zugehörig zur Lebenswelt der Pächter. Diese Teilsequenz ist typisch für Evans' didaktisches Konzept des vergleichenden Sehens. Dem optimistischen Bild einer Hauptstraße voller parkender Autos folgt die Ansicht einer Reihe schuppenartiger Häuser im Verfall und schließlich das nackte, desintegrierte »Mayor's Office« (Taf. 55, 63).

Die Pächterfamilien sind durch Portraitaufnahmen und Photographien ihrer Häuser, bis auf eine Ausnahme Interieurs, repräsentiert. Am Ende jeder dieser Sequenzen steht ein Bild von allgemeingültiger, wenn nicht allegorischer Aussage: ein bandagiertes Kleinkind der Gudgers, zugedeckt mit einem Tuch aus Sackleinwand, das auch das Gesicht verhüllt; das Holzhaus der Woods mit Baumwollernte auf der Veranda; die verbleichenden Schnappschüsse an der Wand einer Kammer im Haus der Ricketts (Taf. 83, 103, 99).

Nachdrücklich hat Agee die Eigenständigkeit des Bildteils und, im Verhältnis zur Prosa, dessen nicht-illustrierenden Charakter betont. Stattdessen sollte ein Spannungsverhältnis entstehen: »ein strikter Vergleich zwischen den Photographien und der Prosa als wechselseitigen Lügnern und wechselseitigen Nachschöpfern derselben Gegenstände«[7]. Im Vorwort verweist Agee auf die notgedrungen, das heißt aus Kostengründen, geringe Anzahl der Bilder, die dennoch dem Text ebenbürtig seien. Er betont dies »im Interesse der Geschichte und der Zukunft der Photographie«, womit er den Modellcharakter von *Let Us Now Praise Famous Men* gegenüber der gängigen bebilderten Literatur herausstreicht.[8]

Tatsächlich bietet das Buch einzigartige Einsichten in die je verschiedenen Möglichkeiten literarischer und bildlicher Auseinandersetzung mit denselben Gegenständen. Es waren Gegenstände, denen vorher weder ein Dichter noch ein Photograph besondere Aufmerksamkeit geschenkt hatte. Wo nach gewöhnlichen Maßstäben nur Mangel zu registrieren war, entdeckten Agee und Evans, jeder für sich, den Stoff ihres künstlerischen Hauptwerkes. Was Evans betrifft, so zeigt das Arbeitsergebnis seines dreiwöchigen Aufenthalts bei den Pächterfamilien eine außerordentliche Konzentration und Dichte; ein Großteil seiner klassisch gewordenen Photographien stammt aus dieser Kampagne. Und Agees Ruhm ist identisch mit dem seines Preisliedes auf die Pächterfamilien. Gerade die erklärte Unabhängigkeit von Text- und Bildteil bewirkte ihre wechselseitige Resonanz.

Agee hat sich in seinem Text strikt an den Vorsatz gehalten, die Bilder nicht illustrativ einzusetzen. Das konnte zu Verunsicherungen des Lesers führen. War es nicht naheliegend, die seitenlange Beschreibung eines gezimmerten Pächterhauses mit der einzigen Außenansicht eines solchen Holzhauses im Bildteil in Verbindung zu bringen? Aber das beschriebene Haus war das der Gudgers, das abgebildete das der Woods. Der Leser war gehalten, Text und Bild sehr genau zu vergleichen. Das war auch erforderlich, wenn er die von Agee beschriebenen Menschen mit den Portraitphotos identifizieren wollte.

Nur in Ausnahmefällen hat Agee auf Photographien im Bildteil verwiesen, und dann stellvertretend für die unterlassene literarische Vertiefung. Bei der Beschreibung der Küche im Haus der Woods übergeht er das an die Wand gesteckte Eßgeschirr, bescheinigt dem Bild eine mit Worten nicht erreichbare Überzeugungskraft: »... und an den Wänden, was ihr auf einem der Photos seht«[9] (Taf. 104).

In einer Passage über die Pächtersfrau Annie Mae Gudger wird der Leser aufgefordert, die Begegnung ihrer Augen auf der Photographie zu suchen (Taf. 79).[10] Und vor der überreichen Dekoration des Kamins im Haus der Ricketts kapituliert Agee mit der Bemerkung, daß diese Einzelheiten wesentlich besser in Photographien festgehalten seien, für die im Buch aber kein Raum sei (Taf. 97).[11]

Über das Verhältnis von Prosa und Photographie hat sich Agee an mehreren Stellen des Buches programmatisch geäußert. Sein eigener Vorsatz war eine nicht-»künstlerische« Sicht und die Vermeidung oder gar Zerstörung dichterischer Imagination. Alles Bewußtsein verlagere sich vom Zurechtrückbaren hin zu dem Bestreben, einfach die grausame Erscheinung des Bestehenden zu erfassen. »Deshalb erscheint mir die Kamera neben dem beistands- und waffenlosen Bewußtsein das zentrale Instrument unserer Zeit zu sein; und deshalb bin ich so wütend über ihren Mißbrauch: er hat eine beinahe weltweite Korruption des Sehens ausgelöst, so daß ich weniger als ein Dutzend Leute kenne, auf deren Augen ich mich so verlassen kann wie auf meine eigenen«[12]. Als Inbegriff des Korrupten nennt Agee in einer äußerst taktlosen Passage die photographische Konzeption von Margaret Bourke-White.[13]

Über die besonderen Möglichkeiten der Kamera schreibt Agee: »Soweit sie reicht (was in ihrem eigenen Reich übrigens genauso absolut ist wie die Tragweite von Worten oder Klängen) und sauber und buchstäblich gemäß ihrer ureigenen Bestimmung gehandhabt wird, als eiskaltes, in mancher Hinsicht beschränktes, in anderer Hinsicht fähigeres Auge, ist sie, wie die Schallplatte und wie wissenschaftliche Instrumente und anders als jedes andere Mittel der Kunst, unfähig, etwas anderes als die absolute, nackte Wahrheit zu verzeichnen.«[14]

Diese Äußerungen stehen bezeichnenderweise im Kontext prinzipieller ästhetischer Überlegungen zum Verhältnis Kunst – Natur, die nicht frei von Widersprüchen sind. Agee betont, daß jedes noch so nebensächliche Ding in der Natur eine Unausweichlichkeit, das Grausame immer eingeschlossen, und eine Vollkommenheit habe, an welche Kunst nur heranreichen könne. Aber in solchem Bestreben könne Kunst Teilhabe an der Natur gewinnen. Diese Position ist Agee als Verrat an der Kunst angekreidet worden.[15] Zu Unrecht; denn sein Naturbegriff war nicht der geläufige, und er war umfassender als der von »gewöhnlichen Naturalisten«; er schloß die Kunst mit ein. So fordert Agee, daß Darstellungen des Wirklichen die Werthöhe von Musik und Dichtung erreichen müßten. Ein Absacken in platten Naturalismus gilt ihm als Sünde wider die wahre Natur. Wirklichkeitstreue sei nicht durch einfache Dokumentation, sondern nur durch die Kraft der Vorstellung zu erreichen. Damit aber ist der zunächst geschmähten dichterischen Imagination wieder ein Tor geöffnet: Agees Prosa bietet dafür zahlreiche Belege.

Agee besteht darauf, daß selbst beabsichtigte Schönheit viel mehr »eine Sache des Zufalls und der Notwendigkeit ist als die Macht der Planung«. Die unbeabsichtigte Schönheit der Pächterhäuser vergleicht er mit der von Musik: »... das Vierte Klavierkonzert von Beethoven *ist* unter anderem auf entscheidende Weise ein ›blindes‹ Werk der ›Natur‹, der Welt und der Menschheit; die Trennwand im vorderen Schlafzimmer der Gudgers *ist* unter anderem auf entscheidende Weise ein großes tragisches Gedicht.«[16]

Wie die zahllosen biblischen Anklänge des Buches, so waren auch seine durchgängigen Bezüge auf die Natur ein gezielter Angriff gegen die Herrschaft der Rationalität und des zweckinstrumentellen Handelns. Der Konzeption einer Welt, die dem planenden Zugriff des Menschen verfügbar sein sollte, setzte Agee seinen Glauben an eine beseelte Natur entgegen. Das unterschied ihn von den meisten Modernen, auch von Walker Evans. Dessen Zivilisationskritik hatte die Ausbeutung von Menschen durch Menschen und die daraus folgende Aushöhlung der Kultur zum Thema. Wenn Evans häufig an seinen Gegenständen einen Anschein von Animismus herausgearbeitet hat, so eben ausschließlich an solchen Gegenständen, die von Menschen geschaffen waren. Natur war für Evans nur eine Quelle der Erholung, nicht der künstlerischen Kreativität.[17]

Für Agee war die Natur Maßstab. Zu den bemerkenswertesten Passagen des Buches gehören die Reflexionen über das (von Gott gesetzte) Recht der Menschen, die Erde zu besitzen und zu nutzen. Was aber gegenwärtig als Gerechtigkeit verstanden werde, sei anmaßend, provinziell und selbstbezogen. »Was müßten wir von Schweinen denken, die, nachdem es ihnen gelungen ist, unter sich Gerechtigkeit walten zu lassen, immer noch und anhaltend und ohne auch nur den leistesten Gedanken ans Gegenteil jedes andere Geschöpf und Material des Planeten ausbeuteten, und die in ihren Augen, völlig unberührt von jeglichem Zweifel, das hohe und heilige Licht der Wissenschaft oder Religion zur Schau trügen.«[18]

Der erste Phototermin

Eine der Schlüsselszenen des Buches, entgegen der Chronologie der Ereignisse im letzten Teil plaziert und dadurch eigenartig gewichtet, behandelt den ersten Phototermin bei den Pächterfamilien, insbesondere die Entstehung des Portraits von Sadie Ricketts, das zweifellos zu Evans' bedeutendsten Photographien zählt (Taf. 91). Textpassage und Photographie erhellen beispielhaft die Gemeinsamkeiten wie auch die Differenzen zwischen Agees Prosa und Evans' Bildnerei.

»... und für dich war es, als ständen du und deine Kinder und dein Mann und die anderen in all eurer Schande und Erbärmlichkeit nackt vor der kalten Absorption der Kamera, um bespitzelt und ausgelacht zu werden; und deine Augen waren wild vor Wut und Scham und Angst, und die Sehnen deines dünnen Halses waren gespannt, die ganze Zeit, und eine Hand zuckte und zupfte in einem fort in den morschen Falten deines Rockes wie die Hand eines kleinen Mädchens, das vor Erwachsenen ein Gedicht aufsagen muß, und du konntest nichts tun, nichts, kein Wort des Protestes konntest du einlegen, meine Teure, meine Liebe, mein kleines verrücktes, erschrecktes Kind; denn das war Sache deines Mannes, und eine Frau tut, was ihr gesagt wird und hält den Mund: und so standest du da, in einem einteiligen Kleid aus Lakenstoff, das von dem Loch, durch das der Kopf gesteckt war, ohne Gürtel gerade bis zum Knie fiel, so daß du durch diese fremden, städtisch gekleideten Augen wußtest, daß du wie aus einem Zelt ragtest, das zu kurz war, um deine Blöße zu bedecken: und die anderen kamen heran (...) und Walker baute das schreckliche dreibeinige Stativ auf, gekrönt von dem schwarzen viereckigen schweren Kopf der Kamera, gefährlich wie der eines Buckligen; bückte sich unter Umhang und Wolke bösen Tuches und drehte an Knöpfen; bereitete Hexerei vor, kälter als schneidendes Eis und unermeßlich grausam: und das Mindeste, was ihr tun konntet und tatet, war, geschwind und gewalttätig die Gesichter eurer Kinder mit Regenwasser zu waschen (...) da seid ihr alle, die Mutter wie vor einem Erschießungskommando, die Kinder wie Säulen eines außerordentlichen Tempels (...) aber die ganze Zeit beobachtete ich insbesondere dich, Mrs. Ricketts; du kannst keine Ahnung haben, mit welcher Anteilnahme für dich, welchem Bedürfnis, dich wissen zu lassen, oh, daß du uns nicht fürchten sollst, nicht fürchten und nicht hassen sollst, daß wir deine Freunde sind, daß, ganz gleich wie es wirken muß, alles seine Ordnung hat, wahrhaftig und durch und durch seine Ordnung hat: deshalb beobachtete ich in einem fort deine Augen, und wann immer sie sich mir zuwandten, versuchte ich, deine Augen durch meine und durch ein freundliches und zärtliches Lächeln (das mich vor Ekel krank macht, wenn ich daran denke) ein wenig davon in Kenntnis zu setzen, ihnen etwas Wärme, etwas Beruhigung zu vermitteln, die dich zumindest ein wenig entspannen könnte, die dir vielleicht Wärme, Wohlbefinden oder Hoffnung auf Lächeln bringen könnte; aber dein Blick auf mir enthielt ein ums andere Mal nichts als denselben Schrecken ...«

Im folgenden beschreibt Agee eine momenthafte Besänftigung des Blicks von Sadie Ricketts, und er vergleicht sich mit einem Fallensteller, der das gefangene Tier beruhigend liebkost, aber die Eisenklammern nicht löst. Dies ist einer jener Vergleiche von Menschen mit Tieren, die so auffällig häufig in dem Buch vorkommen. Agee fühlt sich in das Opfer ein und versucht, dessen Reaktion auf das Täuschungsmanöver nachzuvollziehen: »... was sind diese gütigen Augen; was ist diese besänftigende Hand auf dem Pelz meiner Stirn: so daß sich mein Gesicht aus jeder Kontrolle löste und dir einfach zeigte, was ich alles für dich und von mir empfand: es muß eine häßliche und verwirrende Grimasse gewesen sein, Gott weiß, kein Nutzen oder Trost für dich; und du schautest einen Augenblick und wandtest deine Augen ab und starrtest geduldig zu Boden, in nichts als Leid, deine kleine Hand jetzt entkrampft im Kleid.«[19]

Es ist offenkundig, daß Agee bei der Abfassung des Textes nicht nur Notizen, sondern auch Evans' Photographie verwendet hat. In ihr ist Sadie Ricketts durch rigorosen Beschnitt des Negativs aus der zufälligen Aufnahmesituation, mit Kindern im Hintergrund, monumental isoliert. Viele Nuancen der Beschreibung sind im Bild wiederzuerkennen. Aber wir sehen keinerlei Reflex des Liebeswerbens, das Agee so emphatisch offenlegt. Bei ihm hinterließ der unversöhnliche Blick von Mrs. Ricketts eine offene Wunde und die Gewißheit, »daß wir zurückkehren müssen, selbst wenn wir weiteren Schmerz verursachen, bis dieses gegenseitige Verwunden besiegt und geheilt sein wird, bis sie uns nicht länger fürchten wird, aber nicht aufgrund von Vergeßlichkeit, sondern mittels äußerstem Vertrauen, mittels Liebe.« Nach diesem Sühne-Gelöbnis wechselt Agee abrupt die

Szene, begibt sich in die Stadt, stillt sein Konsumbedürfnis und ergeht sich in sexuellen Phantasien.[20]

Die rückhaltlose Einbeziehung der eigenen Person ist das wichtigste Merkmal der dichterischen Strategie Agees. Schon in den Vorbemerkungen des Buches bekennt er seine Unsicherheit angesichts des großen Vorhabens, und daß er nur ein Mensch sei. Der vorsätzliche Verzicht auf die in der Literatur übliche hohe Warte sollte der Annäherung an Klarheit und Wahrheit dienen. Ausdrücklich grenzt Agee sein Vorhaben aus der Sphäre großer Kunst aus: »Die Arbeiten, die ich am meisten schätze, haben etwas eindeutig Übermenschliches an sich, zum Teil, weil sie sich nicht definieren und begrenzen und abstützen lassen oder sich als menschlich zu erkennen geben.«[21]

Agees Exhibitionismus war anstößig, auch für Evans. Als peinlich empfand er die Passage, in der er selbst neben Agee als Akteur einer phantasierten Orgie mit den Pächtern vorkommt.[22] Verlegenheit bereitete ihm jener Teil des Buches, in dem Agee den Pächtern Reflexionen unter dem Motto »Wie gerieten wir in die Falle« andichtet. Nicht nur hier unterschiebt Agee den Pächtern Gedanken und Worte, die sich jeder Nachprüfbarkeit entziehen. Es waren meist unschuldige, gelegentlich aber auch niedrige Gedanken und Worte, und ihnen meinte Agee nur im Bekenntnis eigener Niedrigkeit gerecht werden zu können. Sein Exhibitionismus war nichts anderes als der Versuch, eine Beziehung zu den Pachtbauern zu knüpfen. Das hat Evans nie nachvollziehen können. Noch in einem späten Interview hat er in dieser Hinsicht seinem Freund »Unreife« bescheinigt – eine Rüge, zu der Agee selbst in seiner skrupulösen Art das Stichwort geliefert hatte. Evans hatte laut eigener Aussage »einen viel objektiveren Zugang zu künstlerischem Rohmaterial«[23]. Die Welt der Pächter als Rohmaterial zu apostrophieren, wäre Agee nicht in den Sinn gekommen.

Die Pachtbauern

Obwohl also Agees Prosa nicht vorbehaltlos auf Evans' Bilder bezogen werden kann, bietet sich doch reiches Material zu deren konkreterem Verständnis. Daß Sadie Ricketts erst 29 Jahre alt war und daß Agee sie während seines gesamten Aufenthalts bei den Pächtern ausschließlich in jenem Sackleinenkleid gesehen hat, gehört zu den Tatsachen, die ihr Portrait unvergeßlich machen (Taf. 91). Bud Woods stellte sich dem Photographen nicht aus Eitelkeit mit dem auffällig drapierten Tuch, sondern weil seine Schulter krebswund war (Taf. 100, 101). Während der Dichter die Lebensgeschichten der Pachtbauern umfassend darstellen konnte, war der Photograph darauf verwiesen, sie im Zeitschnitt als Prägungen der Personen herauszuarbeiten.

Agee verwendete häufig befremdliche Metaphern, vorzugsweise aus dem Tierreich, um die Physiognomie und Wesensart der Pächter so eindringlich wie möglich zu vermitteln. Gerade solche Passagen fordern zum kritischen Vergleich mit den Bildern heraus. Dabei erkennt man verblüffende Gemeinsamkeiten zwischen den poetischen und den photographischen Entwürfen der Charaktere. Natürlich ist in Rechnung zu stellen, daß Agee beim Schreiben auch die Photographien als Arbeitsgrundlage verwendet hat, wie schon am Beispiel der literarischen und bildlichen Charakterisierung von Mrs. Ricketts erläutert wurde.

Die ausführlichste Personen-Charakterisierung des Buches ist die von Bud Woods, der nicht zufällig auch von Evans am häufigsten photographiert worden ist.[24] Der 49jährige Mann war ein Gezeichneter, mit einem »sardonisch-sanften, unschuldigen, leicht kriminellen, vogelähnlichen, kleinen Jungenkopf«[25]. Seine zweite Ehefrau Ivy, Mitte zwanzig, die »in der gelassenen Ruhe eines Waldtieres« zu erwachen pflegte, ist im Buch nicht annähernd so ausführlich charakterisiert. Und Evans hat ihr kein großformatiges Portrait gewidmet. In ihrem vitalen Gesicht gab es vermutlich weniger zu lesen.

Die Passagen über Bud Woods zeigen beispielhaft, daß Agee die »großen Männer« keineswegs zu Heiligen stilisiert, sondern sie als komplexe Charaktere einschließlich zwielichtiger Züge gesehen hat: »... ein alter Mann mit einem leicht gebauten, noch vitalen und sexuell anziehenden Körper, der schöne und leichtknochige, gefällig getragene, nie eroberte Kopf des Skeptikers ist der Kopf jener Männer, deren Vorfahren Vögel, nicht Säugetiere waren: (...) die Füße schmal und beinahe verweichlicht, mit durchscheinenden Knochen, die Ellbogen scharf wie Flaschenzüge, die Knochen an den Schulterenden und den Rippen spitz; starke, deutlich hervorgehobene und beinahe haarlose Brüste von der Form, wie sie bei den Indern üblich zu sein scheint; die Muskeln der Oberarme schlaff; die Unterarme oval; ein Tuch über seiner wunden Schulter; der Körper sommersprossig und weiß und fest, dann am Hals abrupt rissig wie ein Truthahn; das verwitterte Gesicht, und das verschwitzte, zusammengeklebte Haar, zart wie das eines Babys, über die Stirn gelegt, und die Augen, von Narkotika und Intelligenz wie zersplittertes Glas glitzernd, denen die gefransten Wimpern, die seine Tochter Emma erbt, ein schläfriges Aussehen charmanter Unschuld geben ...«[26] (vgl. Taf. 101).

Mit Worten ist Agee den Pächtersleuten auf eine Weise zu Leibe gerückt, die alle Anstandsregeln zu verletzen schien. Was mag wohl Fred Ricketts bei der Lektüre des Buches empfunden haben, aus dem er über seinen eigenen Körper erfuhr:»... der an den Hüften ein wenig weich zu sein scheint, als würde er dort mädchenhaft weiß sein ...«[27]? Aber immer wieder schafft Agees bildreiche Sprache auch Abstand durch abrupte Sprünge ins Reich der Natur und der Mythen, das Außergewöhnliche der »großen Männer« bekräftigend. Die Vögel im fiktiven Stammbaum von Bud Woods waren Agee heilig. In eine ähnlich numinose Richtung zielt der Verweis auf Indien.

Die Verschränkung des Niedrigen mit dem Hohen ist durchgängiges Muster des Buches. So bemerkt Agee zum langen verfilzten Haar und zum Knebel des Schnurrbarts von Fred Ricketts, dies sei sein »schmutzig platinfarbener Heiligenschein«[28]. Das aus Düngesäcken genähte, lehmverschmutzte und verschwitzte Kleid von Ivy Woods erscheint ihm sehr wenig verschieden von jenen der Frauen bei den alten Griechen, und wahrscheinlich mit dichten Entsprechungen in Thessalien oder auf Euboea. Noch phantastischer ist die Charakterisierung des selbstgenähten billigen Kleides von Annie Mae Gudger: Es sei so geschnitten, daß es »wie ihr Körper die lange Vertikale einer Statue von Chartres aufweist«[29]. An solchen Stellen erprobt Agee eine Reichweite der Dichtung weitab vom Wirkungsfeld der Photographie. An archaische Griechinnen oder Chartres-Skulpturen hat Evans sicher nicht gedacht, als er die Pächtersfrauen vor die Kamera bat.

Die Mischung aus Indiskretion und Emphase, mit der Agee den Pächtersleuten begegnete, war Evans fremd. Aber auch er ist auf seine Weise diesen Menschen zu Leibe gerückt: mit sezierendem Blick. Angesichts einiger seiner großformatigen Portraits, insbesondere von Bud Woods und Fred Ricketts, muß das geläufige Urteil über Evans, er sei ein distanzierter Beobachter, jedenfalls relativiert werden (Taf. 101, Kat. 186). Ein schonungsloseres Kinderportrait als das der zehnjährigen Louise Gudger ist kaum vorstellbar (Taf. 81).

Aber mit solchen Bildern zielte Evans nicht auf Enthüllung, erst recht nicht auf Herstellung von Nähe. Vielmehr ging es ihm um eine Konfrontation mit den Lesern des Buches, deren Leben von dem der Pächter durch einen Graben getrennt war. Die Nahsichtigkeit und Schärfe der Portraits sollte ein ätzendes Gefühl der Fremdheit vermitteln. In dieses Konzept paßte nicht jenes Familienphoto der Gudgers, das im Stil amateurhafter Gruppenschnappschüsse das Leben der Pächter von einer entspannten, heiteren Seite zeigte (Kat. 164). Es war auf Wunsch George Gudgers zustandegekommen und nach dessen Anweisungen arrangiert. Evans hat das für ihn untypische Bild im Archiv vergraben und es zum erstenmal im Rahmen seiner Retrospektive im Museum of Modern Art 1971 bekannt gemacht.[30]

Wo Evans es bei kühler Konfrontation beließ, hat Agee immer wieder versucht, dem Leser das quälerische Eingedenken seiner eigenen Schuld aufzudrängen. Ein Beispiel ist die bereits kurz zitierte Passage über Annie Mae Gudger, in der von der Schrecklichkeit der Arbeit und ihren Spuren auf der Gestalt der Frau die Rede ist, verschuldet durch »euch« und allein dadurch zu sühnen, dieser schrecklichen Sache ins Auge zu sehen, was Agee mit der Aufforderung an den Leser bekräftigt, die Begegnung der Augen von Annie Mae Gudger auf der Photographie im Bildteil zu suchen (Taf. 79).[31] Von Sühne hätte Evans niemals geredet. Aber auch er hat den Leser auf die Probe gestellt. Noch heute, in völlig verändertem sozialpolitischen Kontext, erfordert es Courage, den Pächtern auf seinen Bildern ins Auge zu blicken.

Die Häuser

Das Haus der Gudgers hat Agee für »heilig« erklärt; seine Beschreibung beansprucht 60 Seiten des Buches. Niemals sonst in der Literatur ist eine Holzhütte mit ihrer dürftigen Einrichtung derart gewürdigt worden. Agees 50.000-Wörter-Inventar für die Pächterhäuser ist einzigartig in der englischsprachigen Literatur.[32] Es ist treffend bemerkt worden, daß Agee durch dieses Verfahren eine bis dahin unbeachtete Welt erst geschaffen habe.[33] Die fanatisch facettenreiche dingliche Beschreibung, die dem Leser Geduld abverlangt, wird mehrfach durch Sprünge ins Metaphorische durchbrochen. Es sind vorwiegend Metaphern aus dem Totenreich und dem Jenseits. Aufschlußreich ist wiederum der Vergleich zwischen der Prosa und den Photographien als wechselseitigen Lügnern und wechselseitigen Reproduzenten derselben Gegenstände, wie Agee es formuliert hat.

Demütig bekennt Agee die Unvollkommenheit seiner Berichterstattung. Er gibt dem Leser einen Einblick in seine skrupulöse Arbeitsweise, indem er stellenweise den Fluß der Beschreibung unterbricht, neu ansetzt und eine zweite Version versucht. Diese Wiederholungen oder Ergänzungen sind als Selbstzitate aus dem Material der Vorstudien ausgewiesen.[34] Ansonsten ist die Beschreibung des Hauses strikt systematisch, wie ein penibles Inventar, angelegt.

Am Anfang denunziert sich Agee als taktierender Spion gegenüber dem schutzlos im Morgensonnenlicht dastehenden Haus, das »in großer Ruhe solche Pracht ausstrahlt, solch melancholische Heiligkeit seiner exakten Existenz, wie sie kein menschliches Bewußtsein je richtig erkennen, geschweige denn einem anderen kundtun wird ...«[35] Die Anordnung stummer Möbel auf kahlem Boden innerhalb des Gevierts der Wände erscheint ihm wunderbarer als jedes Werk der Musik. Immer wieder verweist Agee auf die Schönheit, die jedoch nicht für ihn, sondern allein in sich selbst existiere. Damit blockiert er jede bequeme Vereinnahmung dieses »Schönen« durch den Betrachter. Ohne es so zu benennen, vertritt Agee hier, wie durchgehend im Buch, eine radikale ästhetische Position: Das Kunstwerk kommuniziert mit dem Außenstehenden durch Nicht-Kommunikation.[36] Die so überschwenglich aufgerufene Schönheit bleibt fremd, weil sie »zwischen verletzter, aber unbesiegbarer Natur und den offensichtlichsten Grausamkeiten und Nöten menschlicher Existenz in dieser heillosen Zeit geschaffen ist und unauflöslich mit diesen verbunden und ohne sie so unmöglich wie ein im Paradies geborener Heiliger ist.«[37]

Agee macht deutlich, daß das Haus nur im dichterischen Entwurf als Kunstwerk erscheint. Diese Differenzierung ist zu betonen, weil in der Literatur über Agee und Evans behauptet worden ist, daß die bei den Pächtersleuten vorgefundene Realität ein Kunstwerk sei.[38] Sowohl der Dichter als auch der Photograph haben die Ebenen nicht verwechselt.

Evans' Photographien vom Äußeren des Hauses vermitteln nichts von der »Pracht«, die Agee daran ausmachte (Taf. 78, Kat. 162). Umgekehrt hat der Photograph im Inneren mehr Schönheit entdeckt als der Dichter. Beiden war gemeinsam, daß sie insistierend die elenden sozialen Lebensverhältnisse der Pächter als Bedingungen der Schönheit herausgestellt haben.

Agee beschreibt die fast vollendete Symmetrie des Hauses. Zwei Blöcke mit je zwei Räumen, verbunden durch den offenen Flur: »so daß diese Blöcke zwei rechteckige, miteinander verbundene Boote sind, oder schwimmende Behälter, oder Särge ...« Der Flur läuft auf eine Vorderveranda heraus. Die beiden, wiederum symmetrischen Fenster der Fassade haben eine Entsprechung in zwei leeren Holzrahmen auf der Erde des Hofes: »... und sie sind tatsächlich zwei Projektionen und stehen in Beziehung zu diesen Fenstern und sind sogar gewissermaßen Fenster: denn sie sind dazu gedacht, durch ihre Rahmen ein besonderes und anmutiges, angenehmes Licht aus der undurchbrochenen Wand und Dunkelheit der Erde zu lassen; es sind Blumenbeete.«[39]

Äußerst genau beschreibt Agee die Verschalungsbretter, ihre Oberfläche mit den Sägespuren und der Patina sowie die einfachen Konstruktionsweisen, in denen sie aneinandergefügt sind. Die Einwirkung von hellstem Licht auf die Strukturen registriert Agee ähnlich minuziös, wie Evans dies in vielen seiner Architekturbilder getan hat, die Bilder der Pächterhäuser ausgenommen. »Es fällt fast so senkrecht herab, daß jede Schindelplatte an ihren Rändern und jede Kante der horizontalen Planken (...) eine tiefschwarze und durchdringende Tinte ist: und jede vom Licht getroffene Oberfläche ist so: solch eine Intensität und Pracht von Silber in silbernem Licht, daß es zu brennen scheint (...)und doch geht durch dieses Gleißen und Glänzen kein einziges Detail verloren: jede Maserung im Holz, wie die von Knochen, ist dem Auge rasiermesserscharf deutlich ...« Wiederum verweist Agee auf die Musik. Vergleichbar vollkommen erscheint ihm das Gesamtgefüge des Hauses mit den Schattenmustern – ein »Akkord von vier Kammern auf eine Seele und Mitte reiner Luft ...«

Agee kehrt die Schönheiten so beharrlich hervor, weil sie gewöhnlich, das heißt im gängigen dokumentarischen Genre, vernachlässigt oder gänzlich negiert würden unter dem Gesichtspunkt der unzureichenden Funktionalität der Häuser. Wichtig ist die Feststellung, daß diese Schönheiten Eigentum der Unterprivilegierten seien, von ihnen selbst jedoch nicht wahrnehmbar. Dies sei den Privilegierten vorbehalten, aber — entscheidender Akzent Agees — nur unter der Bedingung, daß sie die ungerechte Kluft zwischen ihrer eigenen Existenz und der der Unterprivilegierten erkennen. Damit klingt wieder das Thema der Sühne an. »Tatsächlich scheint es mir notwendig, darauf zu bestehen, daß die Schönheit eines Hauses, ist es auch noch so tief verstrickt in eine ökonomische und menschliche Schändlichkeit, ein zumindest ebenso wichtiger Teil des Sachverhalts ist wie die Schändlichkeit selbst: aber daß man nur in dem Maße berechtigt ist, darauf zu bestehen, wie man der Wucht der eigenen ›Sünde‹ dabei und der Wucht der Bedeutung dieser Schändlichkeit gegen menschliche Wesen ins Auge sieht.«[40] Im folgenden wird die Schönheit relativiert, werden die dürftigen Funktionen der Häuser beschrieben. Sanitäre Anlagen fehlen: Zu behaupten, daß die Farmer in dieser Hinsicht wie Tiere lebten, erscheint Agee als Verharmlosung. Das anschließende Kapitel geht auf die Tiere der Pachthöfe ein: von geschundenen und verrückten Tieren ist hier die Rede. Keine Grausamkeit bleibt dem Leser erspart. Am Schluß dieses Kapitels noch einmal ein abrupter Wechsel der Tonlage: Am Abend wird das Heim der Pächter — hier verallgemeinernd angesprochen — vor der herannahenden Dunkelheit auf die ruhende Erde gehoben »wie ein Boot und wie ein Sakrament«[41].

Die Altäre

Über der geborstenen Feuerstelle in einem Nebenraum des Ricketts-Hauses hing ein Pappschild mit der Aufschrift »PLEAS! BE qUITE Every body is Welcome«, Überbleibsel einer religiösen Anstrengung von Fred Ricketts. Die Kamine waren die Zier der Häuser; auf sie hatte sich das Schmuckbedürfnis der Pächter konzentriert. Bei Agee figurieren sie als Kultstätten. Auch Evans hat sich ihrer mit sichtbarer Konzentration angenommen (Taf. 88, 90, 97, 98, Kat. 181). In der Erstauflage des Buches konnten aus Platzmangel nur zwei Bilder berücksichtigt werden: die Feuerstellen im vorderen und hinteren Schlafzimmer der Gudgers. Bei der Neuauflage 1960 hat Evans wegen der Ähnlichkeit der beiden Bilder eines herausgenommen und stattdessen zwei Kamine der Ricketts eingerückt. — Wie die meisten Interieurs der Pächterhäuser, so sind auch die Kamin-Bilder mit Blitzlicht aufgenommen. Durch spezielle Entwicklungsverfahren hat Evans versucht, die harten Hell-Dunkel-Kontraste abzumildern.[42]

Der Kamin im vorderen Schlafzimmer der Ricketts. Er war »mit schönen Papierstücken zur verschlungenen Pracht eines Hochzeitskuchens oder des Schweifs eines weißen Pfaus herausgeputzt«[43]. Laut Agee hatten die Ricketts viel mehr Spaß an schönen Dingen als die anderen Pächterfamilien. Auf eineinhalb Seiten müht er sich, dem Leser die Fülle der Bilder und Parolen zu vermitteln, verweist aber schließlich auf die Photographie, die dazu besser imstande sei. Zu Unrecht, denn Evans' Bild bietet nur einen engen Ausschnitt, kalkuliert nach Gesichtspunkten der Komposition und — in diesem Fall besonders offenkundig — der spezifischen photographischen Reichweite. Das Bild sollte die Schwelle der Lesbarkeit von Details nicht unterschreiten, wobei zu berücksichtigen ist, daß Evans von den ca. 20 x 26 cm großen Planfilmen in der Regel keine Vergrößerungen, sondern lediglich Kontaktabzüge anzufertigen pflegte.

Evans' Photographie stellt »die vielgepriesene Kamingemütlichkeit der Armen«, die Agee als eines der populären Bildmotive innerhalb der Dekoration benennt, in Frage. Wir erkennen die, gleich siebenfach vertretene, Reklame für ein Schmerzmittel. Gesittete Kinder proben Sprachunterricht, ihr Lernstoff ist der Werbeslogan für das pharmazeutische Produkt »666«. Optimismus verbreitet ein Titelblatt der Zeitschrift *Progressive Farmer.* Und »Tuscaloosa's Furniture Fashion House« hat zum Inventar der Pächterhütte immerhin ein Werbegeschenk beigesteuert: einen gestanzten röhrenden Hirschen mit vorgesetztem Schiffchen, das Fred Ricketts als Ablage für seine Brille nutzt. Diese Abfallprodukte konnten zur Altarweihe nur gelangen, weil den Pächtern selbst die billigsten Verheißungen immer noch paradiesisch erschienen. Eine der Werbeparolen, mit denen der Kamin geschmückt war, lautete »Sie können es sich NICHT nicht leisten«.

Angesichts der sonstigen Fülle des Arrangements fällt der Freiraum in der Mitte über dem Kaminsims auf. Durch ihn ist respektvoll die verblichene Photographie einer vermutlich verstorbenen Verwandten der Ricketts herausgehoben. Dieser Schnappschuß der abgearbeiteten Bäuerin war noch an anderer Stelle des Ricketts-Hauses angebracht oder hatte, was wahrscheinlicher ist, seinen Ort gewechselt (vgl. Taf. 99).

Der Kamin im hinteren Schlafzimmer der Gudgers. Agee

beschreibt die weiß gekalkte Rahmung mit dem Sims und der rechts aufgesetzten vertikalen Leiste so, als wäre dies nach Regeln der Kunst ausgeführt. »Die Tünche ist mit kühnem und scharfem Instinkt so aufgetragen, daß sie der Symmetrie des Holzes folgt und die Feuerstelle innerhalb ihrer breiten weißen Umrandung ein paar Zentimeter von der Mitte abgerückt scheint; doch da sie eine so zentrale Stellung in der Wand innehat, herrscht dennoch eine mächtige Schwingung zwischen diesen beiden Polen.«[44] Evans hat bei der Wahl des Bildausschnitts ähnlich gesehen. Der dominanten hellen Leiste rechts entspricht als Gegengewicht die wesentlich breitere Bahn dunkler Leisten links. Innerhalb der asymmetrischen Anordnung markiert das sprechendste Einzelteil, das Kalenderblatt »Nur ein Gebet zur Dämmerstunde«, die Mittelachse. Bezeichnenderweise hat Evans den unteren Bildrand, wie auch in den anderen Photographien von Kaminen, dicht an der Trennlinie zwischen Wand und Fußboden festgelegt, um die flächig, orthogonal ausgelotete Komposition zu wahren und nicht durch Räumlichkeit zu stören.[45]

Die weitaus detaillierteste Inventarisation hat Agee dem Kamin im vorderen Schlafraum der Gudgers gewidmet, überschrieben »Der Altar«. Das Bild von Evans erlangte als Paradebeispiel seines dokumentarischen Stils Berühmtheit. Es hat den Anschein, als hätte der Photograph die flächige, austarierte Komposition bereits fertig vorgefunden, nur noch des simplen Aktes der Reproduktion bedürftig. Aber diese Wirkung ist natürlich das Ergebnis künstlerischen Kalküls. Entscheidend war die Wahl des Ausschnitts, der die Gegenstände aus dem Raumzusammenhang isolierte, sie dadurch hervorhob und in ein Netz interner Beziehungen verfing. Man stelle sich dagegen eine weitwinklige, räumliche Aufnahme vor, die den Kamin etwa zusammen mit jener gußeisernen Nähmaschine präsentiert hätte, die zum Inventar des Schlafzimmers gehörte.[46] Wie unscheinbar hat vermutlich im realen Kontext das Kalenderblatt mit der hübschen Brünetten gewirkt! Hier wird es zum Lockbild im Bild, das auch auf die anderen Gegenstände ausstrahlt, ebenso wie der magisch anmutende Abdruck einer Kinderhand. Evans' Komposition bezeugt beispielhaft, welche Relevanz die elementare ästhetische Kategorie des Verhältnisses der Teile zum Ganzen auch für das technische Medium Photographie haben kann.

Der Vergleich mit Agees Text macht zur Gewißheit, was beim Betrachten des Bildes intensiv spürbar ist: die Fülle der Tatsachen und ihrer Beziehungen untereinander. Die Simultanwirkung des photographischen Protokolls hatte ihre Vorteile gegenüber der sukzessiven sprachlichen Vermittlung. Dafür aber waren dem Dichter keine Grenzen beim Identifizieren von Details und vor allem bei der Auslotung ihrer geschichtlichen Tiefe gesetzt.

Nur aus Agees Bericht erfahren wir, daß die Papierborte am Kaminsims von Mrs. Gudger geschnitten wurde, ihre jüngste Anstrengung zur Verschönerung des Hauses; und daß die Untertasse aus gepreßtem Milchglas auf der Mitte des Simses ein Geschenk von Mrs. Gudger an ihre Tochter Louise war, an dem diese mehr hing als an allem, was sie sonst besaß. Die Information, daß das Doppelmedaillon kolorierte Bilder von Jesus und Maria im Typus des Darbietens ihrer Herzen enthielt, mochte beim Leser Fragen über die Religionszugehörigkeit der Pächtersleute auslösen.

Bei der Beschreibung des Bildchens im sternförmigen Rahmen holt Agee weiter aus, wieder einmal die reale mit einer fiktionalen Ebene verschränkend. Es handelte sich um ein vergilbendes Boxkameraphoto: »Annie Maes Schwester Emma steht da als zwölfjährigs Mädchen mit Halbschuhen und Strümpfen und einem Sonntagskleid, ein wenig scheu, mit beunruhigenden Augen, sich ihrer Erscheinung und ihres verborgenen Geschlechts bewußt; ihre Mutter, breit und groß, in einem Sonntagskleid, das von der Hausarbeit noch naß ist, ihre großen Hände hängen lose und schräg nach innen gegen die Schenkel, ihre Haltung ist starr, erschöpft und vornehm, ihr Gesicht beinahe bis zur Unkenntlichkeit verblaßt, als sei sie vom Tod umfangen ...«[47] – Das geheimisvollste Detail des sogenannten Altares enthüllt Agee nicht: die feine weiße, teilweise arabeske Inschrift auf der Bretterwand über dem Kaminsims.

Später kommt Agee noch einmal auf den Kamin zurück, nun auf rein metaphorischer Ebene.[48] Bei verschlossenen Läden ereignet sich in dem dunklen Schlafraum ein Mirakel, jeden Tag für einen kurzen Augenblick des Vormittags, wenn durch ein Astloch nahe dem Dachfirst ein langer Lichtstrahl eindringt und eine der beiden Glasvasen auf dem Sims ergreift, so daß diese aus dem Inneren ihres Selbst glüht und ihre ganze Gestalt vor der Dunkelheit selbst erschafft, »ein ernster Gral oder eine Gottheit für dieses Heim«. Agee bezeichnet das leuchtende Objekt als ein Partikel des phosphornen Mondes: eine gezielte kosmische Metapher. Im Absatz davor hatte er gehadert, daß das, was im Haus der Gudgers geschehe, sich dem Bewußtsein entziehe, und daß er ein Fremder an diesem Ort bleiben würde. »Was sich hier ereignet, (...) wird vertraulich zwischen diesem Heim und dem Weltenraum ausgemacht ...«

Die Gräber

Gegen Schluß des Buches gibt Agee seine Eindrücke von einem Besuch des Friedhofs wieder.[49] Er betrachtet jene frisch aufgeworfenen, geschmückten Gräber, die wir in einigen Photographien von Evans wiedererkennen (Taf. 106, Kat. 209).[50] Sie haben die Form eines langen schmalen Ovals mit scharfer Kante, »genau so wie ein umgelegtes Boot«. Bei einem sonst kahlen Grabhügel ist genau in der Mitte eine ausgebrannte Glühbirne in den Lehm geschraubt.

Auch auf dem Friedhof ist das Medium Photographie gegenwärtig, dem Agee im Verlauf des ganzen Buches auf unterschiedlichen Ebenen so viel Aufmerksamkeit schenkt. Zum ersten Mal in seinem Leben sieht er jene Porzellanbildchen, auf denen die Toten verewigt sind: »das letzte oder das beste Portrait, das gemacht wurde, in einem kleinstädtischen Atelier oder zu Hause mit einer Amateurkamera«. Quer durch das reproduzierte Gesicht einer jungen Frau geht ein Riß, der an den Rändern langsam braun wird.

Abfallprodukte und Billigwaren aus dem Ramschladen bilden den Schmuck der Lehmhügel. Auf dem kurzen Grab eines Mädchens sind ein Puppen-Teeservice, eine Milchflasche und eine Coca-Cola-Flasche aufgereiht. Der Stein zu Häupten enthält eine Photographie des Mädchen im Alter von sechs Monaten, schlafend. Agee sieht es als ein vorweggenommenes Totenbild: der Kopf zart nach vorn gesunken, die Augen mit einer Naht wie bei einem toten Vogel.

Auf anderen Kindergräbern Andenken und Spielzeug, kleine Nachbildungen von Kühen, Löwen und Bulldoggen, Quietschmäuse und Figuren der Comic Strips. Bei diesem Anblick wird Agee klar, wohin bald die Lieblingsgegenstände der Pächterskinder wandern werden – Louise Gudgers Porzellanhunde und ihr Preßglasteller, Clair Bell Ricketts' Puppenservice, ein Geschenk von Agee und Evans. Agee bekennt seine Schuld gegenüber den Pächtersleuten, deren Leben er hintergangen habe. Noch einmal bezieht er sich ein, diesmal ganz umstandslos: »... und bald, recht bald nun, in zwei Jahren, in fünf, in vierzig wird alles vorüber sein, und einer nach dem anderen werden wir Seite an Seite in den Planeten aufgegangen sein; laßt uns dann auf Besseres hoffen für unsere Kinder und Kindeskinder ...«

Auf Erden hat Agee den Pächtersleuten keine Chance gegeben. Das ist ihm verständlicherweise vorgehalten worden. Was mochte er wohl mit der nebulosen Hoffnung auf ein besseres Schicksal für die Nachkommen gemeint haben? Auf jeden Fall nicht die zukünftigen Segnungen durch Reformen des New Deal.

Agee war ohne ein Konzept praktischer Hilfe, aber auch ohne die übliche Überheblichkeit des Besserwissenden zu den Pächtersfamilien gegangen. In seinem Bericht hat er die etablierten Glaubenssätze sozialen Engagements auf den Kopf gestellt und einen fundamentalen Standpunkt der Zivilisationskritik bezogen. Als tiefere Ursache für das Elend der Pächter erkannte Agee die falschen Werte der Etablierten. Insofern war zuallererst deren Leben und nicht das Leben der Pächter zu ändern. Der Tenor des Buches ist eine unerbittliche Infragestellung des Lesers und des Autors selbst. Hier ging Agee weiter als sein Freund Evans, verfuhr weniger souverän und bot mehr Angriffsflächen.

Michael Brix

Anmerkungen

1 Kenneth Seib: *James Agee: Promise and Fulfilment.* Pittsburgh 1968, S. 6.

2 Dale Maharidge, Michael Williamson: *And Their Children After Them. The Legacy of Let Us Now Praise Famous Men: James Agee, Walker Evans, and the Rise and Fall of Cotton in the South.* New York (Pantheon Books), 1989, S. 40.

3 Bill Ferris: »A Visit with Walker Evans« (Interview). In: *Images of the South: Visits with Eudora Welty and Walker Evans. Southern Folklore Reports,* No. 1. Center for Southern Folklore, Memphis, Tennessee, 1977 (S. 27 – 39), S. 32.

4 Ebd. S. 31.

5 James Agee, Walker Evans: *Let Us Now Praise Famous Men. Three Tenant Families.* Boston 1941. – Deutsche Übersetzung: *Preisen will ich die großen Männer. Drei Pächterfamilien.* Aus dem Amerikanischen von Karin Graf. München 1989. – Im folgenden wird aus dieser deutschen Ausgabe zitiert; parallel dazu die entsprechenden Nachweise aus der amerikanischen Paperback-Ausgabe Boston 1980. – Zur Entstehungsgeschichte des Buches vgl. William Stott: *Documentary Expression and Thirties in America.* New York 1973. Reprint: Chicago 1986, S. 259 ff.

6 K. Seib, *James Agee* (zit. Anm. 1), S. 41.

7 James Agee: *Plans for Work: October 1937.* Hier: *Alabama Record* – Bericht über das Projekt, aus dem *Let Us Now Praise Famous Men* hervorgehen sollte, als Beilage zu einer Bewerbung um ein Guggenheim-Stipendium. Darin heißt es: »One part of the work, in many senses the crucial part, would be a strict comparison of the photographs and the prose as relative liars and as relative reproducers of the same matters.« Vgl. Robert Fitzgerald (Hrsg.): *The Collected Short Prose of James Agee.* Boston 1968, S. 134.

8 »Preface« p. XV/ S. 11.

9 Abschnitt »The Woods' House«, p. 192 / S. 265.

10 Kapitel »Work«, p. 321 / S.381.

11 Abschnitt »The Ricketts' fireplace«, p. 201: footnote / S. 273: Fußnote. – Bei der Neuauflage 1960 hat Evans die Photographie in den erweiterten Bildteil aufgenommen.

12 »Book Two«, p. 11 / S.97.

13 Anhang »Notes and Appendices«. Hier: »3. A Note on the Photographs«, pp. 450 ff. / S. 506 ff.: Abdruck eines Interviews mit Margaret Bourke-White aus der *New York Post.* Der naive journalistische Bericht wird bei Agee zu einem Zerrbild der erfolgreichen Photographin, die ihre »Opfer« mit Bestechungsgeschenken fängt, ihre Freizeit in Luxus genießt, etc.

14 Kapitel »On the Porch: 2«, p. 234 / S. 305.

15 K. Seib, *James Agee* (zit. Anm. 1), S. 56.

16 Kapitel »Notes«, Abschnitt »Beauty«, p. 204 / S. 276.

17 »Walker Evans on Himself«. Hrsg. von Lincoln Caplan. In: *The New Republic,* Nov. 13, 1976 (S. 23 – 27), S. 26: »Nature rather bores me as an art form. It doesn't bore me to walk through nature and let it play its forces and influences on me. It's restorative, but I don't use it creatively.«

18 Kapitel »On the Porch: 2«, p. 249 / S. 319.

19 Kapitel »Inductions«, pp. 363 – 366 / S. 425 – 427.

20 Ebd. pp. 370 ff. / S. 431 ff.

21 »Book Two«, p. 11 / S. 97.

22 Vgl. W. Stott, *Documentary Expression* (zit. Anm. 5), S. 265 f.

23 »Walker Evans on Himself« (zit. Anm. 17), S. 25. – Das Stichwort hatte Agee am Anfang von »Book Two« gegeben: »But to a person of my uncertainty, undertaking a task of this sort ...«

24 *Walker Evans: Photographs for the Farm Security Administration, 1935 – 1938.* A Catalog of Photographic Prints Available from the Farm Security Administration Collection in the Library of Congress. New York 1973, 3. Aufl. 1976. Vgl. hier: Cat.No. 324 – 327, No. 331 – 336. – Das Negativ eines hochformatigen Portraits von Bud Woods hatte Evans nicht dem FSA-Archiv übergeben, sondern einbehalten.

25 Kapitel »III: Nevertheless:«, p. 89 / S. 169.

26 Kapitel »Clothing«, Abschnitt »Hats«, pp. 273 f. / S. 340.

27 Ebd. p. 273 / S. 340.

28 Ebd. p. 273 / S. 340.

29 Kapitel »Clothing«, Abschnitt »Three women's dresses«, pp. 276f. / S. 343.

30 Zu der Photographie und ihrer Geschichte in Evans' Œuvre ausführlich: W. Stott, *Documentary Expression* (zit. Anm. 5), S. 284 – 287.

31 Kapitel »Work«, p. 321 / S. 381.

32 Vgl. W. Stott, *Documentary Expression* (zit. Anm. 5), S. 294 f.

33 W. Stott, *Documentary Expression* (zit. Anm. 5), S. 296.

34 Besonders aufschlußreich ist der dreifache Neuansatz der Fassadenbeschreibung, eingeleitet durch die Wendungen »Or by another saying:«, »Or by a few further notes:«, »Or again by materials:«, pp. 143 ff. / S. 221 ff.

35 Kapitel »Shelter«, p. 134 / S.211 f.

36 Diese Formulierung ist angelehnt an Theodor W. Adorno: *Ästhetische Theorie.* Frankfurt am Main, 1973, S. 15: »Die Kommunikation der Kunstwerke mit dem Auswendigen jedoch, mit der Welt, vor der sie selig oder unselig sich verschließen, geschieht durch Nicht-Kommunikation; darin eben erweisen sie sich als gebrochen.« Bei Adorno bezieht sich die Äußerung natürlich auf bewußt produzierte Kunstwerke.

37 Kapitel »Shelter«, p. 134 / S.212.

38 Hierzu ausführlich Hartmut Taube: »Walker Evans: Enigma und Realität«. In: *Amerika-Studien* 24/1, 1979 (S. 99 – 121), bes. S. 106 f.

39 Diese und die im folgenden zitierten Passagen über die Grundstruktur des Hauses und seine Fassade: pp. 138 – 140, p. 142 f. / S. 216 f., S. 219 f.

40 Diese Äußerung steht im Zusammenhang genereller Notizen zu den Häusern, in dem Teilabschnitt »Beauty«, p. 203 / S. 275.

41 Kapitel »Recessional and Vortex«, p. 220 / S. 291.

42 W. Stott, *Documentary Expression* (zit. Anm. 5), Kap. 14 / Anm. 6.

43 Abschnitt »The Ricketts' fireplace«, p. 199 / S. 271 f.

44 Kapitel »The Gudger House«, Teil II: »The Rear Bedroom«, p. 171 / S. 246.

45 Von der Feuerstelle hat Evans zwei Aufnahmen gemacht. Das Negativ der Version in engem Bildausschnitt, auf die sich die vorstehenden Angaben zur formalen Gestaltung beziehen, hat er dem FSA-Archiv abgeliefert. Das Negativ der zweiten Version, das den Kamin in wesentlich größerem Bildausschnitt und damit im räumlichen Zusammenhang der Schlafkammer zeigt, hat Evans einbehalten. Dieses Negativ war durch Lichteinfall beeinträchtigt.

46 Erwähnung der Nähmaschine »Conquest« in der zusammenfassenden Beschreibung der Möbel im Schlafraum: p. 151 / S. 235.

47 Abschnitt »The Altar«, pp. 163 f. / S. 239.

48 Kapitel »In the Front Bedroom: The Signal«, pp. 187 – 189 / S. 260 – 262.

49 Folgend zitierte Passagen aus dem Kapitel »Shady Grove, Alabama, July 1936«, pp. 435 – 439 / S. 491 – 495.

50 Vgl. außerdem Evans-Catalog, Library of Congress (zit. Anm. 24), No. 347, No. 409 – 411.

Walker Evans: »American Photographs«

Eine transatlantische Kulturkritik

Amerika war in der Krise, Amerika stellte sich Fragen, versuchte sich neu zu verstehen. Politisch-wirtschaftlich war es die Zeit der Großen Depression und des von Roosevelt lancierten New Deals; literarisch-künstlerisch war es die Zeit der Dokumentarprojekte, der Filme von Pare Lorentz, der Reportagen in *Life*, der illustrierten Enqueten engagierter Autoren, vor allem aber des immensen Photoarchivs zur landwirtschaftlichen Misere, das Roy Stryker im Regierungsauftrag erstellte, um »Amerika den Amerikanern bekannt zu machen«.[1]

Strykers zuletzt 270.000 Bilder umfassendes Projekt war eine Ausnahme, aber kein Zufall. Schnell und billig, unbegrenzt produzierbar und reproduzierbar, überall akzeptiert als leicht lesbar und faktisch unbestreitbar, avancierte die Photographie zum führenden Dokumentar-Medium der Epoche. Allerdings muß sogleich qualifiziert werden: Da Bilder entgegen dem weitverbreiteten Klischee nicht für sich sprechen und auch nicht von alleine an ein Millionenpublikum gelangen, kam die Photographie nur verpackt, d.h. in verschiedenster Amalgamierung mit Begleittexten und Publikationsmedien wie Buch, Illustriertenartikel oder Ausstellung zu breiter Wirkung. Photographische Veröffentlichungen stellten komplexe Aufgaben und verlangten Rollenflexibilität von den Beteiligten.

Der Photograph als Redakteur

Gekonnte Dokumentarphotographie hatte es schon lange gegeben. Daß auch die beste Kameraarbeit erst dann effektiv wurde, wenn der Modus ihrer medialen Einbettung und Präsentation mitbedacht wurde, war dagegen eine relativ neue Einsicht. Zum Teil anknüpfend an deutsche Nachkriegsentwicklungen, wurde in den 30er Jahren in Amerika auf diesem Gebiet ein breites Spektrum neuer Erfahrungen, Experimente, Lösungen aufgefächert. Auf dem Sektor des photographisch illustrierten Buchs, der uns hier vor allem interessiert, wurde z.B. die eingebürgerte statische, steril didaktisch orientierte Parallelität von bilderklärendem Text und textillustrierendem Bild aufgegeben zugunsten dynamischer, interaktiver Layouts. Zunehmend wurde dabei auch erkannt, daß Wort und Bild eigenständige Medien sind, deren Chance im gegenseitigen Dialog, statt bloßer Duplizierung liegt; daß im übrigen gute Photographie – Autorenphotographie, wie man heute sagt – ihr Potential erst dann entfaltet, wenn man ihr die führende Rolle in einem Buch zugesteht, den Text mithin sekundär begleitend einsetzt.[2]

Zwei zeitgenössische Bildbände sind in diesem Zusammenhang besonders aufschlußreich. 1938 publizierte Archibald McLeish den Band *Land of the Free.*[3] Die 88 Photos entstammten Strykers FSA-Beständen, und der bekannte Autor wollte sie ursprünglich nur zur »Illustration« eines sozialkritischen Prosagedichts verwenden. Nachdem die Durchsicht der Bilder eine ganz unerwartete Wirkung auf ihn getan hatte, entschloß er sich zur Umkehr des Text-Bild-Verhältnisses. Dem dokumentar-photographischen Bilddiskurs wurde die führende Rolle zugestanden, die Prosa sollte nur noch »illustrieren« und akkompagnieren. Das heißt, mit bemerkenswerter ästhetischer Sensibilität war der Autor bereit, sich zugunsten der Photographien zurückzunehmen. Eine experimentelle typographische Maßnahme wurde offenbar von Seiten des Verlages beigesteuert: Im aufgeschlagenen Buch stehen sich immer Prosagedicht links und Photographie rechts gegenüber. Um diese antithetische Organisation im Sinne einer buchgerecht diskursiven, kontinuierlichen zu modifizieren, wurde jede Doppelseite und damit das Buch insgesamt durch eine fortlaufende blaue Linie zusammengebunden. Sie ist als »Sound Track« etikettiert, und mit diesem metaphorischen Verweis auf den Dokumentarfilm, der primäre Bildsequenz mit sekundärer Kommentator-Stimme verbindet, wird noch einmal die unkonventionelle Gestaltung des Wort-Bild-Verhältnisses in *Land of the Free* unterstrichen.

Zwei Jahre später erschien in großer Auflage der Band *12 Million Black Voices*, ein früher Versuch der schwarzen Minderheit, auf ihre Existenz und ihre Rechte in der amerikanischen Gesellschaft aufmerksam zu machen.[4] Wieder stammten die Bilder aus dem FSA-Archiv; den Text steuerte der schwarze Schriftsteller Richard Wright bei, der mit dem Roman *Native Son* weltbekannt geworden war. Edwin Rosskam, Bildredakteur und Photograph im Dienst Strykers, war für die Buchgestaltung verantwortlich und erarbeitete in langen Diskussionen mit dem Autor ein Konzept, das auf den komplementären, dialogischen Einsatz der Medien Wort und Bild zielte.

Als Zeitungsphotograph hatte Rosskam die Erfahrung gemacht, daß es ihm selten gelang, seine eigene Aussage der Öffentlichkeit zu übermitteln, weil er nicht alle Ingredienzen der Aussage kontrollieren konnte. Reporter und Redakteure fügten das ihre bei, so daß die ursprüngliche Intention des Photographen über manipulative Rahmenmaßnahmen zuweilen ins Gegenteil verkehrt wurde. Selbst in die Rolle des Redakteurs aufgerückt, versuchte Rosskam, seine negativen Erfahrungen positiv auszuwerten, zum Zweck verantwortlichen Umgangs mit Bildern. »Es kam mir die Idee, daß Photographie so, wie wir sie in der Farm Security Behörde handhabten, ... eine Sprache ist, und daß Worte eine andere Sprache sind. Beide ergänzen sich schönstens, um das zu sagen, was jedes am besten sagen kann. Und in [meinen] Büchern – wie *12 Million Black Voices*, das in diesem Punkt wohl am weitesten entwickelt ist – kommt das Prinzip in dem Sinn zur Geltung, daß das, was man normalerweise der Beschreibung überläßt, Bild ist, während das Abstrakt-Gedankliche Text ist.«[5]

Auch Walker Evans arbeitete im Dienst Roy Strykers, auch er hatte sich Gedanken gemacht über die Handhabung der Photographie in der Epoche der medialen Verpackung, doch als er 1938 die Chance zu einer Ausstellung im Museum of Modern Art samt einer parallelen Buchpublikation erhielt, wählte er eine radikal andere Publikations-Strategie. Als europäisch geprägter Intellektueller und als überzeugter Photograph stand er aller kommerziellen und amtlichen Verwertung von Photographie mit tiefstem Mißtrauen gegenüber, lehnte auch so gut wie jedes Bündnis mit Text, Literatur, Literaten ab. Die kurze Zusammenarbeit mit Agee blieb isolierter Sonderfall, und innerhalb des resultierenden Buchs sicherte Evans seinen Photographien maximale Autonomie.[6] Genuines Teamwork von Kameramann und Schriftsteller, selbst wenn es nach Maßgabe von McLeish und Rosskam eine intelligente, dialogische Text-Bild-Interaktion zum Ziel hatte, besaß für ihn keinerlei Anziehungskraft. Evans arbeitete kompromißlos bildlich, er wollte die reine Photographie, nichts als Photographie, und beanspruchte alle Autorenschaft für sich. Zugleich war er genügend analytisch begabt, um aus dem zeitgenössischen Publikationswesen die Lehre zu ziehen, daß die Photographie, um öffentliche Wirkung zu haben, den Stieglitz'schen Kunst- und Originalkult aufgeben und in den Medienapparat einsteigen mußte, mithin ohne editorische Präsentationsstrategie nicht mehr auskommen konnte.[7] Wenn mediale Verpackung also einerseits ein Greuel darstellte, war sie andererseits eine Notwendigkeit. Im Durchdenken dieses fundamentalen Dilemmas kam Evans im Gegensatz zu allen Fachkollegen zu dem radikalen Entschluß, sich selbst zu edieren – um sich selbst zu retten, um sich zu verwahren gegen die Verwertungszusammenhänge, in die seine Bilder in mehr oder weniger tiefgreifendem Widerspruch zur Autorenintention von den verschiedenen Auftraggebern eingespannt wurden. Wie der von ihm bewunderte Atget, der in diesem Punkt zu seinen wenigen Vorläufern gehört, hätte er den Titel Auteur-Editeur beanspruchen können.[8]

Selbstedition – das ist eine Spielform von Selbstreflexion, Selbstinterpretation, und es muß nicht betont werden, daß solches kritische Verhalten zur eigenen Produktion kein spezifisch photographisches Phänomen ist, sondern breite Phasen der modernen Kunst insgesamt kennzeichnet, nicht erst seit Concept Art. In der Malerei entspringen selbstinterpretative Versuche der Künstler oft der Unzufriedenheit mit der professionellen Kunstkritik – so hat Thürlemann in seiner kürzlich erschienenen Kandinsky-Studie nachgewiesen, daß der russische Maler sich zur Publikation von Analysen eigener Gemälde genau zu dem Zeitpunkt entschloß, als die Kritiker seine Wendung zur Abstraktion mit völligem Unverständnis quittierten.[9] Kirchners Selbstrezensionen unter dem Pseudonym L. de Marsalle dürften ähnliche Motivationen zugrunde liegen.

Photographen hatten ebenfalls Grund zur Unzufriedenheit,

aber hier lag die Sache insofern anders, als eine professionelle Photokritik nicht mehr bzw. noch nicht existierte. Stattdessen gab es die schon genannten redaktionellen Instanzen, die die öffentliche Rezeption des alltäglichen, utilitären und daher extrem manipulierbaren Bildmediums Photographie – als Sprache, Kommunikation, nicht Meisterwerk – viel stärker kontrollierten und präjudizierten als der Kunstbetrieb, innerhalb dessen die Gemälde eines Picasso oder Beckmann eine *relativ* weit größere Autonomie wahren konnten. Des weiteren darf man wohl von der Photographie ohne ungebührliche Vergröberung sagen, daß ihr serieller Charakter, ihre Abhängigkeit von einem Minimum an Textinformation, ihr kleines Format, die schwarz-weiße Tonalität und leichte Reproduzierbarkeit auf der gedruckten Seite sie im Gegensatz zur Malerei zu einem *prinzipiell* redaktionsbedürftigen Medium machten.

Erklärend wäre auszuführen, daß die Kamera den quantitativen, seriellen Gebrauch nicht nur nahelegt, sondern in der Regel auch erst die bewußte Exploration der seriellen Möglichkeiten dem Photographen eine Aussage von annähernd ähnlicher Komplexität gestattet, die von Malern schon im Einzelwerk erreicht wird. Hinzu kommt, daß Photographen von der Serie, dem Archiv, der Gesamtproduktion in Form der zurückbleibenden Negative permanent umgeben bleiben; in der Regel *leben* sie in ihren akkumulierten Bildbeständen – man denke nur an Sander, dessen großer Bildatlas der *Menschen des 20. Jahrhunderts* aus der kritisch-interpretativen Revision eines gewöhnlichen kommerziellen Portraitarchivs hervorging.[10] Das heißt ständiges Durchforsten, Entdecken, Überdenken – und daraus entstehend das Bedürfnis, alte Bildbestände neu zu ordnen, alte Bildgeschichten neu zu erzählen, alte Themen neu zu artikulieren – solche selbstkritische und wesentlich selbst-editorische Tätigkeit ist Photographen gewiß natürlicher als etwa Malern, die ihre Bilder verkaufen und vom Gesamtwerk allenfalls einen Hauskatalog zurückbehalten. Cum grano salis darf gelten, daß für Maler die grundsätzliche Werkeinheit das gerahmte Einzelbild ist, für Photographen aber die – wie immer definierte – Serie.[11]

Weitergedacht heißt das wiederum, daß Selbstinterpretation und Selbstkritik, und zwar aus zeitlicher Distanz, oft Jahre und Jahrzehnte nach Herstellung der Bilder, bei entsprechend reflektiv veranlagten Photographen nicht Zusatz ist, sondern integraler Teil des Arbeitens und letztlich des »Werks«. Daß Kandinsky z.B. selbstinterpretative Beschreibungen zu *Komposition IV* oder *Bild mit weißem Rand* geliefert hat, ist wichtig und muß von Kunsthistorikern bedacht werden, aber daß diese Beschreibungen bisher so gut wie keine Beachtung gefunden haben, hat seine Logik und hat Schätzung und Verständnis der Malerei Kandinskys nicht behindert. In der Photographie können Selbstinterpretation, Selbstredaktion dagegen kreative Arbeitsphase, integraler Werkaspekt und eigentlich die »dritte Dimension« der Bilder werden. Vielleicht hat kein Photograph des 20. Jahrhunderts dies besser verstanden und genutzt als Walker Evans.

Wie gesagt, er stellte sich außerhalb der apostolischen kunstphotographischen Folge von Stieglitz zu Weston; Sandkastenspiele in New Yorker Sezessionsklubs oder kalifornischen Dünen kamen für ihn nicht in Frage. Er wollte ein großes Publikum, keine Ästheten und Sammler für seine Photographie, und der Weg zum Publikum führte über die publizistischen Vermittlungsinstanzen – es galt, sie zu kontrollieren statt zu ignorieren. Vor allem wollte er ein Publikum für *moderne* Photographie, die öffentlich relevante Probleme adressierte, d.h. eine Photographie definiert als breitenwirksame Sprache, als Kommunikation – und das bedeutete die Exploration der seriellen, diskursiven Möglichkeiten der Photographie.

American Photographs enthält Bilder aus allen Auftrags-Kontexten, in die Evans bis dato eingetreten war.[12] Aus den ursprünglichen, fremdbestimmten Verwertungszusammenhängen herausgelöst und explizit gegen Auftraggeber-Ideologien abgesichert, treten diese Bilder im Buch von 1938 in eine neue, diskursiv entwickelte Konfiguration, die Evans' Intention – sei es die ursprüngliche bei der ersten Aufnahme der Bilder, sei es eine selbstreflektiv bei späterer Durchsicht erst erwachsene – gegenüber allen vorausgehenden und nachfolgenden, von ihm *nicht* kontrollierten Publikationen sicherstellt. Wären wir darauf angewiesen, in Regierungs- und Privatarchiven unter irrelevanten alphabetischen oder geographischen Ordnungskriterien nach Evans' Aufnahmen zu fahnden, so würden bei gründlicher Arbeit sämtliche im Band von 1938 enthaltenen Bilder und viele mehr zum Vorschein kommen. Aber solchem versprengten Aufnahmematerial würde die editorische, interpretative Dimension, der Sinnzusammenhang fehlen, der sie erst zum »Werk« macht.

Im folgenden soll der Versuch gemacht werden, die von Evans als Auteur-Editeur implizierte diskursive Struktur in *American Photographs* Seite für Seite, Bild für Bild lesend nachzuvollziehen.[13] Eine Analyse des bewußt spartanisch gehaltenen Arsenals editorischer Rahmenmaßnahmen, ohne die Evans dabei nicht auskam, soll vorläufig noch zurückgestellt werden.

»American Photographs« als Bilddiskurs

Eine Photokabine, in der man sich in fünf Minuten sein Konterfei machen lassen kann – das ist das Eröffnungsbild des Buches, mit dem Evans vor allem anderen das Thema Photographie adressiert (Taf. 1). Wie der Titel andeutet, handelt das Buch von Amerika, aber im Medium Photographie, und ein Kommentar zum Medium, zum Metier, zu dem gewählten Darstellungsmittel bildet den kalkulierten Eröffnungszug. Evans ist sich bewußt, daß er Photograph ist, er hat über sein Handwerk nachgedacht, und er lädt auch den Betrachter ein, reflektiert ins Buch einzusteigen, mithin sich klarzumachen, daß die folgenden Bilder ein Produkt aus Kamera, Film und Dunkelkammer sind, und zwar ein gewöhnliches Produkt, an jeder Ecke für ein paar Cents erhältlich. Photographie also als Bildwährung des amerikanischen Alltags, als Sprache statt geniale Kunst; Photographie aber auch als technisches Produkt, nicht unmittelbare Wirklichkeit. Wobei der Herstellungsprozeß ein Stück Enigma bewahrt: denn was in der Dunkelkammer geschieht, weiß der Laie nicht genau, noch das billigste Paßphoto ist wunderbar im kleinsten Maßstab. Trotzdem ist es präzis in Zeit und Raum verankert: »New York 1934« besagt das Reklameschild des Geschäftsinhabers, der im übrigen auch als »Notary Public«, d.h. als Beglaubiger von Urkunden fungiert. Noch einmal: Evans handelt hier von zeitgenössischer, nicht zeitloser, von authentischer, nicht fiktiver Photographie, die zumindest potentiell Beweischarakter im historischen Prozeß haben konnte. Die beiden Zeigefinger auf der Photokabine deuten hinein in den abgedunkelten, mysteriösen Bereich, in dem sich die Beweiserhebung, die Trans-Substantiation des Menschen in sein Photo abspielt. Sie weisen damit auch hinein in das Buch, gewissermaßen das Labor von Evans, das auf ein paar Seiten die photochemische Sedimentierung der amerikanischen Kultur enthält.

Mit schlagender Folgerichtigkeit zeigt Bild 2 eine monotone Selektion von Hunderten von Paßphotos, die sich ein kommerzieller Photograph zu Werbezwecken ins Ladenfenster gehängt hat (Kat. 121).[14] Evans hält also an dem eingangs angeschnittenen Thema fest, aber erweitert und präzisiert die Fragestellung. Weiterhin geht es um die Rolle der Photographie, aber nun genauer um die Rolle der Photographie *in der Gesellschaft*, auch um die Gesellschaft selbst und das Schicksal der Individualität in ihr, der Massengesellschaft.

»STUDIO« steht quer über die Gesichter geschrieben – das ist kein Eigenname, wir schauen hier einem der unzähligen Paßbildphotographen ins Fenster, die im ganzen Land eine anonyme, nach gleichen Prinzipien arbeitende Bildindustrie unterhielten, eine Photographie ohne persönlichen Stil, ohne künstlerischen Ehrgeiz: eine Photographie demnach, die dem Durchschnitts-Amerika gestattete, sich selbst abzubilden.

Wie steht es mit diesem alltäglichen Amerika, den lächelnden Müttern und Vätern und Kindern, mit ihren mittelständischen Hüten und Krawatten und sauberen Krägen?

In der Massierung der kleinen, standardisierten Paßphotos ist zunächst unmittelbar ablesbar, daß es das Individuum schwer hat, sich in der Masse zu behaupten – eigentlich ist jedes Gesicht mit den Nachbarn austauschbar. Und jeweils 15 Gesichter sind durch Trennstreifen zu einem Block zusammengefaßt. Damit ist die Frage nach der Ordnung und Integration der Vielen gestellt, und die Antwort lautet: Es ist ein rechtwinkliges, technoides Rastersystem, das da ohne Rücksicht auf individuelle Abweichungen für Einheitlichkeit sorgt. Das Kompositionsverfahren könnte auch als Montage beschrieben werden, als mechanisches, industrielles Produktions- und Sortierungsprinzip, das, auf menschliche Gesichter statt auf Knöpfe oder Fahrräder angewandt, in den 30er Jahren sicher noch eine provokative Wirkung hatte. Eine solche »kulturpessimistische« Lesung des Bildes wird heute auf Bedenken stoßen, aber es wird noch zu zeigen sein, daß Evans dieser typischen Intellektuellen-Haltung seiner Zeit keineswegs fernstand.

Doch ist es nicht nur das zwanghafte Ordnungsprinzip, sondern auch das photographische Verfahren selbst, das die Austauschbarkeit der Gesichter pointieren hilft: indem die kommerzielle Portraitkamera fließbandmäßig vorgeht, keine Unterschiede macht, jede Person über den gleichen

Leisten schlägt, ins selbe Format zwängt, monoton frontal »exekutiert«. Vor der Linse wird der Mensch zur Ziffer, zum Datum. Das ist eine durchrationalisierte Photographie, die größte technische Präzision mit größter sozialer Entfremdung verbindet. Die Photographie hat einen klinischen, unbeteiligt aufzeichnenden Blick, das ist die Rolle des Mediums in der modernen Gesellschaft.

Im Insistieren auf dieser Qualität der anonymen kommerziellen Photographie legt uns Evans auch eine Aussage über seine eigene Autorenphotographie nahe. Neben vielen Unterschieden gibt es da eine wichtige Gemeinsamkeit, denn auch er selbst gibt sich kühl und unbeteiligt, schlägt romantische Fluchtbewegungen aus, akzeptiert die klinische Analyse als den Preis der Modernität. Frontale Näherung, neutrale Tageslichtverhältnisse, Vermeidung künstlerisch ambitionierter Perspektiven und Beleuchtungen, Spurenverwischung im Sinne Flauberts, darauf kam es Evans an.[15] Bewußte Selbst-Zurücknahme des Autors statt unreflektierter Abwesenheit – wie in der kommerziellen Photographie – war seine paradoxe Definition der Autorenphotographie.

Gerade das »STUDIO«-Bild ist in dieser Hinsicht programmatisch gestaltet. Durch strikt frontale Näherung und knappe Rahmung hatte Evans zunächst vor Ort, im Aufnahmeakt, seine Photographie und ihren Gegenstand, den Studio-Aushang, praktisch in eins gesetzt. Im nachfolgenden editorischen Prozeß führt die bewußt täuschende Harmonisierung von Trennstreifen *im* Bild und Randstreifen *um* das Bild zu einer weiteren Gleichsetzung: der photographierte Studio-Aushang wird nun virtuell identisch mit der Buchseite. Evans hat also wiederholt die eigene, vermittelnde Leistung – erst das Auffinden, Ablichten des Aushangs, dann die Präsentation auf der Buchseite – auszublenden versucht. Es kommt zu einer tendenziellen Identität des Zeigenden (Evans' Photo) mit dem Gezeigten (Studio-Aushang), wobei das Gezeigte selbst wiederum Zeigendes ist. Die Ableitung der Bilder von Bildern, der Verlust der primären Natur, der teleskopische Spiegelcharakter der Reproduktion gegenüber einer sich verflüchtigenden Wirklichkeit, alle diese rezenten Themen sind von Evans schon 1938 als Problem erkannt worden. Seine puristische Gegenstrategie besteht darin, die Reibungs- und Verzerrungseffekte der wiederholten Reproduktion so minimal zu halten, daß der ursprüngliche Gegenstand (obwohl selbst schon Abbildung, Ableitung) durch die Medien Buch und Photographie hindurch optimal präsent bleibt.

Auch in Bild 3 bleibt Evans noch beim Thema Photographie, aber er macht mit diesem Leica-Schnappschuß im Straßengetriebe deutlich, daß neben der starren Atelierphotographie eine ganz andere, mobile Handhabung der Kamera möglich ist (Taf. 35). Die Photographie muß nicht immer standardisieren, sie kann auch differenzieren, Einzelne und Einzelnes aus der Vielheit herausgreifen. Das ist der Grund für die Einrückung der an sich unerheblichen Gelegenheitsaufnahme an dieser Stelle. Zwei Menschen tauchen aus der Menge auf, detailscharf kontrastieren die beiden Gesichter mit dem »Ornament der Masse« im Hintergrund, um Kracauers einschlägigen Titel zu nennen.[16] Vorne und hinten, scharf und unscharf, Individuum und Masse werden durch diesen agilen Beobachtungsmodus trennbar. Obwohl hauptsächlich ein Mann stationärer Aufnahmearbeit mit Stativ und großkalibrigen Kameras, hatte Evans doch einen Sinn für die Möglichkeiten der neuen Schnappschußapparate, für das rasche Arretieren eines Moments im kaleidoskopischen Straßenleben. Im Prinzip ließ er sich hier auf journalistische Photographie ein, mit dem bewußten Unterschied jedoch, daß die Illustrierten vor allem an den Zelebritäten aus Politik, Sport und Film interessiert sind, und allenfalls noch an Unfallopfern und Freakfiguren. Die in Bild 3 festgehaltenen Passanten dagegen sind betont durchschnittliche Erscheinungen. Wenn Evans an Amerika denkt, denkt er hauptsächlich an Angestellte und Mechaniker.

Wie die anschließende Aufnahme dokumentiert, nimmt er in Sonderfällen aber auch kritische Notiz von Prominenten: Präsident Hoover ist hier als Ikone, als säkularer Kultgegenstand in ein Wohnungsfenster montiert zu sehen (Taf. 12). Ein offizielles, idealisiertes Gesicht, nicht photographiert, sondern gezeichnet, und damit wird die Fragestellung auf Image und Imagepflege verlagert.

Bild 5 und 6 gehen ihr weiter nach (Taf. 21 und 50). Zu sehen sind zwei Barbierläden, d.h. Stätten privater Imagepflege. Mit gewohnter Scharfsinnigkeit hat Evans ein Exterieur und ein Interieur gepaart, die Fassade und das, was dahinter steht. Die Befähigung der Photographie zur durchdringenden Sicht war seit altersher eine fragwürdige Sache gewesen. Daß die Kamera an der Oberfläche hängenbleibt, keinen genialen Künstlerblick auf den Kern der Dinge bietet, das hatten schon Daguerres Zeitgenossen bemängelt. Brecht hatte 80 Jahre später auszusetzen, daß die Ablichtung einer Krupp-Fabrik nichts über deren innere Struktur aussage.[17] Auch Evans hat sich einschlägige Gedanken gemacht. Mit der modisch herausgeputzten Dame in der Tür, der Hollywood-Schönheit auf dem Reklameplakat und der auffällig bemalten und beschrifteten Ladenfassade ist Bild 5 ganz auf Oberfläche abgestellt. Im Zeitalter der Photographie, so wird deutlich, haben die Kosmetiker aller Art Konjunktur. Weil die Kamera oberflächenhaft ist, kommen ihr die Menschen entgegen und errichten Fassaden. Im Image hebt das Medium den Menschen auf – so ließe sich Evans' gegenüber Brecht dialektisch-avancierte Sicht der photographischen Oberflächlichkeit umschreiben.

Aber wir müssen genauer formulieren. Das Syndrom Photographie-Image-Reklame-Kosmetik wird von Evans sozial situiert in der weißen Mittelschicht Amerikas; denn ausschließlich Angehörige dieser Rasse und Klasse waren auf den einleitenden Bildern zu sehen – unter den unzähligen Paßphotos im Studio-Fenster sucht man z. B. vergebens nach einem einzigen schwarzen Gesicht – ausgerechnet in Birmingham, Alabama, einem Geburtsort der Civil-Rights-Bewegung.

Als Kontrapunkt setzt Bild 6 dagegen ein Interieur, einen Blick *hinter* die Kulissen – daß die Photographie auch dazu fähig ist, will Evans sich nicht abhandeln lassen. Vorgeführt wird ein verwahrloster Barbierladen, bestückt mit antiquierten, abgewetzten Ledersesseln. Keine Frage, das sind Rücksitze für Menschen dritter Klasse, für Schwarze, wir wissen auch wo: im tiefen Süden der Vereinigten Staaten von Amerika, in dem noch dreißig Jahre später Menschen sterben mußten, die sich mit den Rücksitzen in Bussen und Restaurants nicht mehr zufriedengeben wollten.

Im Schatten der dominanten weißen »Mainstream«-Kultur Amerikas gibt es also noch eine armselige, vorwiegend schwarze Subkultur zu entdecken. Mit dem Blick hinter die Fassade des Frisiersalons leuchtet Evans zugleich hinter die Kulissen der Nation, und der resultierende Kontrast ist bezeichnend. Trotz Wirtschaftskrise funktionierte der Kapitalismus in den großen städtischen Zentren der Ostküste noch leidlich; die Aktien waren gesunken, aber die Konsumkultur ließ sich mit Einbußen aufrechterhalten; die Frauen auf den Zahnpasta-Reklamen fuhren fort zu lächeln, die Widersprüche blieben subterran. Auch im sozialen Abseits des Tiefen Südens gab es sie schon, die großbuchstabigen Versprechungen und lächelnden Gesichter; auf gedrucktem Papier hatten sie selbst bei Negerfriseuren Einzug gehalten, wie Evans' Photo belegt. Aber anders als im Nordosten fielen hier die verheißungsvolle Werbung und die horrenden sozialen Verhältnisse kraß und eminent photographierbar auseinander. Es sind Verhältnisse, die Evans nicht losgelassen haben, zu denen seine photographische Arbeit schwerpunktmäßig immer wieder zurückkehrt. Daß im Süden die ansonsten kaschierte Lüge der bestehenden Wirtschaftsordnung offen zutage trat – darin lag für einen Yankee-Intellektuellen wie ihn vermutlich die Faszination und Melancholie von Mississippi, Georgia, Alabama.

Auf den Barbierladen folgt in Bild 7 unvermittelt ein Autofriedhof, ein aus der Serie schlagendes Motiv, mit dem Evans ein neues Thema zur Diskussion stellt (Taf. 33). Bezeichnend für sein Vorgehen ist dabei eine »verwebende« Maßnahme, die das Abrupte des Übergangs mildert durch Betonung einer formalen Affinität: abgewrackt, so könnte man nennen, was Bild 6 und 7 verbindet. Solche quasi grammatikalisch artikulierten Gelenkstellen im Bilddiskurs werden noch öfters zu vermerken sein.

Dem Automobil als Inbegriff des Amerikanischen, als Verheißung traumhaften Komforts für jedermann, als Wertmaßstab für bürgerliches Prestige und bequemes Kriterium, das »Winners« von »Losers« zu trennen erlaubte – diesem Generalmotiv der US-Kultur gebührte in Evans' Band natürlich eine Sonderstellung. Provokativ wird das Thema eröffnet nicht vom Automobil im Aufstieg, im Schimmer seiner fabrikneuen Stahlhaut, sondern von der vierrädrigen Banalität, die schon am Ende ihrer Geschichte steht, zum Zivilisationsmüll geworden ist und die Umwelt mit in den Ruin zieht. Das gedehnte Querformat des Photos, das gleichwohl nur einen beliebig fortsetzbaren Ausschnitt aus einer riesigen Halde von Metallkadavern repräsentiert, macht das unaufhaltsame Wuchern der Abfallplätze sinnfällig.

In einem methodischen Schritt, der sich wiederholen wird, geht Evans im folgenden Bild von der Ebene des Objekts zur Ebene des Zeichens über. »Gas« ist auf die Wand geschrieben, in hastiger, klecksender Schrift, aus der man auch Gierigkeit lesen könnte: der Spritbedarf ist schon zur Sucht geworden, die keinen Aufschub duldet. Die Durstbekundung sitzt zuoberst auf einem vielschichtigen Palimpsest verschlissener Reklame-Slogans. Benzin, das ist der neueste Schrei,

doch ist schon abzusehen, daß er zur schnellen Veraltung verurteilt ist, wie frühere Werbebotschaften, wie die Autos selbst.
In Bild 9 noch einmal, noch schöner der Traum: vom Cabriolet als Glücksvehikel, das ein junges Paar ins Blaue trägt, ins Reich des unbeschwerten Hamburger-Konsums zu 35 Cent in freier Natur. Das ist kein Photo, sondern eine Malerei auf einem Würstchenwagen, und der Fiktionscharakter der Wochenend-Utopie wird beglaubigt durch die Signatur »Painted by J. Demarais«.
Dagegen Evans' photographisches Zufalls-Dokument (Bild 10): Im Schnappschuß fixiert, ein Mann und eine Frau, ebenfalls jung, im Eisengestell eines ebenfalls offenen Wagens, aber diesmal in der Stadt. Ein Lastwagen passiert im Hintergrund, von der Geschwindigkeit verwischt, wodurch die Gesichter vorne im Cabriolet umso schärfer hervortreten – prüfende, besorgte Gesichter, von Freiheit keine Spur.
Mit diesem ziellos geparkten Auto kommt Evans' Kommentar zur Autokultur zu einem vorläufigen Abschluß; mit der Aussparung südstaatlicher Bildbeispiele hat sich diese Kultur u. a. ausgewiesen als Spezialität des amerikanischen Nordostens, der städtischen Zentren und der Weißen. Mit dem Stadt- und Ausflugsmotiv in Bild 10 bereitet Evans den Übergang von der Automobilsequenz zur folgenden vor, die den Freizeitgenuß des Großstadtpublikums an der Ostküste zum Thema hat. Amerika macht eine Wirtschaftskrise durch, aber in New York oder Boston floriert weiterhin eine Mittelklasse, die sich gerne amüsiert. Wie Bild 11 belegt, trägt man weißen Topfhut, hohe Absätze und getupftes Sommerkleid, und man läßt vom Steg auf Coney Island den Blick über die badenden Ausflügler schweifen. Wie schon in Bild 3 geht Evans hier der Dialektik von Individuum und Masse nach, nur daß die sommerlich gekleidete Dame dem Photographen den Rücken zukehrt, d. h. gleichgerichtet mit dem photographischen Objektiv das Strandpanorama mustert. In ihr genießt die Menge sich selbst; herausgesondert aus den Vielen geht die Einzelne sogleich wieder in die Menge ein, ohne ihr Gesicht zu zeigen.
Weißer Kragen, Schlips, Weste bei den Männern; Broschen, Handschuhe, Pelzmäntel bei den Ehefrauen (Bild 12): es sind auf dieser New Yorker Parkbank die Abzeichen gediegener Bürgerlichkeit in Fülle – und nur unerheblichen Variationen – vertreten, wobei unscharfe Passantenfiguren im Hintergrund daran erinnern, daß wir es wieder mit einer beliebigen Auswahl aus der großstädtischen Menge zu tun haben. Kein Zweifel, es geht diesen Leuten gut, und doch spiegelt sich Unzufriedenheit in den Gesichtern. Der überfüllte Park am Sonntag, die identisch gekleideten Nachbarn sind offenbar nicht das, was man sich wünscht, Langeweile wird sichtbar. Was wünscht man sich?
Die Defizite des Alltagslebens werden von der Traumfabrik der Movies kompensiert. Wieder vollzieht Evans den Sprung von der realen zur symbolischen Ebene. Im Filmplakat (Nr. 13, Taf. 11) sind die Gesichter ebenso eng beisammen wie auf der Parkbank – aber die gemalten Augen und Lippen sind aufgerissen, ein namenloses Schrecknis kündigt sich an, auf der symbolischen Ebene kann man was erleben. Überdies sind die Plakatköpfe übergroß und nah gesehen, und diese ironische Anleihe des Photographen bei der Close-Up-Strategie der Filmemacher gibt dem Mienenspiel zusätzliche Intensität. Wie Tränenspuren ziehen sich Risse und Falten im Papier durch das Aktricengesicht, die plakative Illusion zugleich steigernd und entlarvend.
Die Plakataufnahme ist im Buch relativ klein auf großer, weißer Seitenfläche reproduziert. Bis auf einen schmalen Rand füllt dagegen das folgende Photo (Nr. 14, Kat. 165; vgl. Varianten Taf. 79 und Kat. 166) die Buchseite aus – es ist ein Frauenportrait, das dank des Großformats und seiner formalen wie emotionalen Schlichtheit schockhaft auf die spektakulären Kinogesichter folgt. Wir haben es mit einer konkreten Einzelperson, nicht mit einem Filmstar-Image oder einem Schnappschuß beliebiger Straßenpassanten zu tun. Der betont nüchterne Gesichtsausdruck und das billige Kleid lassen keinen Zweifel, hier wird nicht geschauspielert, hier wird auch keine gutbürgerliche Fassade zur Schau getragen. Die Frau ist unbekannt mit allem, was Großstadtmenschen bewegt. Trotzdem ist das Gesicht scharf gezeichnet; es gehört einer Pächtersfrau im Süden Amerikas, die ums Überleben auf ein paar sandigen Morgen Land kämpft. Unter den vielen Portraits in Evans' Buch ist es dasjenige, das in der großen, frontalen, knapp auf Kopf und Schultern konzentrierten Darbietung am wenigsten ephemer und zufällig wirkt. Wenn Evans bei seiner insistenten Musterung zeitgenössischer Gesichter auf ein ganz mit sich identisches (und essentiell amerikanisches?) gestoßen ist, dann dieses.[18]
Das Portrait der Pächterin steht am Anfang einer kleinen Bildgruppe, die das Stadtpublikum im Nordosten mit der

Landbevölkerung kontrastiert. Bild 15 führt das neue Thema mit einem Farm-Interieur weiter, das unter dem frommen Wandspruch steht: »The Lord will provide« – ein Wunschdenken, das damals nötig wurde, weil das Land nicht mehr genug hergab. Der triste, verwahrloste Innenraum ist Beweis, daß es schlecht stand um die amerikanische Landwirtschaft. Im nächsten Bild macht dann die Gegenüberstellung eines Kindergesichts mit einer modisch-urbanen Wandkritzelei darauf aufmerksam, daß der Agrarsektor bereits dem Einfluß der Stadtkultur ausgesetzt war, das Mädchen schon wußte, wie es sich als Frau einmal kosmetisch herzurichten habe.

So vorbereitet, folgt eine Bildserie, die von der Assimilierung der Schwarzen in die weiße Großstadtkultur handelt. Zunächst (Bild 17) eine mondäne New Yorkerin, die mit eleganter Kappe und Pelzverbrämung sich ganz den kosmetischen Standards der weißen Mittelklasse angepaßt hat, obwohl ihre Gesichtszüge auf teilweise schwarze Abstammung schließen lassen (Taf. 7). Im folgenden Bild ein weiterer Assimilationsbeleg. Wir blicken ins Schlafzimmer eines Negerpfarrers, wo es eine »Kulturecke« gibt, wie sie schon Atget gerne festgehalten hat.[19] Eine ganze Reihe sorgsam ausgewählter und gruppierter Utensilien legt Zeugnis ab von gesellschaftlichen Ambitionen. Und wie die Häufung der Toilettenartikel beweist, ist es so, daß die Elite der schwarzen Minorität die Kosmetik und Konsum-Orientierung der dominanten Klasse teilt – übrigens auch die hohe Bewertung solider Eheverhältnisse, siehe die beiden Photos glücklicher Paare (eins davon Reklamebild eines gut gekleideten, offenbar vorbildlichen weißen Paars).

Bild 19 kehrt ins New Yorker Großstadtmilieu zurück (Kat. 13). Eine schwarze Frau paradiert einen opulenten Pelzkragen auf der 42. Straße, Amerikas erotischem Vergnügungszentrum. Welchem Geschäft die Dame nachgeht, ist kein Geheimnis, und damit kommt ein weiterer Aspekt der Rolle der schwarzen Minderheit in der herrschenden Kultur ins Blickfeld.

Nr. 20 zeigt einen Schwarzen, einen Sklavennachkommen, umgeben von den Chiffren der Herrensprache: Spanische Zeitungen (wir sind in der US-Kolonie Kuba), ein amerikanisches Coca-Cola-Schild und »abendländische« Architektur, bestückt mit dorischen und jonischen Säulen, dazu auf Illustrierten die geschönten Gesichter diverser Filmstars. Es gibt sogar, merkwürdiges Zufallsspiel, den Denker von Rodin in prometheischer Nacktheit. Für den Afro-Amerikaner, der da mißtrauisch im imperialistischen Symbolfeld steht, ist es vermutlich zu spät zum Nachdenken. Kreissäge, Schlips und Anzug passen ihm wie angegossen; keine Auflehnung, keine Fackel.

Gegen diesen großstädtischen Symbol- und Warenüberfluß ist wiederum schockhaft das Elend eines südstaatlichen Negerslums im Schatten von Fabrikschloten gesetzt (Nr. 21). Der Reichtum der herrschenden Kultur wird in diesen Fabriken produziert, aber für die Produzenten fällt nichts ab. In Mississippi sind die Schwarzen nicht einmal marginal am Konsum beteiligt. Im Gegensatz zu ihren Genossen in New York oder Havana, die sich immerhin wie Weiße kleiden und gerieren können, sind sie hoffnungslos pauperisiert und aus der Gesellschaft ausgeschlossen.

Darauf folgend zwei vergleichende Seitenblicke auf das Schicksal der *weißen* Unterklasse. In Bild 22 eine puritanische Pächterfamilie vor ihrer Holzhütte in Alabama (vgl. Variante Taf. 93). Der asketische, patriarchalisch kontrollierte Lebensstil der amerikanischen Pioniersgeneration verwahrt sich hier hartnäckig gegen die Versuchungen des industriellen Konsums, von dem in eindrucksvollem Anachronismus jede Spur fehlt. Die abgehärmten Gesichter und die löchrige Bretterwand lassen den immensen menschlichen Kostenaufwand solcher protestantischer Arbeitsethik ahnen. Anderweitig war sie längst am Abbröckeln; auch die weiße Unterklasse begann, die Waffen vor der Wareninvasion zu strecken. Das Bergarbeiter-Interieur in Bild 23 ist gekennzeichnet durch das schamlose Eindringen der großmäuligen Reklame-Verheißungen (Taf. 29).[20] Besen und Schaukelstuhl gehören noch der Epoche handwerklichen Geschmacks und bäuerlicher Selbstgenügsamkeit an, aber Weihnachtsmann und Hochschulabsolventen machen sich breit als Vorläufer der industriellen Kolonialmacht, die unterjocht, was noch an ländlich-autonomem Puritanismus übrig ist.

Wir sind ungefähr in der Mitte des 50 Bilder zählenden Photo-Diskurses angelangt und haben damit eine deutlichere Vorstellung von seiner Struktur gewonnen. Evans benutzt thematisch rasch wechselnde, zuweilen verwirrende Bildanordnungen, um amerikanische Kultur als komplexes Gewebe von gegensätzlichen, sich ständig neu definierenden und konfigurierenden Faktoren zu beschreiben. Soziale, regionale, wirtschaftliche, historische, materielle und ideelle

Differenzen erscheinen auf diese Weise immer neu miteinander konfrontiert, immer neu in Frage gestellt.
Eine Generalfrage, die für den Leser dabei unvermeidlich wird, ist die nach dem Kitt, der diese monströse Kulturklitterung zu einer amerikanischen stempelt und im großen Ganzen zusammenhält. Man kann die beiden folgenden Bildgruppen (24 – 27, 28 – 32) wohl als Teilantwort auffassen; jedenfalls kreisen sie um zwei zentrale Motive im kulturellen Gewebe: das Automobil als »Leitfossil« der amerikanischen Zivilisation – als Hauptprodukt der herrschenden Wirtschaftsform, Inbegriff des gängigen Lebensstils, Grunddemarkation der Gesellschaftsfähigkeit. Und die Uniform, das Stück nationaler Fassade, das einerseits auf den Zwangsapparat verweist, ohne den keine imperiale Macht auskommt, andererseits den patriotischen Gefühlshaushalt nährt, der die militärische Mechanik gleichzeitig verschleiert und legitimiert.
Die Rückkehr zum Automobil-Thema steht im Rahmen der unmittelbar vorher angesprochenen regionalen und sozialen Antagonismen. Bild 24 hält fest: einen verstaubten, im Besitz eines Weißen befindlichen Wagen, der kurzen Besuch vor einer Reihe armseliger Geschäfte macht, die von Schwarzen betrieben und frequentiert werden (Kat. 104). Drei offenbar arbeitslose Neger gehören zum Hintergrund des Automobils, das u. a. ihre Enterbung demonstriert. Im nächsten Bild, ebenfalls in einer südlichen Stadt, eine elegant gekleidete Familie, vermutlich Nordstaatler auf Ferienreise, die mit ihrer teuren Karosse Panne gemacht haben (Taf. 51). Wo was für ein Auto von wem vorgefahren wird, gibt also genaue Auskunft über die sozialen und regionalen Bruchlinien in der amerikanischen Landschaft.
Noch einmal wird dies unterstrichen vom folgenden Bildpaar. Nr. 26 zeigt die gemischte Auto-Population in einer südlichen Provinzstadt (Taf. 55). Man sieht da Laster neben Limousinen, große neben kleinen, verwitterte neben nagelneuen Modellen – vom Mix der Karosserien darf man auf eine vielseitige, kontrastreiche Sozialstruktur schließen, und ferner auf eine gewisse kulturelle Diversität und Kreativität (die sich ja auch in der ästhetisch virtuosen Verteilung der Autoreifen über die Werkstattfassade im vorhergehenden Bild deutlich genug manifestiert). Dagegen ist die Hauptstraße eines Badeorts in New England beidseitig besetzt von nahezu identischen, schwarz-glänzenden Vehikeln (Bild 27, Taf. 13). Ford und die Fließbandproduktion haben hier auf der ganzen Linie gesiegt; scheinbar gibt es keine Klassen mehr, sondern nur noch Konsumenten. Wieder läßt Evans diskret die kulturpessimistische Angstvorstellung einer perfekt durchrationalisierten Ameisengesellschaft durchblicken.
Damit ist die Rekapitulation des Automobil-Themas abgeschlossen und es folgt eine Bildgruppe im Zeichen von Uniformen, d.h. von Autorität, Patriotismus, Imperialismus. Überleitend und einleitend ein Kriegerdenkmal, das vom Verkehr (dies der Anknüpfungspunkt an die voraufgehenden Bilder) zu einer abgeschnitten-surrealen Inselexistenz verurteilt ist (Taf. 34). In Bild 29 die dramatische, filmisch-lebensnah wirkende Nahaufnahme eines bronzenen, säbelschwingenden Bürgerkrieggenerals auf dem Schlachtfeld von Vicksburg, Mississippi (Kat. 100). Evans legt uns damit einen Fall von hemmungslosem Hurra-Patriotismus vor, der seine kolonialen Implikationen besitzt: In Vicksburg hatte der industrielle Norden über den agrarischen Süden gesiegt, doch in gloriosen Bronzemonumenten perpetuierte der Süden einen »letzten Stand« von tragischer Irrelevanz: Symbol eines Denkens, das die ökonomische Herausforderung aus dem Norden nicht begriff.
In Bild 30 folgt das Portrait eines kubanischen Polizisten, stolz posierend, aus heroischer Untersicht aufgenommen. Es ist das unbedarfte Selbstgefühl des Lakaien, das Evans hier ironisierend festnagelt. In den beiden anschließenden Bildern kommen Mitglieder der unter dem Namen »American Legion« berüchtigten, rechtsextremen Veteranenorganisation an die Reihe. Zunächst drei Pimpfe, die sich halb sendungsbewußt, halb albern der Kamera stellen, dann ein forsch-arroganter Offizier, dem es mit der Amerikanisierung der Welt ernst ist (Taf. 36). Auch dies eine Kolonial-Studie.
Im nächsten Bild plötzlich ein Dockarbeiter; im Gegensatz zu dem expansiv die Seite füllenden Legionär beansprucht er nur ein bescheidenes Bildformat. Weiße Bartstoppeln, verrußte Haut, zerschlissene *Arbeits*-Uniform: kein Sieger steht vor uns, aber auch kein Bettler; die Schaufeln über seiner Schulter legen noch einmal den Akzent auf Arbeit. Werktätigkeit auf unterster Stufe – und ihr Lohn, soweit davon die Rede sein kann – ist das Thema, das mit diesem Portrait aufgenommen wird. Übrigens ist es ein gestelltes Portrait. Evans hatte den Legionsoffizier en passant geknipst, er schaut aus der Parade zu uns heraus und bleibt

doch seiner Organisation, den Flaggen und patriotischen Exerzitien verhaftet. Der Dockarbeiter dagegen tritt vor die Kamera zu einer förmlichen, frontalen Portraitaufnahme, d. h. er stellt sich uns, und so wie er in den laufenden Bilddiskurs eingefügt ist, verlangt er von uns, sich ihm zu stellen.

In Nr. 34 folgt ein weiteres Arbeitsbild; daß auch hier ein weißhaariger, dunkelhäutiger Mann vorkommt, gehört zu den »verwebenden« Maßnahmen, die Evans' photographischem Diskurs Zusammenhang geben (Taf. 70). Gezeigt ist ein Plakat, das sich schon teilweise vom Backsteingrund abgeschält hat, so daß sich ein verwirrendes Oszillieren zwischen räumlicher Tiefenillusion – Bild – und undurchdringlicher Oberfläche – Wand – ergibt. Gesteigert wird der surrealistische Effekt noch durch die knappe Beschneidung der Aufnahme, die die Plakat/Wand virtuell identisch werden läßt mit der Buch/Seite, wieder unter scheinbarer Ausschaltung der vermittelnden Leistung des Photographen.

Genauer besehen handelt es sich um ein »Minstrel«-Plakat, das zum Besuch eines jener Volkstheater-Stücke einlädt, in denen vorwiegend weiße Schauspieler die Lebensverhältnisse der schwarzen Unterklasse komödiantisch karikierten. Vor wie nach ihrer angeblichen Befreiung leisteten die Schwarzen die Sklavenarbeit, die den gesellschaftlichen Reichtum produzierte, und in Minstrel-Shows war zu sehen, welche Vorstellung sich die Herrenschicht von diesem fundamentalen Beitrag machte. Vor allen Dingen, so suggeriert das vorgelegte Plakat, stifteten die Schwarzen auf den Plantagen heilloses Durcheinander: Waschzuber fallen um, Haustiere geraten in Aufruhr, und jeder stört, verfolgt, beschimpft jeden. Letzten Endes geht es dabei um Besitzfragen – die schwarze Dienerschaft erscheint als Diebesbande, die hauptsächlich das Stibitzen von Federvieh und Melonen im Sinn hat. Die Frage, warum sich die Arbeiter den Lohn ihrer Arbeit stehlen müssen, bleibt im Minstrel-Theater unberücksichtigt. Evans impliziert sie aber, u. a. dadurch, daß er die im Plakat entwendete Melone im folgenden Bild (Nr. 35) in einen neuen, die Produktions- und Besitzverhältnisse thematisierenden Zusammenhang stellt.

Auf den ersten Blick ein herzerfrischendes Photo, an dem man sich nicht satt sehen kann (Taf. 68). Es wird uns in diesem Obststand an der Landstraße ein Überfluß von agrikulturellen Produkten und kulturellen Zeichen vor Augen geführt, der auf die unverminderte Vitalität anderweitig längst verschütteter handwerklich-kreativer Traditionen in den Südstaaten verweist. Von Wels bis Forelle, Aprikose bis Kürbis sind an diesem Stand die Früchte des Landes wohlfeil zu haben. Stünde die Aufnahme allein, könnte es mit dieser affirmativen Lesung sein Bewenden haben. In dem von Evans verantworteten seriellen Zusammenhang stellt sich aber doch die Frage, wie solch ein Schlaraffenangebot möglich ist und wem seine Segnungen in den Schoß fallen. Das vorausgehende Minstrel-Plakat gibt in dieser Hinsicht zu denken. Daß in den Südstaaten die meiste Schwerarbeit auf Hof und Feld von den Schwarzen erledigt wurde, ist selbst in der komödiantischen Verdrehung noch zu ahnen. Wo sind die Schwarzen aber, wenn es an den Verkauf der Ernte geht? Im Vergleich der beiden Bilder wird die wirtschaftliche Grundordnung in ihrer schwarz-weißen Dichotomie anschaulich: hier Arbeit und Armut, dort Vertrieb und Profit; und beide Bereiche sind schärfstens gegeneinander abgedichtet.

Anschließend (Nr. 36) noch einmal der Nachweis, was sich die Negerbevölkerung mit ihrer Arbeit erkauft: Bretterbuden im Slum, verbrämt mit Reklame-Verheißungen. Die Schwarzen haben also einen Platz im Land, sie sind Teil geworden von Amerika, aber sie bleiben außerhalb der Gesellschaft. Man braucht sie, aber man sieht sie nicht. Das folgende Armenhotel (Nr. 37) macht darauf aufmerksam, daß es eine weiße Unterklasse gibt, die mit ihrer Arbeit ebenfalls nur marginale Duldung im Land errungen hat (Kat. 45). Von gelungener Integration spricht erst das folgende Bild, der »Kulturecke« eines portugiesischen Immigranten-Haushalts gewidmet. Die Familienphotos deuten auf soziale Arriviertheit, die US-Flagge auf Loyalität zur neuen Heimat, und der Kaktus auf einen sperrigen Rest mutterländischer Herkunft. Das Thema Arbeit und Lohn wird hier in das eng verbundene überführt: die Amalgamierung von Werktätigen jeglicher sozialer und ethnischer Herkunft zur amerikanischen Gesellschaft.

Mit gewohnter redaktioneller Virtuosität hat Evans das im folgenden Bildquartett regelmäßig wiederholte (und schon in der voraufgehenden Kulturecke präludierte) Motiv des Doppelportraits dazu benutzt, in wechselnden Konstellationen die Koexistenz verschiedener ethnischer und sozialer Gruppen zu beleuchten. Zur Diskussion gestellt ist das Amerika, das sich gerne als »Melting pot« verstand, wobei

Evans allerdings kritische Distanz behält zu der mit diesem Schlagwort immer schon ausgesprochenen Behauptung der Fusion, der Versöhnung der Gegensätze. Wie weit reicht die Integration der Gesellschaft – Schmelztiegel oder Apartheid, das ist die Frage.
Zunächst (Bild 39) zwei junge Männer auf der Hauptstraße einer amerikanischen Kleinstadt, die sich durch Hut und sauberes Hemd als Büroangestellte ausweisen. Daß sie nur neutral koexistieren, ohne daß persönliche Zuwendung erkennbar wird, ist als schichtenspezifisches Verhalten zu verstehen. Anders liegt die Sache im anschließenden Doppelportrait von zwei Männern bei der Lunch-Pause (Nr. 40). Der eine, ein Koch, legt dem anderen, einem Mechaniker oder Industriearbeiter, freundschaftlich den Arm um die Schulter. Die beiden mögen sich, trotz verschiedener Berufe. Der Vergleich mit dem vorhergehenden Bild impliziert jedoch eine beträchtliche soziale Kluft zwischen Angestellten- und Arbeiterschicht, zwischen Weißen Kragen und Blauen Kragen also, um die griffige amerikanische Unterscheidung anzuwenden. Buchhalter und Arbeiter gehören zu verschiedenen Welten, die wenig Kontakt haben, und innerhalb der verschiedenen Schichten sind die Beziehungen desto wärmer, je handfester die Arbeit ist.
In Nr. 41 ist ein Ehepaar festgehalten, und damit verlegt Evans den Akzent von der beruflichen auf die eheliche Koexistenz, wobei sozialer Status weiterhin von Belang ist. Hatte sich das Arbeiterpaar in Berufsmontur vor dem Schnellimbiß ausgesprochen alltäglich-real präsentiert, treffen wir das sommerlich-ferienhaft gekleidete Ehepaar in der Scheinwelt von Coney Island an, dem Amüsierparadies vor den Toren New Yorks. Vom Elend der weißen und schwarzen Landarbeiter in den Südstaaten, von gekürzten Löhnen und Massenarbeitslosigkeit an der Ostküste ist hier im mittelständischen Freizeit-Mekka nichts zu ahnen. Daß die beiden uns den Rücken zukehren (wie schon eine früher vorgestellte Besucherin von Coney Island) und sich dabei zärtlich umschlungen halten, deutet auf eine doppelte Illusion: die der ehelichen Happiness und die des Lunapark-Erlebnisses. Die Hinwendung zu diesen Scheinbereichen ist gleichbedeutend mit der Abkehr nicht so sehr von uns, als von jeglicher sozialer Wirklichkeit.
Nicht ein, sondern zwei Ehepaare sind im letzten Bild des Quartetts zu sehen (Nr. 42), und zwar schwarze Paare, die sich in eleganter Abendkleidung beim Tanz vergnügen, so will es das Minstrel-Plakat (Kat. 148). Eine neue Facette der schwarzen Unterklasse aus weißer Obersicht ist dokumentiert, und noch in der falschen Wiedergabe der Schwarzen als heitere Festgäste tut sich der wahre Sachverhalt der totalen Segregation kund. Es gibt weiße Ehepaare und Festlichkeiten und es gibt schwarze Ehepaare und Festlichkeiten, aber keine Mischung. Im Kern der amerikanischen Gesellschaft ist Integration verboten, die Schmelztiegel-Ideologie gelogen.
Kraß von der fröhlichen Abendgesellschaft abstechend folgt ein tristes Boarding-House-Interieur (Nr. 43). Mit ihm beginnt die letzte, den gesamten photographischen Diskurs abschließende Bildgruppe, in der sich Evans mit der schon mehrfach gestreiften und für jede Gesellschaftsstruktur wohl entscheidenden Frage auseinandersetzt, wer in dieser Ordnung Platz findet und wer herausfällt. Der Motivbereich, an dem Evans dem Problem nachgeht, ist das Haus, das Zimmer, die Tür ... Die Metaphorik der Gesellschaft als Haus mit vielen Wohnungen ist alt; Evans knüpft an sie an, wobei redaktionelle Maßnahmen die allgemeine Symbolik der einzelnen Architekturausschnitte hervortreten lassen. Es geht hier um mehr als die Wohnlichkeit bestimmter Bauten, es geht um die Bewohnbarkeit Amerikas überhaupt. Selbstverständlich war diese Frage nicht am Beispiel des weißen, saturierten Bürgertums zu klären, das seinen Platz sicher hatte, sondern in den sozialen Randfeldern, und hier gab es wenig Anlaß zu Optimismus.
Wer schwarze Haut hatte, konnte im Notfall, wie das Überschwemmungsopfer in Bild 44, auf eine Pritsche und einen Blechtopf in einer behelfsmäßigen Barracke rechnen. Diese Existenz, die für Millionen steht, ist unterhalb der Menschenwürdigkeit angesiedelt, und um das zu zeigen, ist Evans bereit, seine ästhetischen Standards zu unterschreiten. Die festgehaltene Ansammlung armseliger Gegenstände, einschließlich einer Hand und eines Gesichts, ist kompositorisch irrelevant. Gerade in der Weigerung, die Züge der Frau lesbar und einfühlbar zu machen, bekundet sich allerdings einmal mehr Evans' Neutralitäts-Credo, sein Mißtrauen gegen die Photographie als Mittel moralischer Aufrufe.
In Bild 45 dagegen funktionale, humane Wohnlichkeit auf minimalem, nicht weiter reduzierbarem Niveau: Ein schlichtes Holzhaus in einem Arbeiterviertel, ein geöffnetes Fenster, ein Stuhl, eine Treppenstufe – mehr ist nicht erfor-

derlich als Rahmen einfacher Geselligkeit, als Wohnort *in* der Gesellschaft. Ähnlich das folgende Bild. Noch einmal, wie schon in Bild 37 ein »Boarding House« bzw. Armenhotel (Kat. 130). Die Menschen, die auf der Veranda und an dem Fenster des Gebäudes sitzen, sind nicht seine Eigentümer, sondern nur zahlende Gäste. Immerhin, sie finden Gastlichkeit auf billigster Ebene: ein Dollar pro Tag, wie man auf einem Anschlag anderweitig erkennen kann (siehe Nr. 37). Die verschnörkelte Laubenarchitektur ist dabei mehrfach bedeutsam. Sie spricht von Kreativität, sie deutet auf Gastlichkeit, Offenheit, und sie ist auch Symbol südstaatlicher Beschaulichkeit: man sitzt auf der Veranda und nimmt Teil am Leben der Stadt, das man sich noch unberührt von obsessiver Yankee-Arbeitsethik zu denken hat.

In Bild 47 zwei weitere Südstaaten-Häuser mit vorgebauten Veranden (Taf. 52). Aber die Straße, auf die sie einmal Ausblick gaben, hat sich zur Hauptverkehrsader entwickelt (man erkennt Straßenbahnschienen), und infolgedessen sind die Lauben – und die Treppen, die ursprünglich zu ihnen führten – von riesigen Reklameschildern blockiert worden. Evans hat hier ein Stück südstaatlicher Kulturgeschichte abgelichtet: die Verpflanzung nordstaatlicher Wirtschafts- und Verkehrsformen nach Georgia und Alabama hat der hier einstmals üblichen Lebensart den Garaus gemacht. Die identischen Formen der aus der Retorte kommenden Zwillingshäuser deuten auf den verwandten Sachverhalt der Auslöschung des Individuellen unter den Bedingungen der Massenproduktion – ein Befund, der durch die kosmetische Schablonisierung der Filmstar-Gesichter auf den Reklameplakaten bekräftigt wird. Kein Zweifel, hier leben Menschen, wahrscheinlich nicht arm, sicher halbwegs integriert in den gesellschaftlichen »Mainstream«, aber, so fragt man sich vor Evans' lapidarem, frontalem Photodokument, was ist das für ein Leben, in den Winkeln identischer Holzboxen, unter der Aufsicht ununterscheidbarer Hollywood-Masken.

Ein Beispiel des totalen Ausschlusses, des Vegetierens auf den Schwellen verschlossener Türen in einem New Yorker Slum, gibt Bild 48. Auffällig ist der Kommunikationsmangel zwischen den drei hier angesiedelten Männern, von denen jeder seine eigene Türnische beansprucht – noch in der Enterbung die herrschenden Besitzverhältnisse reproduzierend. Im folgenden Bild läßt Evans noch einmal alle Ästhetik fahren, um uns den Bewohner der Mittelnische per Nahaufnahme so vor Augen zu führen, daß es schwierig wird, ihn und das von ihm repräsentierte soziale Faktum zu ignorieren.

Daß es Evans nicht um Diverses, sondern um Amerika überhaupt geht, daß sein Photoband also mit moralistischer Strenge ins Zeichen eines sozialen Ganzheitsideals gestellt ist, belegt am deutlichsten wohl das den gesamten Diskurs abschließende Bilddokument (Taf. 27). Es lenkt unseren Blick auf eines der großen, weitläufigen Plantagen-Häuser im tiefen Süden, aus der Zeit vor dem Bürgerkrieg, vor dem Sieg der nordstaatlichen Industriemacht. Die hohen Pfeiler erinnern formal an die Mauerstirnen, die in dem vorausgehenden Bild die Türnischen der Tramps unterteilten, haben aber funktional anderen Sinn. Die Pfeilerintervalle sind offen und einladend gestaltet, gewähren allseitigen Zugang zu einem weitläufigen Gebäudekomplex, deuten mithin auf einen umfassenden, »familiären« Gesellschaftsentwurf, der keine Außenseiter kannte, Herren und Sklaven unter einem Dach vereinte. Ob dem noblen architektonischen Entwurf eine soziale Wirklichkeit entsprach, sei im Moment dahingestellt – Evans war kein Romantiker und wird sich kritische Gedanken gemacht haben; herrschaftsfrei hat er sich die südstaatliche Baumwollwirtschaft mit Sicherheit nicht gedacht. So wie das Plantagenhaus als letztes Glied in den Bilddiskurs eingefügt ist, bleibt aber kein Zweifel, daß er es als Gegenbild der herrschenden und Sinnbild einer anderen, putativ humaneren amerikanischen Kultur verstand – allerdings einer historisch überholten, im Industriezeitalter nicht mehr lebensfähigen Kultur. Darauf deutet nachdrücklich die umgestürzte Eiche, die den architektonisch intendierten freien Zugang nachträglich doch verwehrt. Das Plantagenhaus ist längst verlassen, die Lebensart des Alten Südens nur noch grandiose Erinnerung.

Streng genommen sind wir hier nur am Ende des ersten Bilddurchgangs bzw. am Ende von »Teil Eins« angelangt. In »Teil Zwei« läßt Evans weitere 37 Photographien folgen, die aber hier als eine Art Paraphrase der schon besprochenen Sequenz unberücksichtigt bleiben können. Generell sei nur angemerkt, daß sich die zweite Serie ausnahmslos aus Beispielen amerikanischer Wohnarchitektur im Querschnitt durch Regionen und Stile zusammensetzt. Der zuvor hauptsächlich auf Menschen und ihre wirtschaftlich-sozialen Bedingungen gerichtete Kamerablick engt sich damit auf die materielle Schale des sozialen Lebens ein, führt aber dort zu genau parallelen Erkenntnissen. Der gesellschaftliche ist auch ein architektonischer Schmelztiegel, so ist dem chaotischen Gewirr der Fabriken und Villen, der Kirchen und Mietskasernen, der Bahngleise, Autostraßen und elektrischen Drähte zu entnehmen.[21] Und der ungemeinen dekorativen Fülle handwerklicher Hausformen der Vergangenheit antwortet die Kahlheit moderner, aus identischen Würfeln bestehender Arbeitersiedlungen im Schatten von Fabrikschloten. Als Leitmotiv und Wertkriterium dient die Arkade in allen denkbaren Spielarten. Vom holzgestützten Tankstellen-Dach bis zum gußeisernen Hotelbalkon bewährt sich die offene Vorhalle als Gradmesser der Humanität amerikanischer Architektur. Und wieder liefert der agrarische Süden die überzeugendsten Beispiele: den laubenumsäumten Raddampfer auf dem Mississippi und die »Neger«-Kirche in South Carolina, die nur vier dünne Balken braucht, um an Palladio anzuknüpfen und den Gemeindemitgliedern eine Heimat zu versprechen.

Die Arbeit des Lesers

Wir kehren an diesem Punkt zu dem großen Evans'schen Dilemma zurück, das sich daraus ergab, daß die existierende bildredaktionelle Praxis zutiefst korrupt schien, redaktionelle Rahmenmaßnahmen aber unverzichtbar waren, wenn Bilder ein breites Publikum verständlich ansprechen sollten. Auf der Suche nach einem Ausweg hat Evans dem Bilddiskurs der *American Photographs* durch editorische Mittel wie Bildausschnitt, Bildplazierung und Bildsequenzierung eine Form gegeben, die in ihrer Zeit nahezu isoliert steht und vom Leser eine ungewöhnliche Lektüreleistung fordert.

Bildbeschneidung bzw. die nachträgliche Heraushebung eines engeren oder weiteren Ausschnitts aus einem gegebenen Negativ war unter Kunstphotographen wie Stieglitz und Weston eine anrüchige Sache – Bildschöpfung, als geniale definiert, sollte auf Anhieb gelingen, nicht im Nachhinein ausgetüftelt werden. Evans dachte anders; seine Kameraarbeit erwarb ihre volle Bedeutung erst in der kritischen Revision.[22] In ausdrücklicher Abgrenzung von Stieglitz nahm er Beschneidung als ein prinzipiell legitimes Mittel für sich in Anspruch. In einem aufschlußreichen Buch zur Arbeitsweise von Walker Evans hat Jerry Thompson kürzlich zahlreiche einschlägige Beispiele vorgestellt, die keinen Zweifel lassen, daß wiederholte, variantenreiche Teilvergrößerungen desselben Negativs zu Evans' täglicher Praxis gehörten.[23] Offenbar ging es ihm bei dieser geduldigen Werkstattarbeit hauptsächlich darum, den im Aufnahmeakt anvisierten Bildbefund durch nachträgliche Eliminierung überflüssiger Randzonen oder ablenkender Details präziser zu fassen. Die Forcierung dramatischer Effekte, oder gar die völlige Umgestaltung von Bildstrukturen durch spektakuläre Vergrößerungen, die in den Illustrierten-Redaktionen üblich waren, lagen ihm fern. Statt die Wahrnehmung des Lesers mit letztlich nicht mehr durchschaubaren editorischen Eingriffen zu manipulieren, kam es Evans darauf an, durch sparsame bereinigende Maßnahmen photographische Sachbefunde für den Leser zugänglicher zu machen.

Im selben Sinn ist wohl sein Verzicht auf zugespitzte Licht-Schatten-Kontraste zu verstehen, die zur Steigerung der ästhetischen Attraktion von Photoreportagen in illustrierten Zeitschriften beitrugen, für Evans' dokumentarische Zwecke aber unbrauchbar waren. Er hielt seine Abzüge lieber grau in grau, selbst tiefe Schatten blieben auf diese Weise transparent und sachlich lesbar.

Von äußerster Ökonomie zeugt auch das Layout, das den *American Photographs* zugrundeliegt. Evans hat sich für *ein* Bild pro Doppelseite entschieden, die Bildtitel sind in den Anhang verwiesen und auf allgemeinste Orientierungshilfen beschränkt (»Louisiana Plantation House, 1935«, statt detaillierter Erklärungen oder gar Legenden). Verhindert wird mit diesem wohl von Sanders *Antlitz der Zeit* inspirierten Vorgehen die ansonsten übliche Präjudizierung der Bildinterpretation durch Vorgabe von gezielten Textinformationen; umgangen wird überdies die bei doppelseitiger Illustration automatische Einladung, das eine Bild im Licht des anderen zu lesen, wenn nicht gar in narrative Abfolge zu bringen.[24] Evans war es vielmehr darum zu tun, die Autonomie des Einzelbildes zu wahren, seinen sachlichen Reichtum ausschöpfbar zu machen – vergleichende Seitenblicke hätten dabei nur ablenken und einengen können. Wie gesagt, war die Abfolge der Aufnahmen im Buchzusammenhang bedeutungsvoll genug. *Zunächst* war der Betrachter aber aufgefordert, sich ganz auf die Informationsfülle des vorliegenden Photos einzulassen; erst im *zweiten* Schritt sollten serielle Zusammenhänge in den Blick treten.

Was die Bildformate angeht, hat Evans editorische Lizenzen ebenfalls nur zurückhaltend genutzt. *Life* machte seine Layouts interessant durch Gruppierung von Bildern verschiedenster Abmessungen auf derselben Seite, insbesondere auch durch unvermittelte Sprünge von Kleinformat zu Großformat.[25] Evans ließ bei seinen Bildern dagegen nur bescheidene Größenvariationen zu. Fast alle quer formatigen Bilder z. B füllen mit einer Standardweite von 17 ½ cm genau die Breite der Buchseite aus und da die meisten Hochformate 17 bis 18 cm in vertikaler Richtung messen, tendiert die Mehrzahl der Abbildungen zur Einhaltung eines bestimmten Durchschnittformats. Da der Band leicht hochrechteckig gestaltet ist, stand bei der Proportionierung der Vertikalformate allerdings ein gewisser Spielraum zur Verfügung. Wo inhaltlich angezeigt, konnte die Bildhöhe entweder auf ca. 20 ½ cm anwachsen – etwa bei dem »STUDIO«-Bild mit seinen 200 Paßphotogesichtern –, oder aber auf ca. 15 cm schrumpfen – z.B. bei dem Filmplakat, dessen zwei Gesichter bei größerer Wiedergabe relativ überproportioniert wirken und damit aus dem diskursiven Rahmen fallen würden.

Alles in allem ist deutlich geworden, daß Evans sich betont keinen souveränen, originale Bildintentionen überspielenden oder subvertierenden Umgang mit editorischen Mitteln gestattete. Vor der Gefahr, redaktionelle bzw. ideologische Linien notfalls auch gegen das vorliegende Bildmaterial durchzusetzen, bewahrte ihn u. a. schon seine ungewöhnliche Personalunion von Auteur-Editeur, d. h. der Umstand, daß er seine eigenen Bilder publizierte.

Es ging ihm aber nicht nur um die Verteidigung seiner künstlerischen Intentionen, sondern auch um die Findung, wenn nicht Erfindung eines, d. h. *seines* Publikums. In Evans' behutsamer editorischer Arbeit, die Bildinhalte nur leichter zugänglich, klarer verständlich machen will, ist der Akt des Lesens immer als entscheidender Beitrag des Lesers vorausgesetzt – und als solcher respektiert, nicht manipuliert. Der von der Buchgestaltung implizierte Leser ist ein aktiver, räsonnierender, kreativer Dialogpartner, der seine eigene Augen- und Gedankenarbeit in den Bilddiskus einbringt.[26]

Bei näherer Überlegung ist es wohl die unscheinbarste editorische Maßnahme, die Anordnung der Photos in numerierter Abfolge, die am meisten dazu beiträgt, die Lesearbeit ständig in Gang zu halten. Denn schon mit dem ersten Bild – der Photokabine mit den in die Tiefe, ins Photobuch weisenden Zeigefingern – gibt Evans ja den entscheidenden Wink, daß die Bildsequenzierung Logik und Bedeutung hat, daß sich im Nacheinander der Bilder eine diskursive Struktur thematisch entfalten wird. Von der ersten Seite an ist der Leser also aufgefordert, nach dieser Struktur zu *suchen* und vereinzelte Querverbindungen, dann sich verdichtende Sinnzusammenhänge zu entdecken, wo zeitgenössische Bildanthologien nur kaleidoskopische Buntheit oder chronologische Abwicklung zu bieten hatten. Der von Evans bewußt kreierte Mangel an verbaler Verpackung macht die verlangte Lesung der *American Photographs* ausschließlich zum Geschäft des Auges, ohne verbale Bevormundung oder Rückversicherung: mithin zu einem ungewissen und vieldeutigen Geschäft, und jede Lesart, einschließlich der hier vorgeschlagenen, kann nur eine von vielen ergiebigen Explorationen der von Evans eben nur visuell angelegten, nicht wörtlich festgelegten Sinnstrukturen sein.

Die lange Sicht

Evans' Photographien und der aus ihnen aufgebaute Bilddiskurs basieren auf einer spezifischen Optik, die sich zunächst ex negativo, aus dem, was sie nicht sein will, charakterisieren läßt. Wie schon mehrfach angemerkt, bestand er auf scharfer Abgrenzung seiner Arbeit gegen regierungsamtliche, tagespolitische Verwertungszusammenhänge, so z. B., als er 1935 in Vorverhandlungen um seine Anstellung bei der Resettlement Administration klarstellte, er werde sich unter keinen Umständen zu »photographischen Erklärungen oder Handlangerdiensten für die Regierung oder irgendeinen Regierungsbeamten – gleichgültig wie einflußreich – bereit finden«, und »reine Aufzeichnung, nicht Propaganda« als sein Vorhaben benannte. Der Wert seiner Arbeit für die Regierung liege »in der Aufzeichnung selbst, die sich auf lange Sicht als intelligentes und weitblickendes Unternehmen« herausstellen werde.[27] Als Evans sich drei Jahre später Notizen zu einem Vorwort für *American Photographs* machte, war er vor allem bedacht, auf Abstand zur illustrierten Presse zu gehen, wobei die »lange Sicht« wieder entscheidendes Differenzierungskriterium ist: »Es ist wahr, der Bildjournalismus liefert Aufzeichnungen, die im Lauf der Zeit eigenen Wert gewinnen werden. Aber der Journalismus der

Gegenwart ist so korrupt, daß er im photographischen Bereich nur selten und zufällig etwas von Wert produziert. Nur im Lauf der Zeit, wenn seine unmittelbaren Kontexte zurückgetreten sind, wird dieses Bildmaterial den hier zur Diskussion stehenden [d.h. historischen] Zweck erfüllen.«[28]

Evans bezieht hier die Position, daß Bildbedeutungen keine fixen, den Bildern ein für allemal immanente Größen sind, sondern von äußeren Faktoren abhängen und sich mit den historischen Rahmenbedingungen wandeln. So vertraut uns diese Position heute im Zuge rezeptionsästhetischer Überlegungen geworden ist, so einsam nimmt sie sich im kunstkritischen Denken der 30er Jahre aus. In gewissem Sinn lief die strikte Vermeidung zeitgenössischer Kontexte auf die – traditionelle und gewöhnlich unreflektierte – Ambition einer »objektiven«, »desinteressierten«, implizit also kontextlosen Kunstpraxis hinaus, und Evans hat diese Begriffe gelegentlich für seine Arbeit in Anspruch genommen.[29] Besser und genauer wäre aber vielleicht aufgrund anderer Äußerungen von ihm zu formulieren, daß er seine Arbeit von gegenwärtigen Belangen freihalten wollte, um sie in einen vorweggenommenen, künftigen, historischen Fragehorizont einzustellen. Lapidar ist diese Absicht in seinem Vorwort-Entwurf zur Neuausgabe der *American Photographs* von 1962 zu Protokoll gegeben: »Evans war und ist an dem Anblick interessiert, den jede gegenwärtige Zeit als Vergangenheit darbieten wird.«[30]

Aus der Zeit zu springen, die Optik kommender Generationen vorzuzeichnen, ohne zeitgenössische Verflechtung rein *historisch* zu verfahren – letzten Endes war dies das große, weil unmögliche und doch überraschend weit getriebene Projekt von Walker Evans.

Selbstverständlich hatte er kein Monopol auf diese paradoxe Sicht. Der Anspruch auf eine distanziert historische Betrachtung der amerikanischen Gegenwart aus übergreifender, kulturkritischer Perspektive war, wie man ohne Verwunderung feststellt, vor allem im akademischen Bereich beheimatet, und hier insbesondere im amerikanischen Süden, der spätestens in den 20er Jahren triftige Gründe hatte, über sein historisches Schicksal makroskopisch, in großen Zügen nachzudenken. (Aus eben diesen Gründen, d.h. wegen der Präsenz tiefgreifender kultureller Bruchlinien, spielten die Südstaaten ja eine so prominente Rolle in Evans' photographischer Arbeit.)

Man muß sich erinnern, daß die akuten Agrarprobleme der 30er Jahre, denen die Roosevelt-Regierung u.a. mit ihrer photographischen Aufklärungsarbeit abzuhelfen versuchte, nur späte Komplikationen einer älteren und größeren historischen Krise der südstaatlichen Wirtschaft und Kultur darstellten. Noch ehe jemand von »Great Depression« sprach, wurde diese Krise von Georgia bis Mississippi mit beträchtlicher Intensität und Resonanz debattiert. Was z.B. im Kreis um den brillanten Literaturkritiker John Crowe Ransom an der Vanderbilt-Universität in Nashville, Tennessee, Ende der 20er Jahre allmählich denkbar und debattierbar wurde, war die latent brisante Entwicklung, die man als die ökonomisch-soziale »Gleichschaltung« des Alten Südens bezeichnen könnte.[31]

Das feudal-argrarisch organisierte »Dixieland« hatte den Bürgerkrieg 1865 verloren, aber seine regionale Eigenart bis ins 20. Jahrhundert verteidigen können. Mit dem industriellen Aufschwung der Nordstaaten im Gefolge des Ersten Weltkriegs war jedoch der Punkt erreicht, wo das zunehmende wirtschaftlich-soziale Gefälle zu den Südstaaten deren relativer Selbständigkeit ein Ende machen mußte. Mithilfe von Massenproduktion in Fordschen Maßstäben, abgesichert durch Werbung und Medien, schafften die großen Konzerne zwischen New York und Chicago die Eingliederung des Südens in ein gesamtamerikanisches Produktions- und Marktsystem. Fortan waren dasselbe Würstchen, dasselbe Radio, dasselbe Auto in Birmingham, Alabama, ebenso verfügbar wie in Cleveland, Ohio, und mit der Verbreitung der Konsumwirtschaft ging die Angleichung der Lebens- und Arbeitsbedingungen Hand in Hand. Es wurde unübersehbar: der alte, agrarische Süden strich die Segel vor dem kapitalistischen Ansturm aus dem Nordosten.

Spätestens mit der Publikation der Essay-Sammlung *I'll Take My Stand* (Zeile aus einer Art südstaatlicher Nationalhymne) durch Ransom und seine Freunde im Jahr 1930 war der Umbruch als epochale kulturelle Entwicklung, statt bloß begrenztes wirtschaftliches Problem öffentlich bewußt gemacht.[32] Selbstverständlich erwies sich die Benennung der Krise aber leichter als ihre Steuerung. Um die letztere Frage entzündete sich eine breite politische Auseinandersetzung, geradezu ein »Kulturkampf«, der u.a. in Form öffentlicher Disputationen vor Tausenden zahlender Zuhörer in Dixie-Städten wie Richmond, Chattanooga und New Orleans ausgetragen wurde. Auf der einen Seite der Debatte standen die nostalgisch orientierten Akademiker um Ransom, die der beiderseits zugestandenen industriellen Bedrohung aus dem Norden mit einer Revitalisierung der Plantagenkultur antworten wollten. Auf der anderen Seite diagnostizierten Wirtschaftsexperten die Unausweichlichkeit des Angleichungsprozesses, der nur die Wahl lasse, durch legislative Kontrollmechanismen die destruktive Wirkung der Yankee-Invasion auf die regionalen Traditionen abzuschwächen.[33]

Aller Wahrscheinlichkeit nach sind Evans die kulturpessimistischen Diagnosen Ransoms nicht unbekannt geblieben, und vielleicht haben die literaturkritischen Journale der »New Criticism«-Bewegung, in denen beide publizierten, eine vermittelnde Rolle gespielt. Auf jeden Fall sind die Parallelen in der makroskopisch-historischen Sichtweise von Evans und Ransom auffällig.

Unter anderem wird in Ransoms vielbeachtetem und mehrfach neu aufgelegten Essay-Band von 1930 die vom Stress des kapitalistischen Wettbewerbs noch unberührte Beschaulichkeit der Plantagenwirtschaft beschworen, auch ihr vornehm-aristokratischer Grundzug (»gentility«) findet Würdigung, und gleichzeitig ist vom ausgeprägten Individualismus vor dem Advent der industriellen Retortenkultur die Rede. Die zunehmende Präsenz vulgärer Produktwerbung wird beklagt, während marginale, altmodische Subsistenzformen zum Gegenstand einer Art Ästhetik der Armut avancieren. Vor allem aber kehrt immer wieder die Idealvorstellung vom südstaatlichen Plantagenhaushalt als einer – trotz Sklaverei, für die abenteuerliche Legitimationen erbracht werden – humanen und lebensfreudigen Institution. Evans war gewohnt, Spuren zu verwischen; nach eigenem Bekenntnis war er aber »im Herzen« auch ein Aristokrat und für Plantagen-Grandeur anfällig.[34] Wie implizit und gebrochen auch immer, die genannten Positionen Ransoms und seiner Freunde haben ihre Reflexe in *American Photographs* hinterlassen, womit sich der Band als zeitgenössisch viel genauer bedingt zu erkennen gibt, als sein Autor möglicherweise wahrhaben wollte.

Die Differenzen bleiben gleichwohl einschneidend. Zum Beispiel wird die Frage nach dem Wohnrecht im – wie immer geprägten – amerikanischen Sozialgebäude von Evans mit der weitaus größeren Insistenz gestellt und speziell auf die untersten gesellschaftlichen Randgruppen angewandt, die in Ransoms brahmanisch gefilterter Optik so gut wie unsichtbar blieben. Im übrigen ist leicht zu bemerken, daß Evans nicht in der bloßen Negation der importierten Industriekultur verharrt. Vielmehr entwickelt er ein dialektisches Verständnis der Dinge: der alte Süden und der kapitalistische Norden kollidieren – und daraus ergibt sich ein gemischtes Neues. In seinen Augen ist die Zeichen- und Werbesprache des modernen Konsums nicht ausschließlich schlecht, vulgär, ein kultureller Niedergang, wie die »Agrarier« wollten, sondern ebenso Beginn einer neuen und reichen, auf populär-anoymer Kreativität beruhenden Bildkultur. Das sah Evans 30 Jahre vor Pop Art, und seinen Cherokee-Autowerkstätten (Nr. 25, Taf. 51) und Melonenständen (Nr. 35, Taf. 68) kommt in diesem Sinn eine Aktualität zu, die Ransoms rein retrospektiv-nostalgisch motivierte Ablehnung der Konsumkultur längst eingebüßt hat.

Man könnte sogar sagen, daß Evans der Zeichen- und Warenwelt des kapitalistischen Konsums außerordentlich große Bedeutung beimißt. Statt sie bloß auf ihre ästhetische Attraktion hin anzusehen, nimmt er sie beim Wort, macht sie zu Gradmessern sozialer Gerechtigkeit. Die amerikanische Reklame-Symbolik der 30er Jahre versprach ein gemeinsames Glück für alle; die Konsumgüter waren angeblich für jedermann verfügbar – Evans problematisiert diese Verheißung durch ständige Konfrontation mit Menschen, meist schwarzer Hautfarbe, die im Zeichen der Coca-Cola-Werbung und des Automobilverkehrs leben, ohne am gängigen Konsum der Mittelklasse teilzuhaben.

Was das Thema von Massenkonsum, Massenproduktion, Rationalisierung, Standardisierung, ergo: Verlust von Individualität bei Menschen und Dingen angeht, scheint Evans eine Sicht zu vertreten, die der Ransom-Gruppe nahesteht, d. h. Individualitätsverlust betont, aber sich bemerkenswert von europäischen Kulturpessimismen unterscheidet. In der alten Welt lebten viele Kritiker in einer vergleichsweise viel akuteren Angst vor der »Vermassung«, wenn nicht der »Verameisung« der Gesellschaft und lasteten diese bedrohliche Entwicklung gerne den schlechten Instinkten der Unterklassen an, deren wachsende Ansprüche als frevelhafter Angriff auf bürgerliche Privilegien und Besitzverhältnisse galten.[35]

Eine derartige Umdeutung der Opfer in die Schuldigen lag in Amerika weniger nahe. Hier gab es keine nennenswerte politische Organisation der Arbeiterschaft; große sozialistische bis kommunistische Parteien fehlten, und die Gewerkschaften waren nicht an strukturellen gesellschaftlichen Änderungen interessiert. In der Folge mußte es Evans trotz kulturpessimistischer Prämissen vergleichsweise leicht fallen, die Unterklassen nicht als Ursache von Vermassung, sondern als Ausgeschlossene vom Konsum zu definieren. Den Vereinigten Staaten lag die Sowjetunion fern und damit das Schreckbild einer revolutionär bewerkstelligten politischen Integration von unten. Unverstellt sichtbar war hier die wirtschaftliche Integration von oben, im Interesse einer neuen industriellen Eliteschicht, auf Kosten finanzschwacher, konsum-irrelevanter Randgruppen.[36]

Wenn der Problemkatalog der Kulturkritiker auch seine Entsprechungen im photographischen Werk von Walker Evans hat, war sein bildnerisches Denken doch viel zu differenziert, um sich in nostalgischer Schwarz-Weiß-Malerei zu erschöpfen. Wie kein anderer Zeitgenosse, vielleicht mit Ausnahme Hoppers, hatte Evans ein Auge für die Ästhetik des Gewöhnlichen und für die Üppigkeit der kulturellen Bildungen, die er nie in erstarrten Frontstellungen, sondern immer im dialektischen Umbruch sah. Eben in schillernden Klitterungen von Alt und Neu, Nobel und Vulgär, entdeckte er den Überschuß, der unbekümmert wuchernde Alltagskultur ausmacht.

Wir wissen genug von Evans, um die Feststellung zu wagen: die Revitalisierung der südstaatlichen Plantagenkultur war ihm kein genuines Anliegen, und in einer makellos von einem Millionär oder einer Historischen Gesellschaft wiederhergestellten Ante-Bellum-Residenz hätte er sich nicht wohl gefühlt. Eisschränke und Automobile made in Detroit gehörten dagegen zu seiner Alltagswelt, ohne daß er sie libidinös oder ideologisch überhöht hätte. Sein Herz schlug anderswo – dort, wo die südliche Agrar- und die nördliche Industriekultur sich mischten, wo die beiden historisch diametralen Elemente – die klassische Säule und die profane Stahlkarosse – etwa so unverhofft aufeinandertrafen, wie ein Regenschirm und eine Nähmaschine auf einem Operationstisch. Der Faszination dieses quasi surrealen, aus dem unermeßlichen Reichtum der amerikanischen Regionalkultur resultierenden Phänomens hat Evans sich nicht entziehen können.

Ulrich Keller

Anmerkungen

1 Gute allgemeine Darstellungen der amerikanischen Dokumentarkunst der 30er Jahre finden sich bei: W. Stott, *Documentary Expression and Thirties America*, N.Y. 1973; D. P. Peeler, *Hope Among Us Yet. Social Criticism and Social Solace in Depression America,* Athens, Georgia, 1987; *Amerika, Traum und Depression 1920/40,* Ausstellungskatalog, Neue Gesellschaft für Bildende Kunst, Berlin (West) 1980. Zu Roy Stryker und dem FSA-Photo-Projekt vgl. F. Jack Hurley, *Portrait of a Decade: Roy Stryker and the Development of Documentary Photography in the Thirties*, Baton Rouge, La, 1972; H.O'Neal, *A Vision Shared. A Classic Portrait of America and its People 1935 – 1943,* N.Y., 1976; U. Keller, *The Highway as Habitat. A Roy Stryker Documentation, 1943 – 1955*, Ausstellungskatalog University of California/Santa Barbara, 1986. Strykers Absicht »to introduce Americans to America« ibid., p. 25.

2 Zu dem noch erstaunlich wenig untersuchten Problem der Text-Bild-Koordination vgl. Th. M. Brown, *Margaret Bourke-White, Photojournalist,* Ithaca, N.Y., 1972, pp. 53 ff; Keller, *Highway as Habitat,* pp. 29 ff; U. Keller, »Photojournalism Around 1900: the Institution of a Mass Medium«, in: *Shadow and Substance, Essays in Honor of Heinz Henisch* (erscheint im Sommer, 1990).

3 A. MacLeish, *Land of the Free,* N.Y. 1938. Robert Josephy war der innovative Buch-Designer.

4 R. Wright, *12 Million Black Voices. A Folk History of the Negro in the United States,* N.Y., 1941 (»Photo-direction by Edwin Rosskam«).

5 Keller, *Highway as Habitat,* p. 30.

6 Zum photographischen Werk und Selbstverständnis von Walker Evans vgl. *Walker Evans. Photographs for the Farm Security Administration, 1935 – 1938* (Einleitung von J. C. Maddox), N.Y., 1973; J. L. Thompson, *Walker Evans at Work,* N.Y., 1982, besonders pp. 112 ff.

7 Walker Evans hat in persönlichen Äußerungen wiederholt auf die zentrale Bedeutung der redaktionellen bzw. editorischen Dimension in seiner Arbeit hingewiesen. »I think ... that photography is editing, editing after the taking. After knowing what to take you have to do the editing.« – »He [the artist] collects and edits the world about him. This is especially important in the psychology of camera work.« (L. Katz, »Interview with Walker Evans,« in: *Art in America*, 59, März/April 1971, pp. 86, 88.)

8 Zu Atgets Gebrauch dieses Titels vgl. M. Nesbit, *Eugène Atget 1857 – 1927. Intérieurs Parisiens. Photographies*, Ausstellungskatalog Musée Carnavalet, Paris, 1982, p. 102.

9 F. Thürlemann, *Kandinsky über Kandinsky. Der Künstler als Interpret eigener Werke,* Bern 1986.

10 Vgl. U. Keller, *August Sander. Menschen des 20. Jahrhunderts. Portraitphotographien 1892 – 1952,* München, 1980, pp. 25 f. Zum Phänomen des photographischen Arbeitens aus dem Archiv heraus generell: U. Keller, »The Twilight of the Masterpiece: Photography's Problematic Adaptation to the Art Sphere«, in: *Bulletin of the California Museum of Photography* 6, Jan. 1987, pp. 2 ff.

11 Die übertriebene Aufmerksamkeit, die »Meisterwerk«-orientierten

Photographen wie Stieglitz und Weston traditionell gezollt wird, hat offenbar mit der forcierten, apologetisch motivierten Anbindung des neuen Mediums Photographie an das traditionelle, nicht-serielle Medium Malerei zu tun.

12 Ich benutze die soeben verfügbar gewordene Faksimile-Version der ursprünglichen Ausgabe von 1938: *Walker Evans: American Photographs.* Mit einem Essay von Lincoln Kirstein, N.Y., 1988.

13 Seriell-diskursive Lesungen von Photobänden oder -sequenzen sind bisher überraschend selten versucht worden. Das beste mir bekannte Beispiel ist Nesbits oben erwähnter Atget-Ausstellungskatalog (s. Anm. 8); man darf gespannt sein auf die Publikation der Dissertation, in der Nesbit ihre überzeugende Lesearbeit auf weitere Atget-Alben ausdehnen wird. Vgl. ferner den Beitrag: J. Brumfield, »›The Americans‹ and the Americans«, in: *Afterimage* 8, Sommer 1980, pp. 8 – 15 (über Robert Franks von Evans beeinflußten, sequentiell strukturierten Band *The Americans*, 1959.) Eine sehr einsichtsvolle und für den vorliegenden Beitrag anregende Diskussion der einführenden Bildsequenz in Evans' *American Photographs* gibt A. Trachtenberg, »Walker Evans' America: A Documentary Invention«, in: *Observations, Essay on Documentary Photography,* hrsg. von D. Featherstone, (untitled no. 35), 1984 (o. O.).

14 Ich benutze Evans' eigene Bildnumerierung (in *American Photographs* sind nicht die Seiten, sondern die Bilder numeriert – eins per Doppelseite.)

15 »I wasn't very conscious of it then, but I know now that Flaubert's esthetic is absolutely mine. Flaubert's method I think I incorporated almost unconsciously, but anyway used in two ways: his realism and naturalism both, and his objectivity of treatment; the non-appearance of author, the non-subjectivity.« (Evans-Interview, *Art in America*, p. 84).

16 S. Kracauer, *Das Ornament der Masse. Essays,* Frankfurt/M., 1963, darin pp. 50 ff. der gleichnamige Essay von 1927.

17 Zur Debatte um die Photographie unmittelbar nach ihrer Erfingung vgl. W. Kemp, *Theorie der Fotografie I, 1839 – 1912,* München 1980. Brechts Bemerkung wurde berühmt durch: W. Benjamin, »Kleine Geschichte der Photographie«, in: *Angelus Novus, Ausgewählte Schriften,* Bd. 2, p. 245.

18 Evans glaubte in diesem Pächtergesicht ein »altes Amerika« wiedergefunden zu haben: »Well, I saw old America again, which goes so far back that some of the people still speak with something reminiscent of the Elizabethan Age. And their faces are like that, too. That sharecropper's wife is a classic portrait of a real, old pioneering, American woman of English stock, and pure, too.« (»Interview with Walker Evans,« in: *Images of the South: Visits with Eudora Welty and Walker Evans, Southern Folklore Reports* No. 1, Memphis, Tennessee, 1977, p. 34.) Vgl. auch die aufschlußreiche Diskussion dieses Portraits und seiner wechselnden editorischen Präsentation in verschiedenen von Evans kontrollierten Publikationen und Auflagen bei Stott, *Documentary Expression* (Anm. 1), pp. 278 ff, sowie die dazugehörigen (unpaginierten) Abbildungen.

19 Evans bemerkte zu einer ähnlichen »Kulturecke«, die er etwa gleichzeitig aufnahm: »This shows what I call ›unconscious arrangement‹ ... This is a piece of the anatomy of somebody's living.« Evans-Interview, *Art in America,* p. 84. Ähnliche Bilder Atgets finden sich bei B. Abbott, *The World of Atget,* N.Y., 1964, Tf. 20, 58, 64; und in Nesbit, *Atget*, passim (Anm. 8).

20 Vgl. H. Gassners treffende Analyse eines thematisch verwandten Evans-Bildes in seinem äußerst lesenswerten Beitrag: »Die Reise ins Innere. ›Amerika den Amerikanern vorstellen.‹ Die Photographien der Farm Security Administration«, in: *Traum und Depression* (Anm. 1), pp. 338 f.

21 Die in dieser Hinsicht exemplarische Aufnahme von Phillipsburg, N.J. (Teil II, Bild 3), kommentierte Evans: »This is a very American view – the charm of it is in the ugliness and craziness of the architecture of different periods there together.« (Evans-Interview, *Art in America*, p. 89).

22 Um den Genialitätscharakter des Photographen und den Meisterwerkcharakter der Photographie gegen alle seinerzeit verbreiteten Zweifel zu verteidigen, versuchte Edward Weston hartnäckig, den Aufnahmeakt zu privilegieren und zu mystifizieren. Schon 1930 forderte er z.B.: »One must feel definitely, fully, before the exposure ... The final result in my work is fixed forever with the shutter's release ... No after consideration such as enlarging portions, nor changing values ... can make up for a negative exposed without a complete realization at the time of exposure.« (*Edward Weston, Omnibus. A Critical Anthology*, hrsg. von B. Newhall und A. Conger, Salt Lake City, 1984, p. 125.) Dagegen Walker Evans in einer bezeichnenden Äußerung zu einem FSA-Photo: »I knew in a flash I wanted that, and found out a lot more afterward, editing it. You're trying for something, and if it's wrong you know later on.« (Evans-Interview, *Art in America,* p. 82.)

23 Thompson, *Evans at Work* (Anm. 6). Leider bleiben die vorgestellten Beispiele bis auf generelle Bemerkungen in Thompsons kurzer Einleitung ohne Kommentierung.

24 Evans besprach *Antlitz der Zeit*, zusammen mit Photobüchern von Atget, Renger-Patzsch und anderen in einer Sammelrezension: »The Reappearance of Photography,« in: *Hound & Horn* 5, Okt. – Dez. 1931, p. 128. (Die deutsche Übersetzung dieser Rezension ist im Anmerkungsanhang S. 44 abgedruckt.) Bezeichnenderweise war Evans besonders vom editorischen Aspekt des Sander'schen Projekts angetan, das ihm vorbildlich erschien »as a photographic editing of society, a clinical process«.

25 Vgl. Brown, *Bourke-White* (Anm. 2); sowie: *Great Photographic Essays from Life*, hrsg. von M. Edey, Boston, 1978.

26 Sander hatte ganz ähnliche Anforderungen an den Leser gestellt, vgl. Keller, *Sander*, p. 65. Ich stütze mich hier auf W. Kemp, der die Relevanz von Isers Konzept des »impliziten Lesers« für die Kunstgeschichte gezeigt hat, in: *Der Anteil des Betrachters. Rezeptionsästhetische Studien zur Malerei des 19. Jahrhunderts,* München, 1983, pp. 32 ff.

27 Thompson, *Evans at Work,* p. 112.

28 Thompson, *Evans at Work,* p. 151.

29 Thompson, *Evans at Work,* p. 151; vgl. auch Anm. 15.

30 Thompson, *Evans at Work,* p. 151.

31 Vgl. Th. D. Young, *Gentleman in a Dustcoat. A Biography of John Crowe Ransom,* Baton Rouge, Ls., 1976, pp. 201 ff.

32 *I'll Take My Stand. The South and the Agrarian Tradition,* hrsg. von J.C. Ransom et al., N.Y., 1930. In den folgenden Jahren hatten kulturkritische Publikationen zur Lage der Südstaaten Konjunktur, vgl. etwa die in unserem Zusammenhang ebenfalls ergiebigen Bände: *Culture in the South,* hrsg. von W. T. Couch, Chapel Hill, North Carolina, 1934; B.B. Kendrick and A. M. Arnett, *The South Looks at Its Past,* Chapel Hill, North Carolina, 1935.

33 Young, *Gentleman in a Dustcoat,* pp. 216 ff.

34 »I grew up in a sort of aspiring gentility which I now have a certain respect for, because I think the aristocratic ideal is a least idealism.« – »... I find that I am at heart an aristocrat, if there is such a thing. I do belong to that, and I don't deny it or go against it. I do believe in aristocracy.« (Evans-Interview, *Images of the South*, pp. 28, 36.)

35 Zum europäischen Kulturpessimismus siehe z. B. die seinerzeit viel diskutierten Bände: M. Picard, *Das Menschengesicht,* München 1929; G. Duhamel, *America the Menace: Scenes from the Life of the Future,* London, 1931; sowie die neuere Studie: F. Stern, *Kulturpessimismus als politische Gefahr. Eine Analyse nationaler Ideologie in Deutschland,* Bern, 1963.

36 Eine intelligente Darstellung dieses historischen Prozesses gibt: S. Ewen, *Captains of Consciousness: Advertising and the Social Roots of the Consumer Culture,* N.Y., 1976.

Tafeln

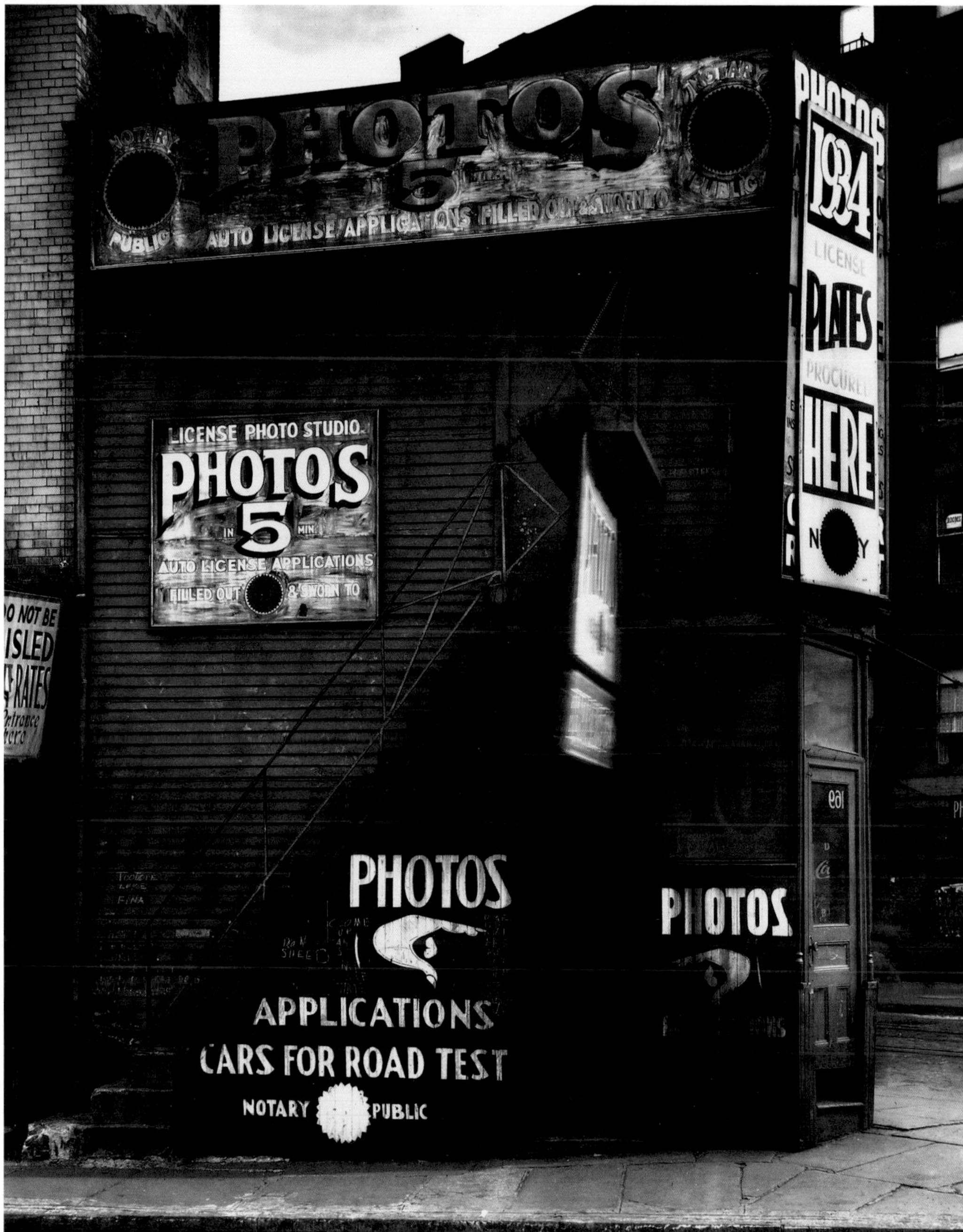

1 »License Photo Studio«, New York City 1934
「免許証写真館」ニューヨーク市

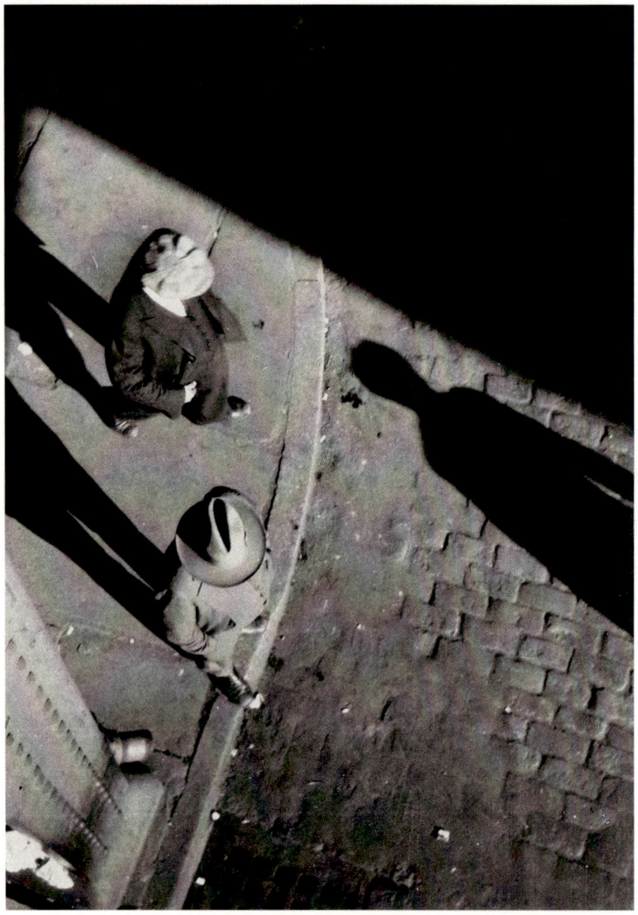

2 New York City 1928/29

ニューヨーク市

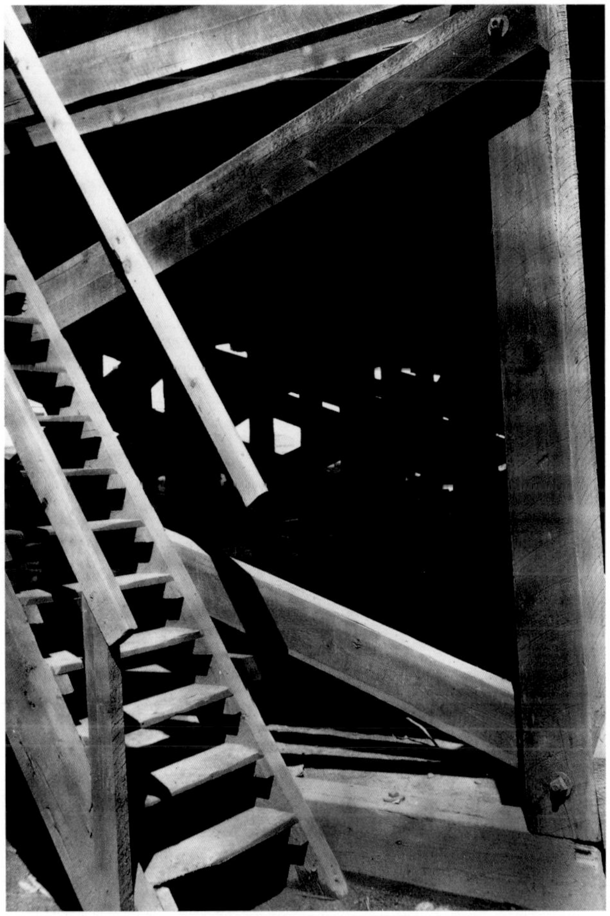

3 Stairway Geometry, New York City 1928/29
Geometrie einer Treppe
La géométrie d'un escalier
階段の幾何学 ニューヨーク市

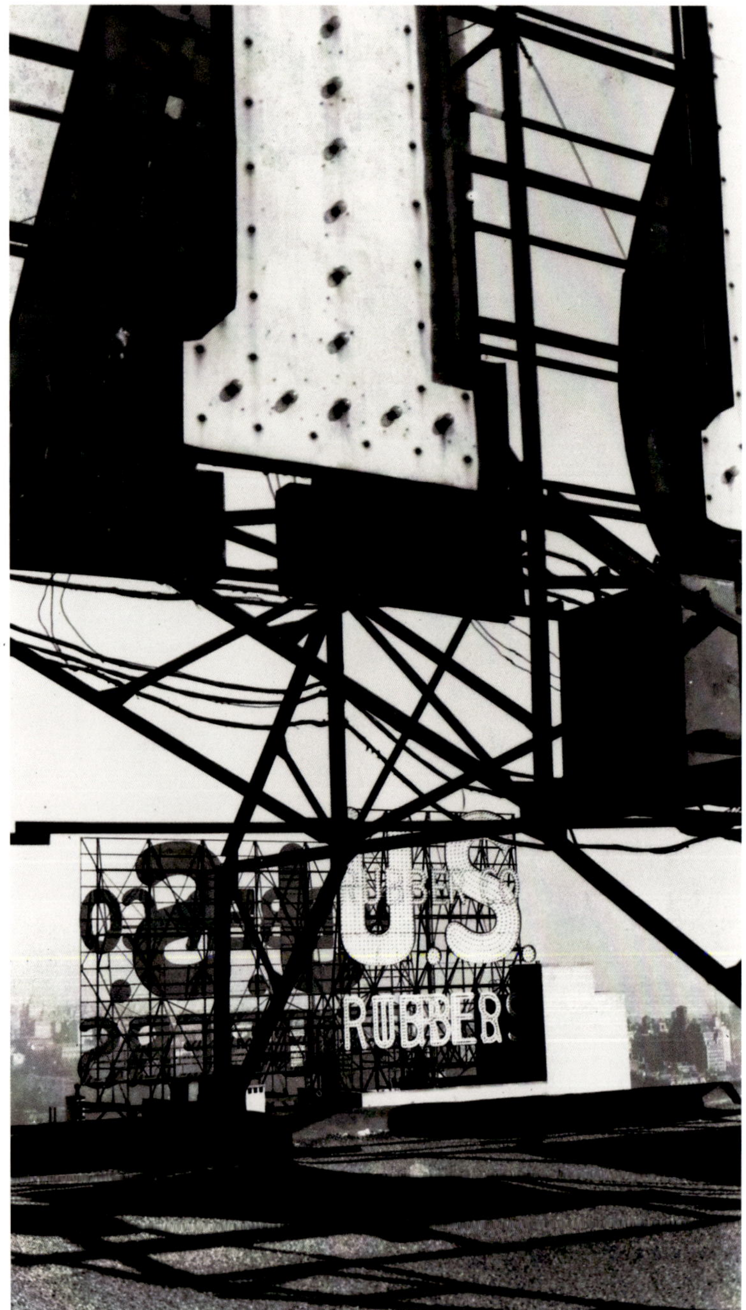

4 »U.S. Rubber«, New York 1929
「USゴム」ニューヨーク

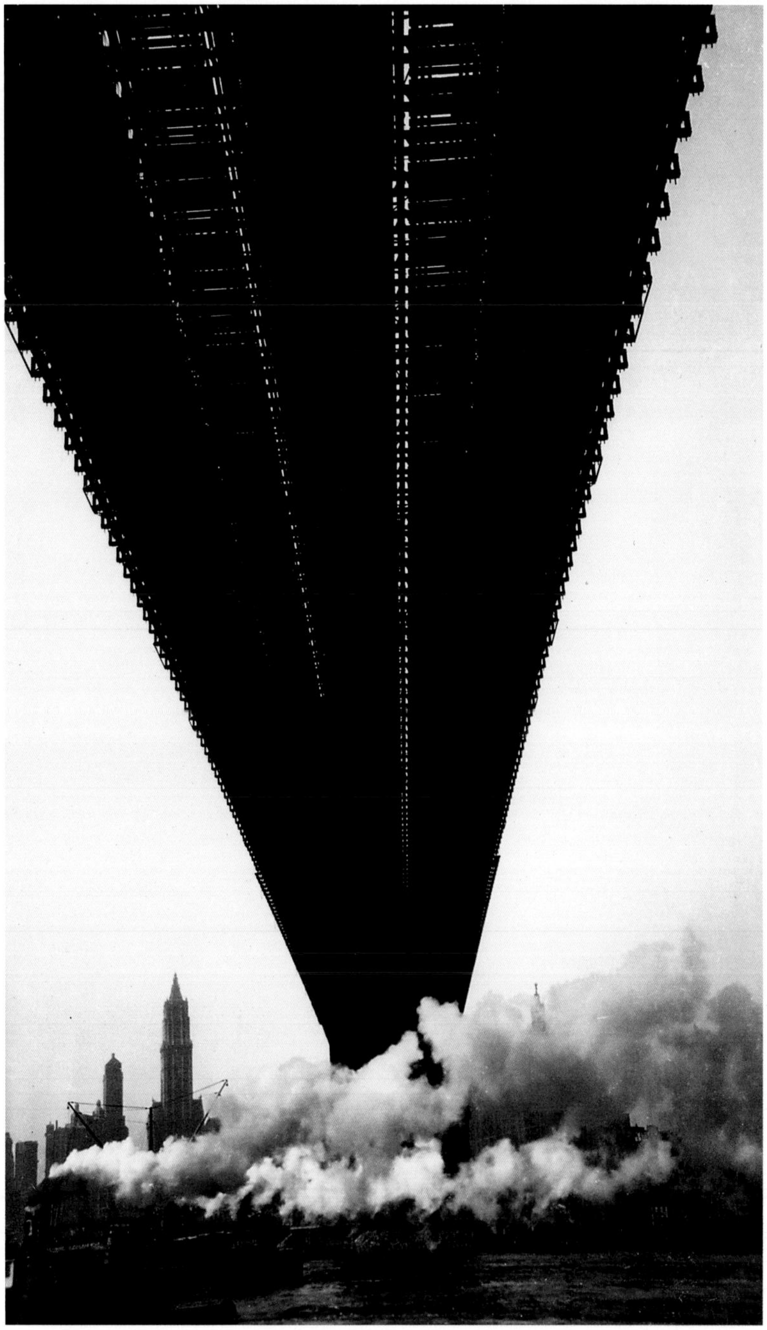

5 Brooklyn Bridge, New York 1929
ブルックリン橋 ニューヨーク

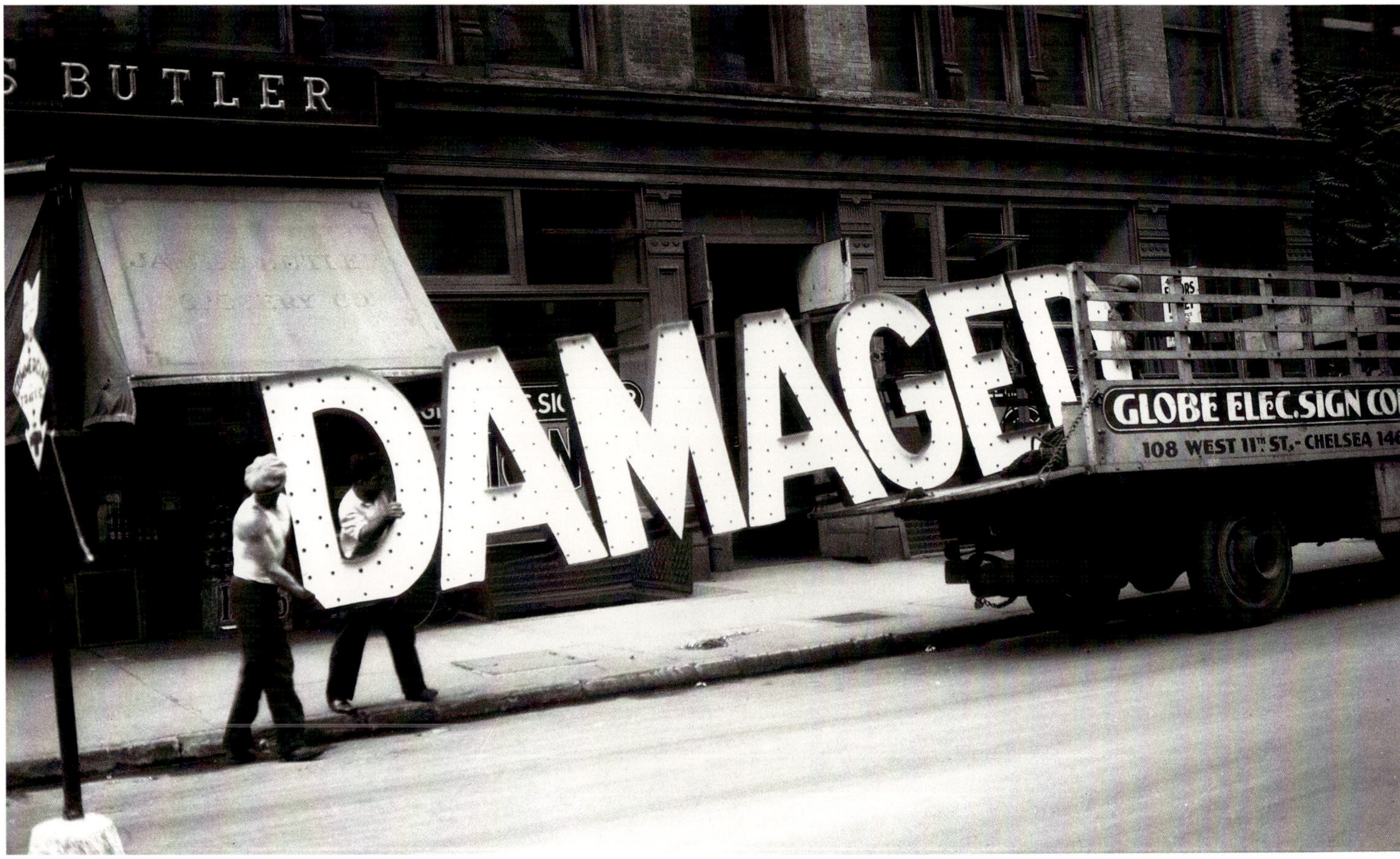

6 »DAMAGED«, New York City 1928/29
「DAMAGED」ニューヨーク市

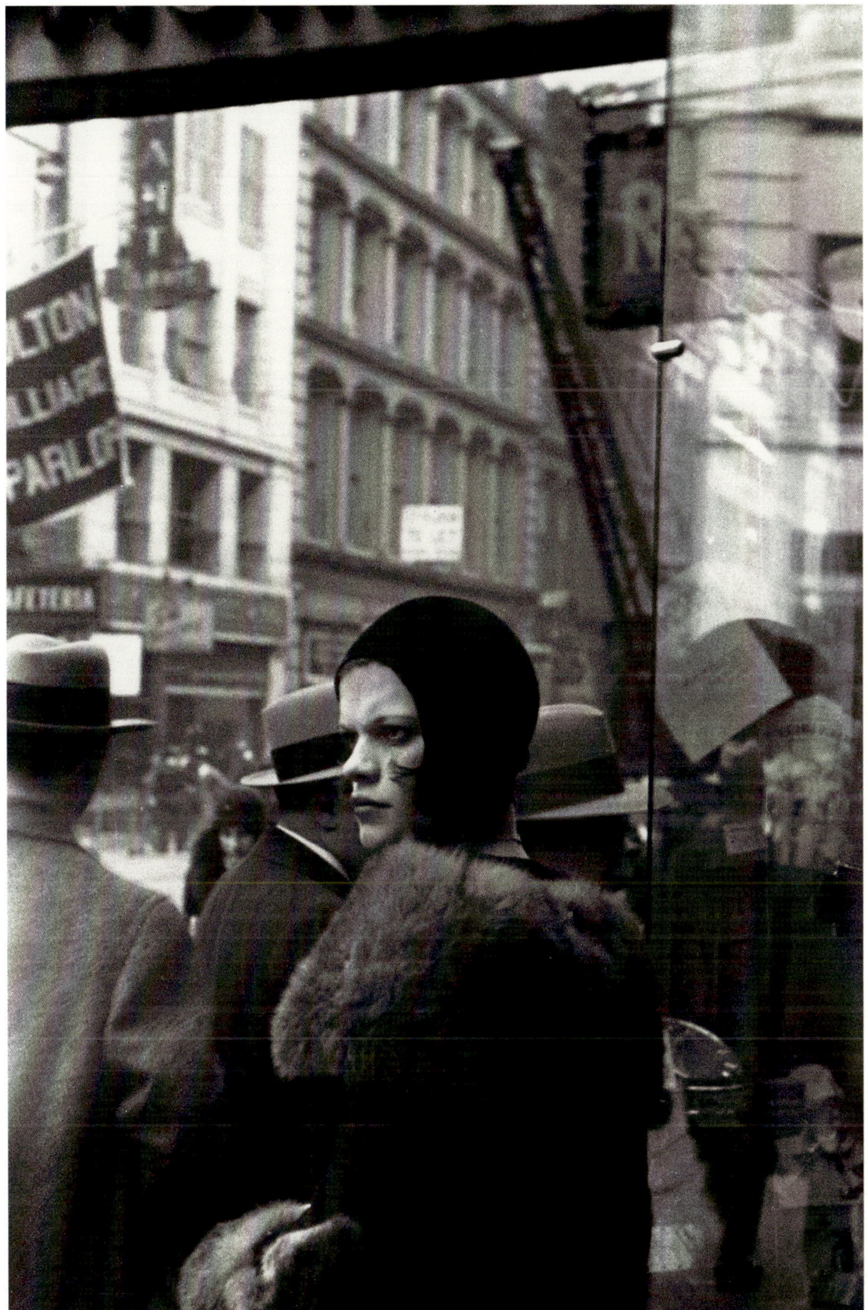

7 Young Woman in Fulton Street, New York City 1929
Junge Frau auf der Fulton Street
Jeune femme dans la Fulton Street
フルトン街の若い女 ニューヨーク市

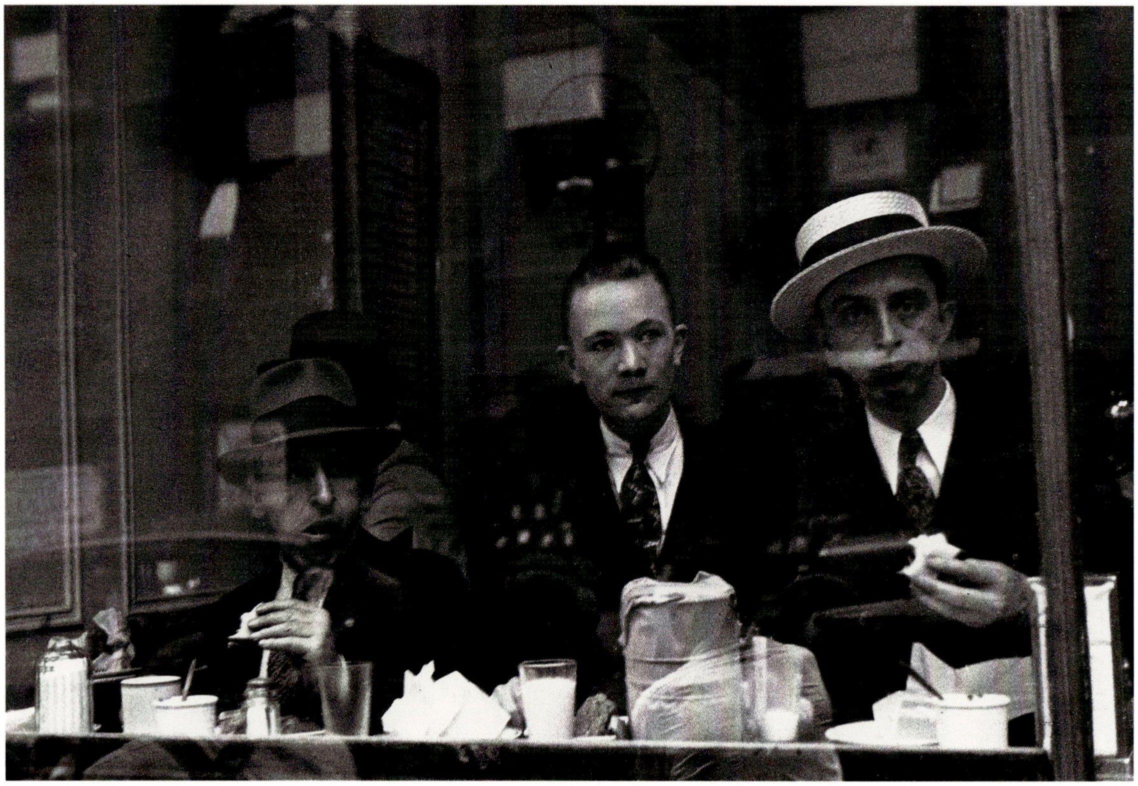

8 »Quick Lunch«, New York 1931
「急ぎの昼食」ニューヨーク

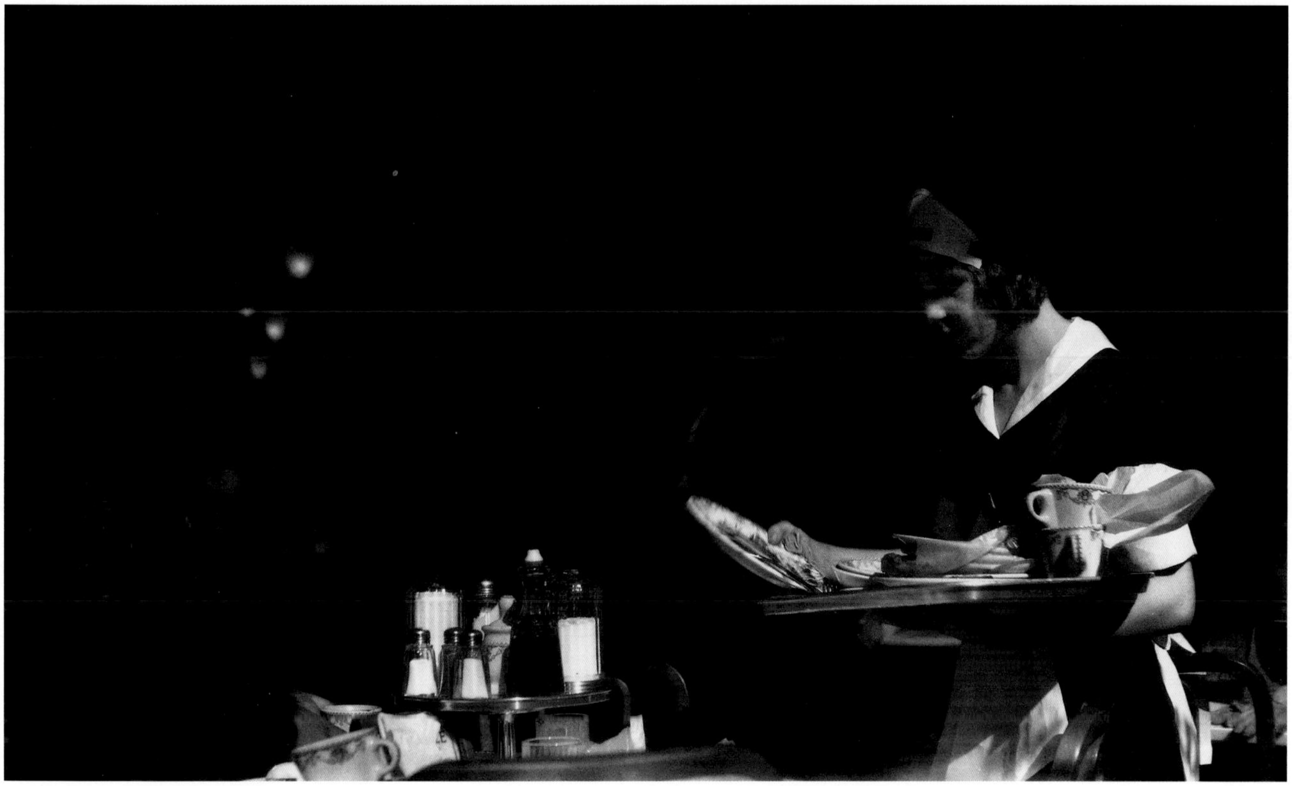

9 Waitress, New York City ca. 1930
Servierein
Serveuse
ウェイトレス ニューヨーク市

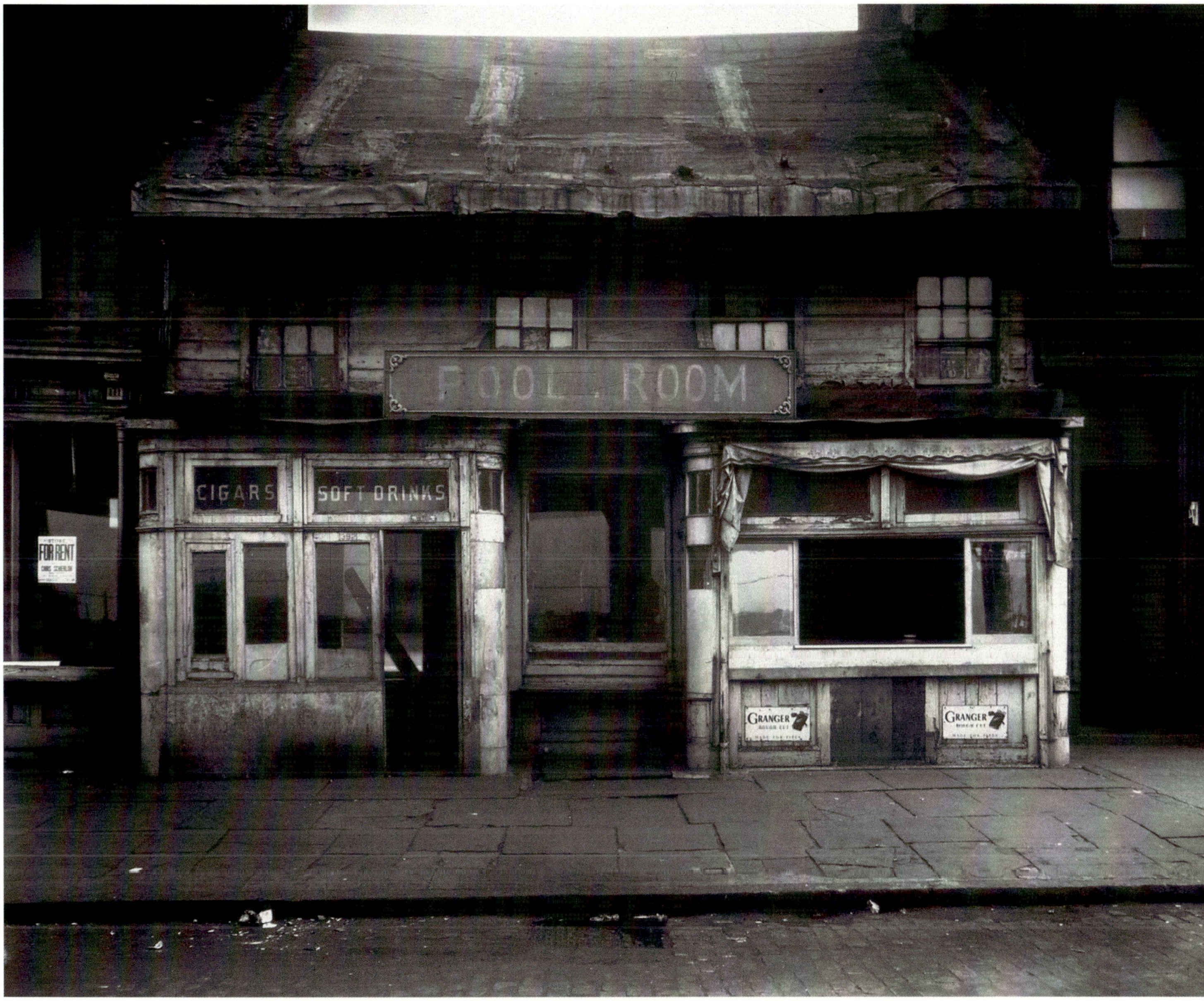

10 Waterfront Poolroom, New York City 1933
Billardlokal im Hafenviertel
Salon de billard dans le quartier du port
港沿いの玉突き場 ニューヨーク市

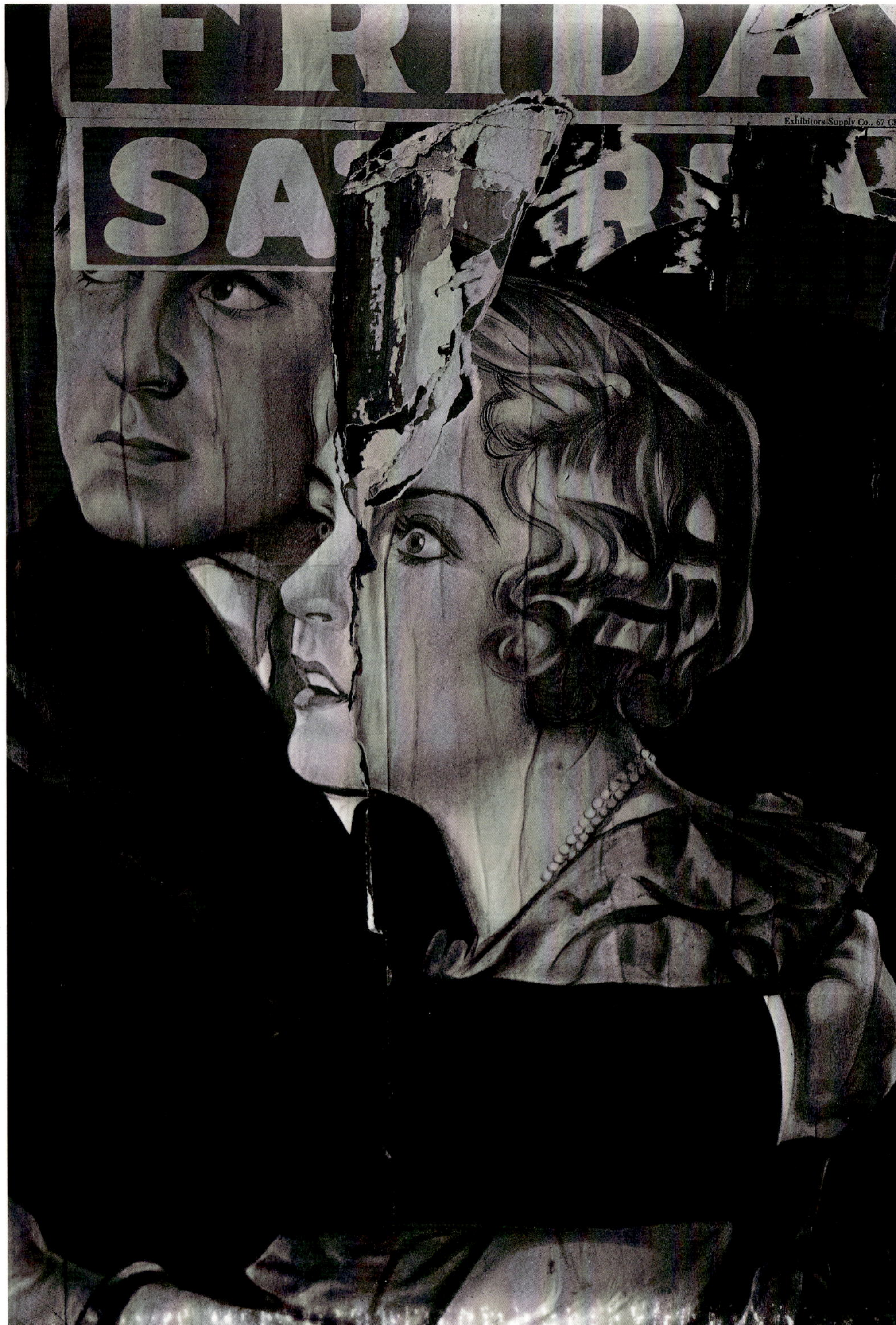

11 Torn Movie Poster, Massachusetts 1931
Zerrissenes Filmplakat
Affiche de film déchirée
破れた映画ポスター マサチューセッツ州

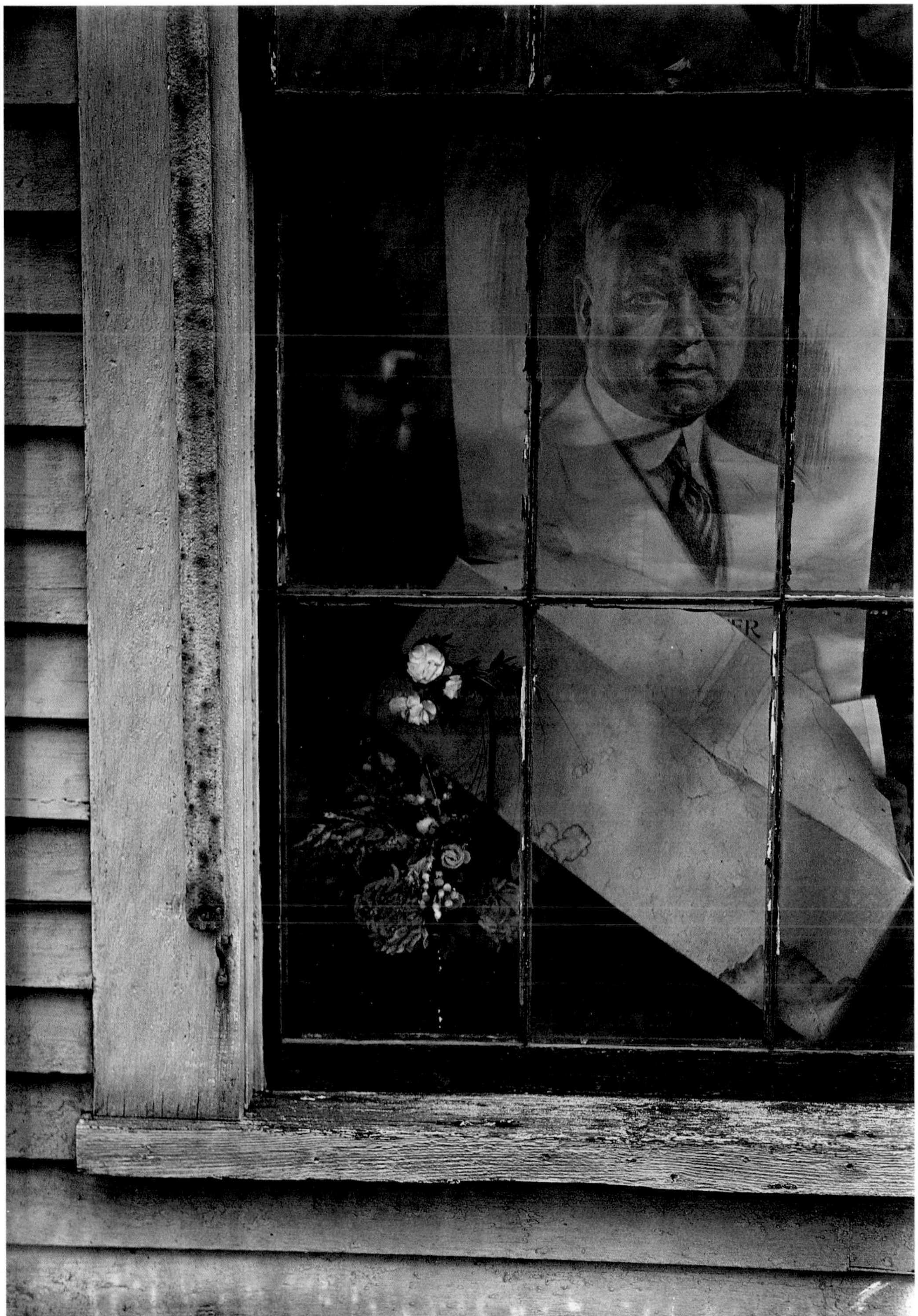

12 Campaign Poster: President Hoover, Massachusetts 1929
Wahlplakat: Präsident Hoover
Affiche électorale : le président Hoover
選挙ポスター フーヴァー大統領 マサチューセッツ州

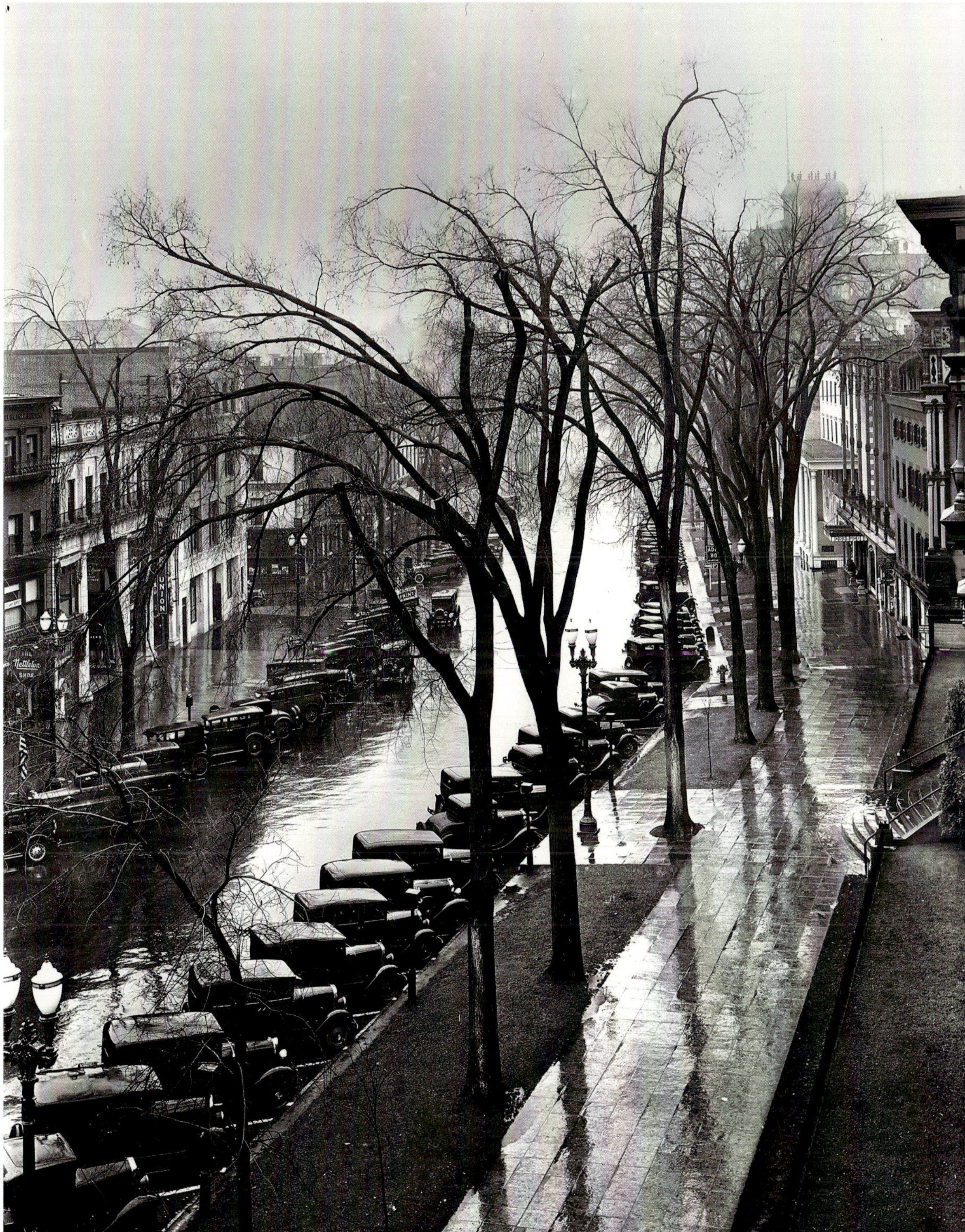

13 Main Street, Saratoga Springs, New York 1931
目抜き通り ニューヨーク州 サラトガ･スプリングス

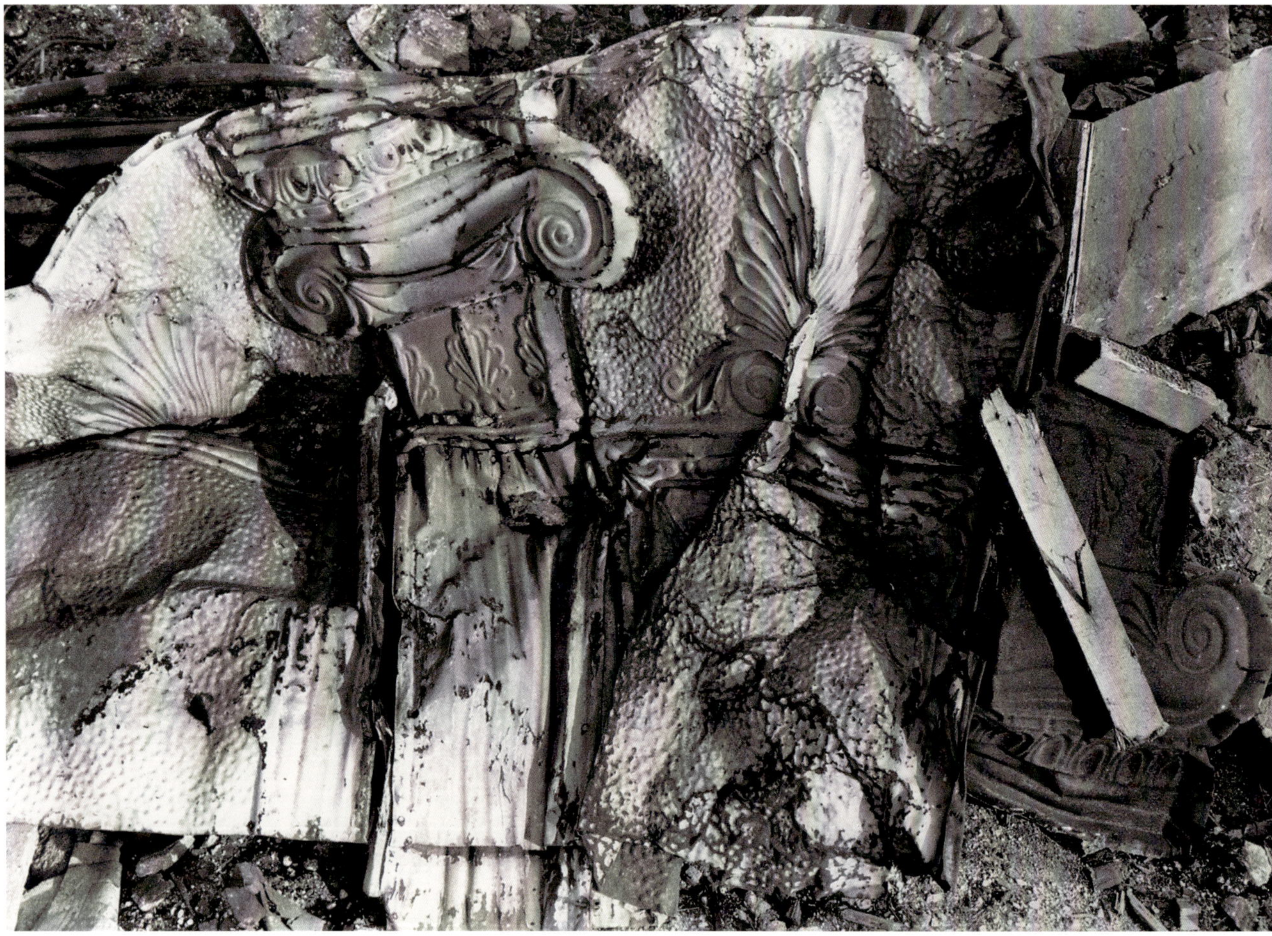

14 Rest of an Embossed Metal Decoration 1929
Relikt einer Dekoration aus geprägtem Blech
Vestige d'une décoration en métal gravé
圧印金属装飾の残骸

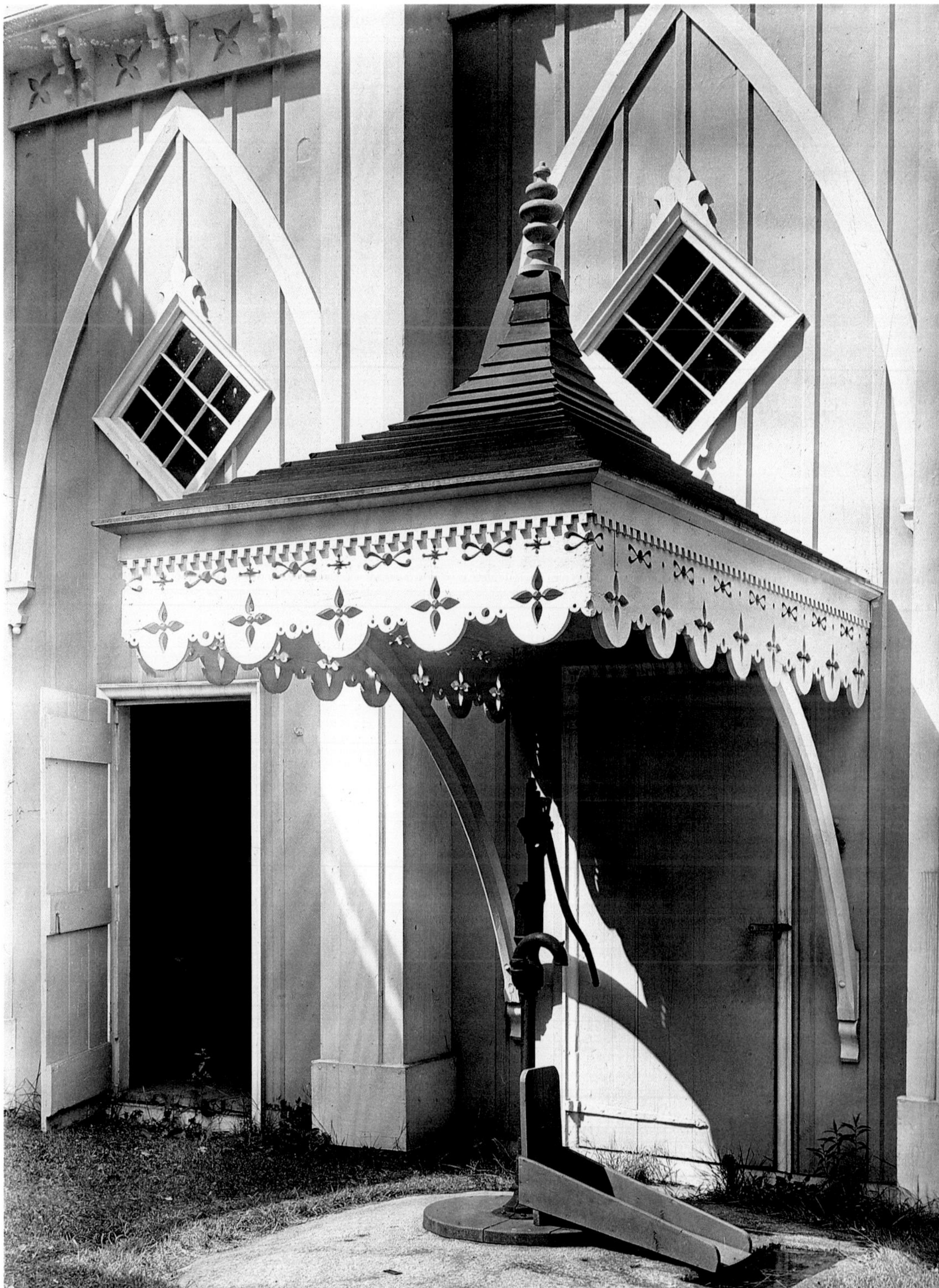

15 Pump, Kennebunk, Maine 1933
Pumpe
Pompe
ポンプ メイン州 ケネバンク

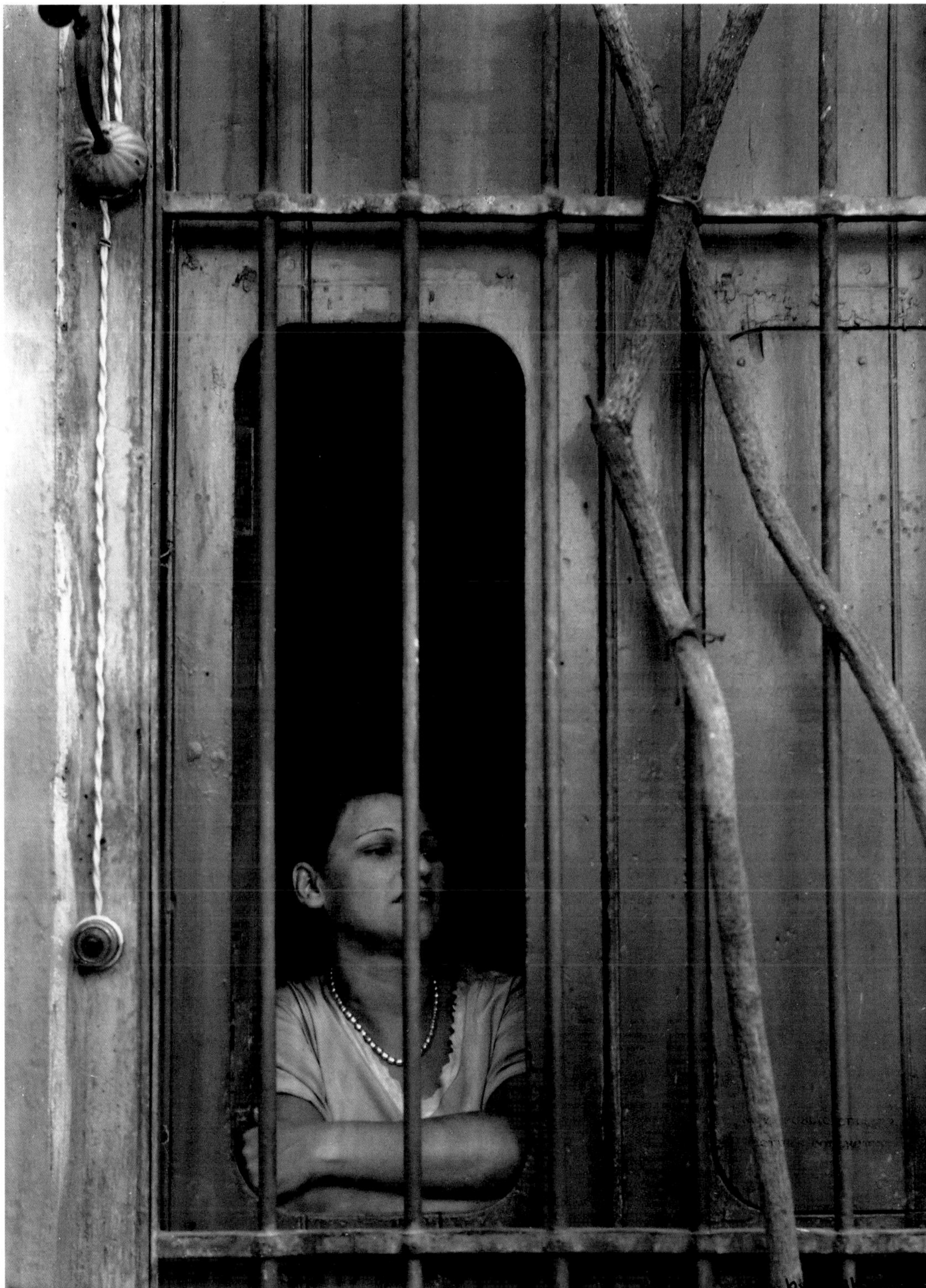

16 Woman at a Window, Havana 1933
Frau am Fenster
Femme à la fenêtre
窓辺の女 ハヴァナ

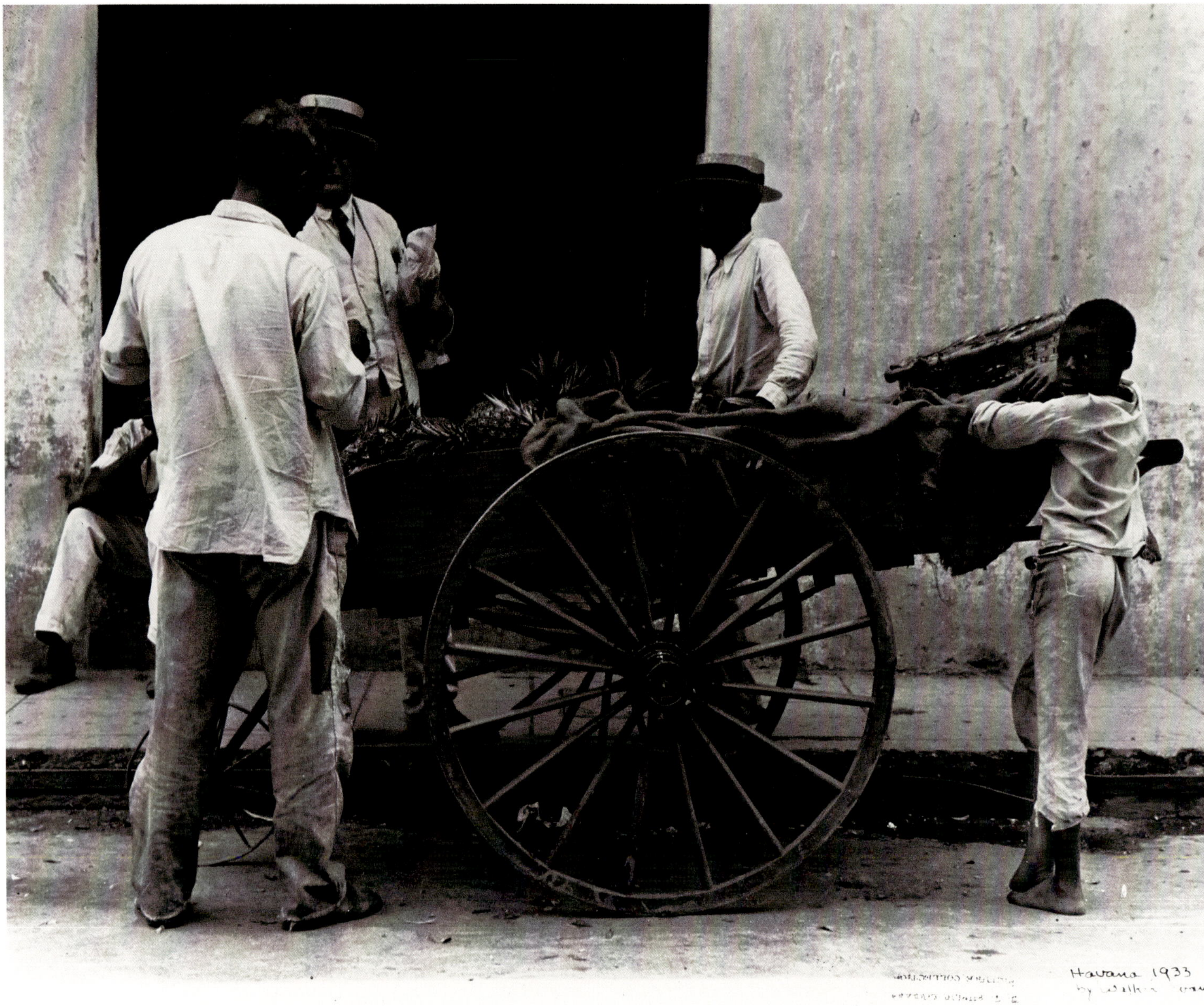

17 Fruit Cart, Havana 1933
Obstkarren
Chariot à fruits
果物を運ぶ車 ハヴァナ

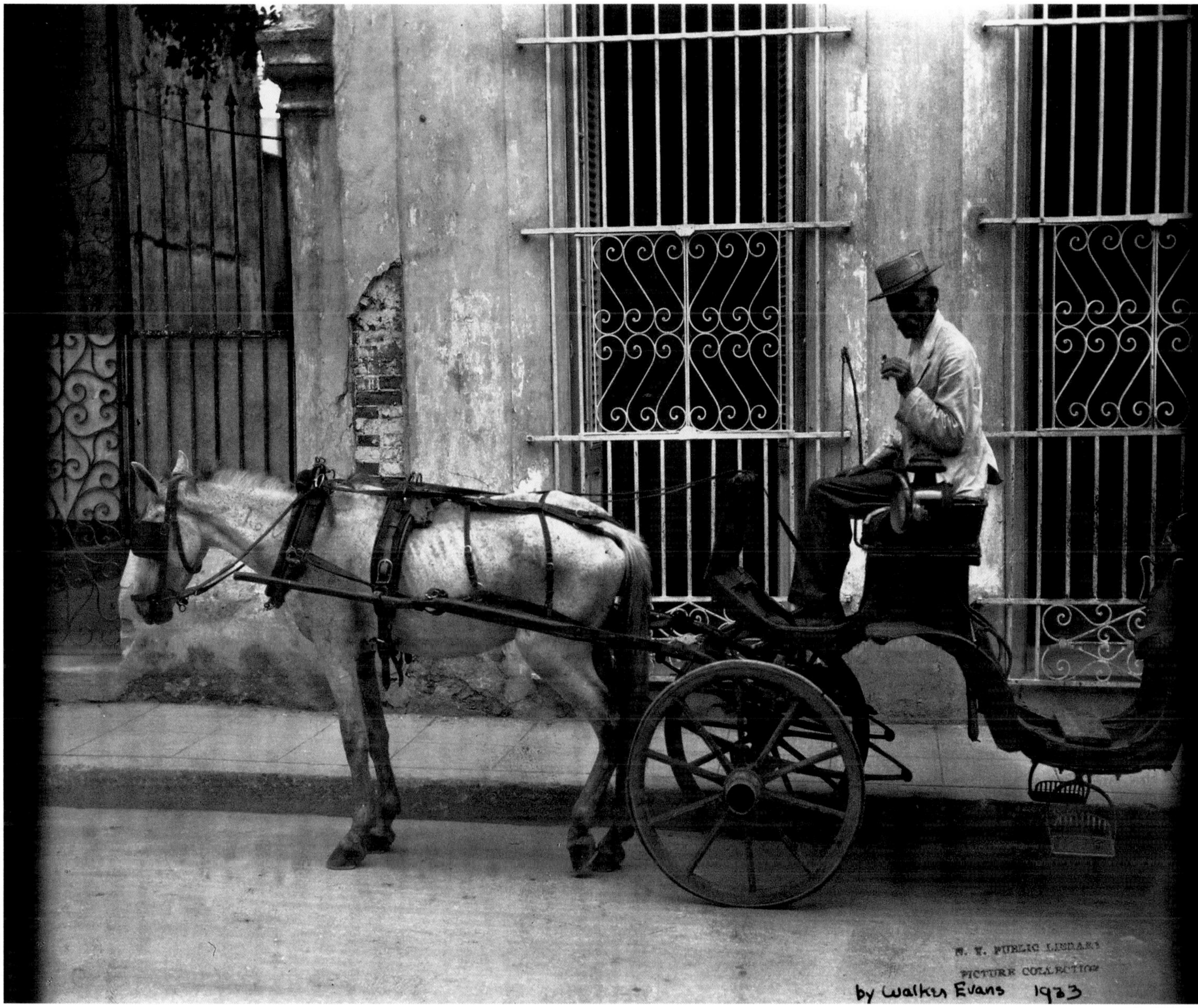

18 Hackney Carriage, Havana 1933
Pferdedroschke
Fiacre
辻馬車 ハヴァナ

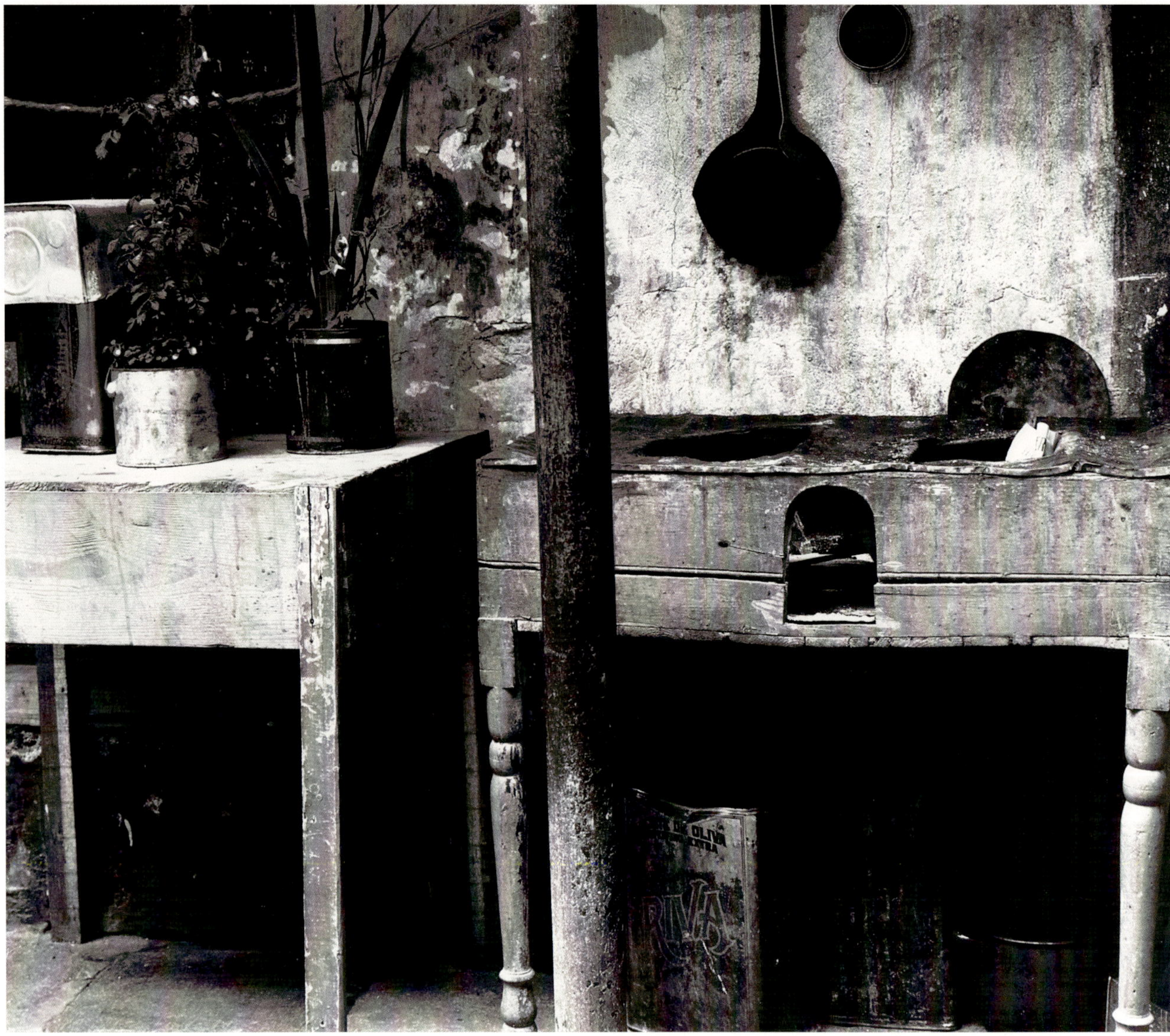

19 Corner of a Courtyard, Havana 1933
Ecke in einem Hof
Coin de cour
中庭の一隅 ハヴァナ

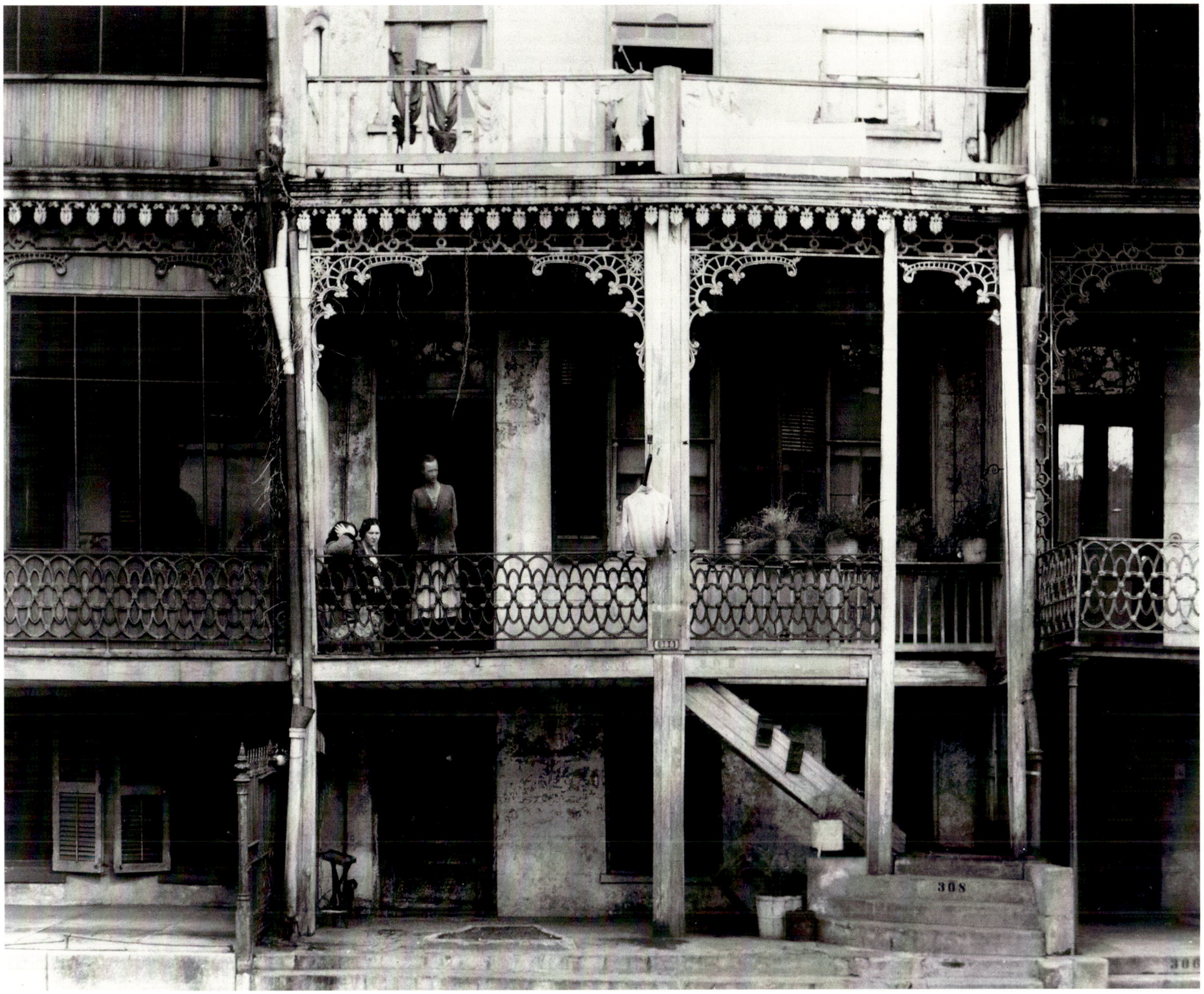

20 Tenement, New Orleans, Louisiana 1935
Mietshaus
Immeuble
アパート ルイジアナ州 ニュー・オルリーンズ

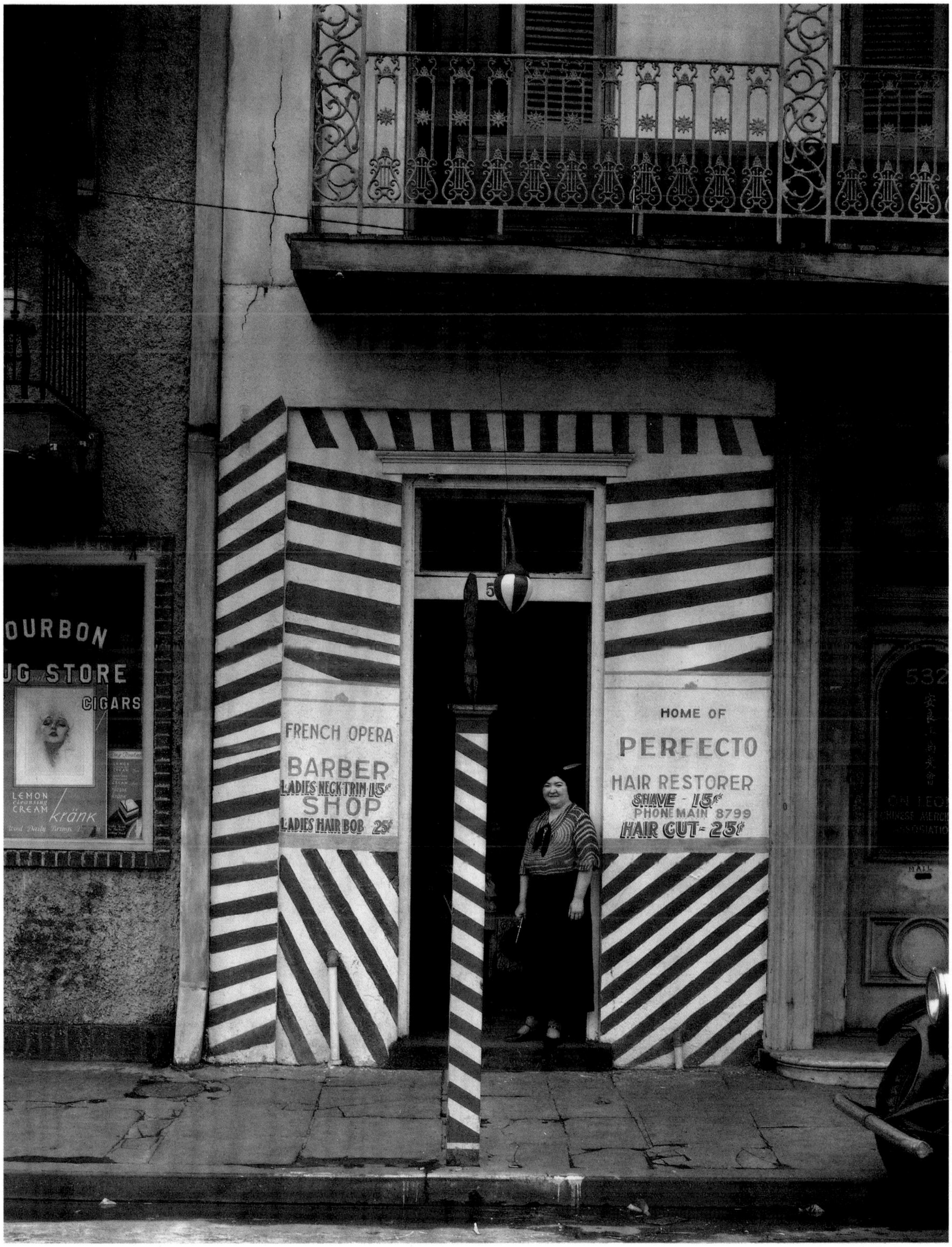
FRENCH OPERA
BARBER
LADIES NECKTRIM 15¢
SHOP
LADIES HAIR BOB 25¢
HOME OF
PERFECTO
HAIR RESTORER
SHAVE - 15¢
PHONE MAIN 8799
HAIR CUT - 25¢
CIGARS

21 Sidewalk and Storefront, New Orleans, Louisiana 1935
Bürgersteig und Ladenfront
Trottoir et devanture de magasin
歩道と店頭 ルイジアナ州 ニュー・オルリーンズ

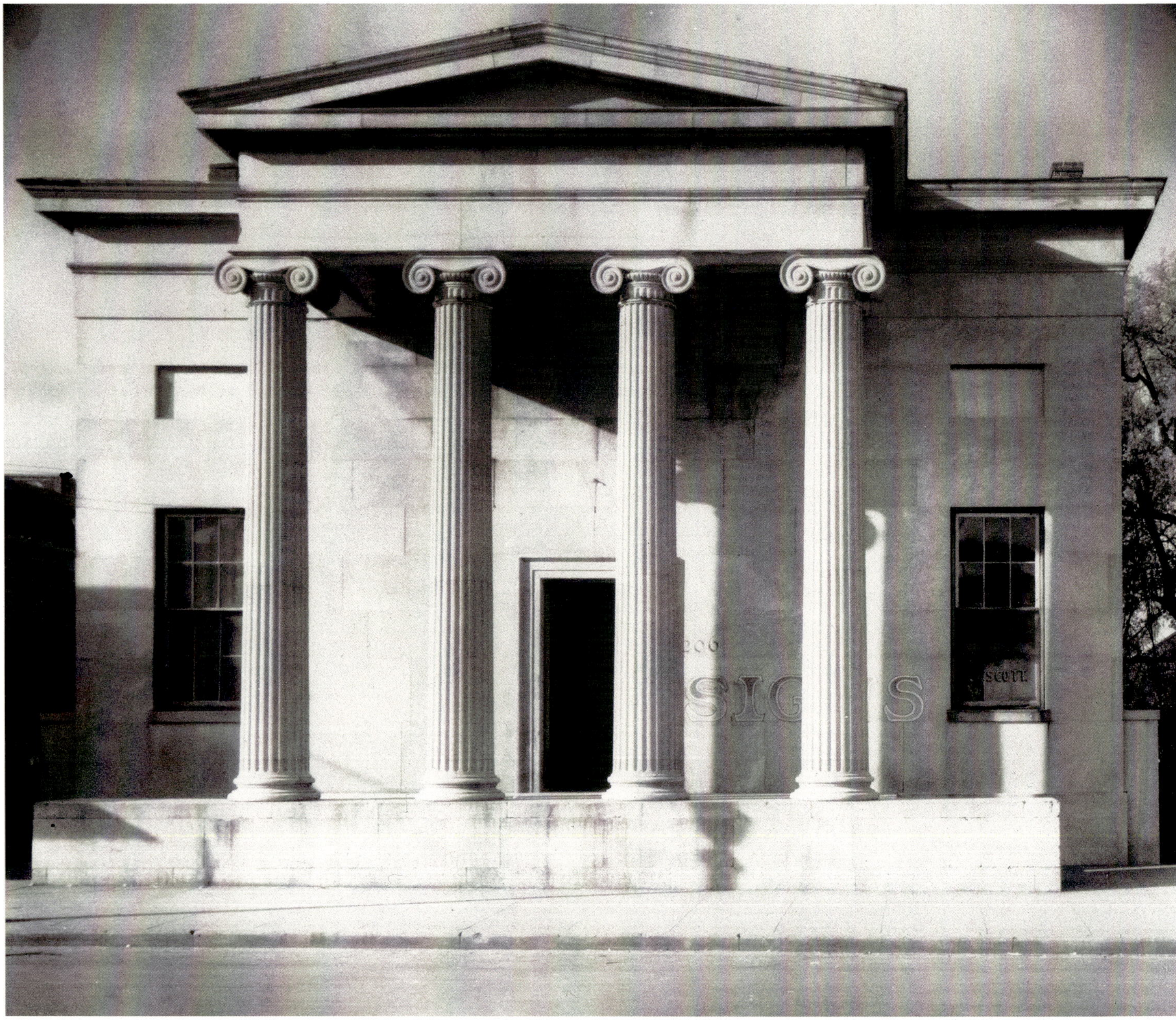

22 Neoclassical Building, Natchez, Mississippi 1935
Neoklassizistisches Gebäude
Bâtiment néo-classique
新古典主義の建築 ミシシッピィ州 ナチェズ

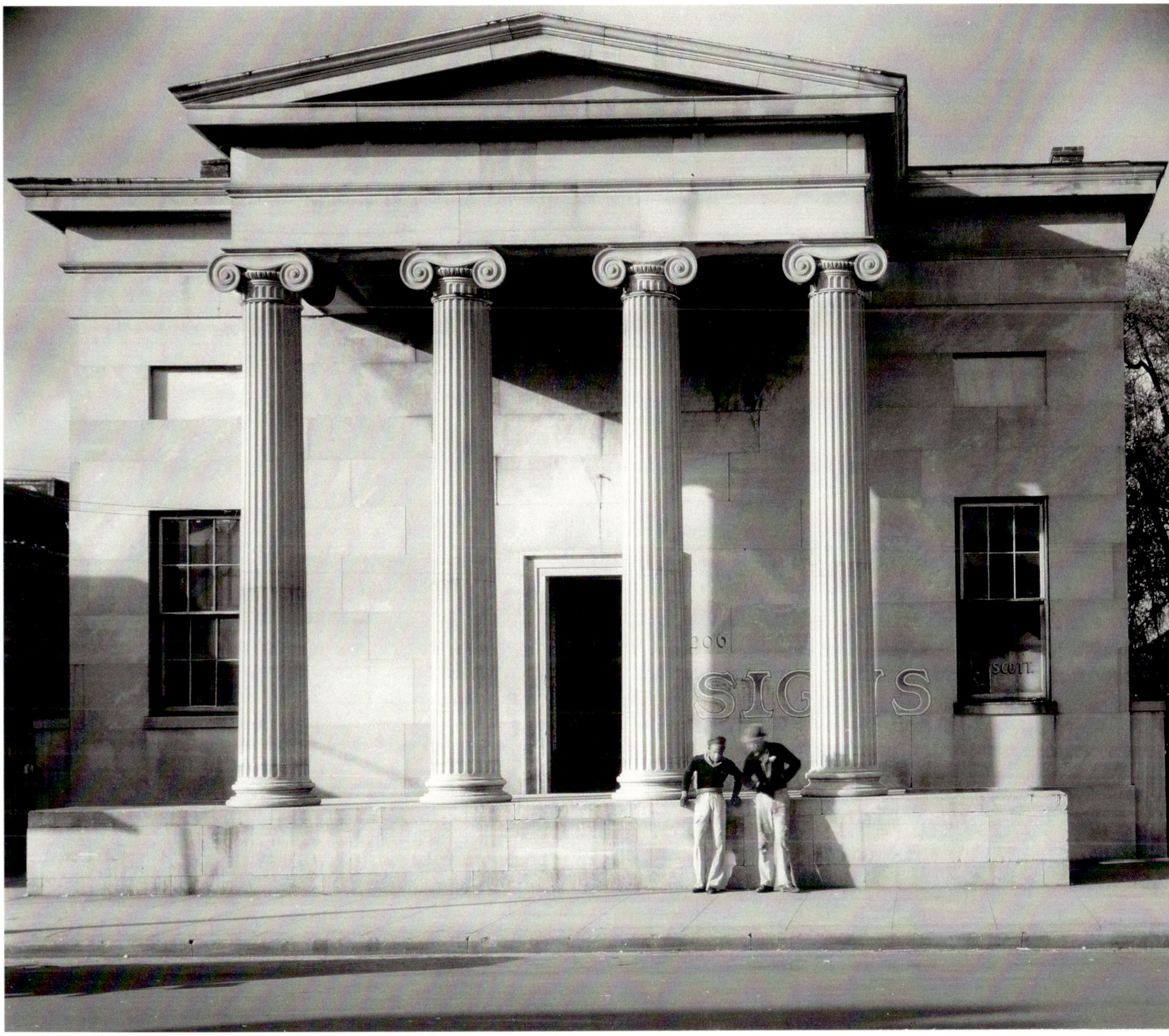

23 Neoclassical Building, Natchez, Mississippi 1935
Neoklassizistisches Gebäude
Bâtiment néo-classique
新古典主義の建築 ミシシッピィ州 ナチェズ

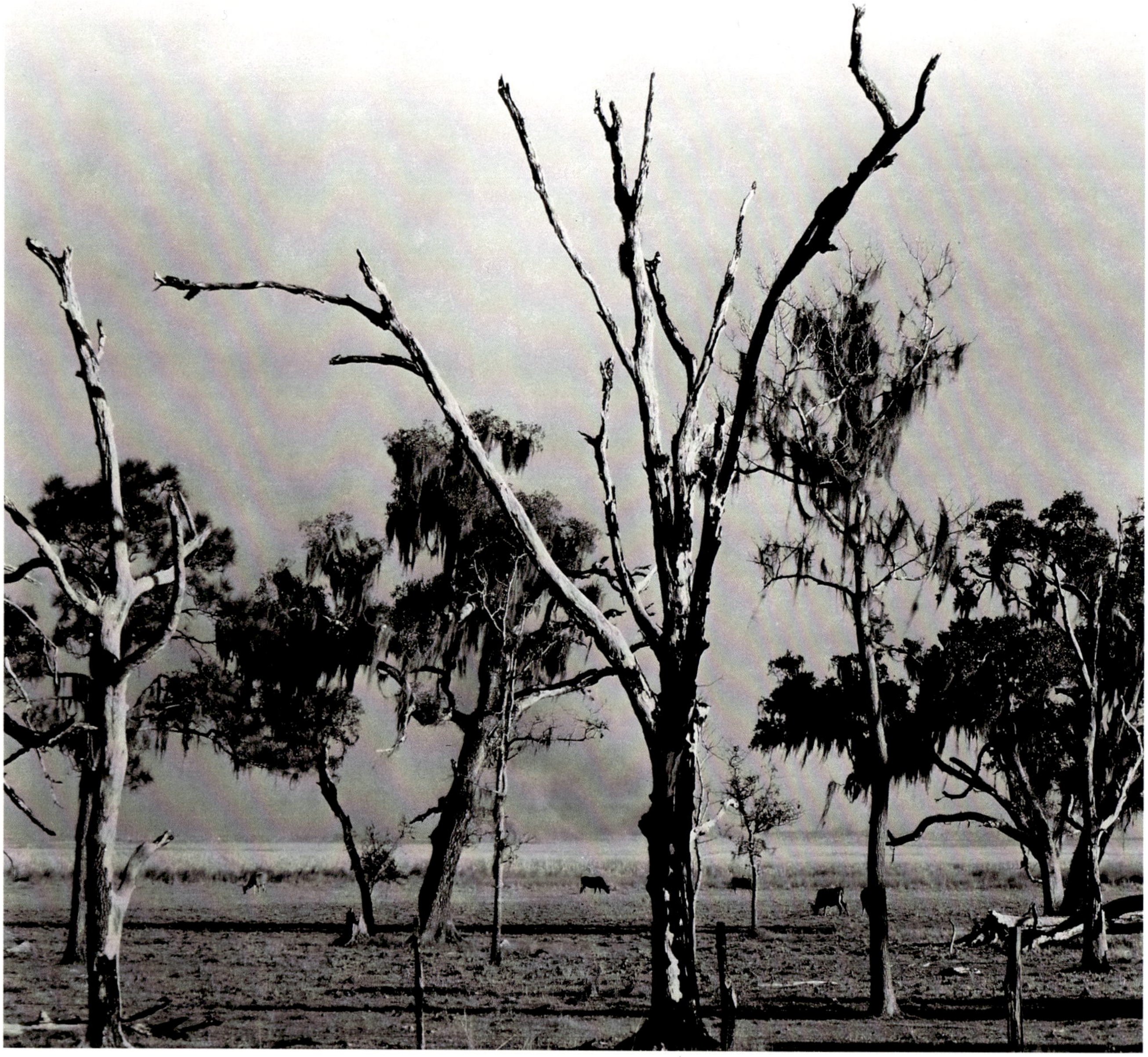

24 Landscape on the Gulf Coast, Louisiana 1935
Landschaft an der Golf-Küste
Paysage sur les bords du golfe
湾岸の風景 ルイジアナ州

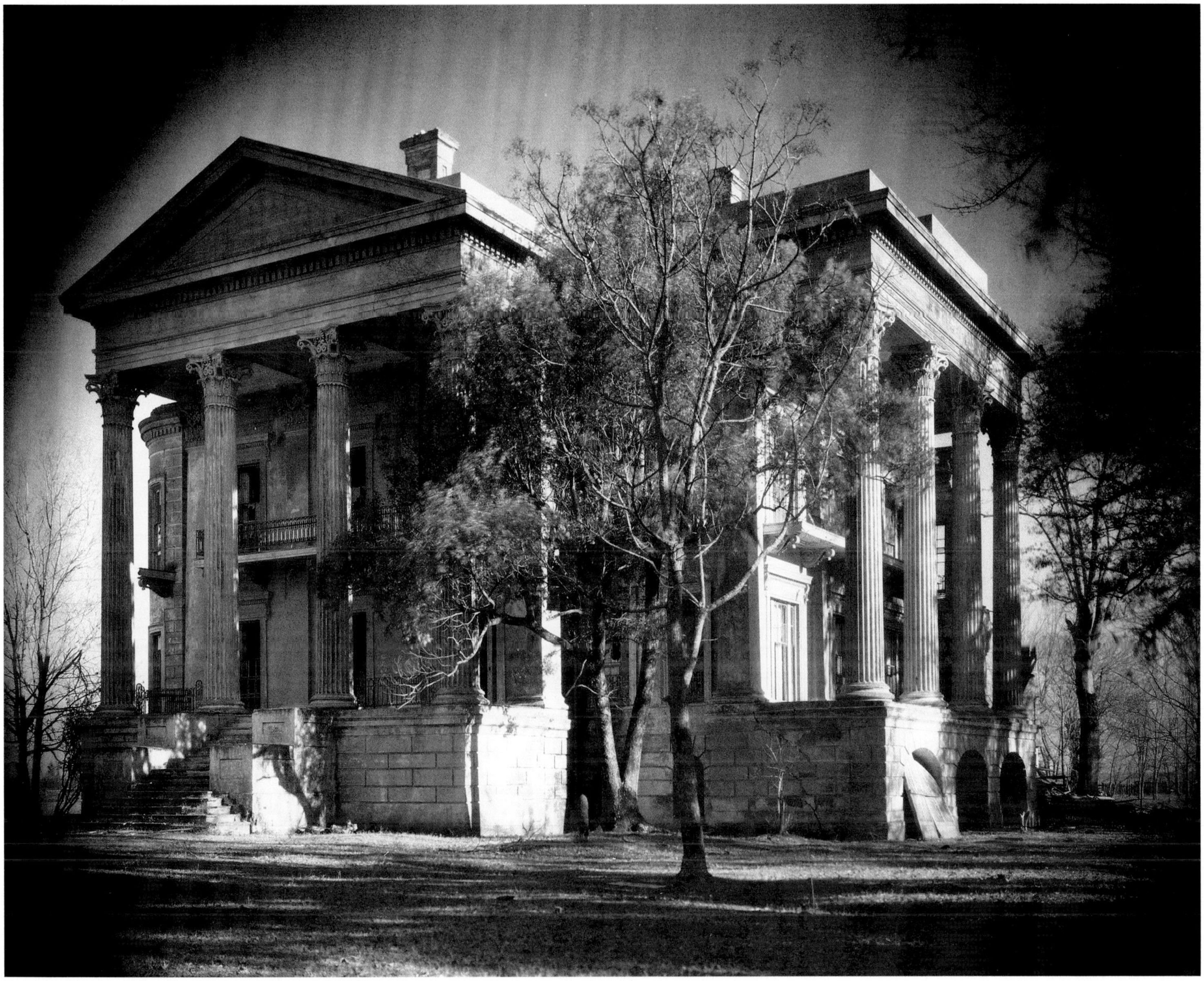

23 Belle Grove Plantation Manor House, White Chapel, Louisiana 1933
Herrenhaus der Belle Grove-Plantage
Propriété des plantations Belle Grove
ベル・グローヴ農園主の屋敷 ルイジアナ州 ホワイト・チャペル

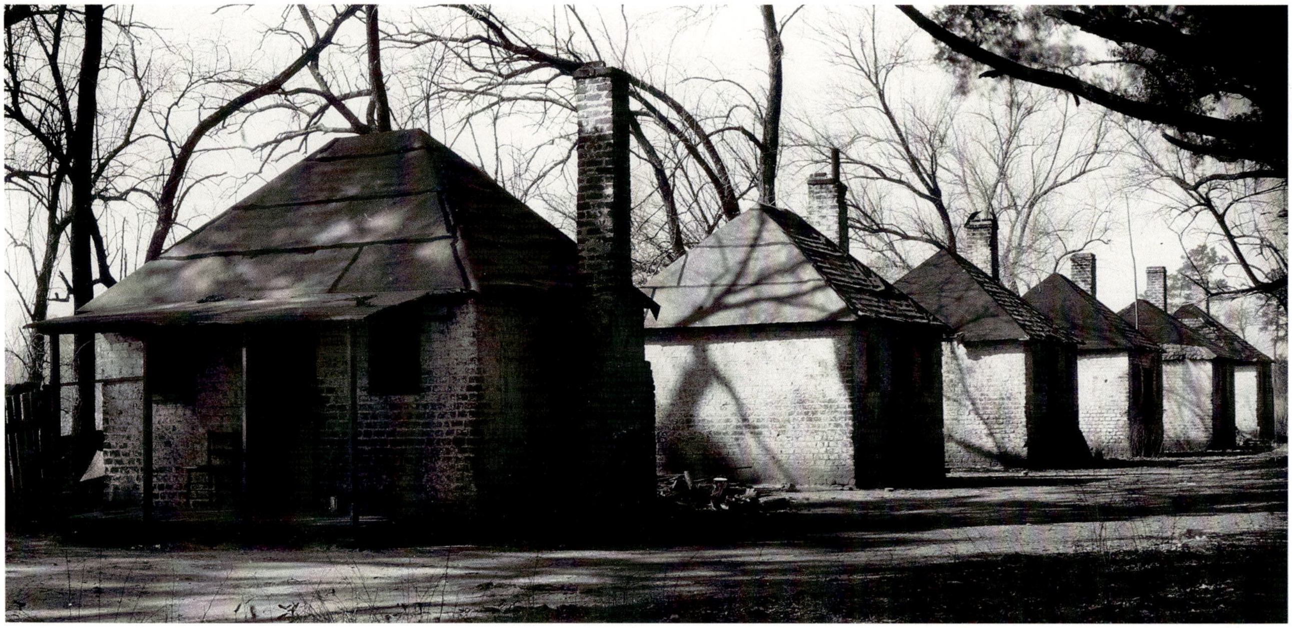

26 Slave Quarters at the Hermitage Plantation, Savannah, Georgia 1935
Sklavenhäuser auf der Hermitage-Plantage
Maisons pour esclaves des plantations Hermitage
ハーミタージュ農園の奴隷棟 ジョージア州 サヴァンナ

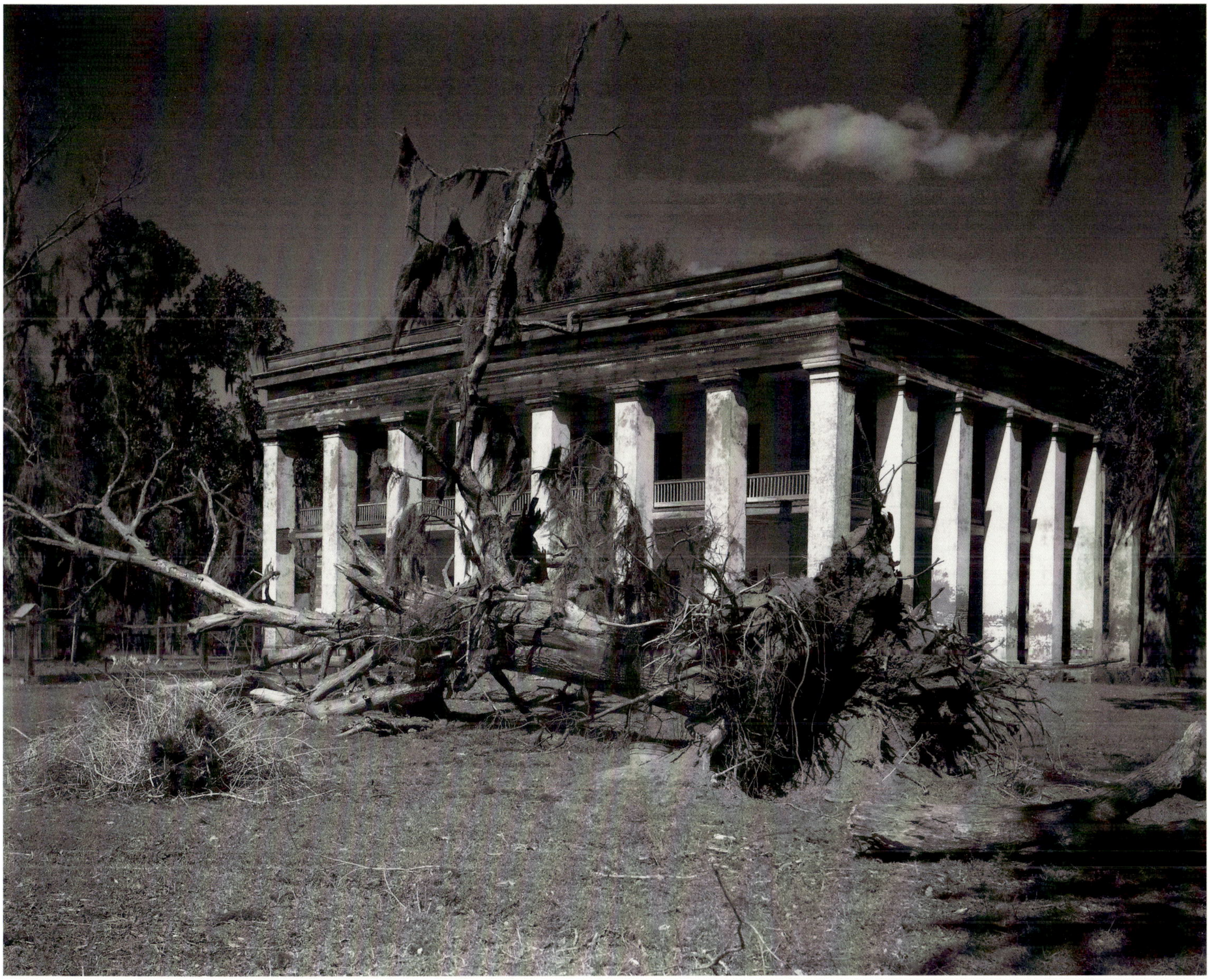

27 Ashland (Belle Hélène) Plantation Manor House, Louisiana 1935
Herrenhaus der Ashland (Belle Hélène)-Plantage
Propriété des plantations Ashland (Belle Hélène)
アシュランド(ベル・エレーヌ) 農園主の屋敷

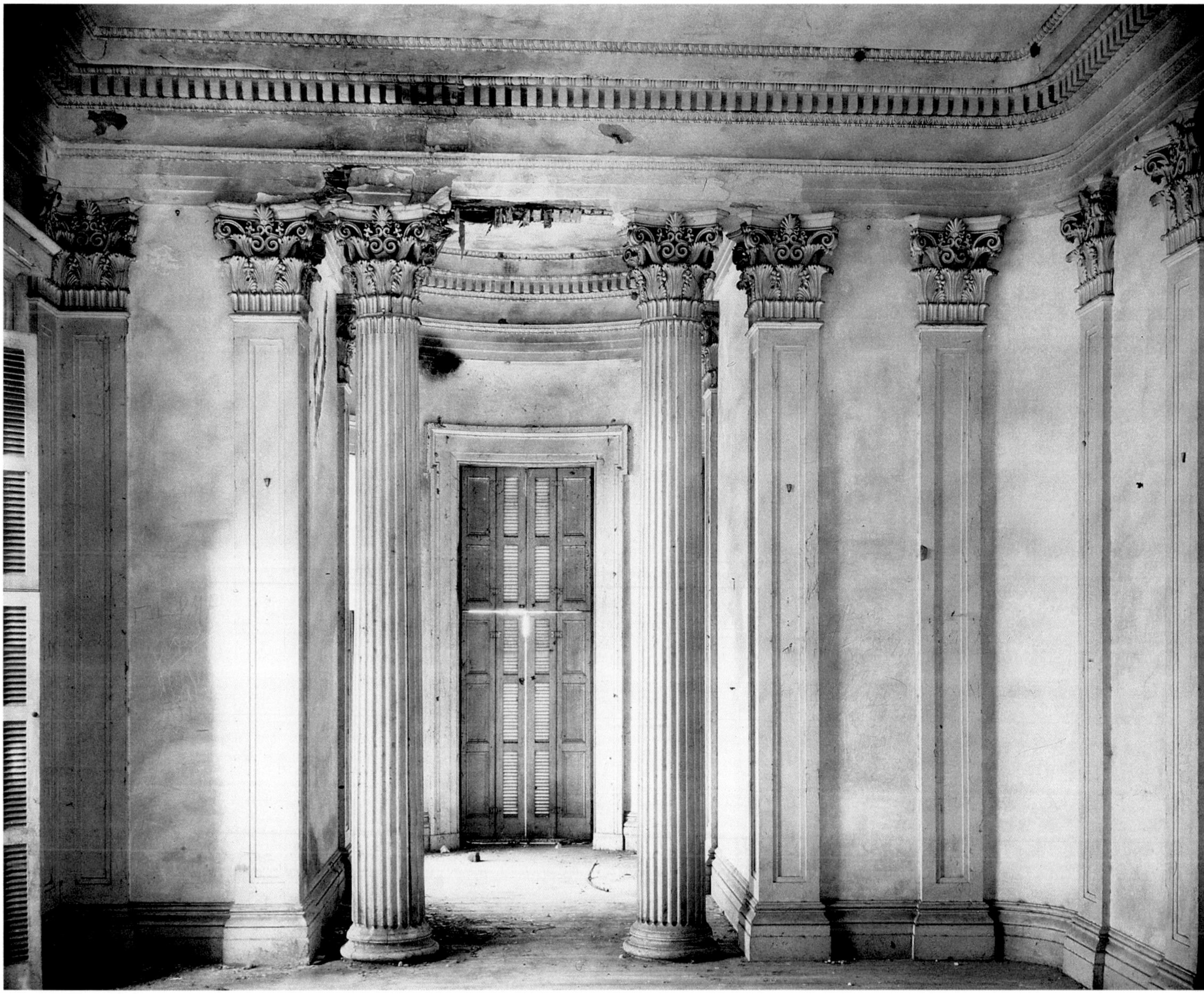

28 Former Breakfast Hall in the Manor of the Belle Grove Plantation, White Chapel, Louisiana 1935
Ehemaliger Frühstückssalon im Herrenhaus der Belle Grove-Plantage
Ancien salon pour petit-déjeuner dans la propriété des plantations Belle Grove
ベル・グローヴ農園主の屋敷の元朝食室 ルイジアナ州 ホワイト・チャペル

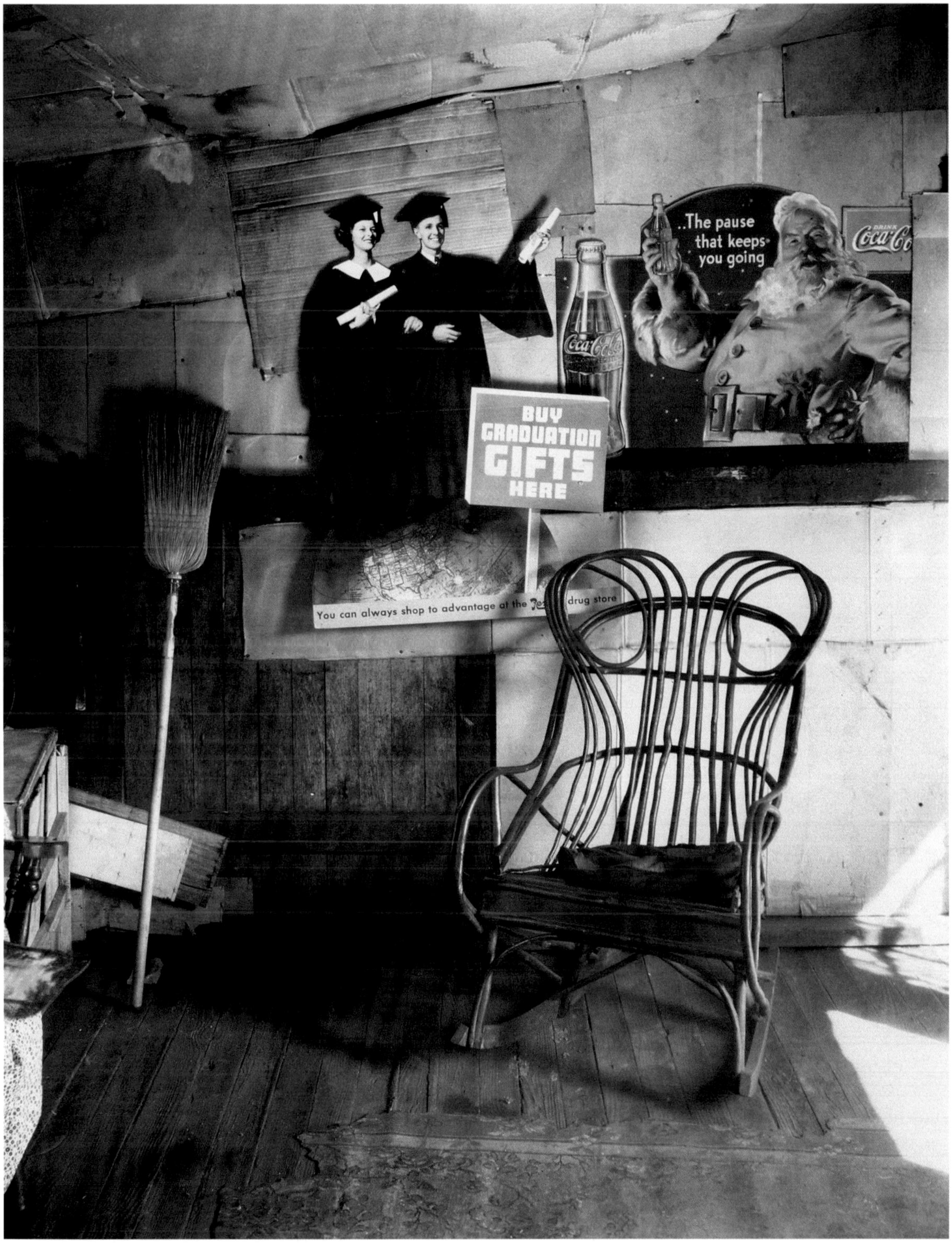

29 A Miner's Home, Scotts Run, West Virginia 1935
Wohnung eines Bergarbeiters
L'appartement d'un mineur
坑夫の家 ウエスト･ヴァージニア州 スコット･ラン

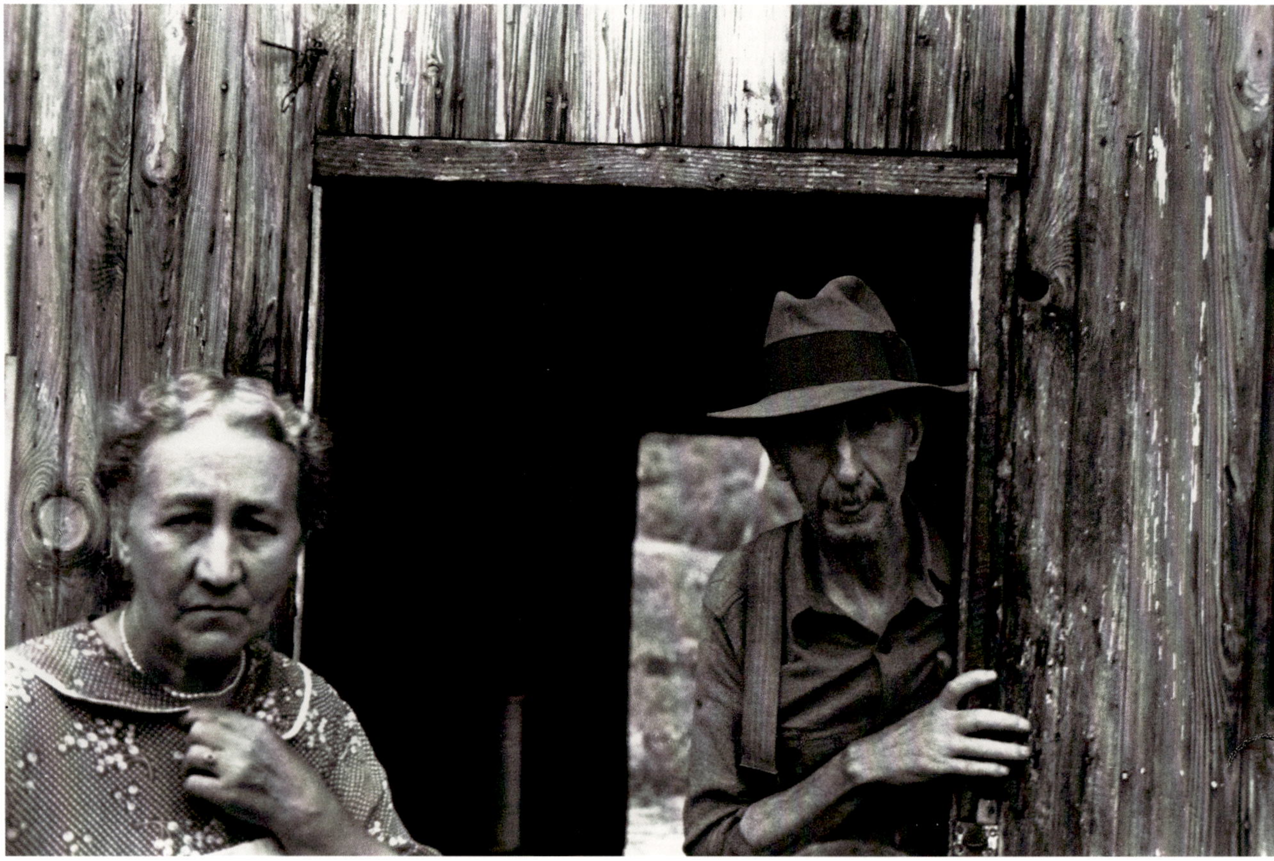

30 Inhabitants of a Miner's Settlement, Morgantown, West Virginia 1935
Bewohner einer Bergarbeiter-Siedlung
Habitants d'une cité de mineurs
炭住街の住人 ウエスト・ヴァージニア州 モーガンタウン

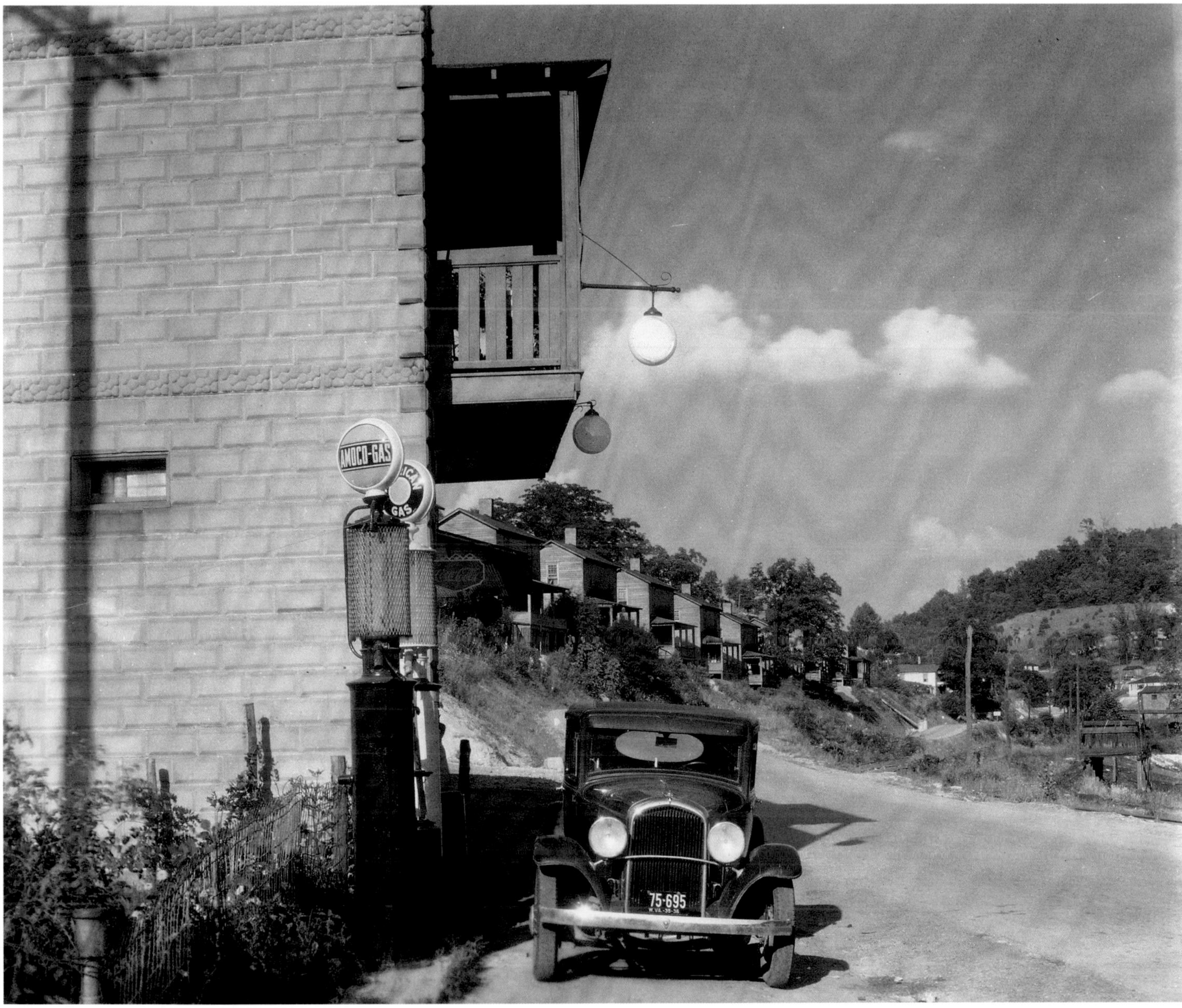

31 Filling Station and Company Houses for Miners, near Morgantown, West Virginia 1935
Tankstelle und werkseigene Häuser für Bergarbeiter
Station service et logements pour mineurs
ガソリンスタンドと炭鉱夫の社宅 ウエスト・ヴァージニア州 モーガンタウン近郊

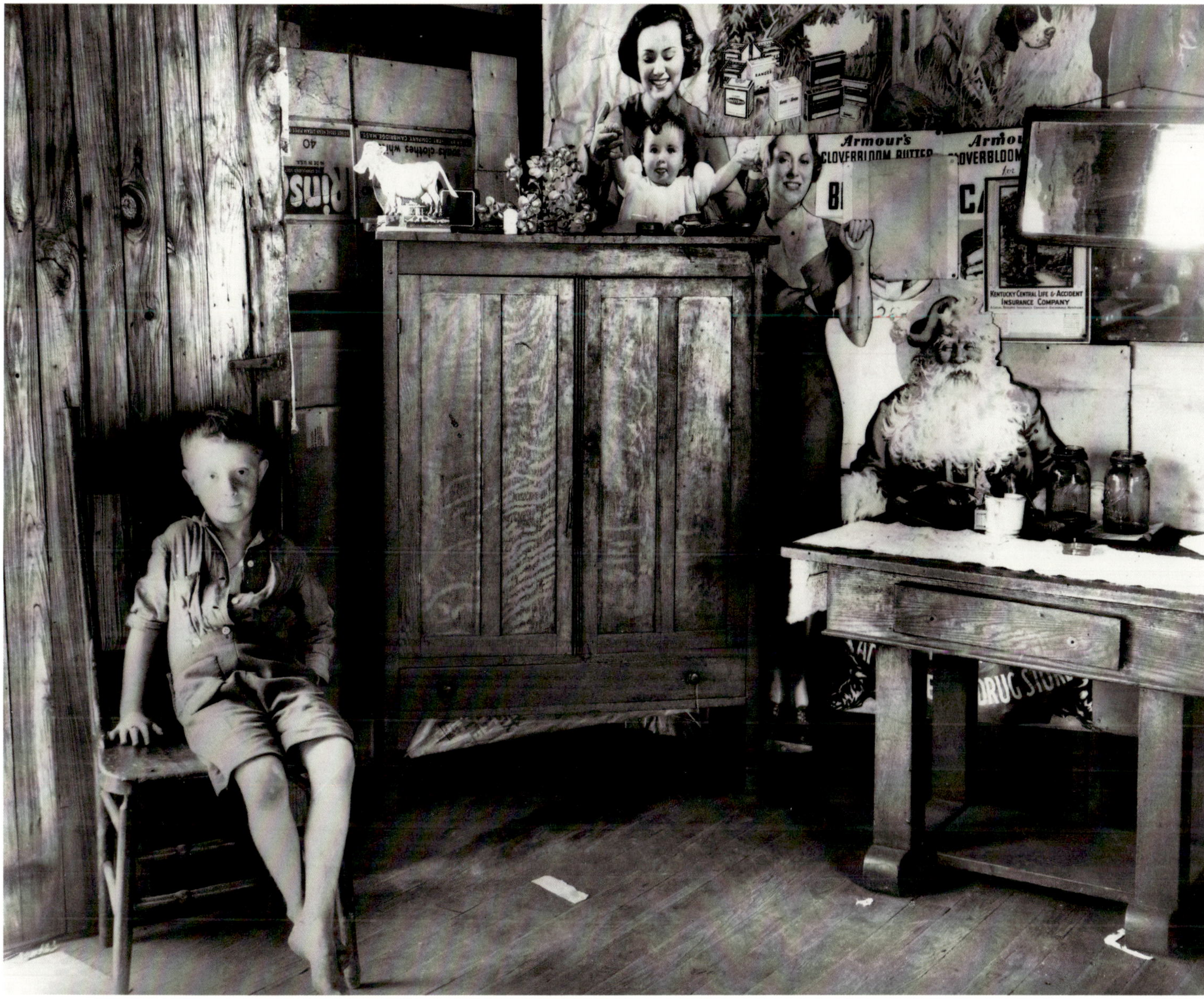

32 Room in a Miner's House, Scotts Run, West Virginia 1935
Stube im Haus eines Bergarbeiters
Salle de séjour dans la maison d'un mineur
ある炭坑夫の居間 ウエスト・ヴァージニア州 スコット・ラン

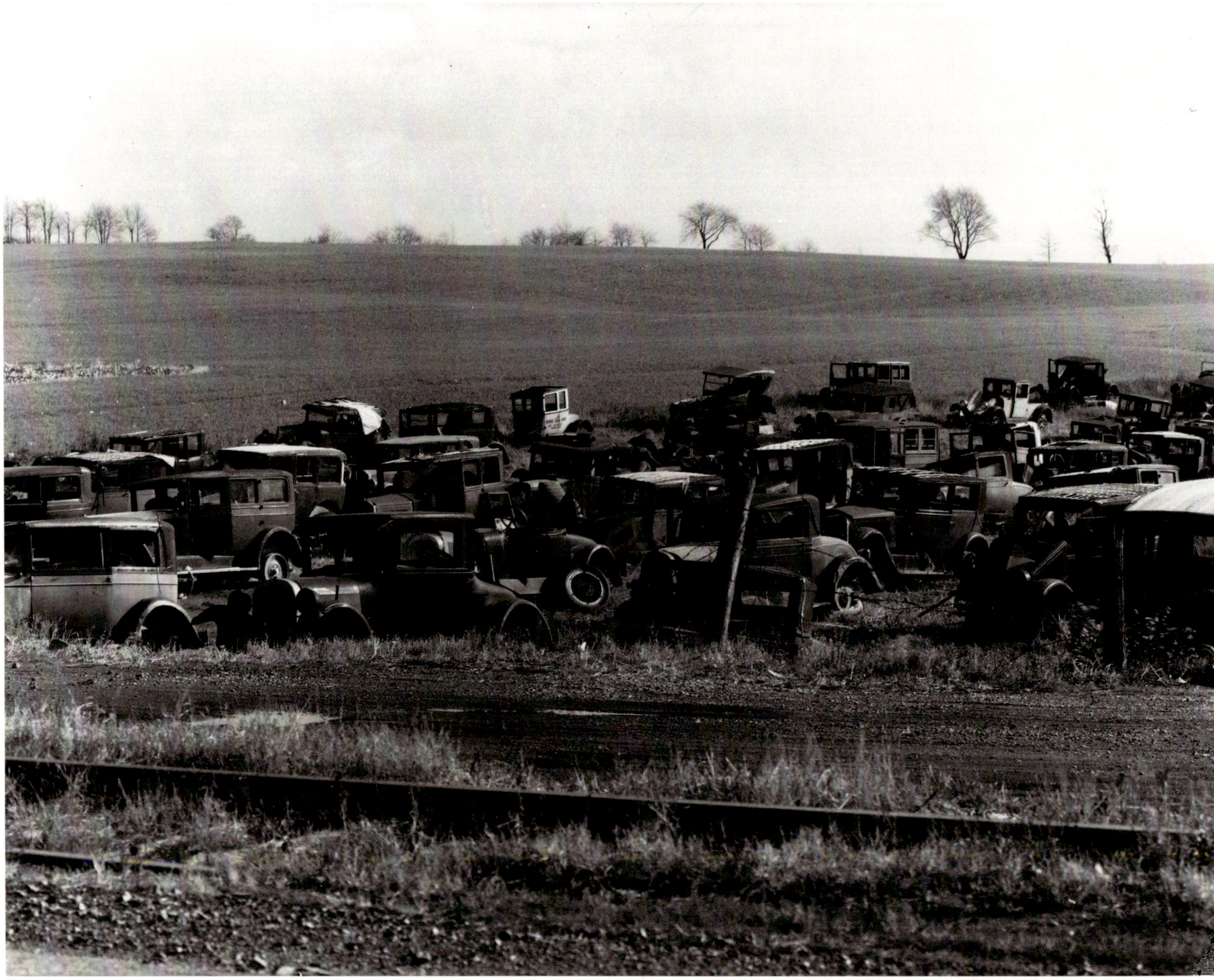

33 Auto Graveyard, near Easton, Pennsylvania 1935
Autofriedhof
Casse automobile
自動車の墓場 ペンシルヴァニア州 イーストン近郊

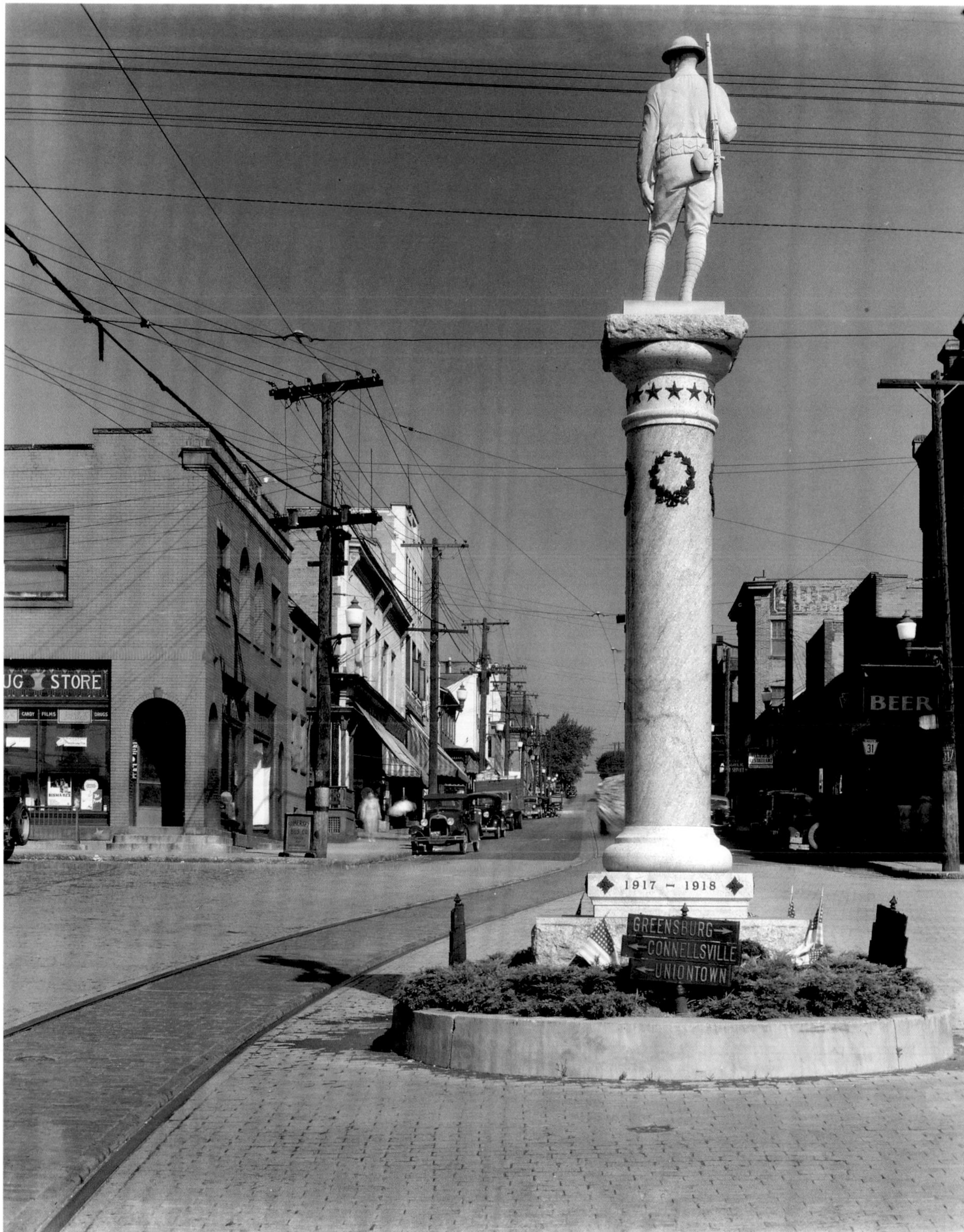

34 War Memorial on Main Street, Mt. Pleasant, Pennsylvania 1935
Kriegerdenkmal auf der Main Street
Monument aux morts dans la Main Street
メインストリートにある戦没者記念碑 ペンシルヴァニア州 マウント・プレザント

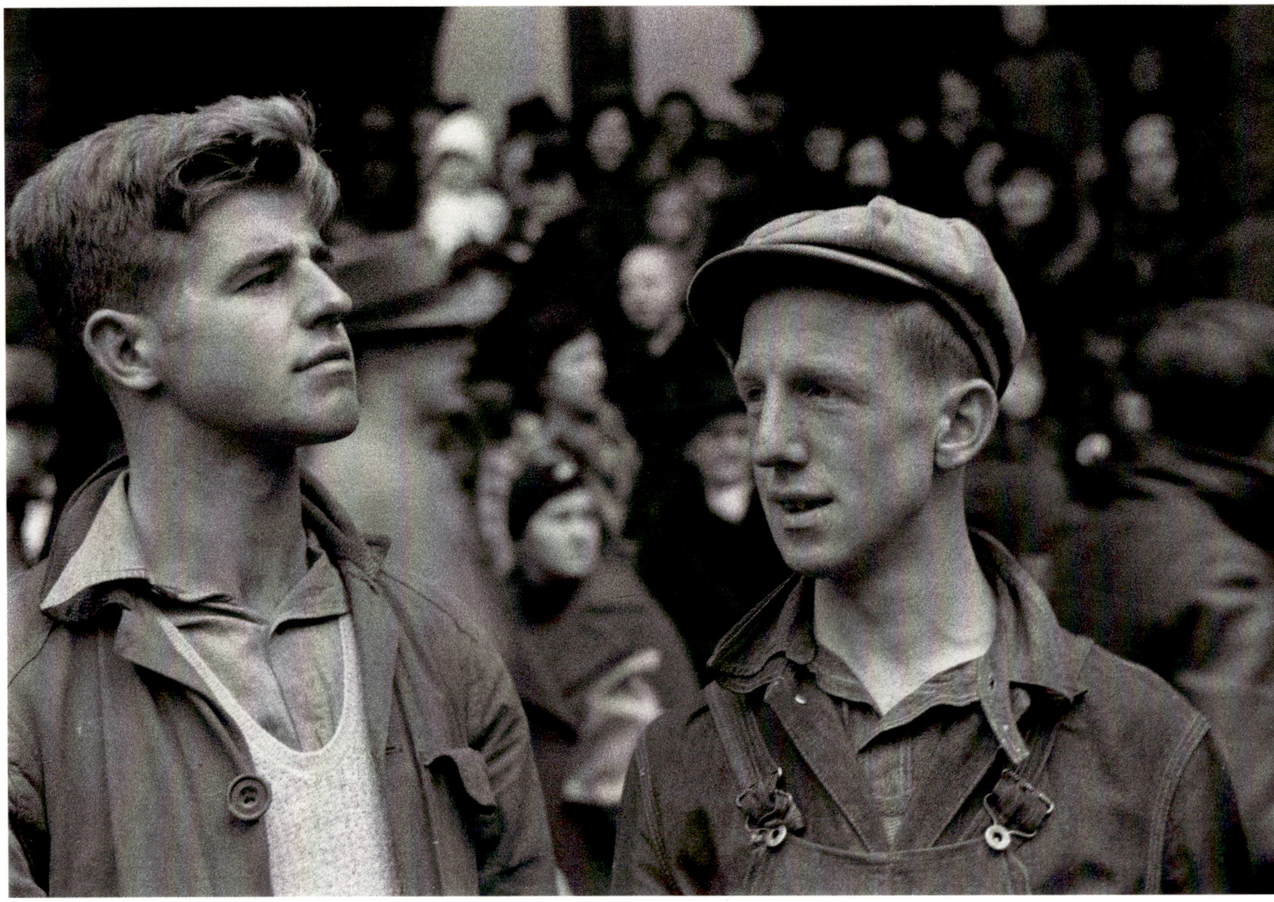

35 Faces, Pennsylvania 1936
Gesichter
Visages
顔 ペンシルヴァニア州

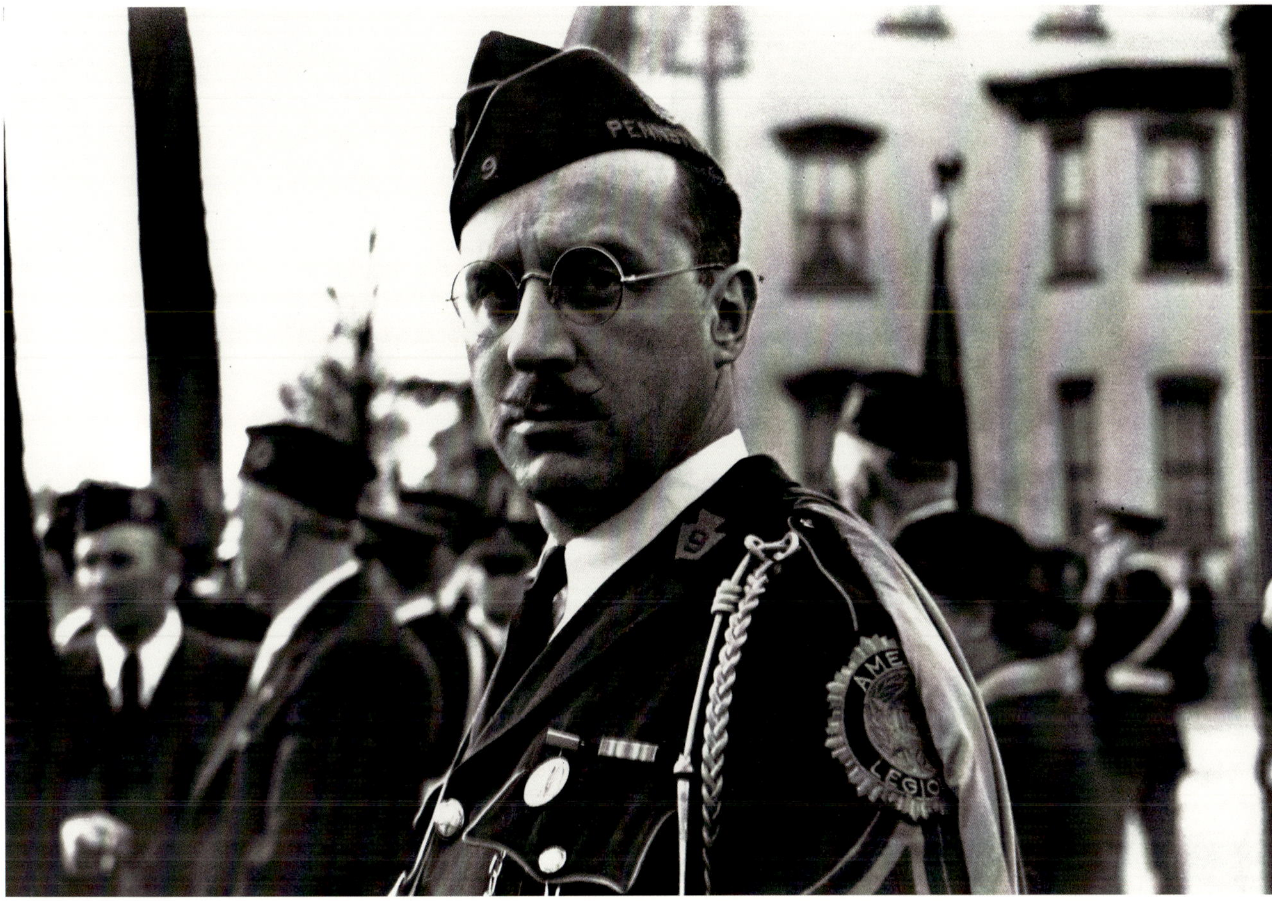

36 Legionnaire, Bethlehem, Pennsylvania 1935
Legionär
Légionnaire
在郷軍人 ペンシルヴァニア州 ベスレヘム

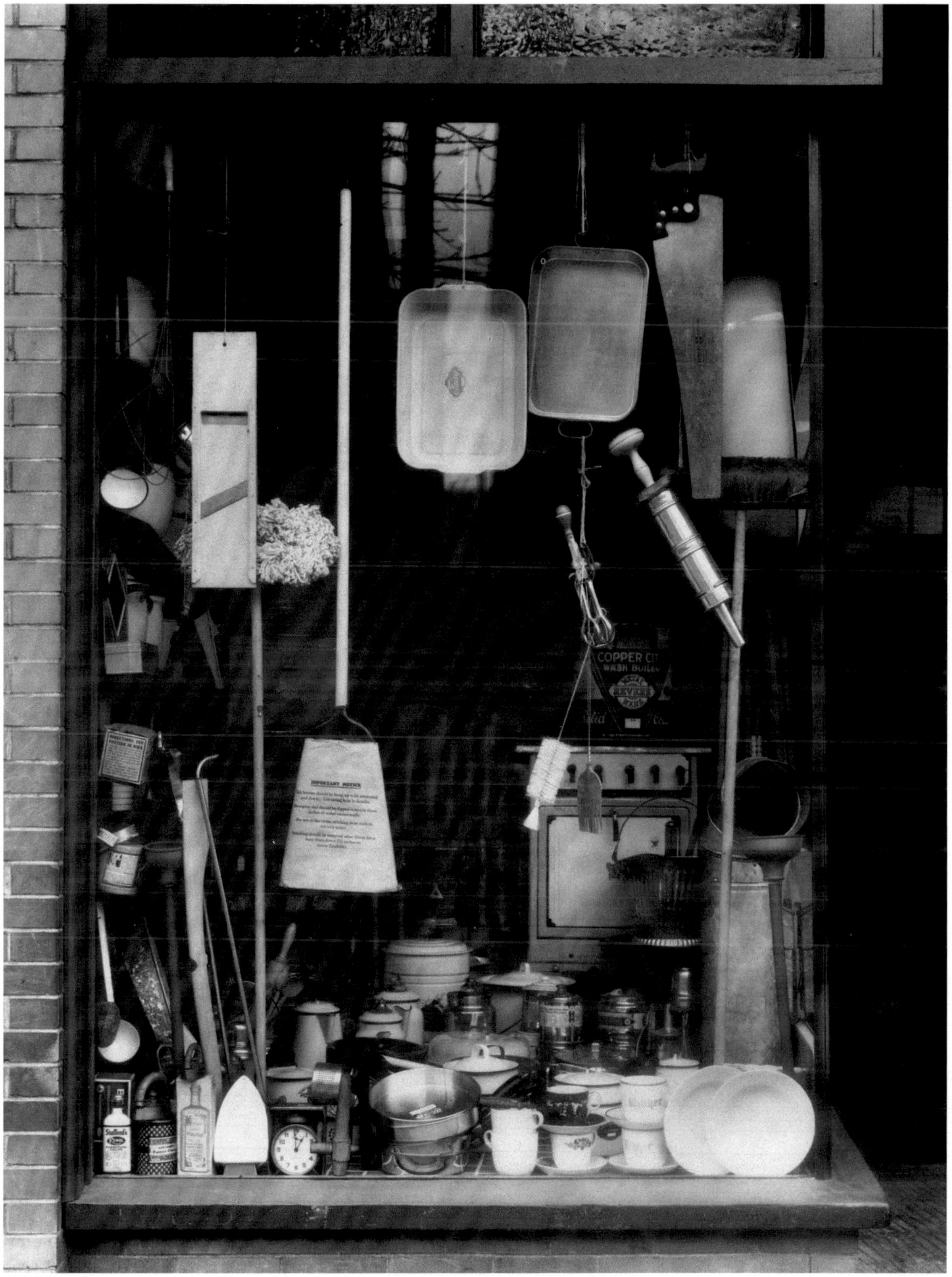

37 Window Display, Bethlehem, Pennsylvania 1935
Schaufenster-Auslage
Vitrine de magasin
ショー・ウインドー　ペンシルヴァニア州　ベスレヘム

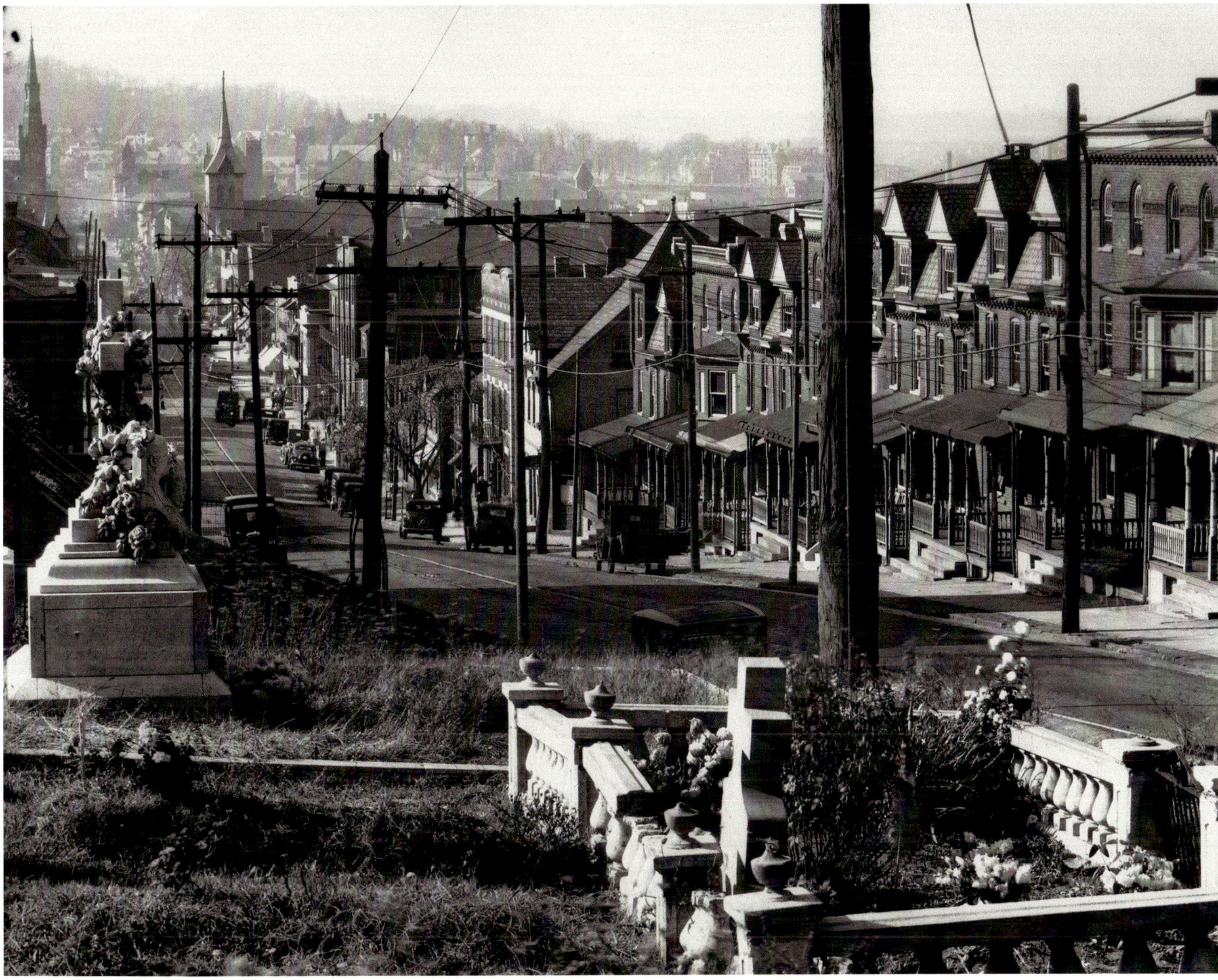

38 Street and Graveyard, Bethlehem, Pennsylvania 1935
Straße und Friedhof
Rue et cimetière
道路と墓地 ペンシルヴァニア州 ベスレヘム

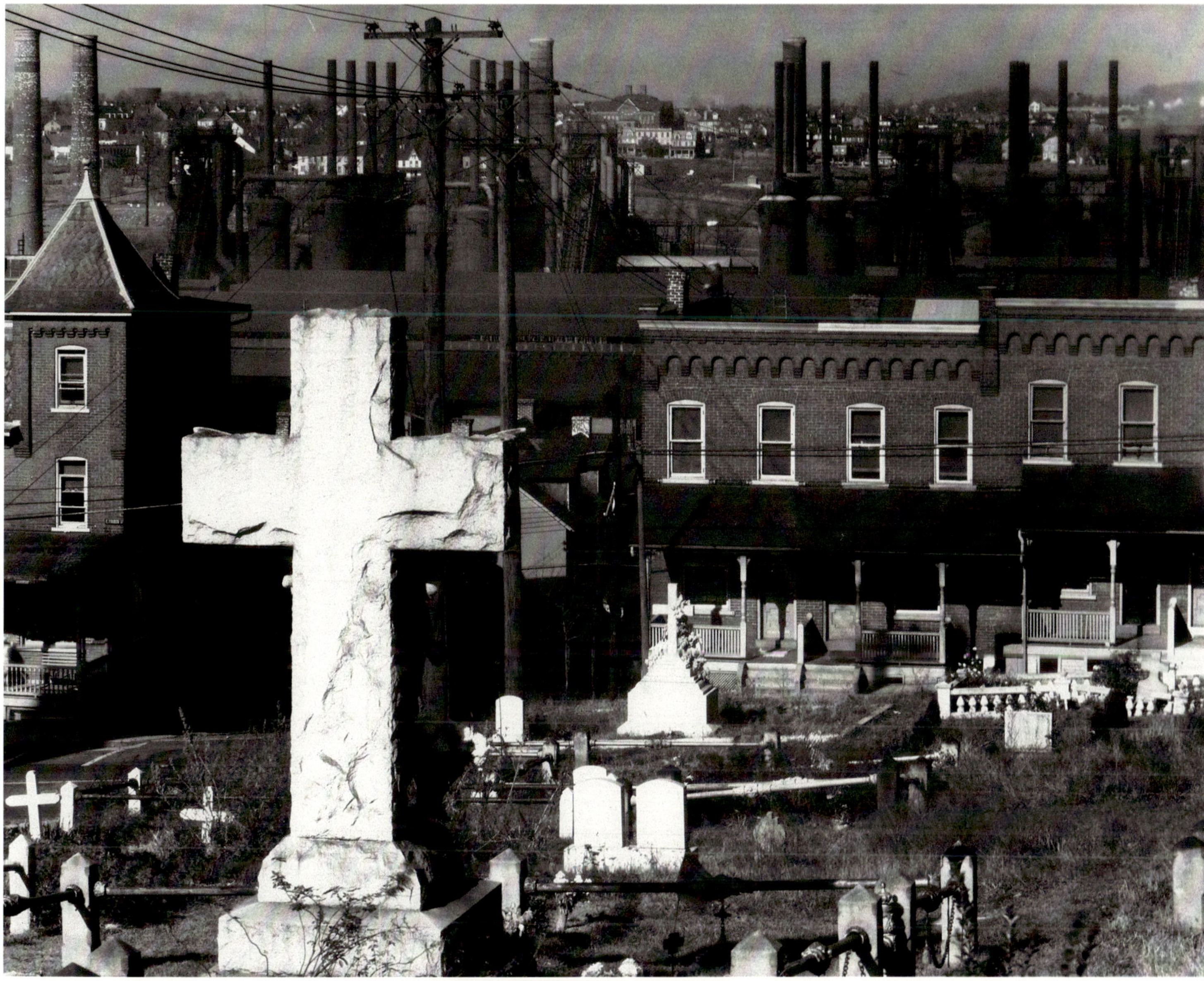

39 Graveyard, Houses and Steel Mill, Bethlehem, Pennsylvania 1935
Friedhof, Häuser und Stahlwerk
Cimetière, maisons et aciéries
墓地、家々、そして製鉄工場 ペンシルヴァニア州 ベスレヘム

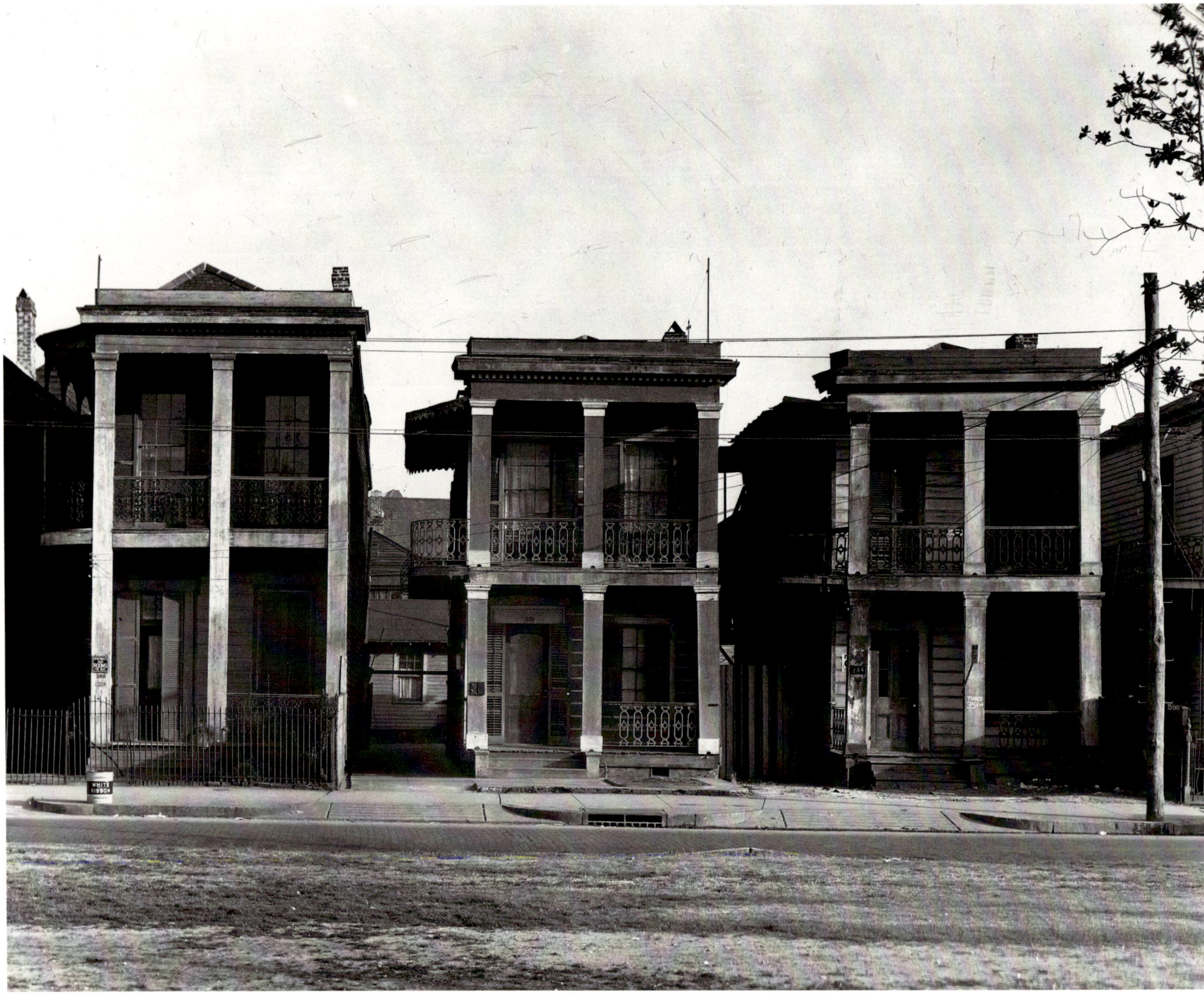

40 Row of Houses, New Orleans, Louisiana 1936
Häuserreihe
Rangée de maisons
家並 ルイジアナ州 ニュー・オルリーンズ

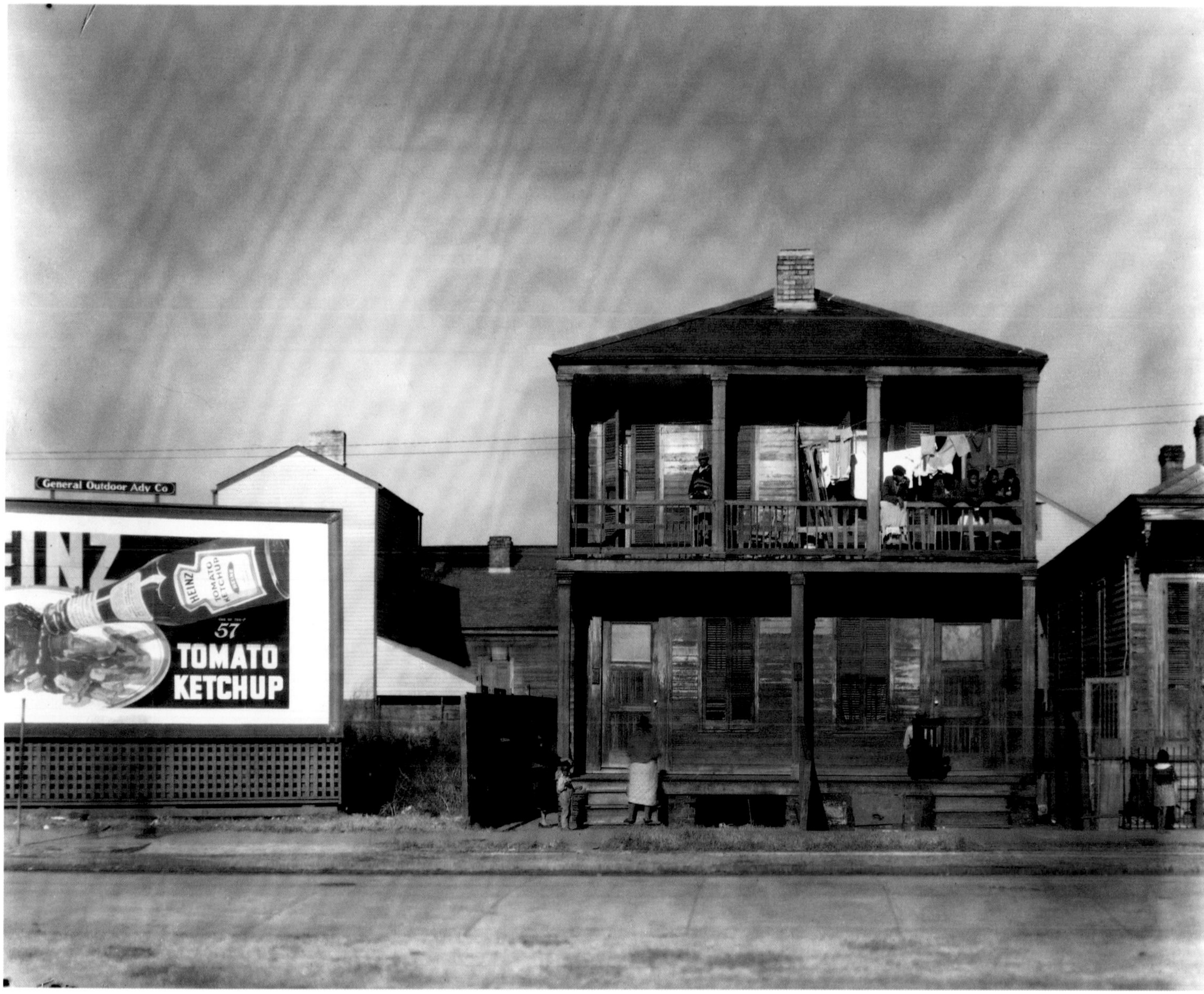

41 House and Billboard in the Black Quarter, New Orleans, Louisiana 1936
Haus und Plakatwand im Schwarzenviertel
Maison et mur d'affiches dans le quartier noir
黒人地区の家と看板 ルイジアナ州 ニュー・オルリーンズ

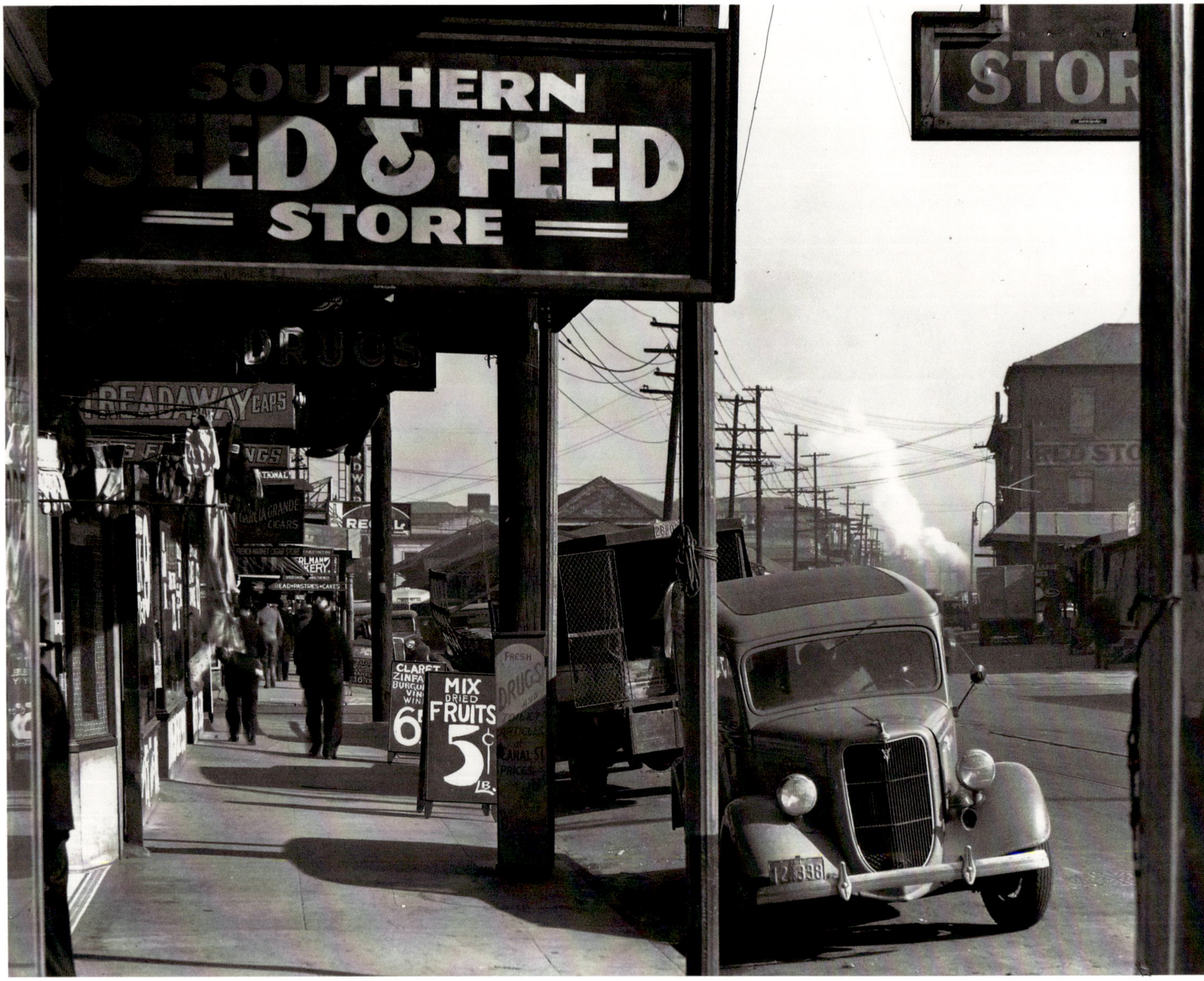

42 Street at the French Market, New Orleans, Louisiana 1935
Straße am French Market
Rue près du French Market
フレンチ・マーケット近くの道路 ルイジアナ州 ニュー・オルリーンズ

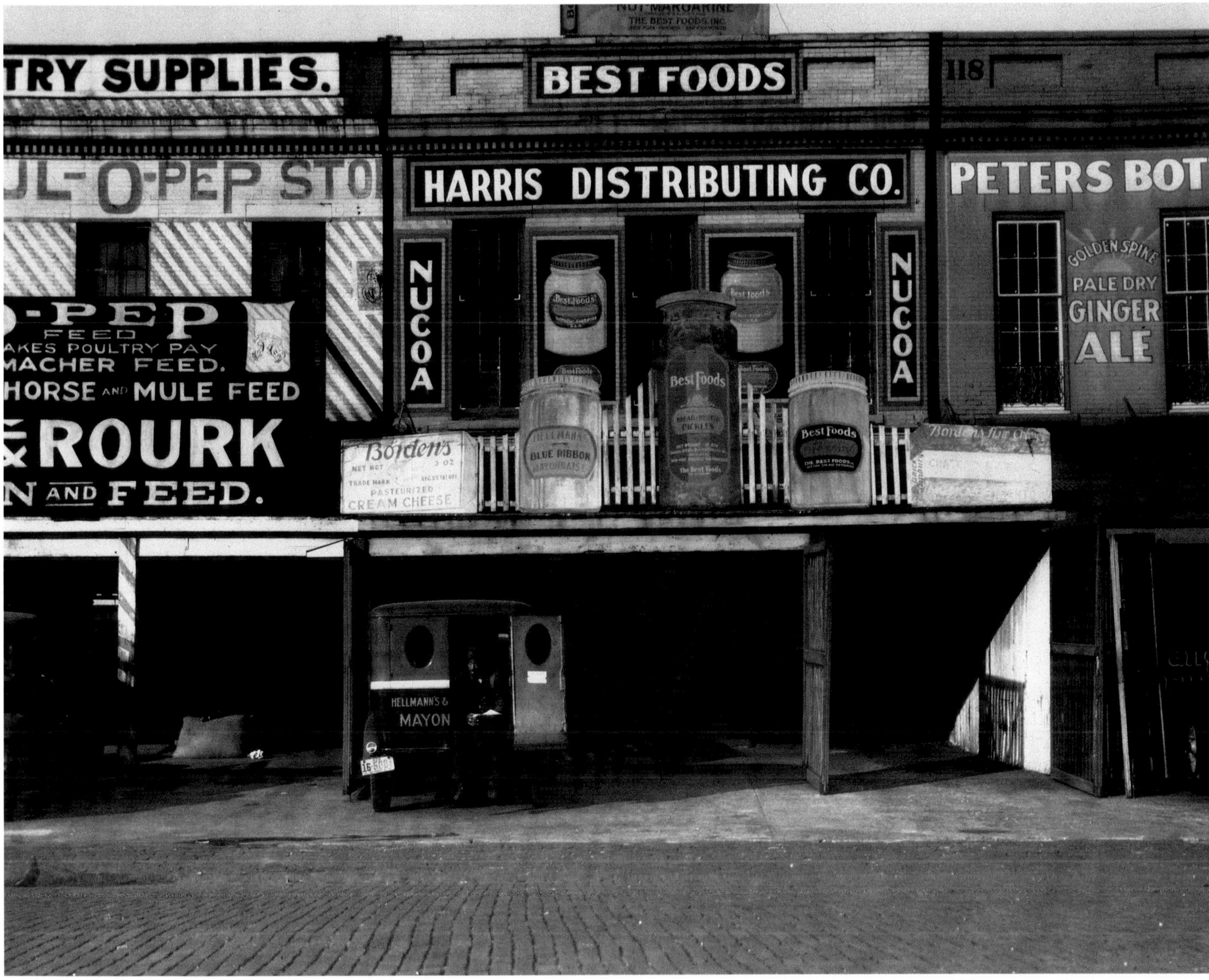

43 Waterfront Warehouses, Louisiana 1935/36
Lagerhäuser am Hafen
Entrepôts près du port
港沿いの倉庫 ルイジアナ州

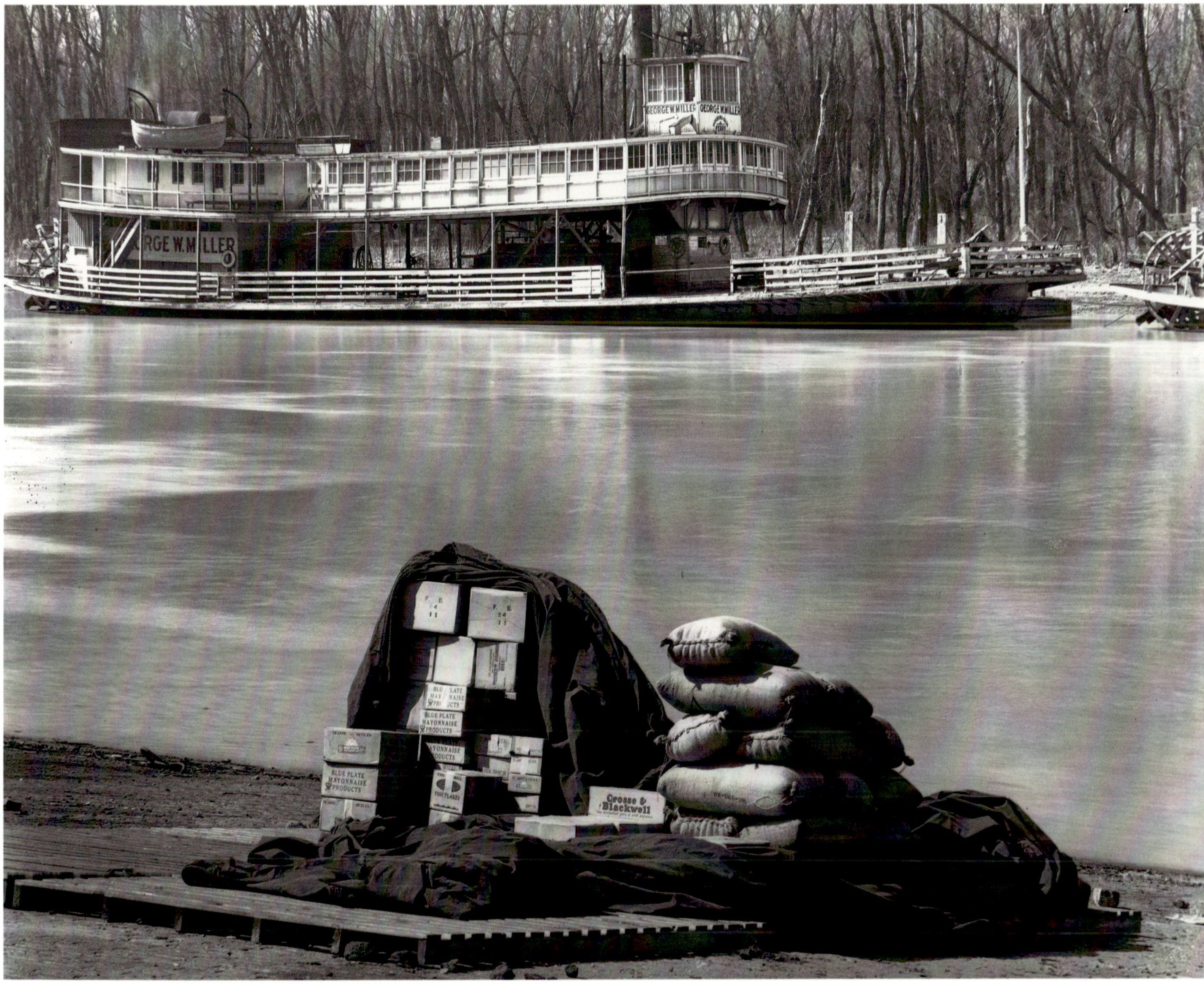

44 Mississippi Paddle-steamer and Goods, Vicksburg, Mississippi 1936
Mississippi-Raddampfer und Waren
Bateau à aubes sur le Mississippi et marchandises
ミシシッピィ河の外輪船と船荷 ミシシッピィ州

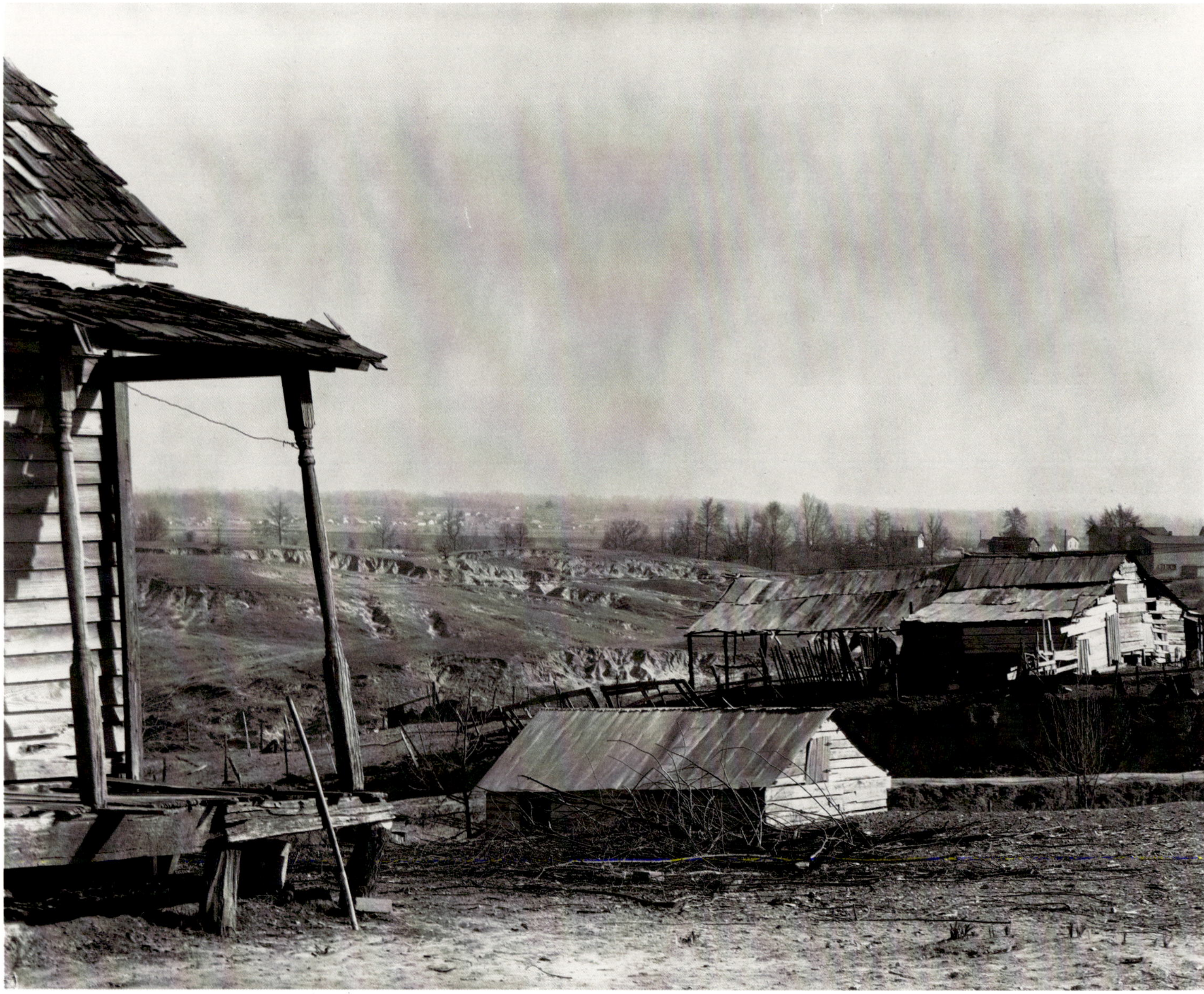

45 Houses of Blacks and Eroded Soil, near Tupelo, Mississippi 1936
Häuser von Schwarzen und erodiertes Land
Maisons pour Noirs et terre érodée
黒人の家々と浸食された大地 ミシシッピィ州 チゥーペロ付近

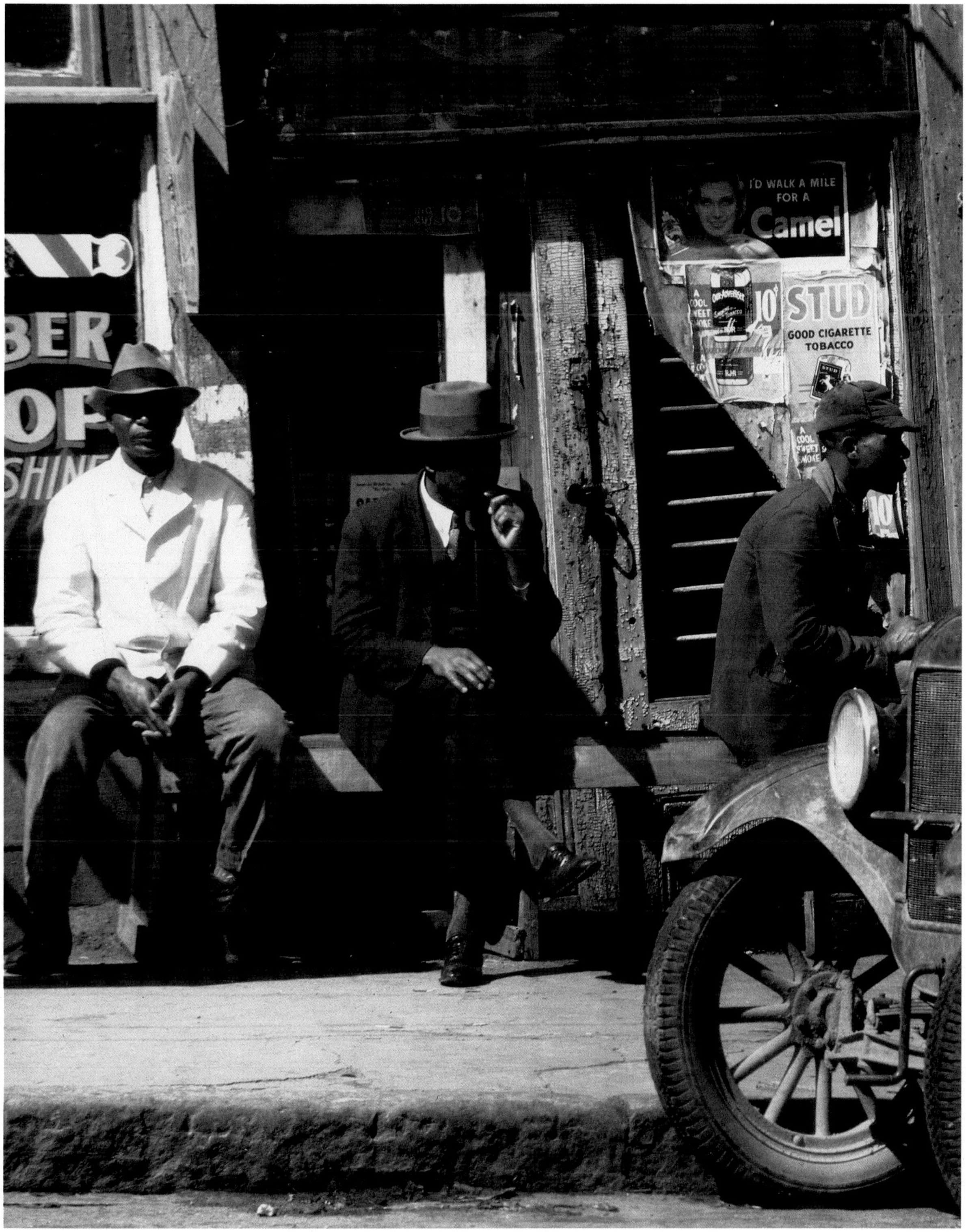

46 In the Black Quarter, Vicksburg, Mississippi 1936
Im Schwarzenviertel
Dans le quartier noir
黒人地区にて ミシシッピィ州 ヴィックスバーグ

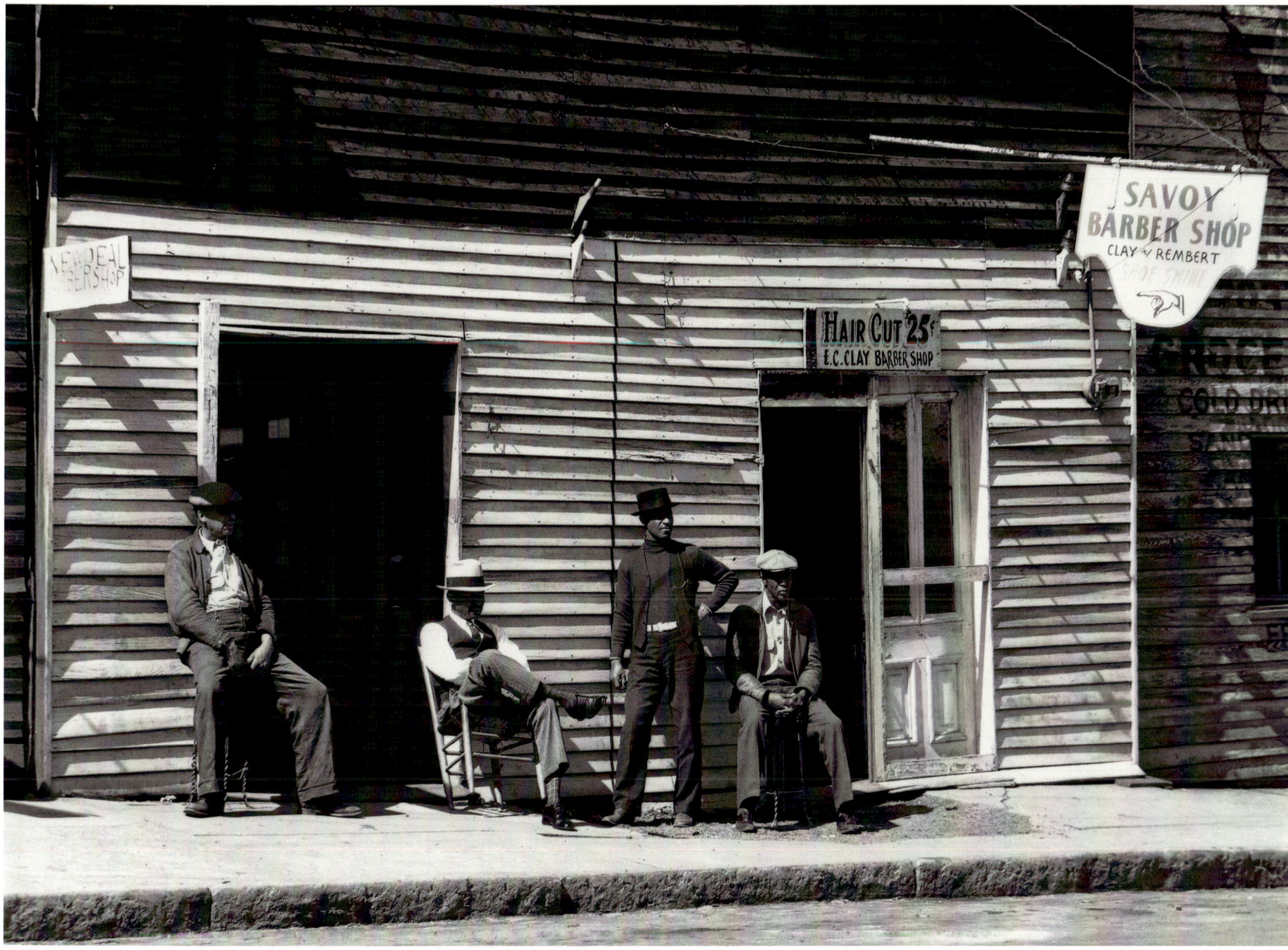

47 In the Black Quarter, Vicksburg, Mississippi 1936
Im Schwarzenviertel
Dans le quartier noir
黒人地区にて　ミシシッピィ州 ヴィックスバーグ

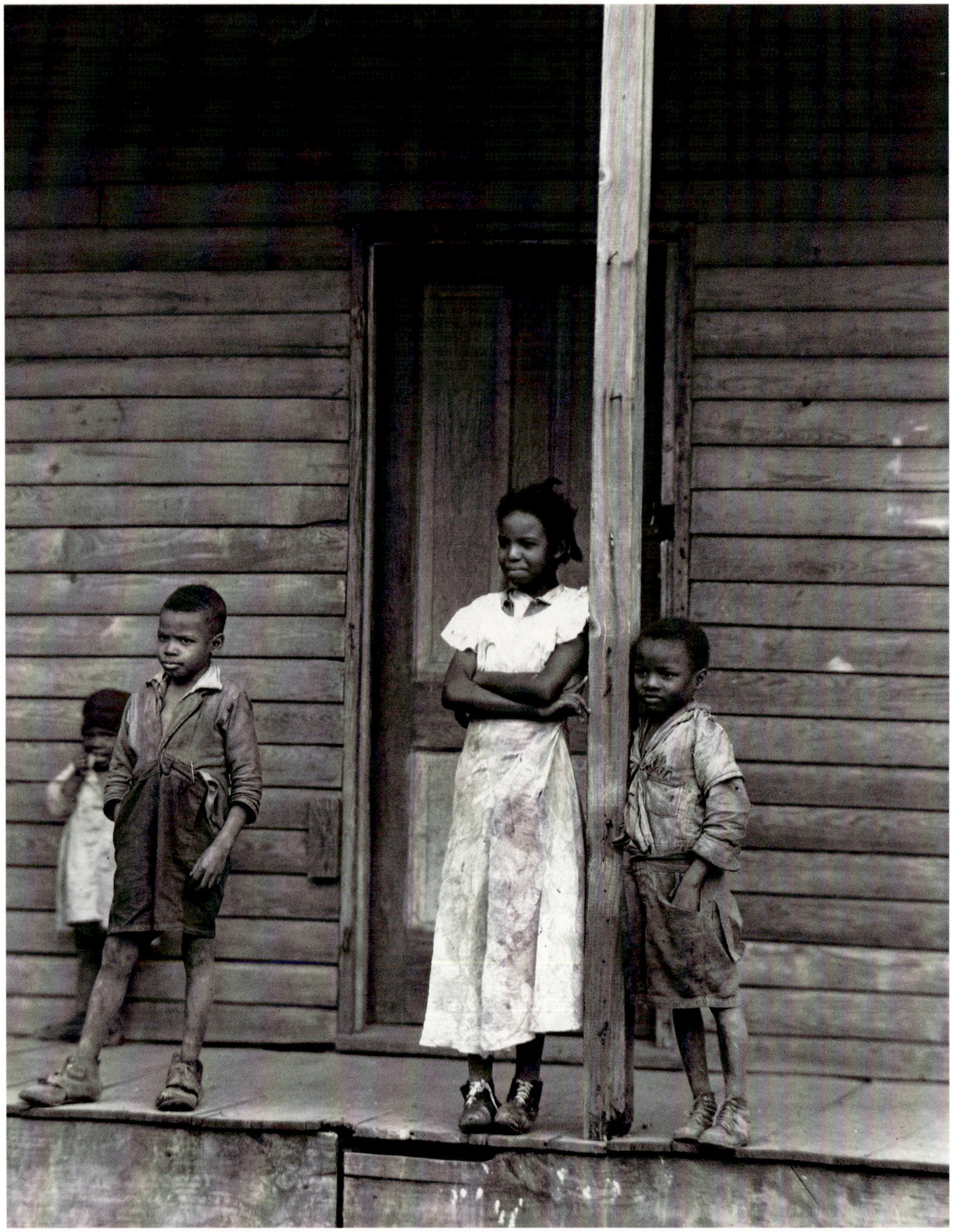

48 Children on the Porch in the Black Quarter, Vicksburg, Mississippi 1936
Kinder auf der Veranda eines Hauses im Schwarzenviertel
Enfants sur la véranda d'une maison dans le quartier noir
黒人地区のポーチに立つ子供たち ミシシッピィ州 ヴィックスバーグ

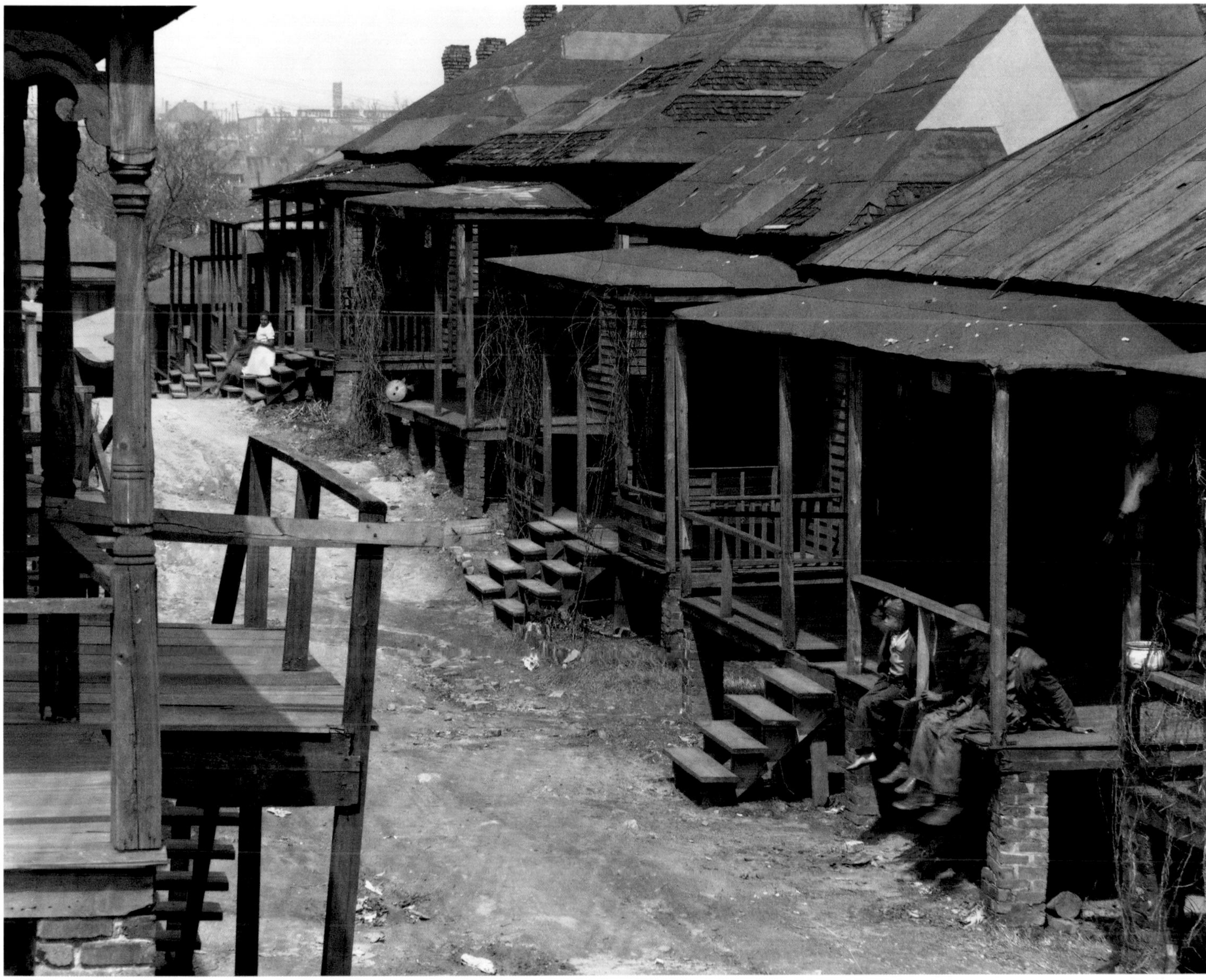

49 Houses in the Black Quarter, Atlanta, Georgia 1936
Häuser im Schwarzenviertel
Maisons dans le quartier noir
黒人地区の家々 ジョージア州 アトランタ

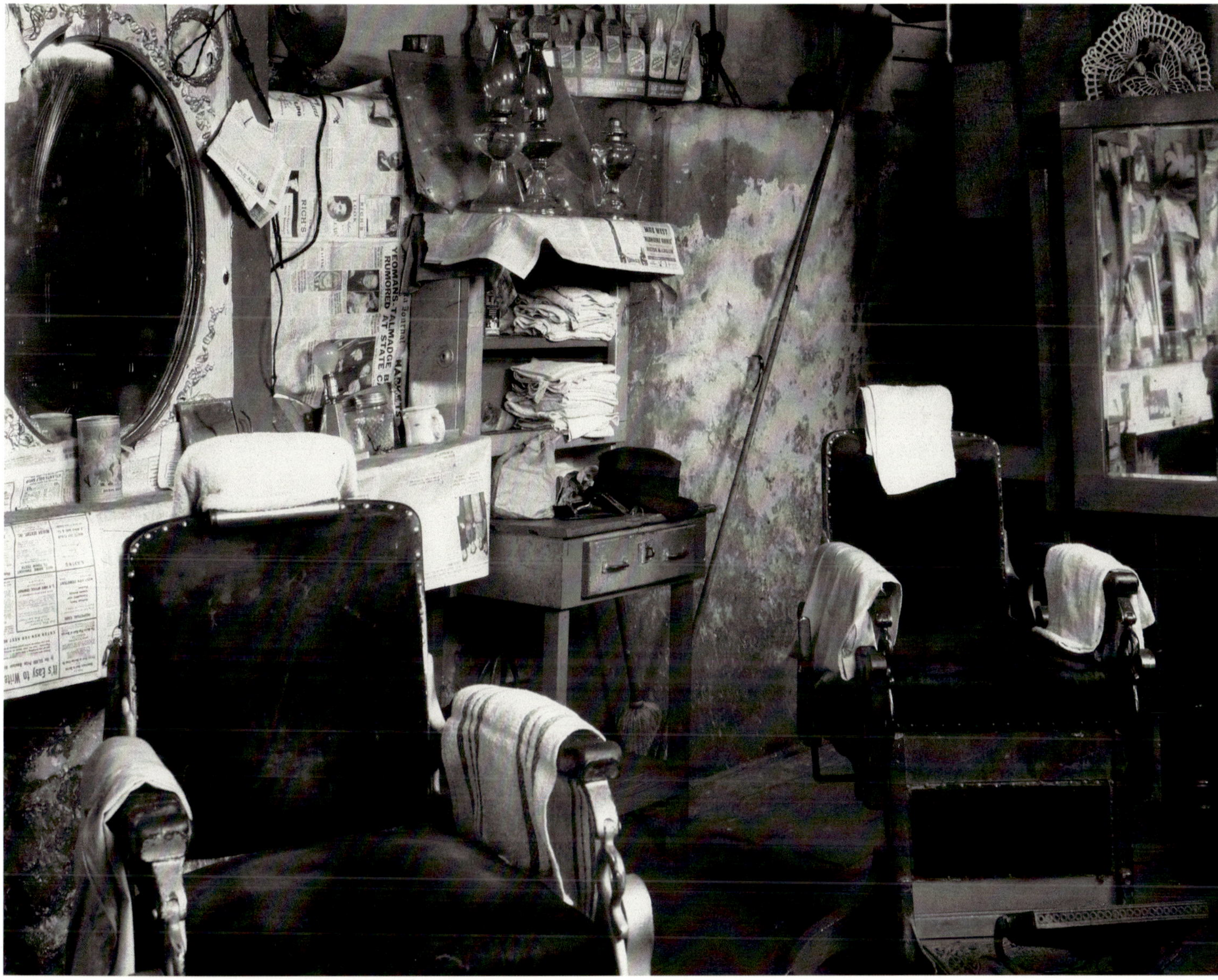

50 Barber Shop for Blacks, Atlanta, Georgia 1936
Friseurladen für Schwarze
Salon de coiffure pour Noirs
黒人用の理髪店 ジョージア州 アトランタ

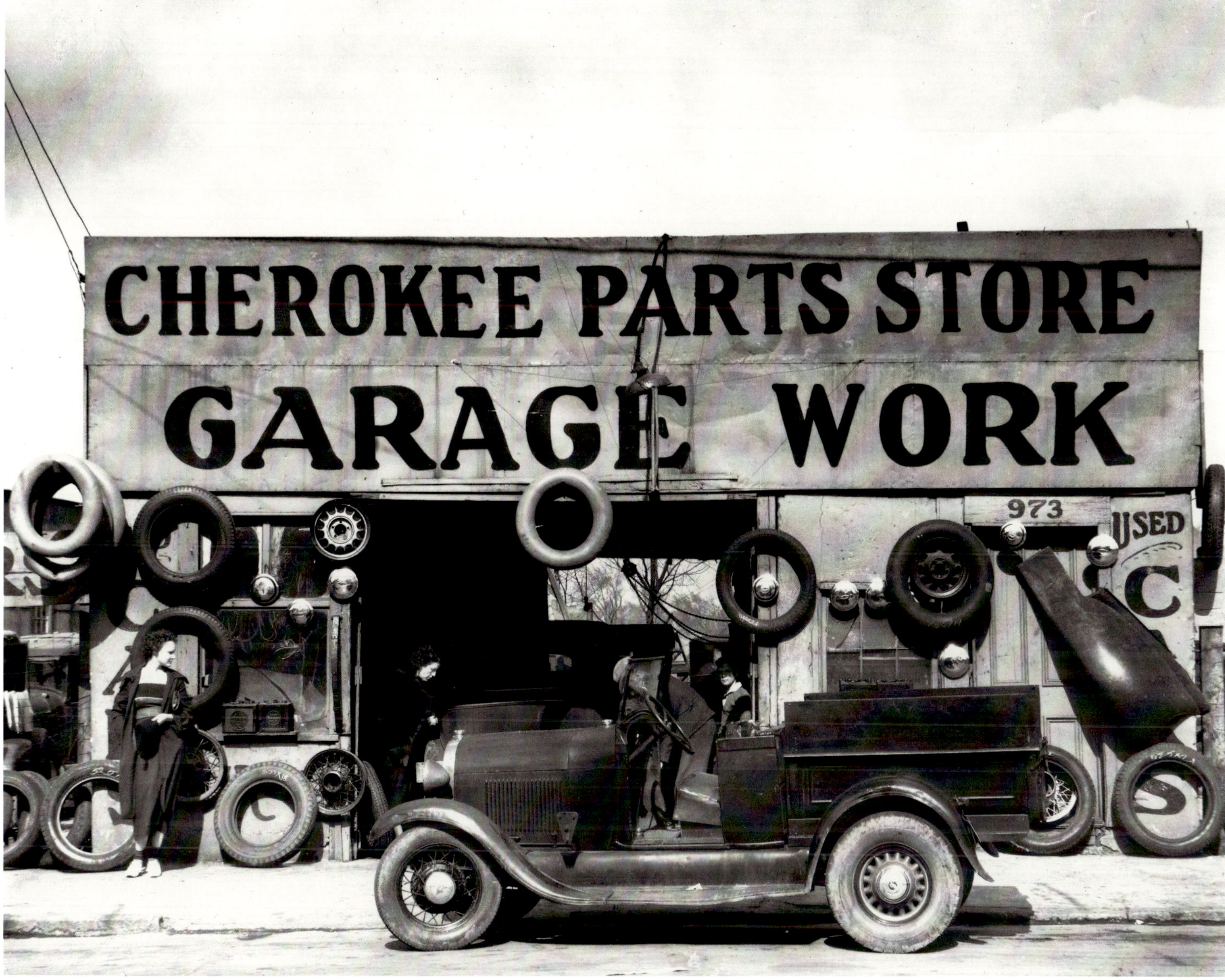

51 Garage, Atlanta, Georgia 1936
ガレージ ジョージア州 アトランタ

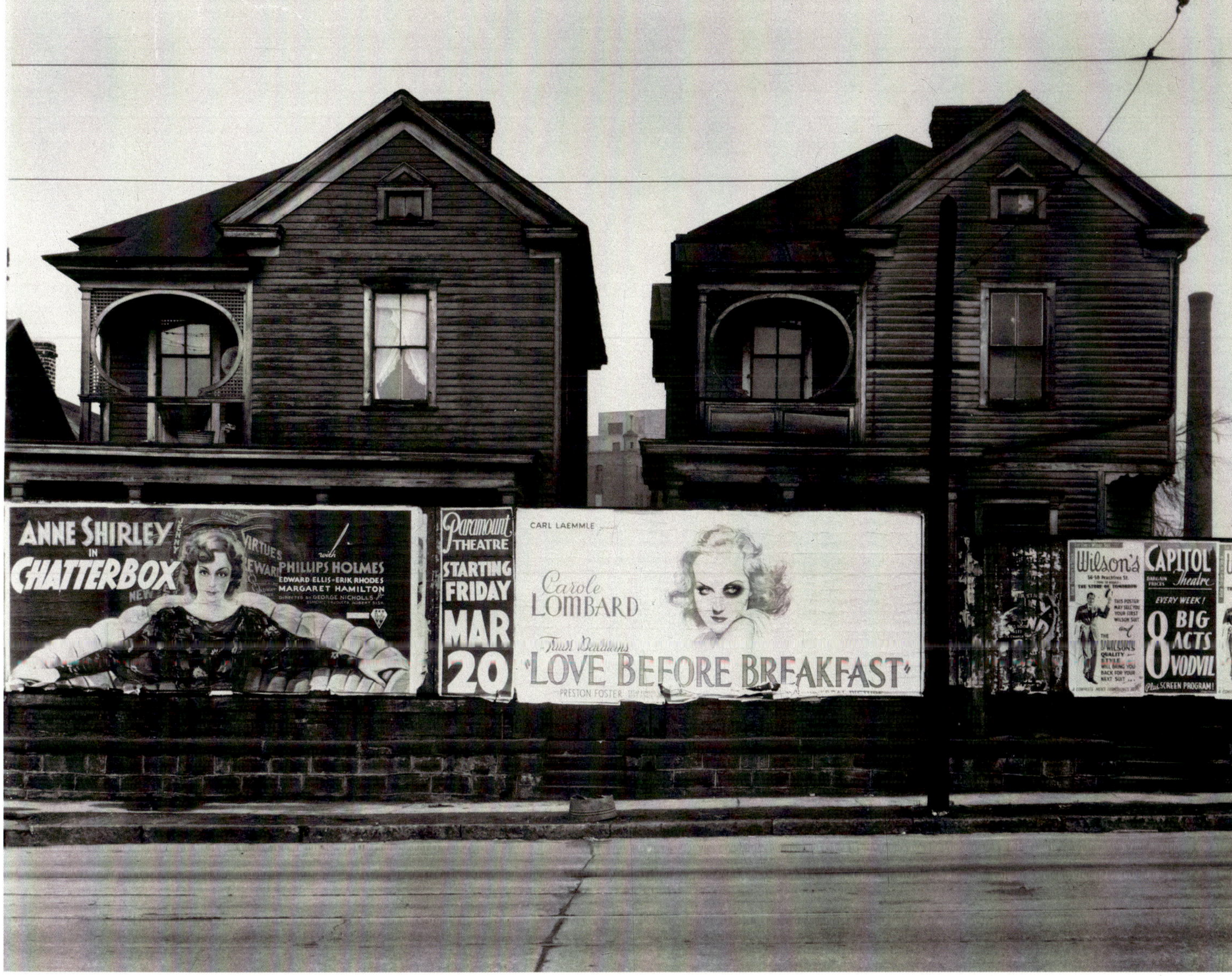

52 Billboards and Frame Houses, Atlanta, Georgia 1936
Plakatwand und Holzhäuser
Mur d'affiches et maisons en bois
看板と木造住宅 ジョージア州 アトランタ

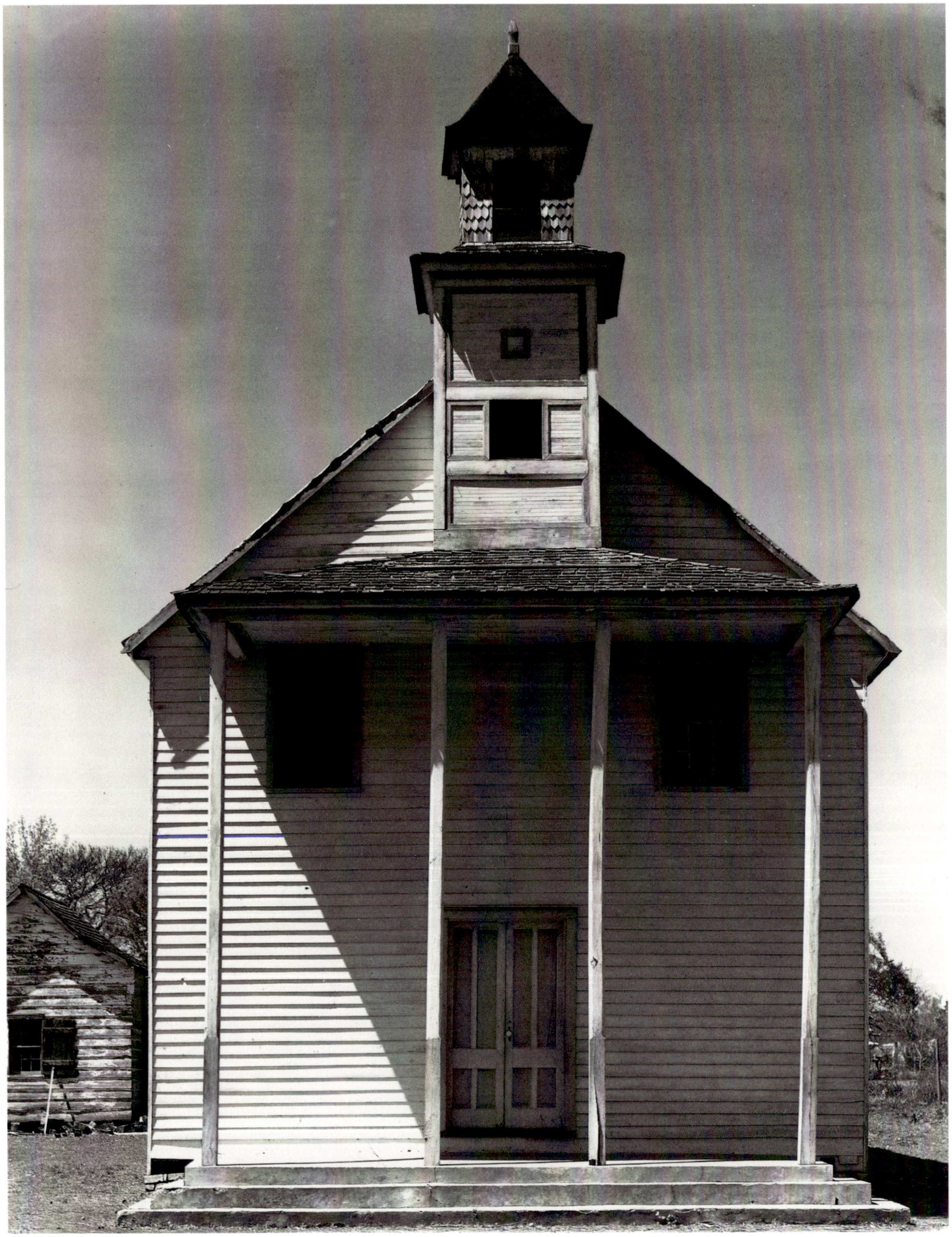

53 Wooden Church for Whites, South Carolina 1936
Holzkirche für Weiße
Eglise en bois pour Blancs
白人用の木造教会 サウス・カロライナ州

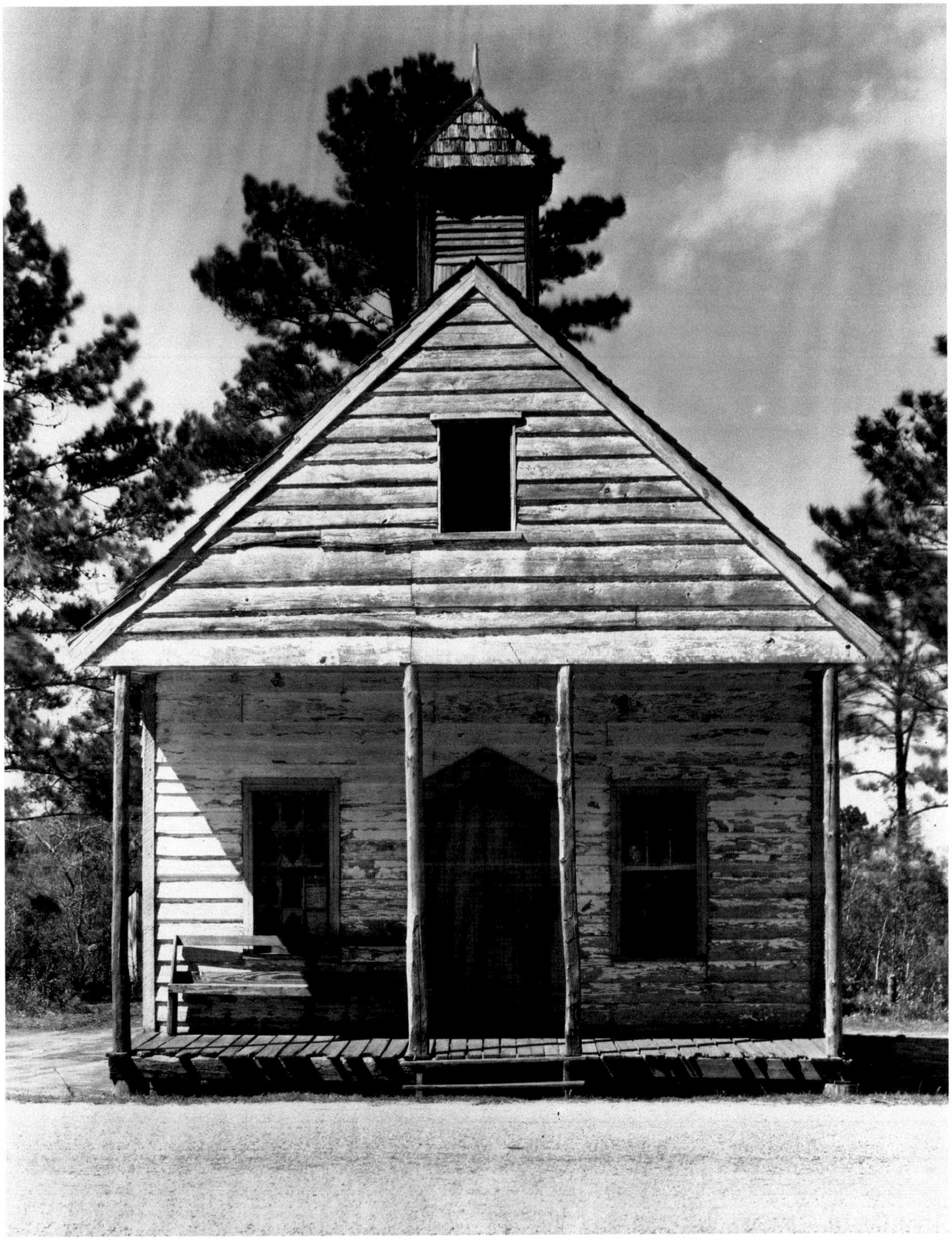

54 Wooden Church for Blacks, South Carolina 1936
Holzkirche für Schwarze
Eglise en bois pour Noirs
黒人用の木造教会 サウス・カロライナ州

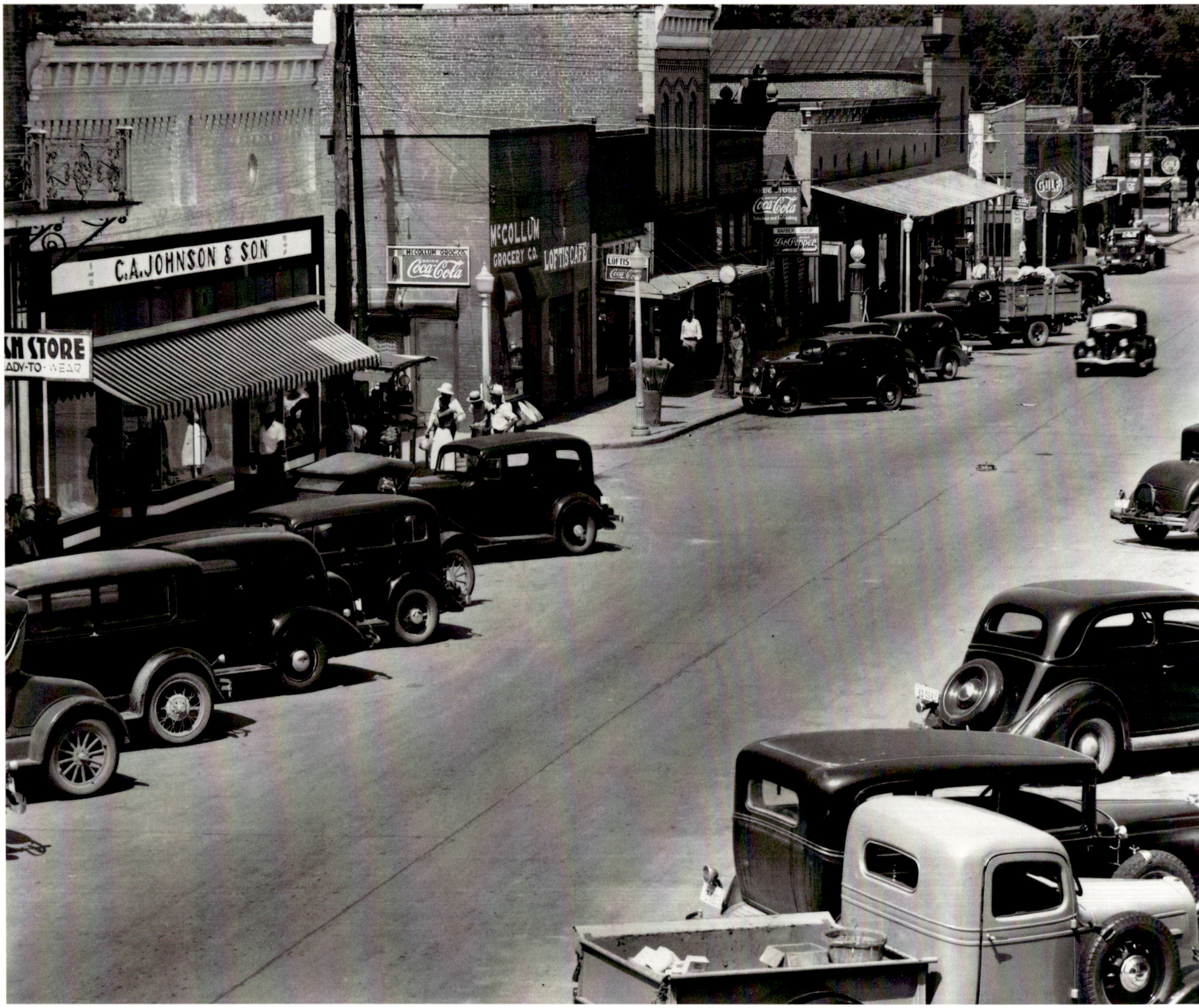

55 Main Street, Greensboro, Alabama 1936
メインストリート アラバマ州 グリーンズバロ

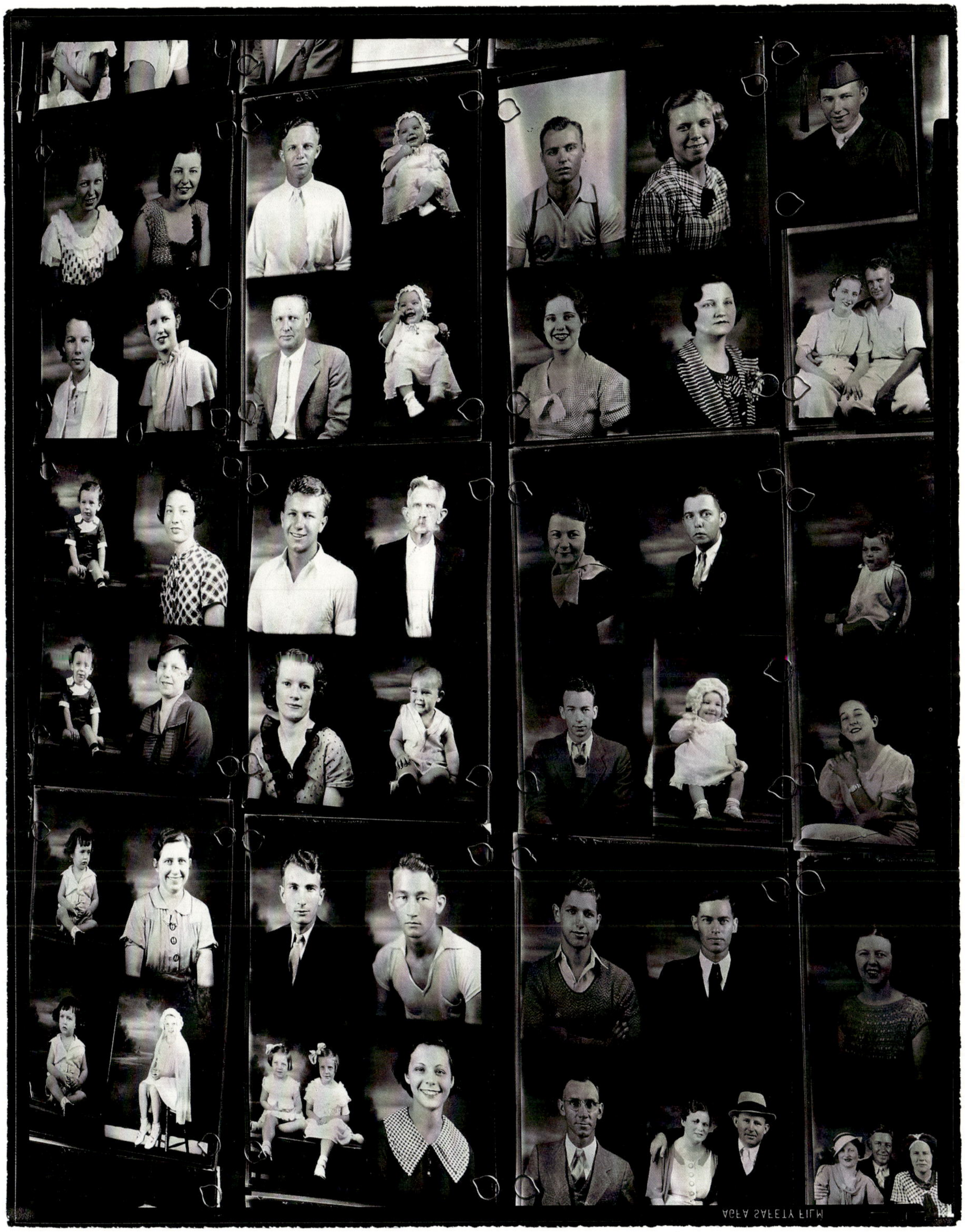

56 Window Display of a Photo Studio, Birmingham, Alabama (?) 1936
Auslage eines Photo-Studios
Vitrine d'un studio photo
写真館の店頭 アラバマ州 バーミンガム(?)

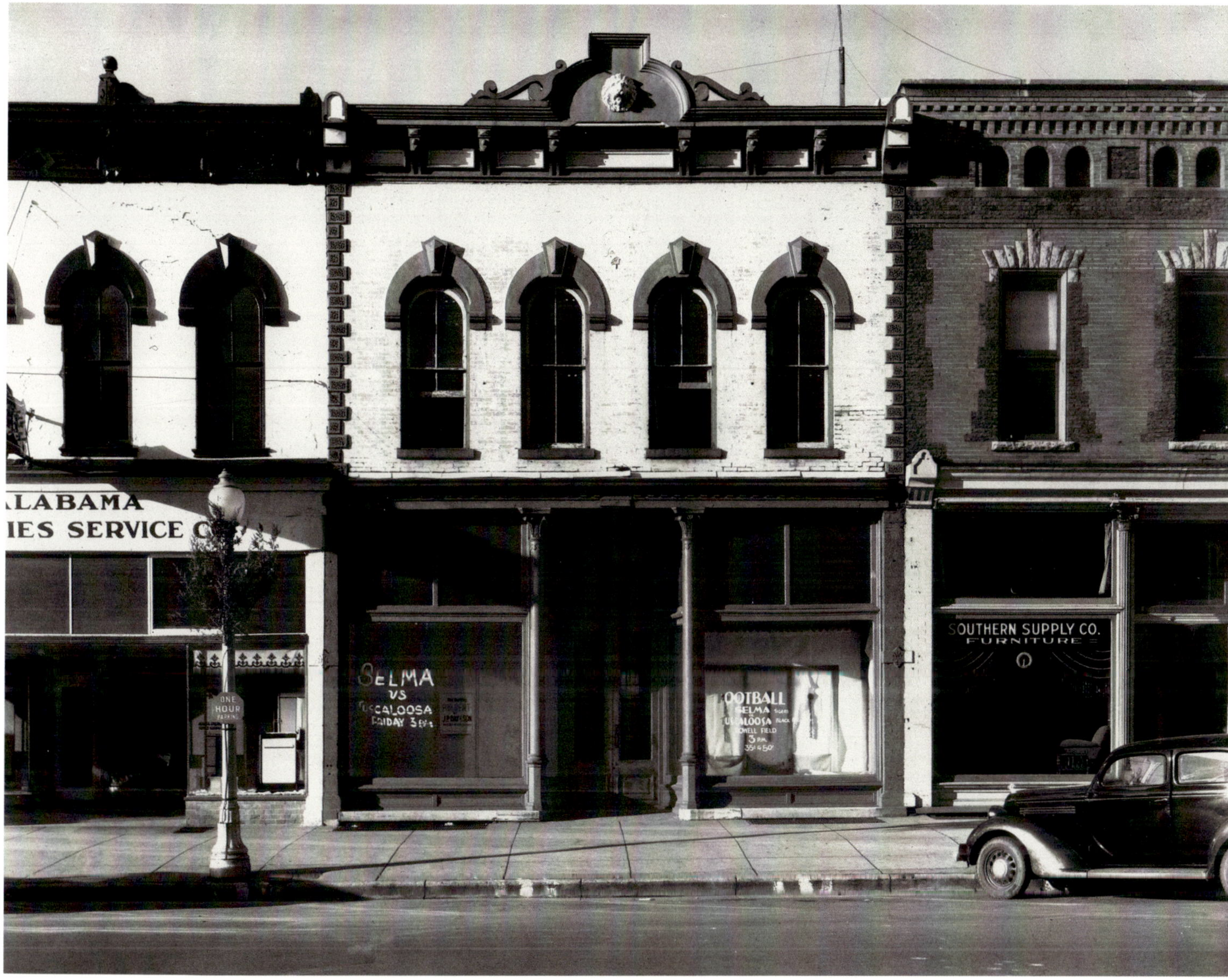

57 Row of Houses on Main Street, Selma, Alabama 1935
Häuserzeile Main Street
Rangée de maisons dans la Main Street
メインストリートの家並 アラバマ州 セルマ

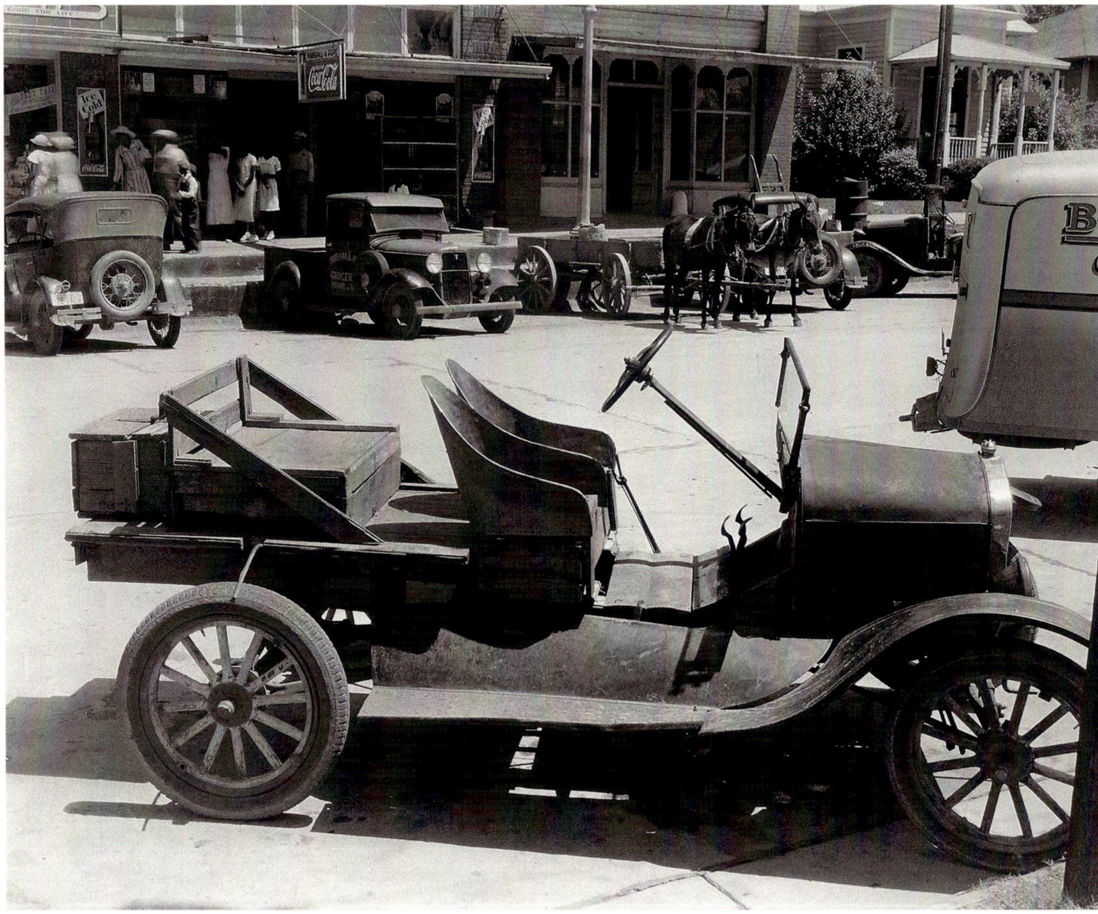

58 Street Scene, Marion, Alabama 1936
Straßenszene
Scène de rue
街並みの風景 アラバマ州 マリオン

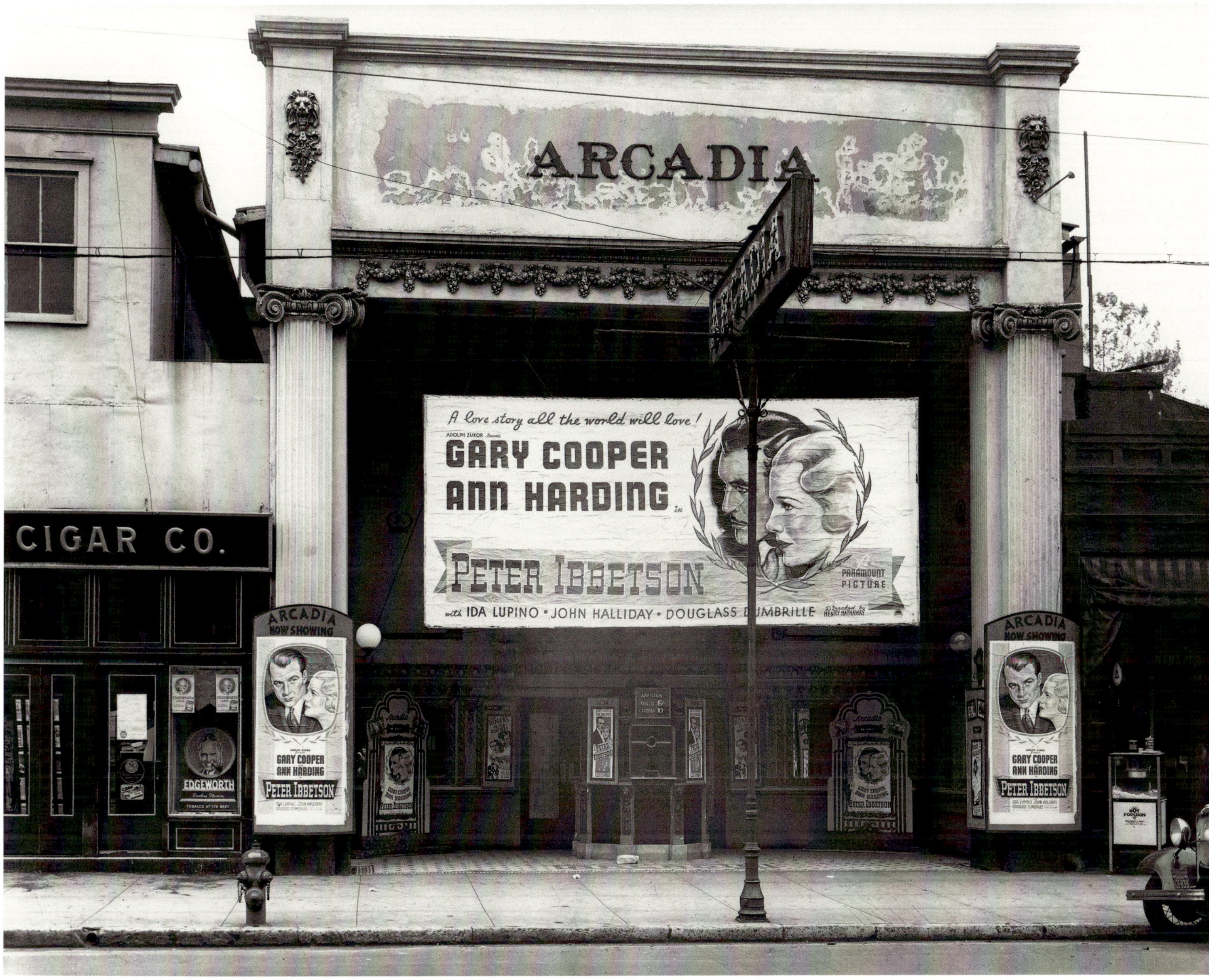

59 Small-town Movie Theater, Alabama 1936 (?)
Filmtheater in einer Kleinstadt
Cinéma dans une petite ville
小さな街の映画館 アラバマ州

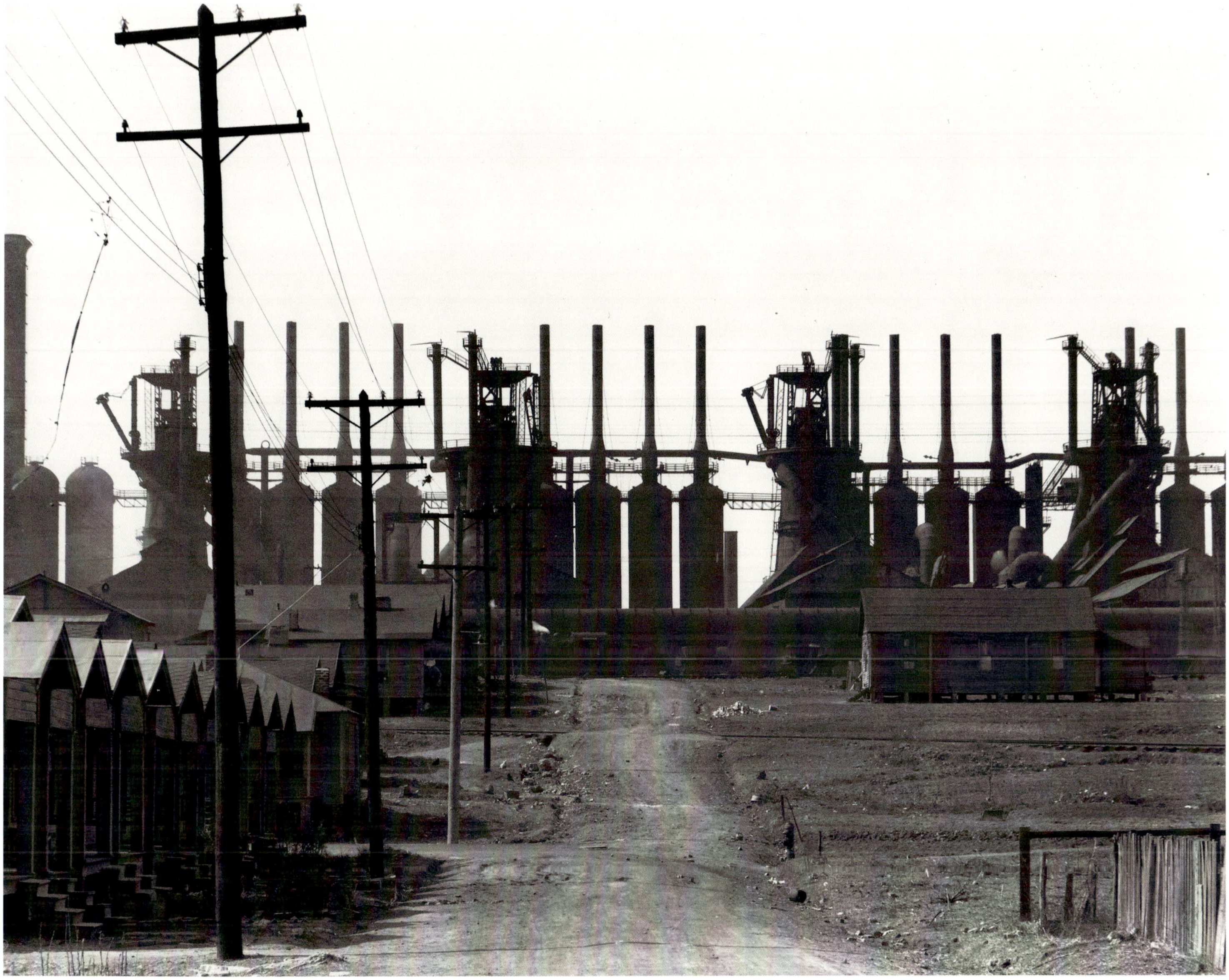

60 Steel Mill and Workers' Houses, Birmingham, Alabama 1936
Stahlwerk und Arbeiterhäuser
Aciéries et maisons d'ouvriers
製鉄所と労働者住宅 アラバマ州 バーミンガム

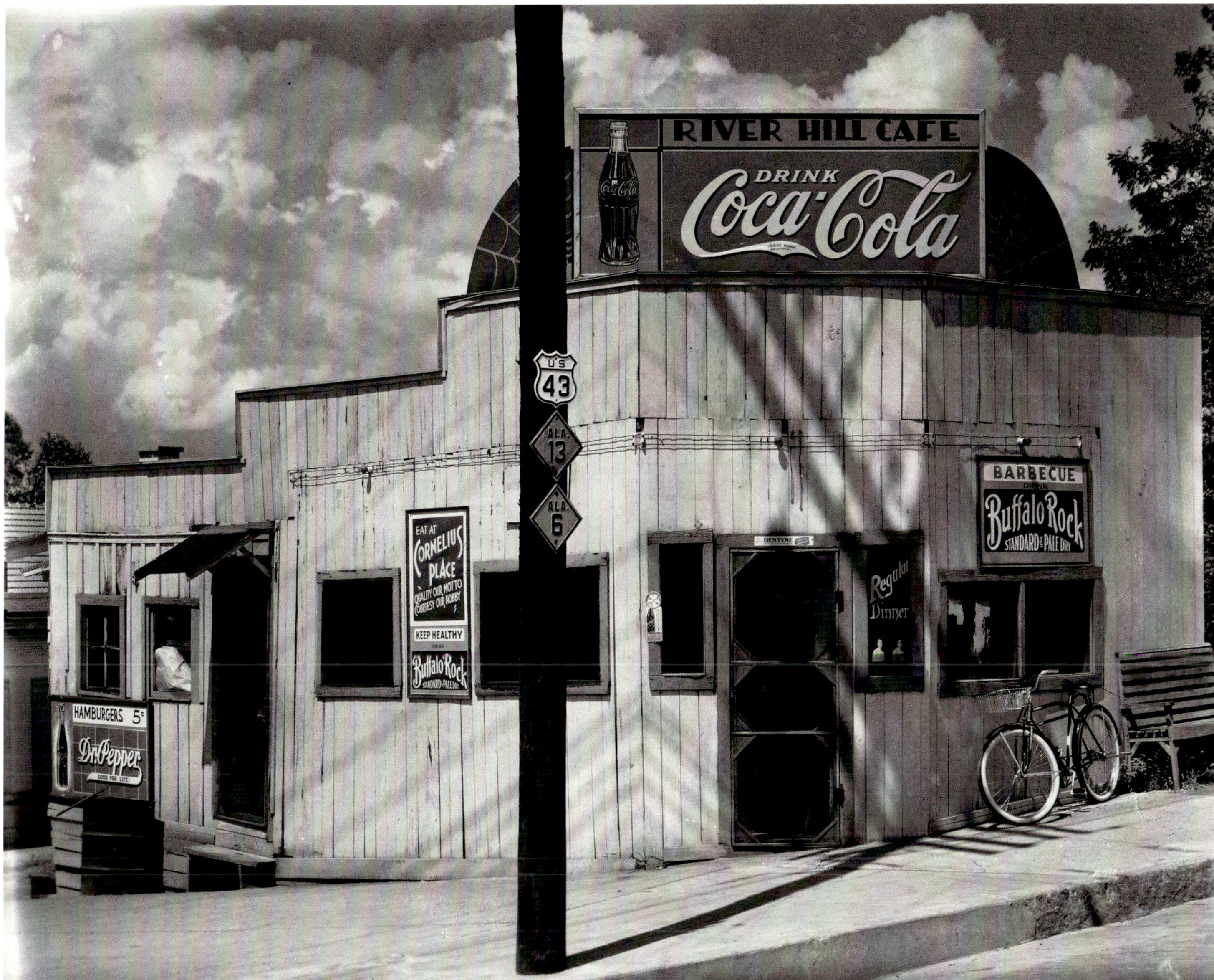

61 »River Hill Cafe«, Alabama 1936
「リヴァー・ヒル・カフェ」アラバマ州

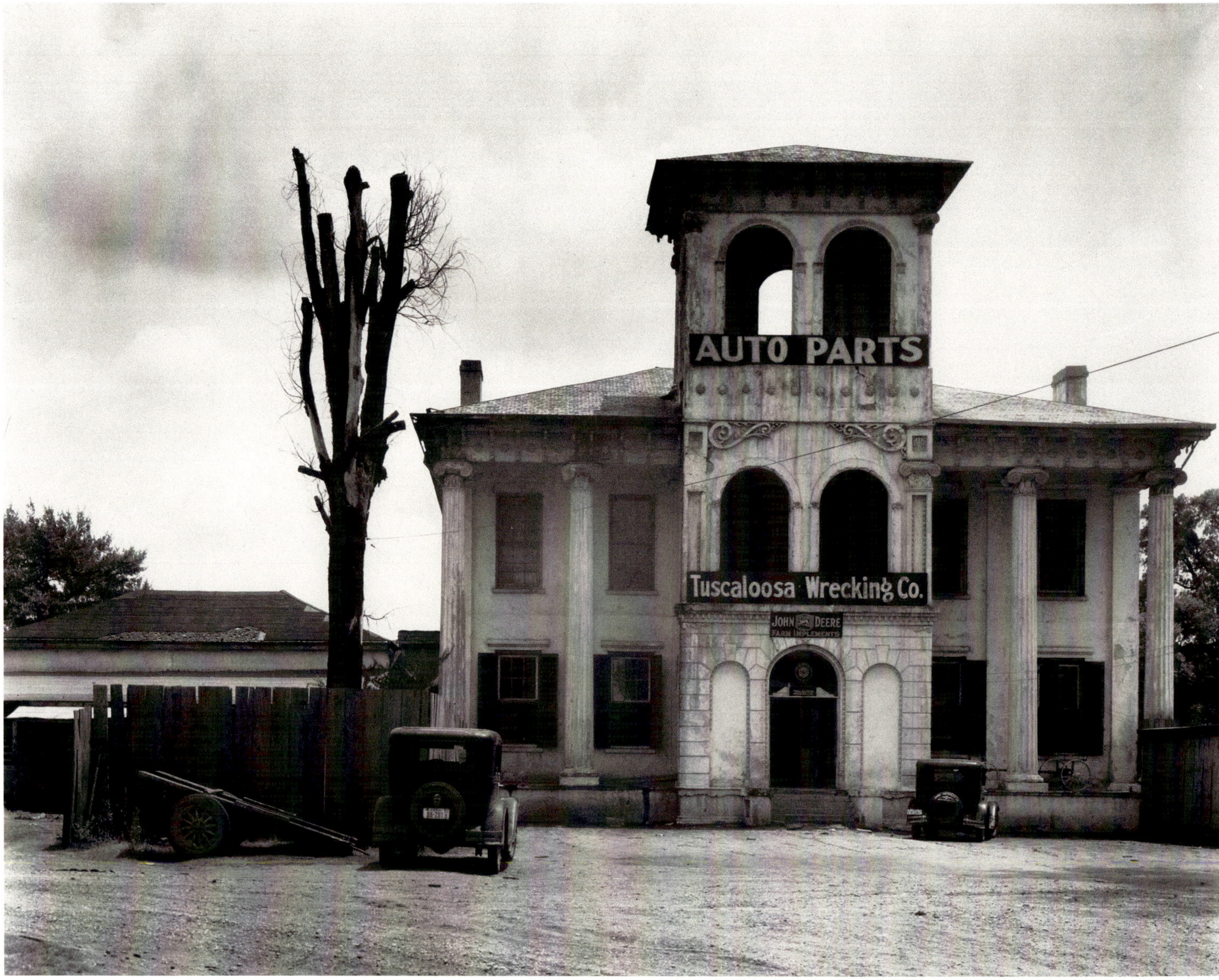

62 "Tuscaloosa Wrecking Co.," near Tuscaloosa, Alabama 1936
Tuscaloosa Abschleppdienst
La fourrière de Tuscaloosa
「タスカルーサ解体会社」アラバマ州 タスカルーサ付近

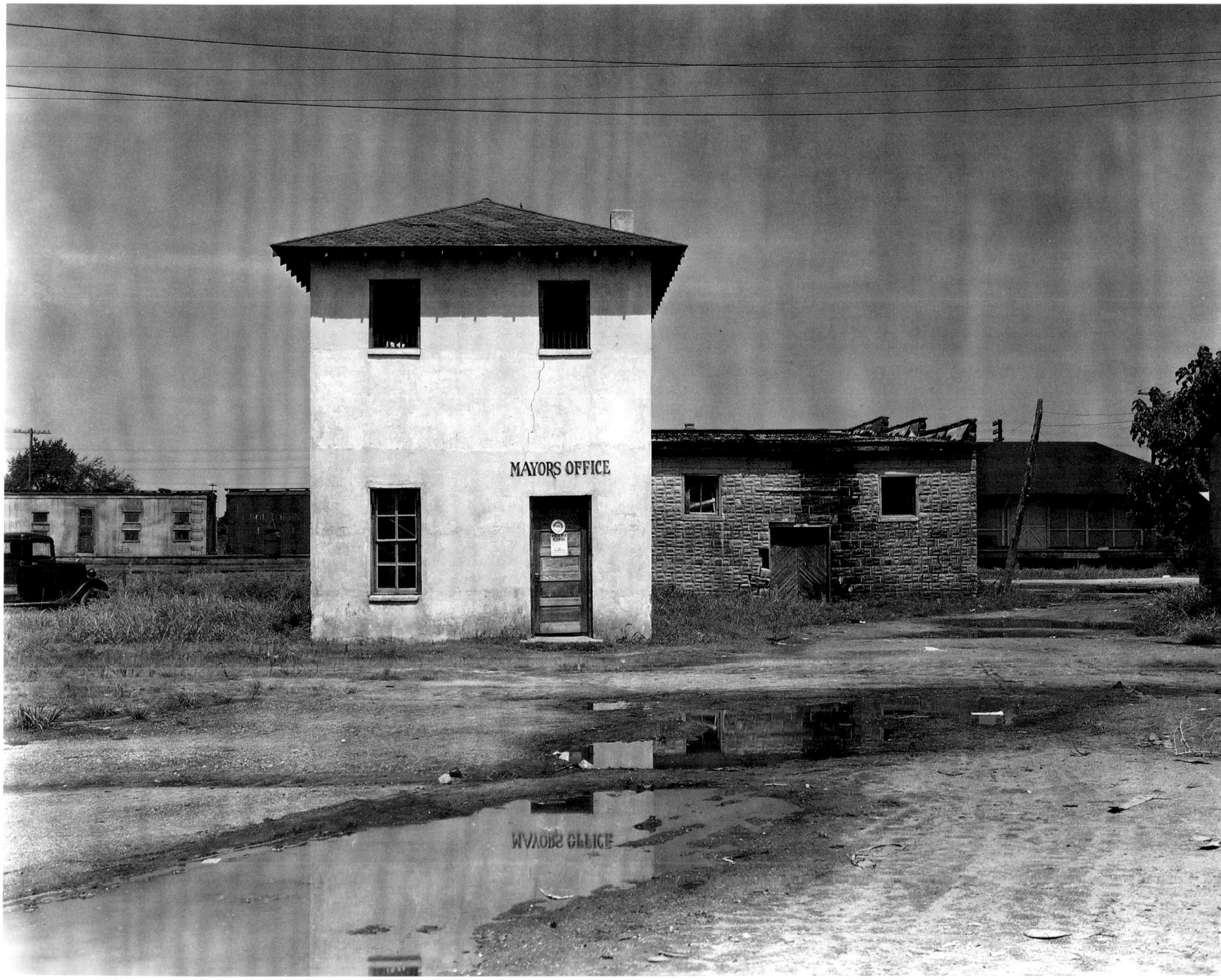

63 »Mayor's Office«, Moundville, Alabama 1936
「市長事務所」アラバマ州 マウンドヴィル

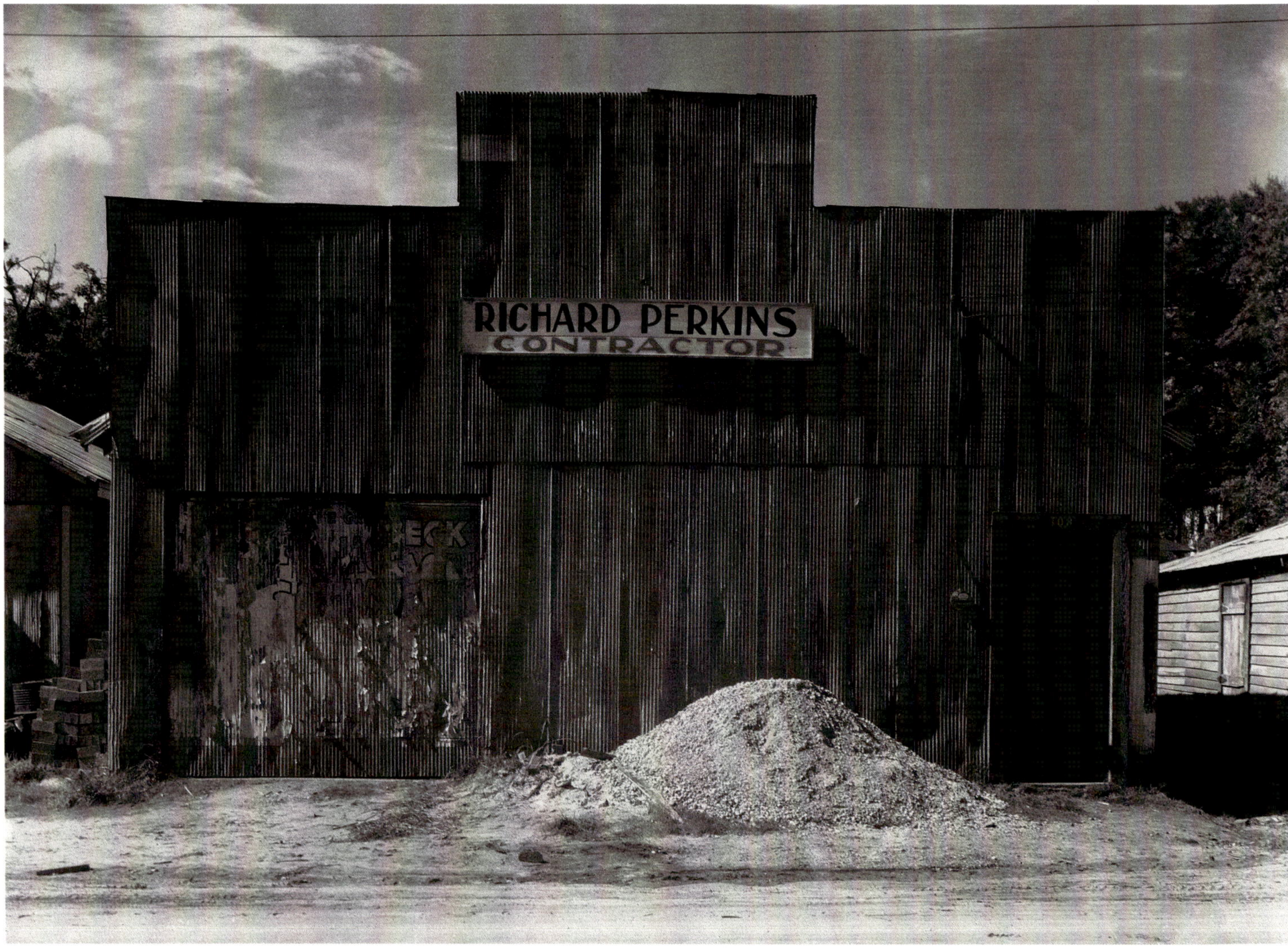

64 Corrugated Tin Facade, Moundville (?), Alabama 1936
Wellblechfassade
Façade en tôle ondulée
なまこ板のファサード アラバマ州 マウンドヴィル(?)

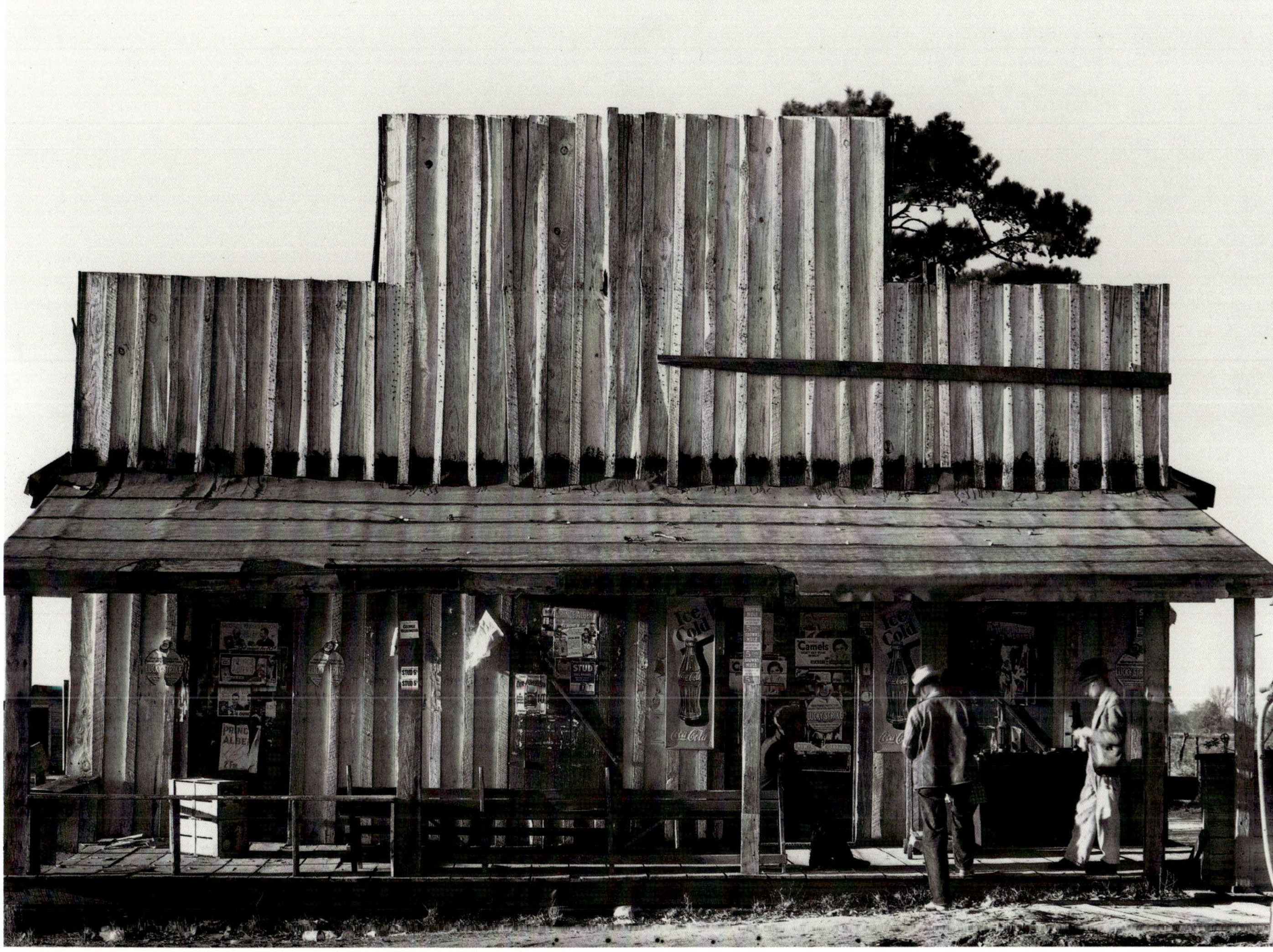

65 Kiosk, Selma, Alabama 1936
Kiosk
Kiosque
売店 アラバマ州 セルマ

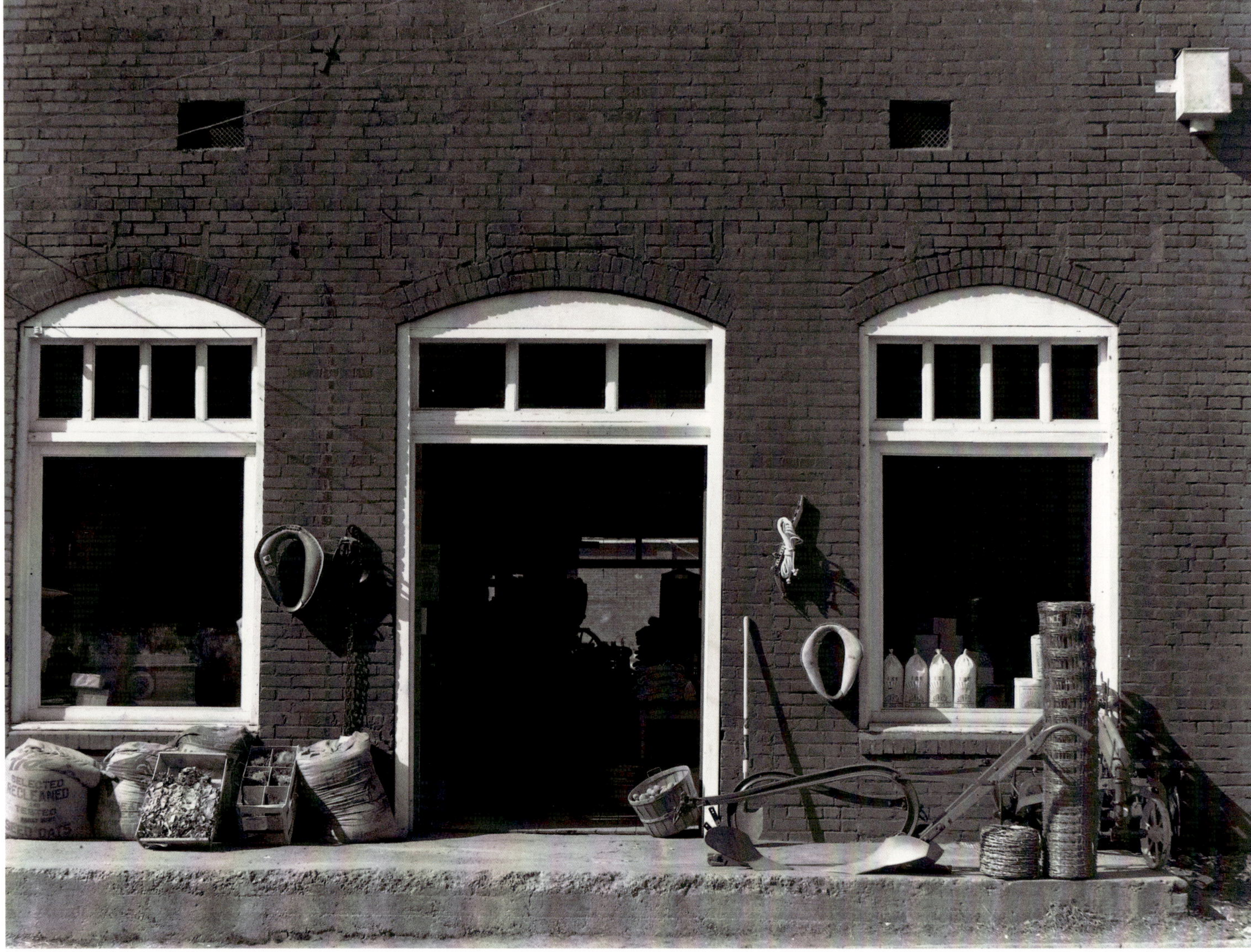

66 Storefront, Mississippi 1936
Ladenfront
Devanture de magasin
店頭 ミシシッピィ州

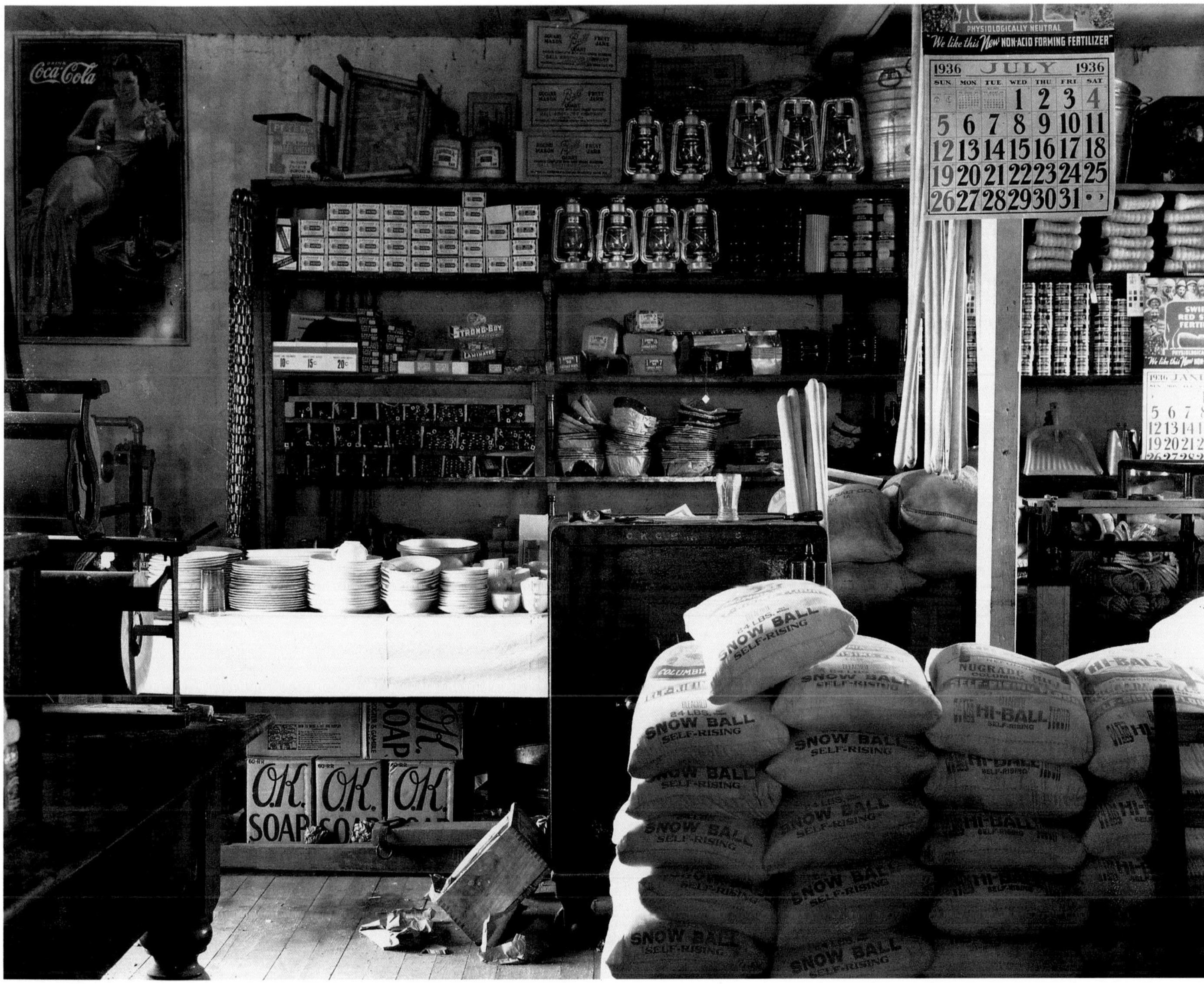

67 General Store, Moundville, Alabama 1936
Gemischtwarenladen
Magasin d'alimentation générale
雑貨屋 アラバマ州 マウンドヴィル

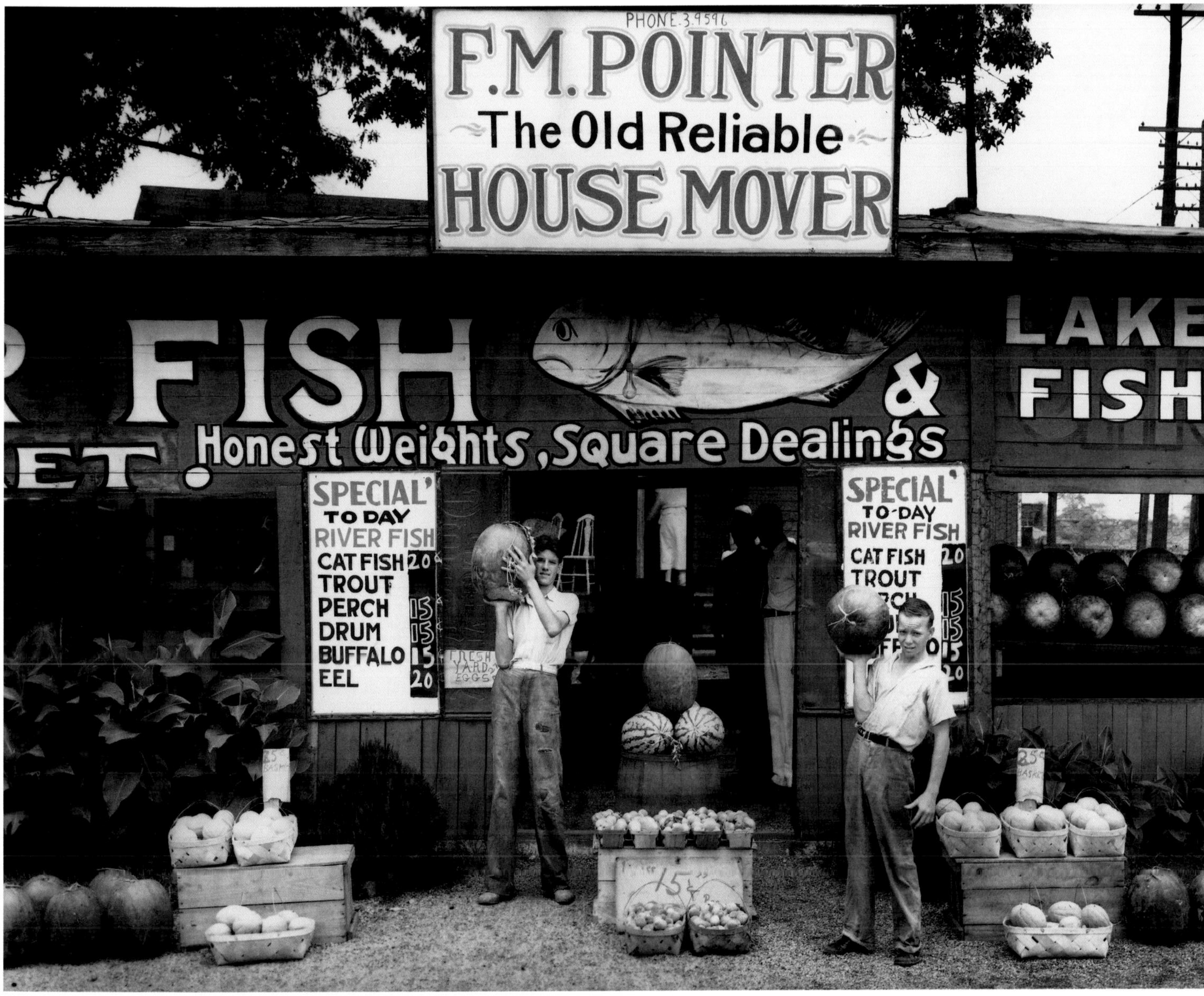

68 Roadside Store, between Tuscaloosa and Greensboro, Alabama 1936
Laden am Straßenrand
Magasin sur le bord de la route
街道沿いの食品店 アラバマ州 タスカルーサとグリーンズバロ間

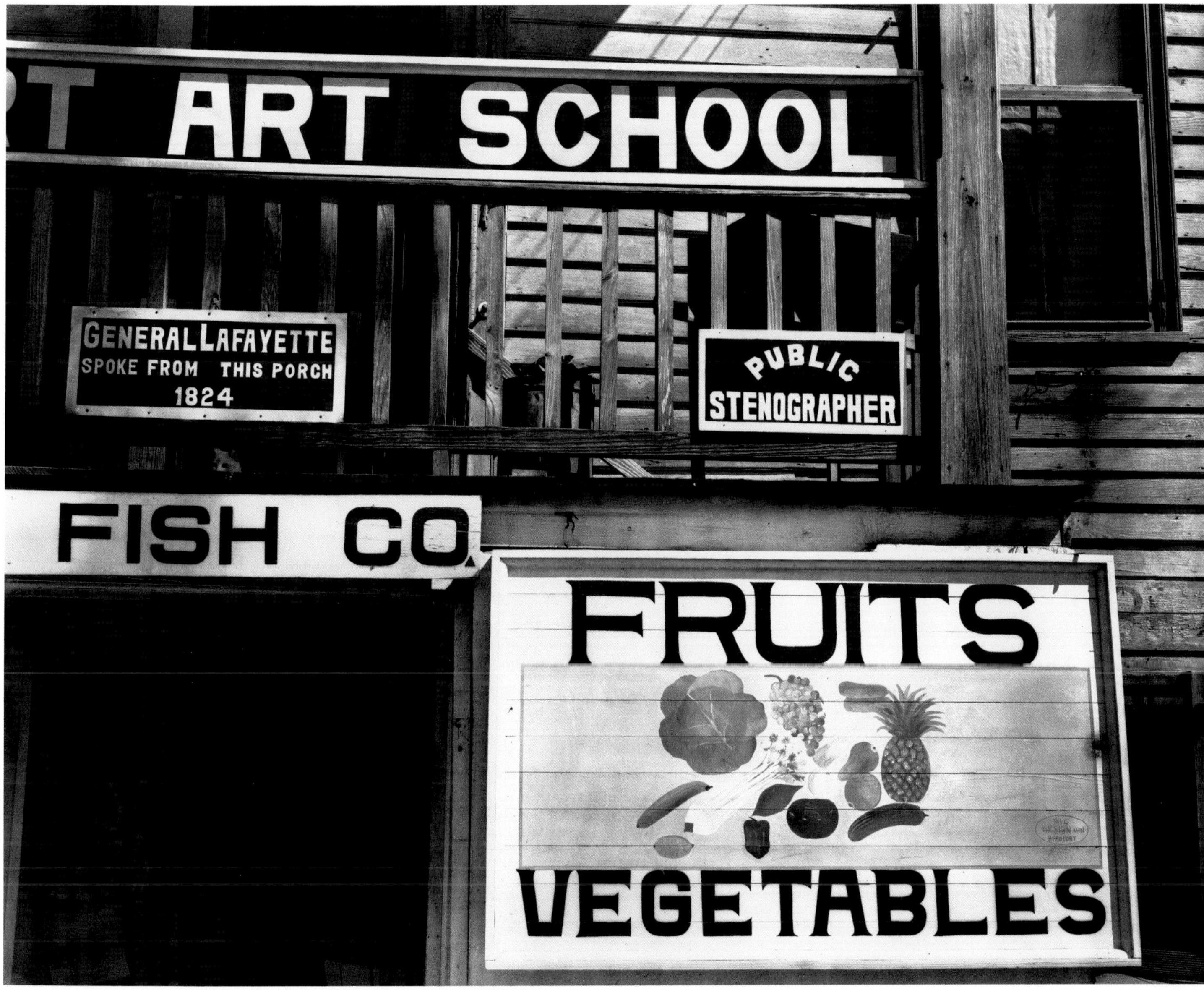

69 »Art School«, Beaufort, South Carolina 1936
「美術学校」サウス・カロライナ州　ボーフォート

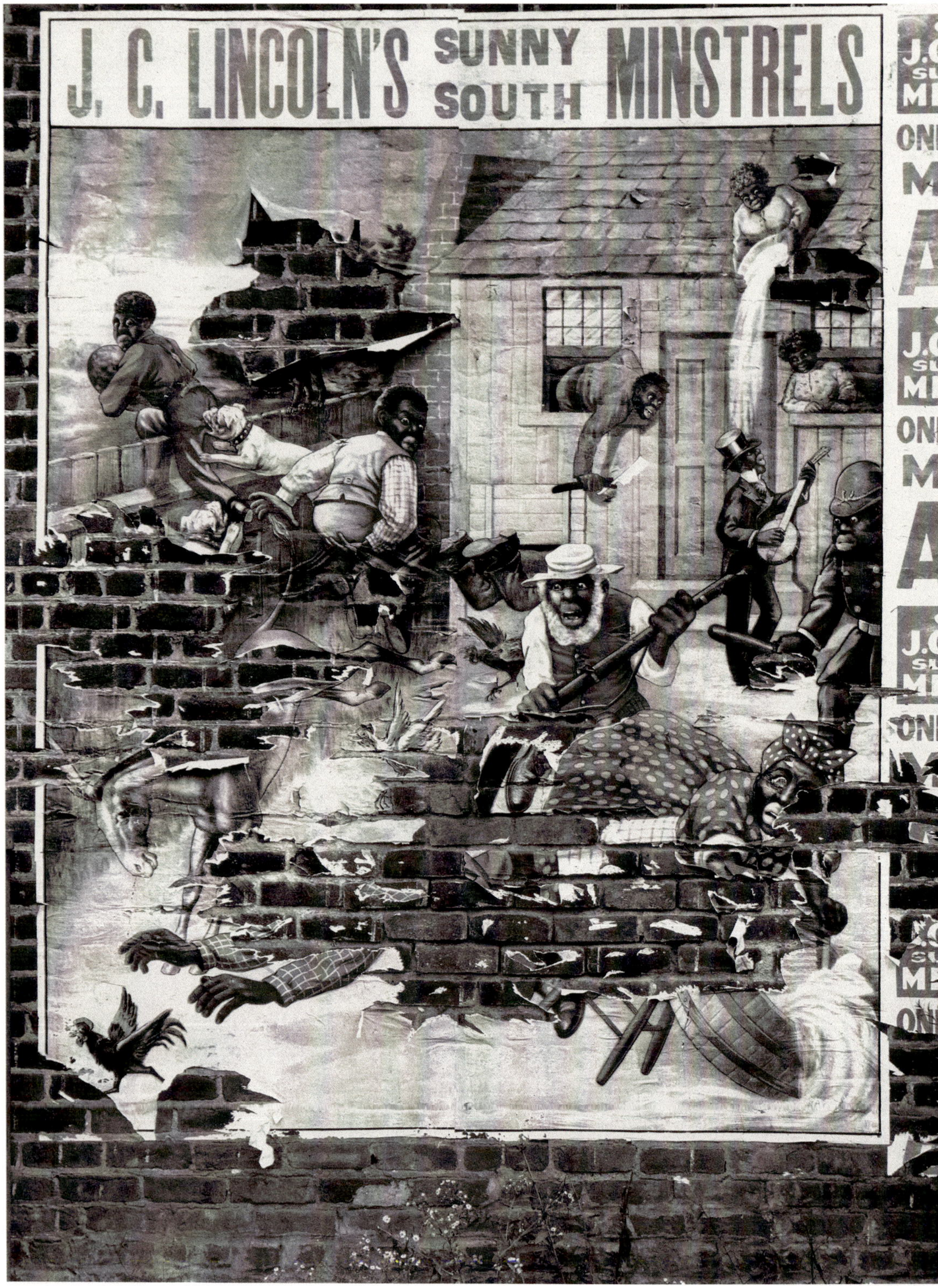

70 Minstrel Poster, Alabama 1936
Minstrel-Plakat
Affiche de Minstrel
ミンストレル(喜劇芸人)のポスター アラバマ州

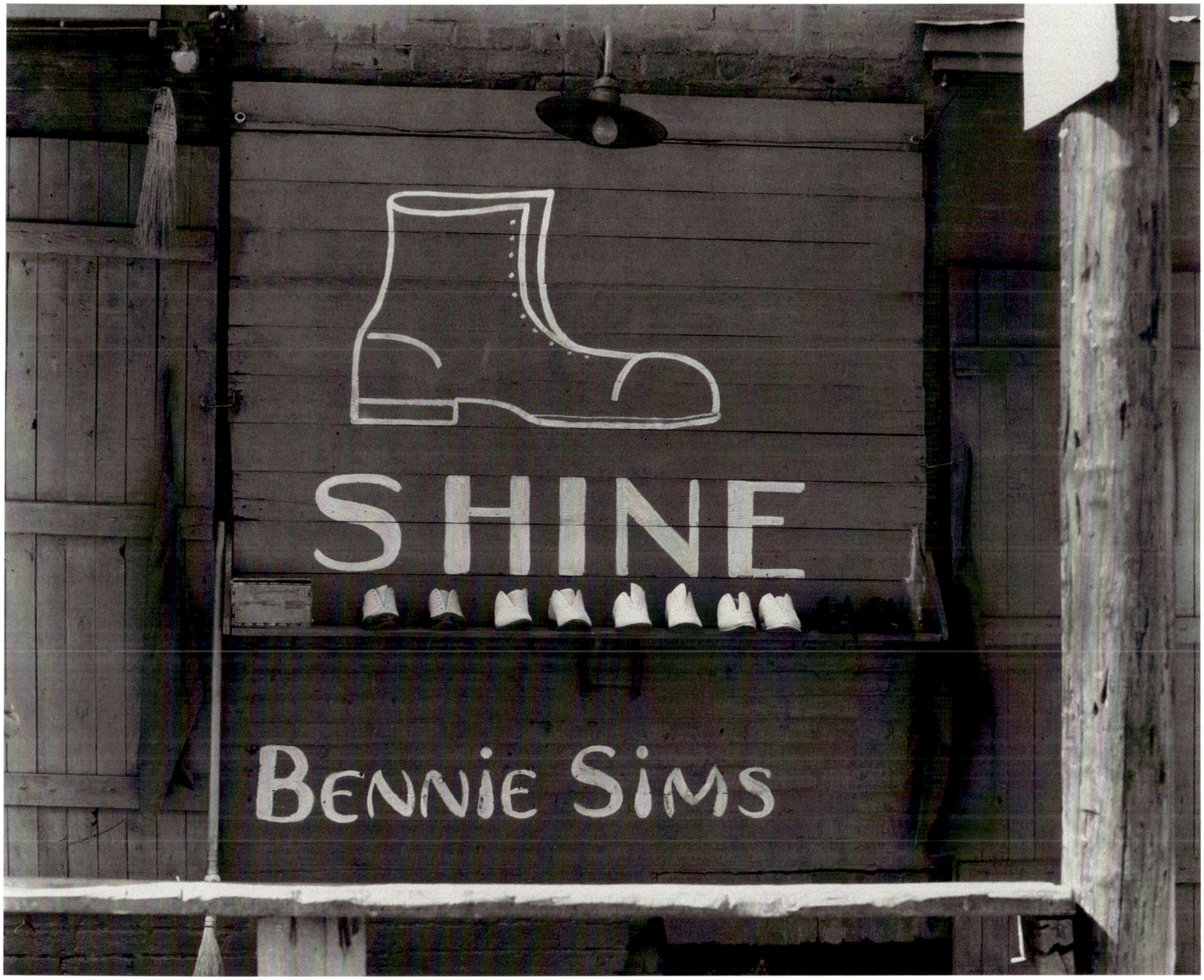

71 Shoeshine Stand, The South 1936
Schuhputz-Stand, Südstaaten
Stand d'un cireur de chaussures, Etats du Sud
靴磨きのスタンド 南部

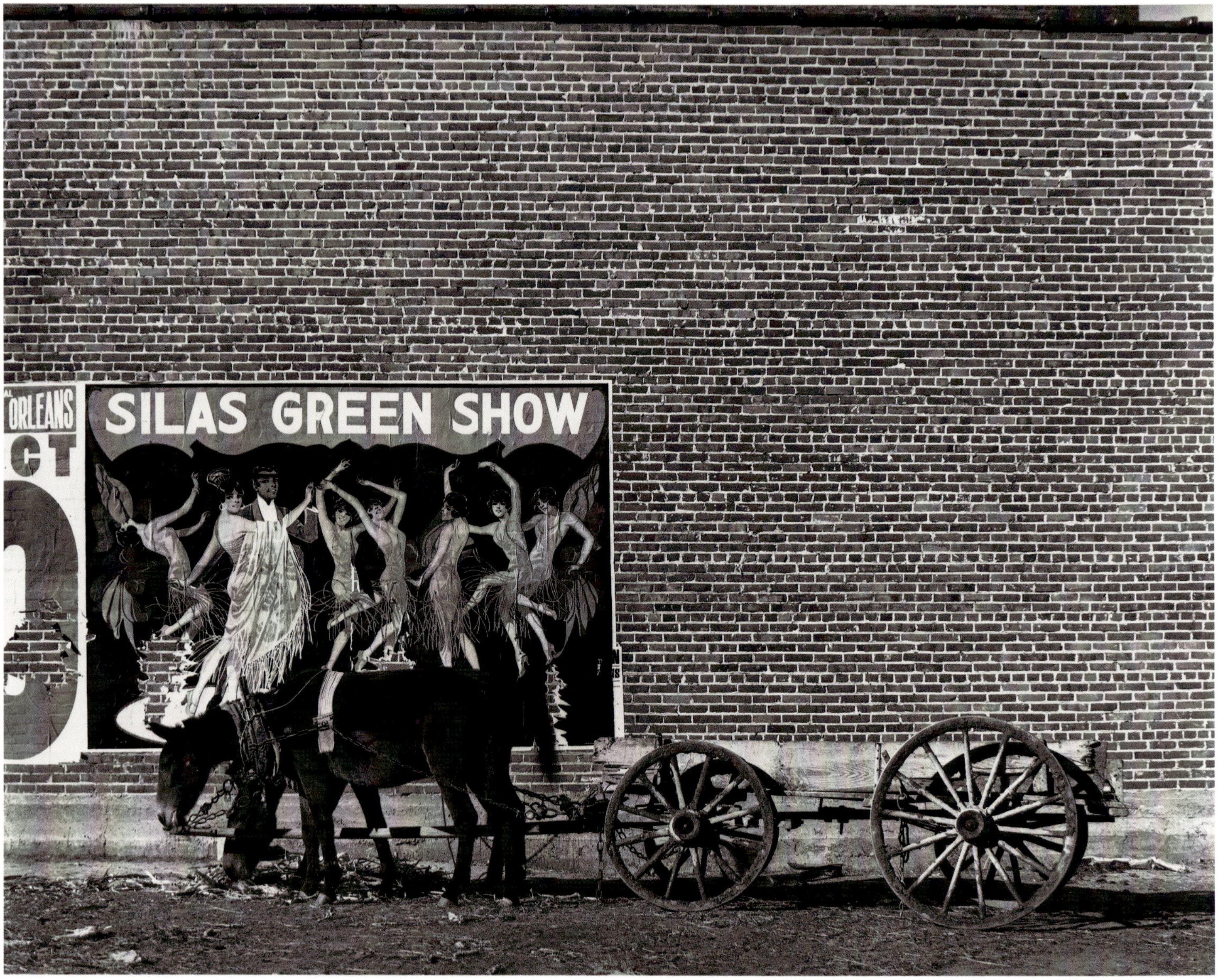

72 »Silas Green Show«, Alabama 1936
「サイラス・グリーン・ショー」アラバマ州

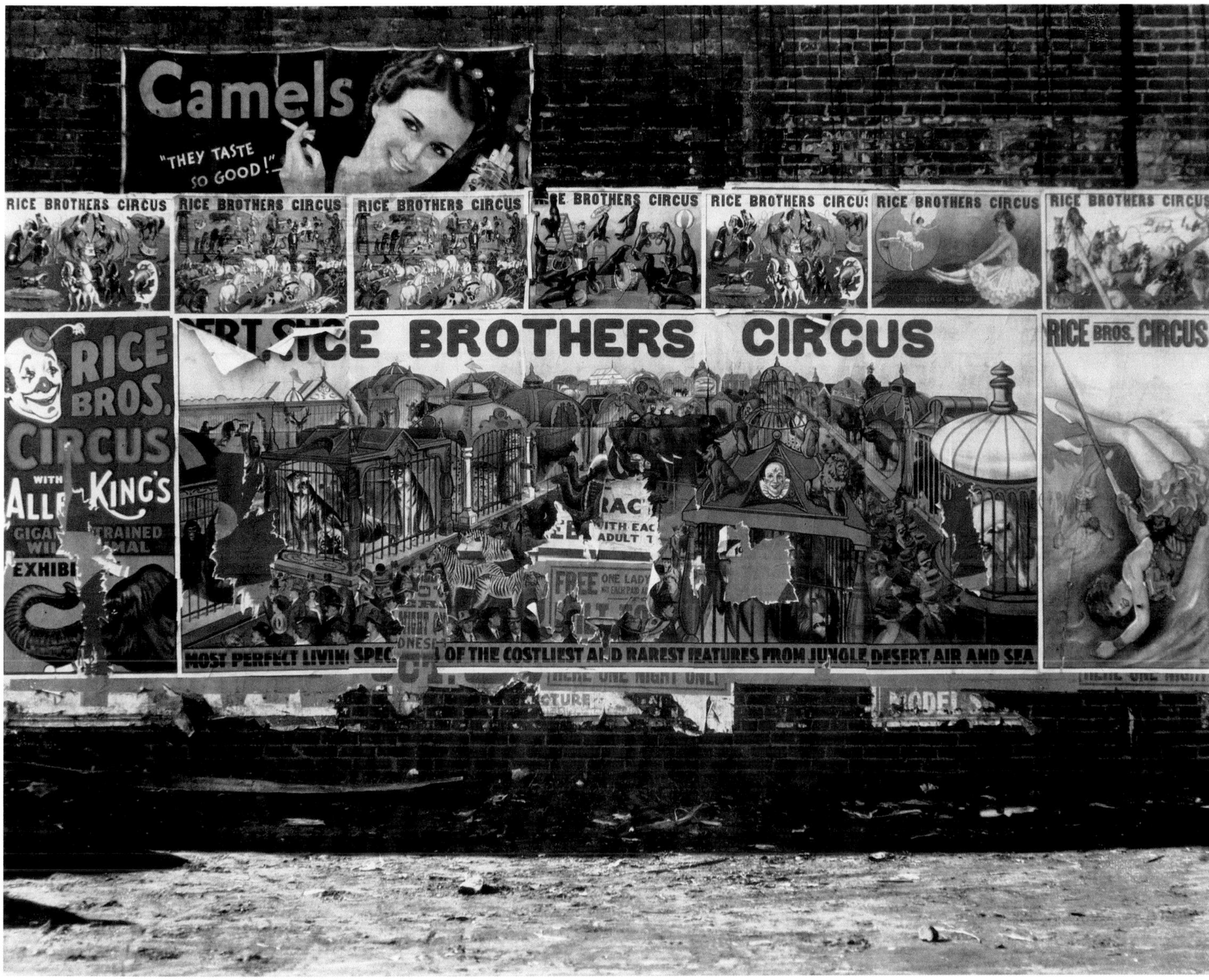

73 Wall with Posters, Alabama 1936 (?)
Mauer mit Plakaten
Mur couvert d'affiches
ポスターで埋まった壁 アラバマ州

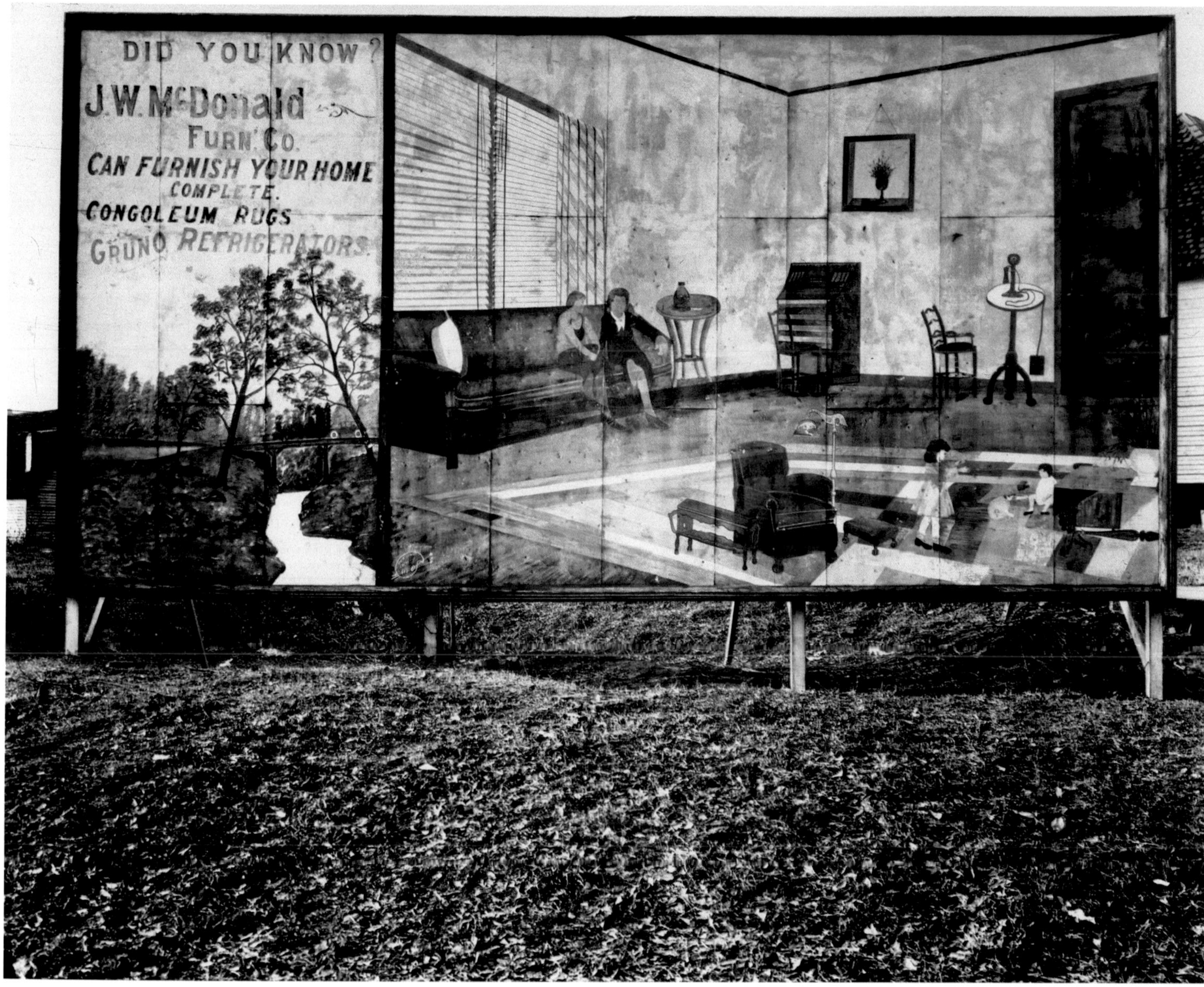
DID YOU KNOW?
J.W. McDonald
FURN. Co.
CAN FURNISH YOUR HOME
COMPLETE.
CONGOLEUM RUGS
GRUNO REFRIGERATORS

74 Billboard of a Furniture Store, Birmingham, Alabama 1936
Werbetafel eines Einrichtungshauses
Panneau publicitaire d'un magasin d'ammeublement
家具屋の看板 アラバマ州 バーミンガム

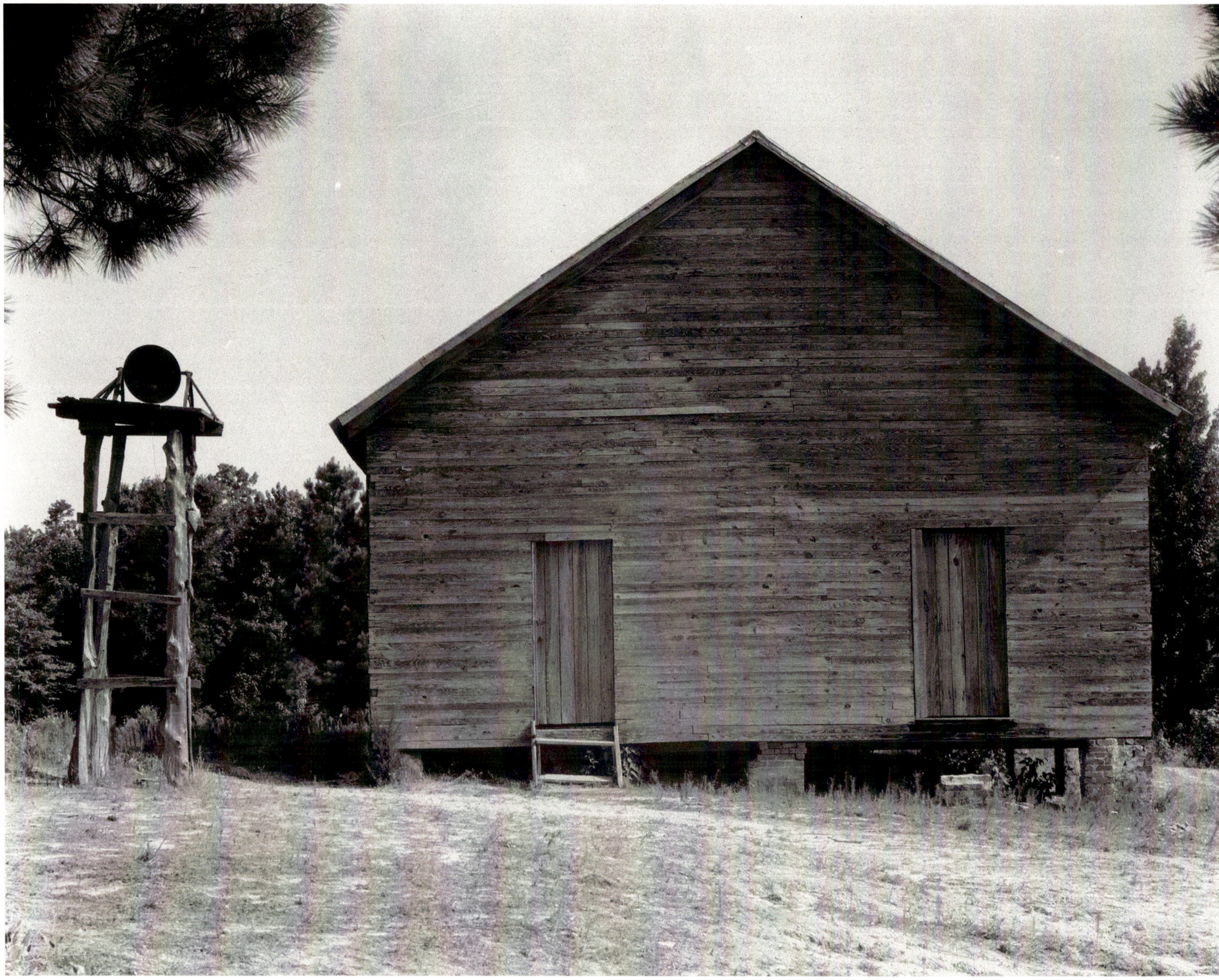

75 Schoolhouse with Bell Tower, Alabama 1936
Schulhaus mit Glockenturm
Etablissement scolaire avec clocher
鐘楼のある学校 アラバマ州

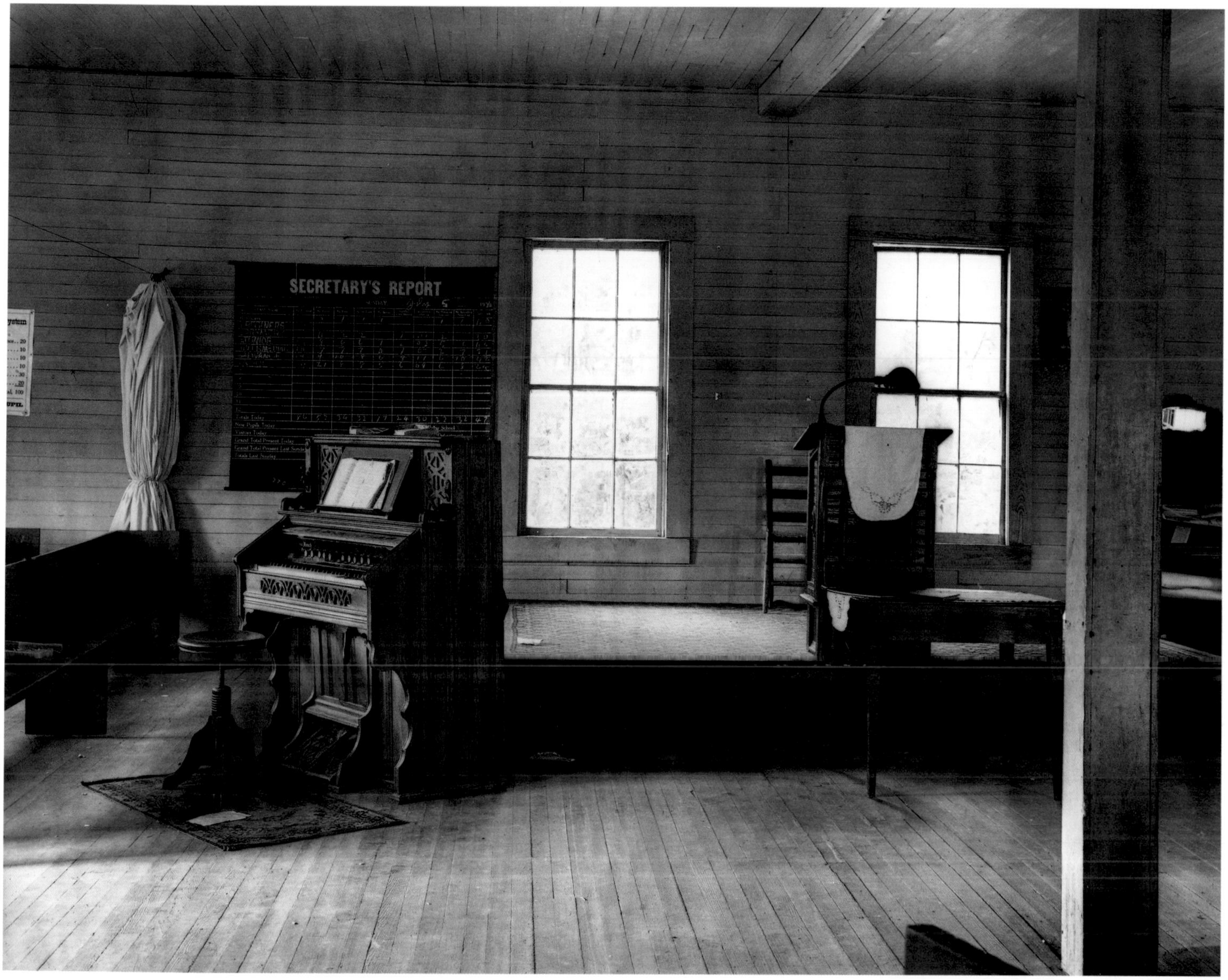

76 Wooden Church Interior, Alabama 1936
Inneres einer Holzkirche
Intérieur d'une église en bois
木造教会の内部 アラバマ州

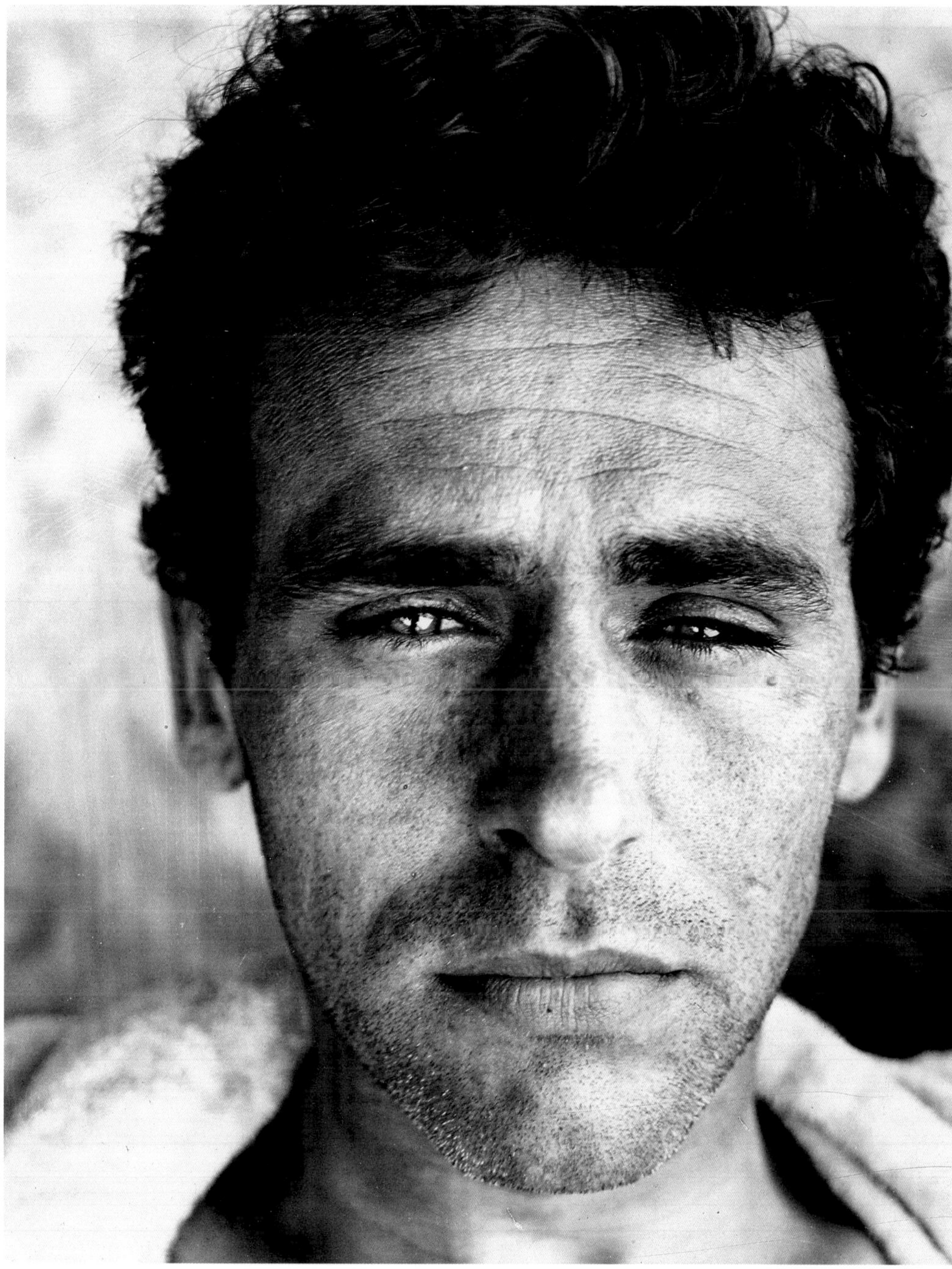

77 James Agee 1937
ジェームズ・エイジー

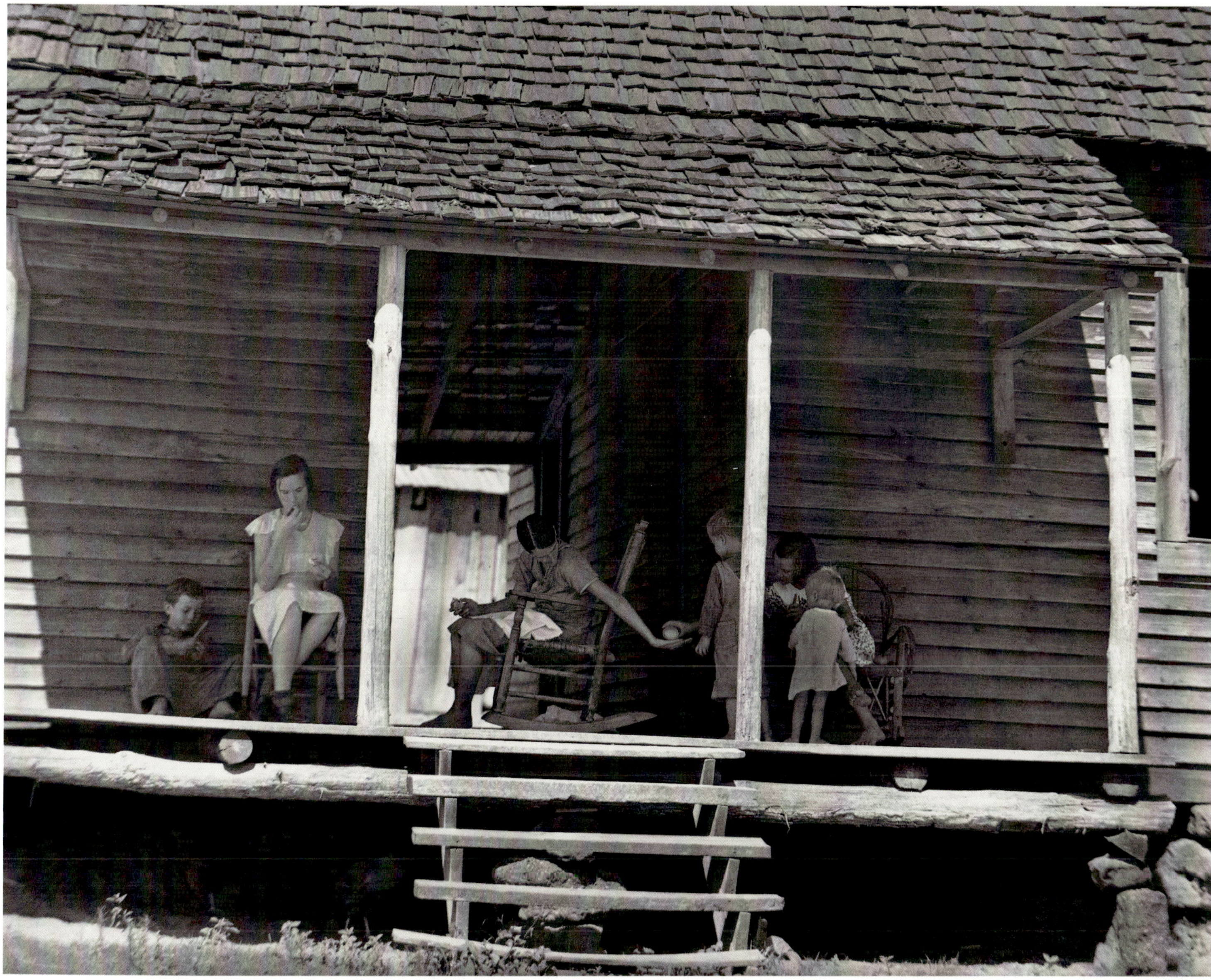

78 Allie Mae Burroughs with Children on the Porch, Hale County, Alabama 1936
Allie Mae Burroughs mit Kindern auf der Veranda
Allie Mae Burroughs avec ses enfants sur la véranda
ポーチにいるアリー・メイ・バーローズと子供たち アラバマ州 ヘール郡

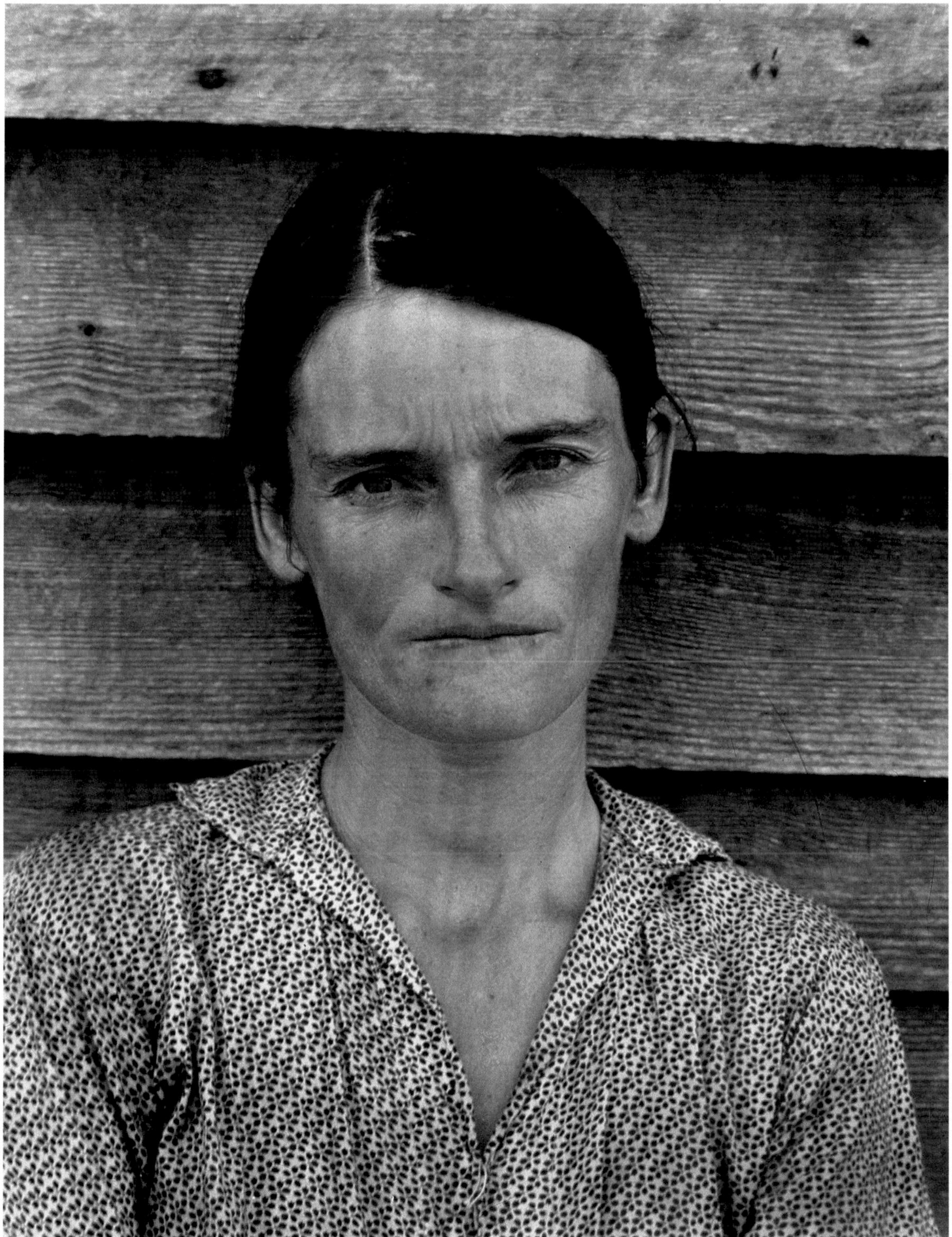

79 Allie Mae Burroughs, Hale County, Alabama 1936
アリー・メイ・バーローズ アラバマ州 ヘール郡

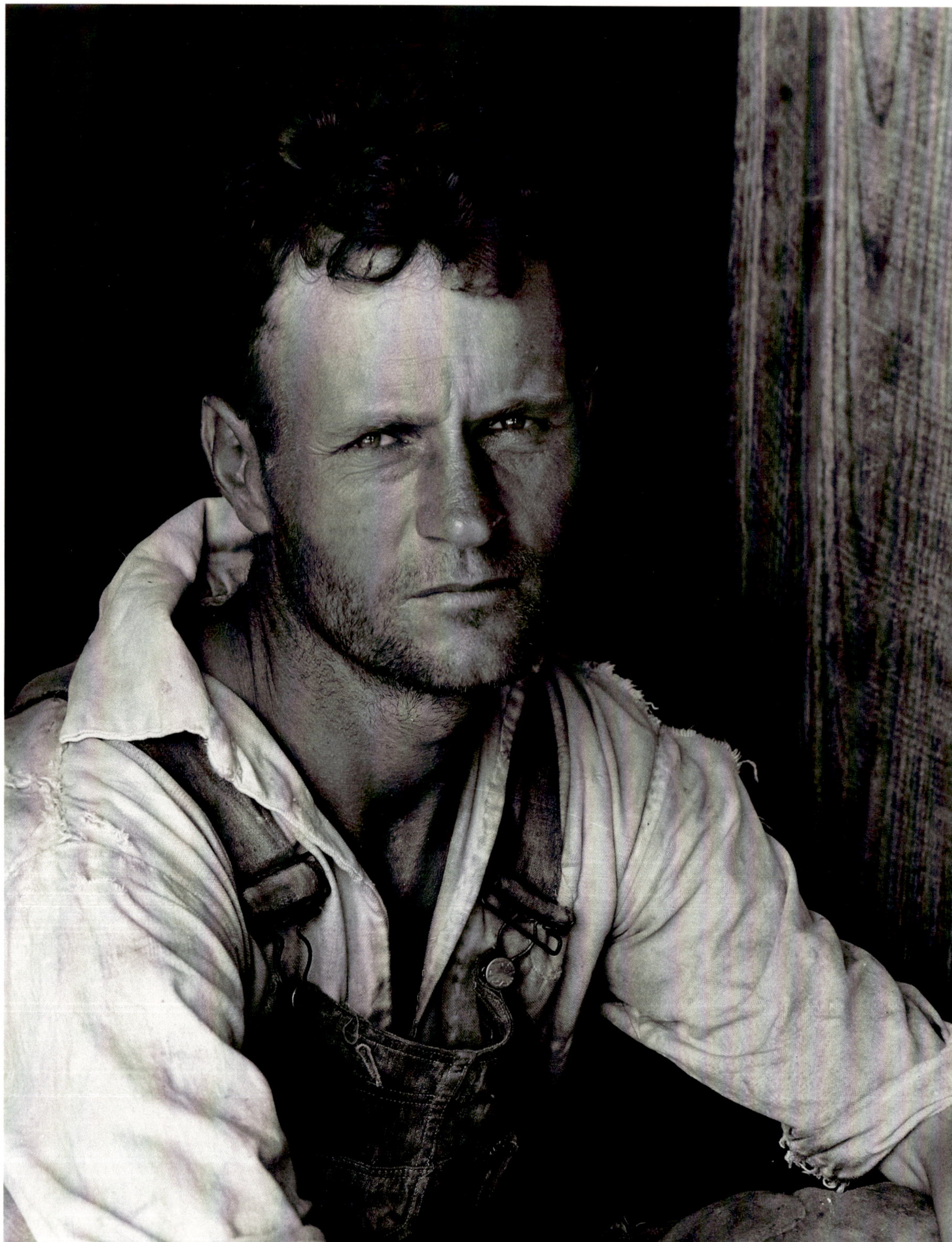

80 Floyd Burroughs, Hale County, Alabama 1936
フロイド・バーローズ アラバマ州 ヘール郡

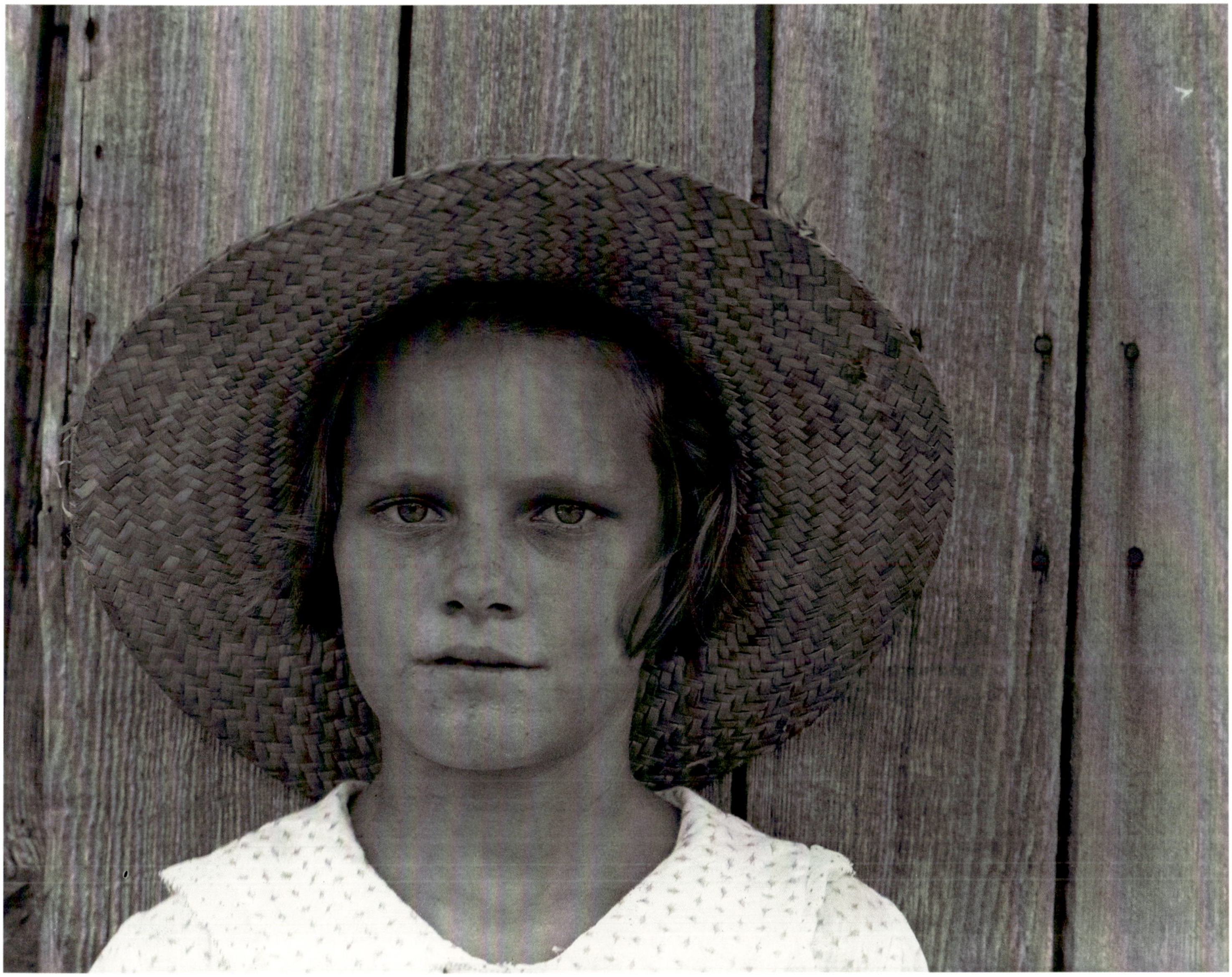

81 Lucille Burroughs, Hale County, Alabama 1936
ルーシール・バーローズ アラバマ州 ヘール郡

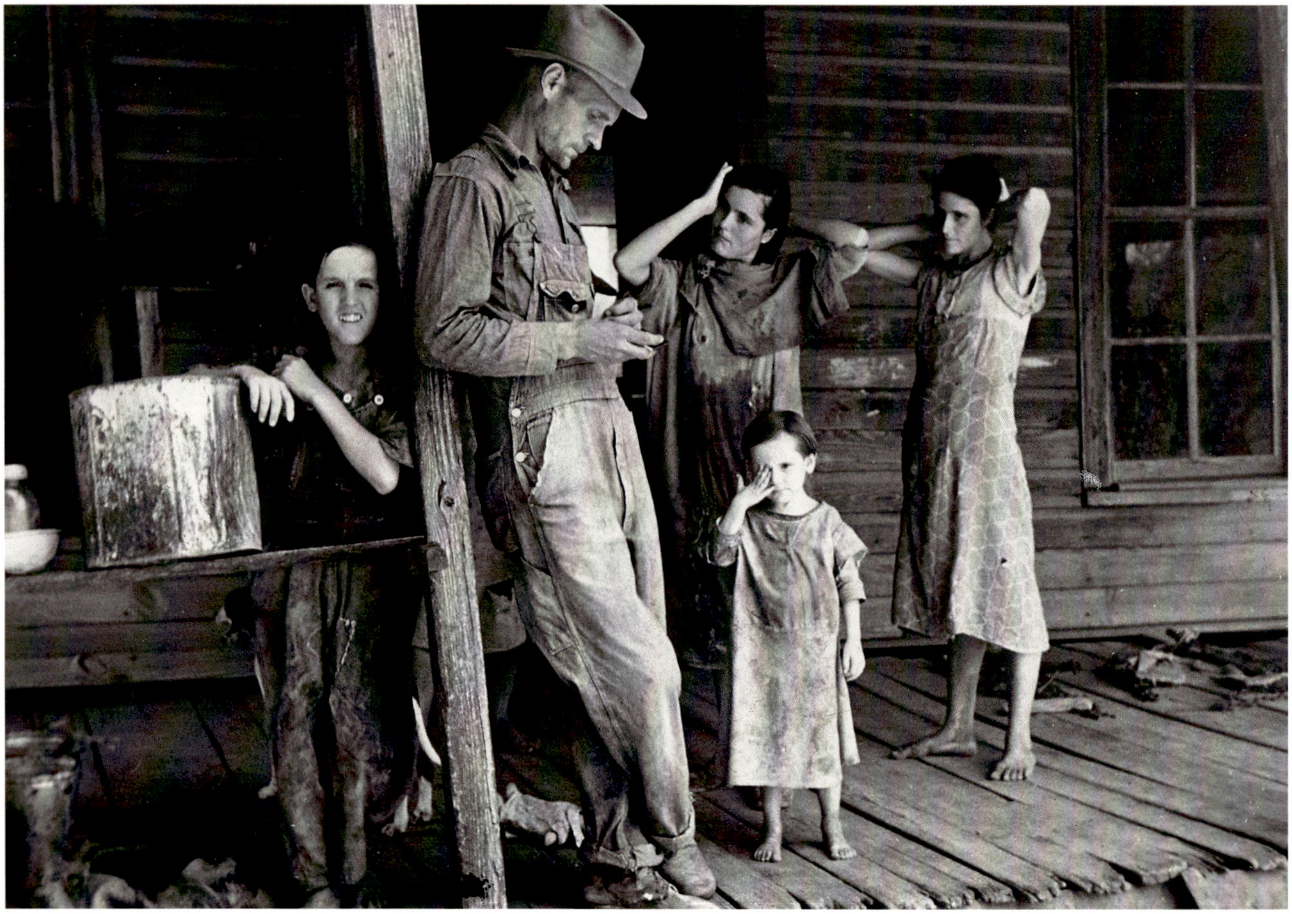

82 Floyd Burroughs and the Tingle Family Children, Hale County, Alabama 1936
Floyd Burroughs und Kinder der Familie Tingle
Floyd Burroughs avec les enfants de la famille Tingle
フロイド・バーローズとティングル家の子供たち アラバマ州 ヘール郡

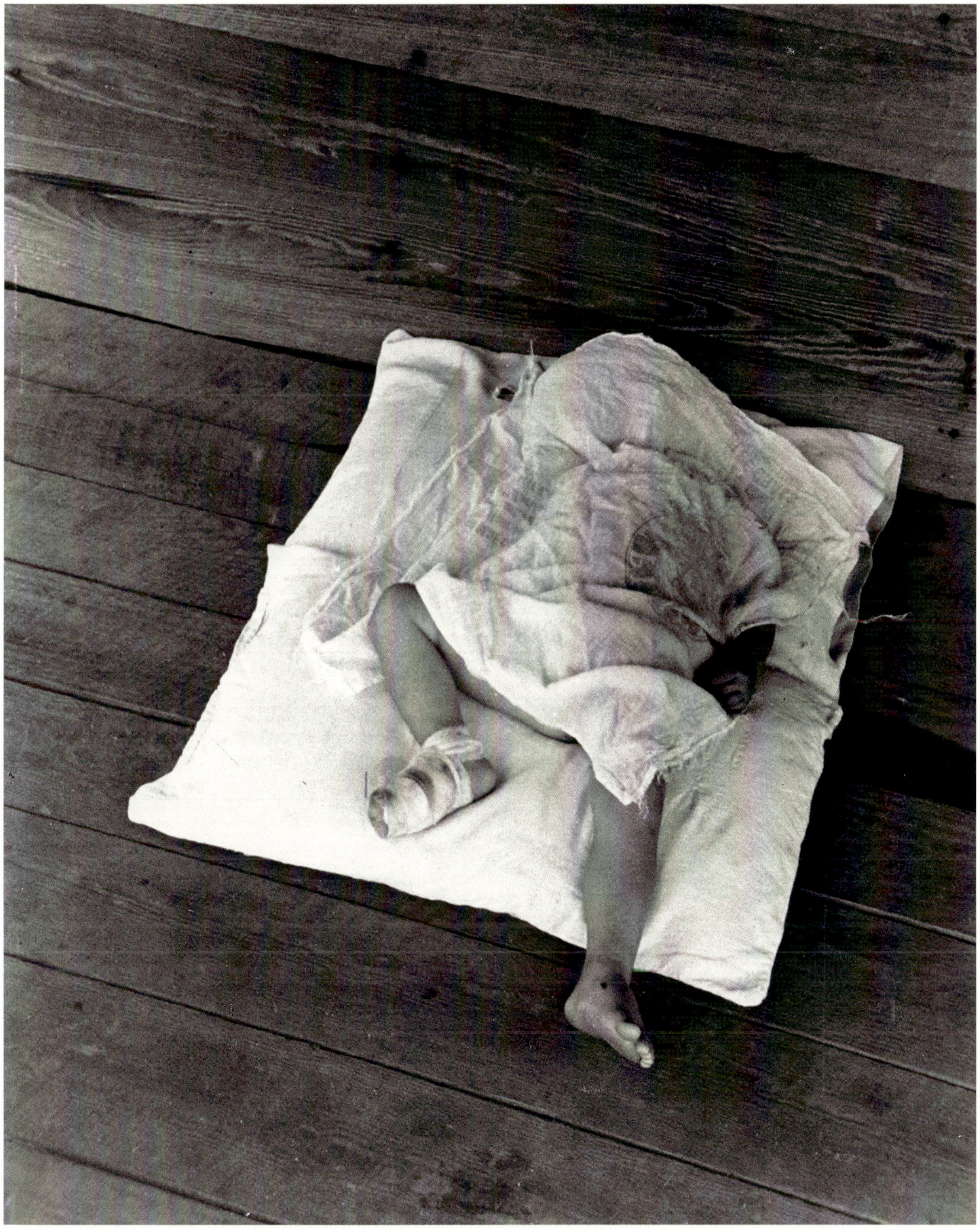

83 Squeakie Burroughs Asleep, Hale County, Alabama 1936
Squeakie Burroughs, schlafend
Squeakie Burroughs en train de dormir
眠りこんでいるバーローズ家のやんちゃっ子 アラバマ州 ヘール郡

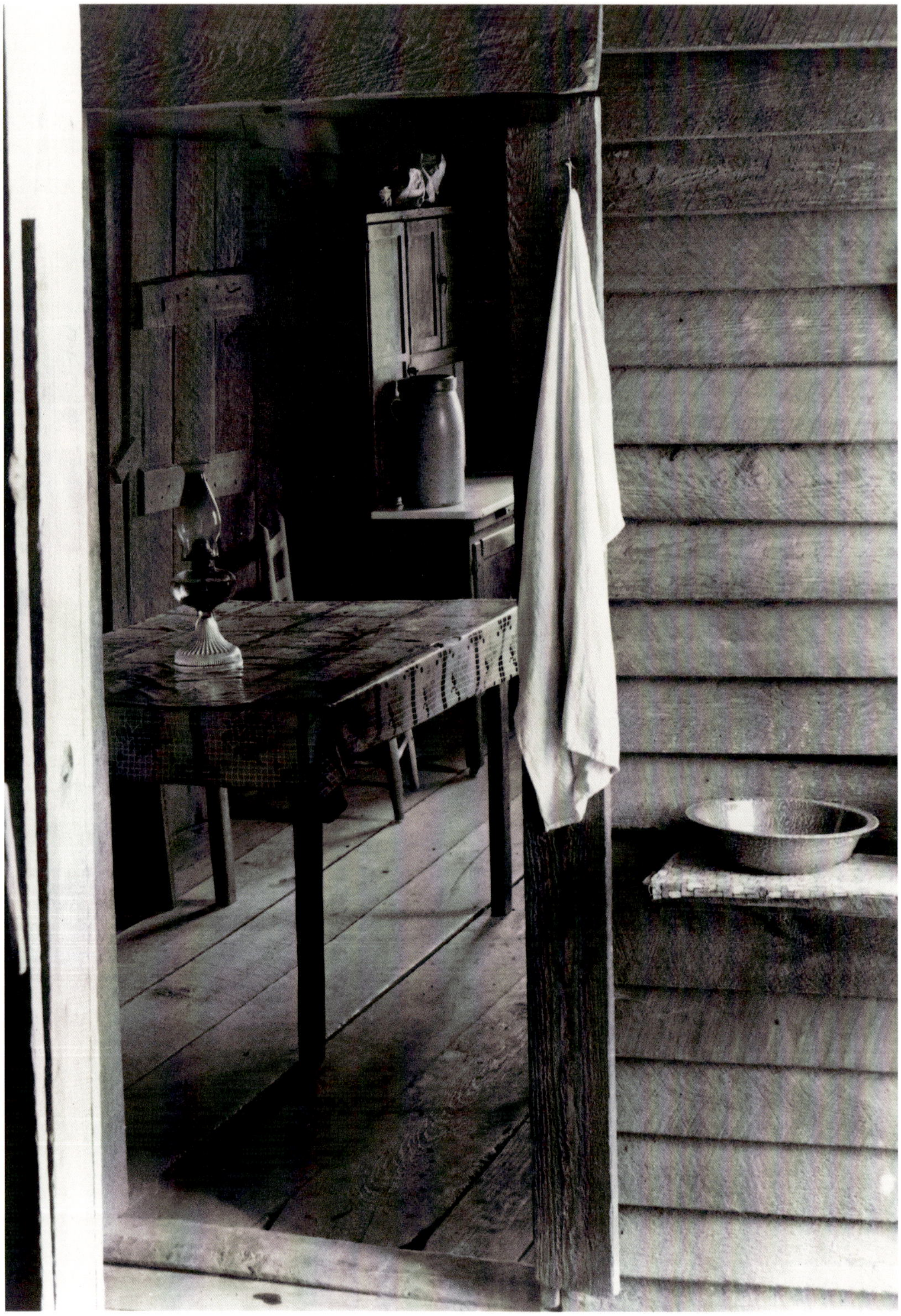

84 Washstand and Kitchen in the Burroughs House, Hale County, Alabama 1936
Waschgelegenheit und Küche im Haus der Burroughs
Coin toilette et cuisine dans la maison des Burroughs
バーローズ家の洗面台と台所 アラバマ州 ヘール郡

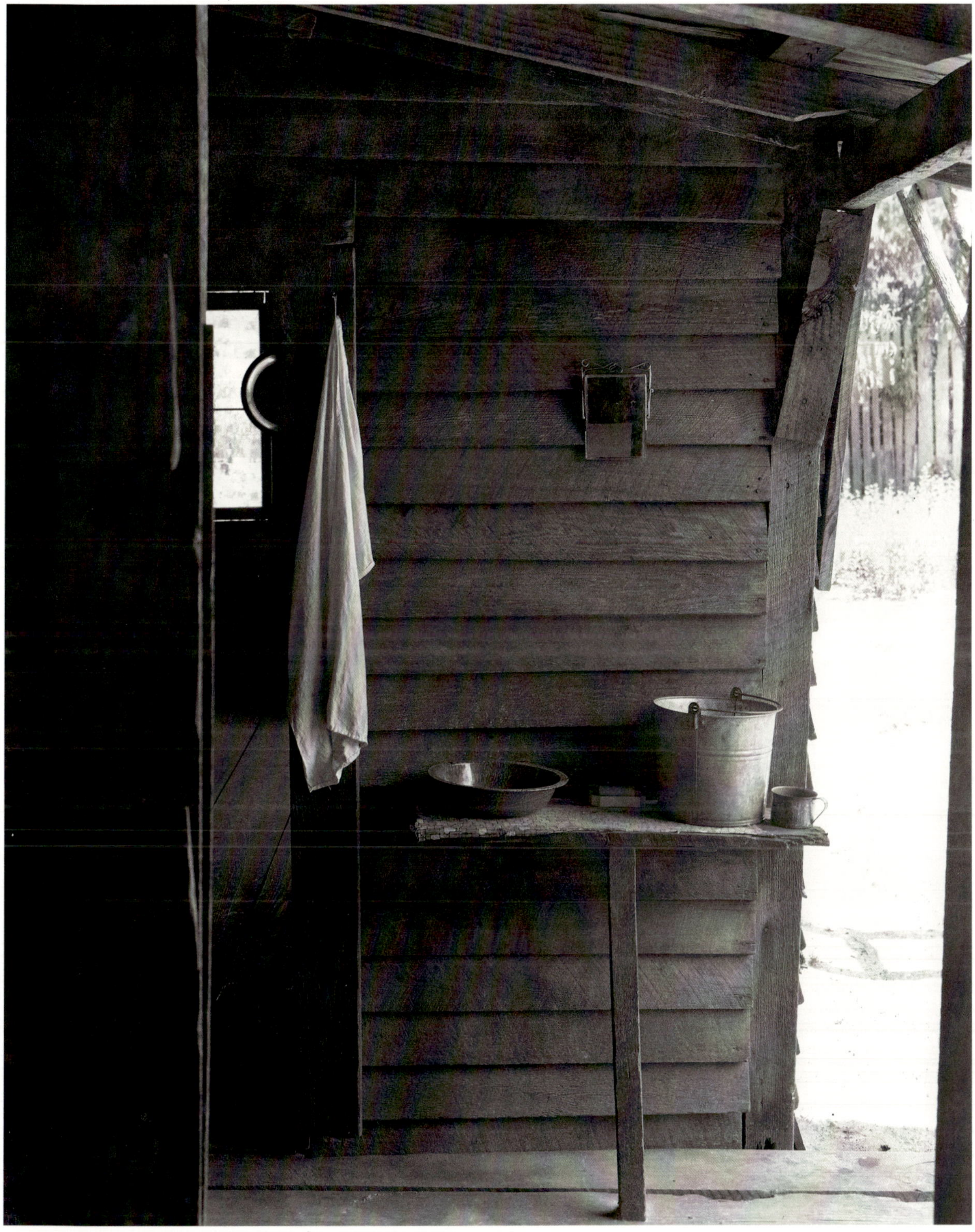

85 Washstand in the Burroughs House, Hale County, Alabama 1936
Waschgelegenheit im Flur des Hauses der Burroughs
Coin toilette dans le couloir de la maison des Burroughs
バーローズ家の洗面台 アラバマ州 ヘール郡

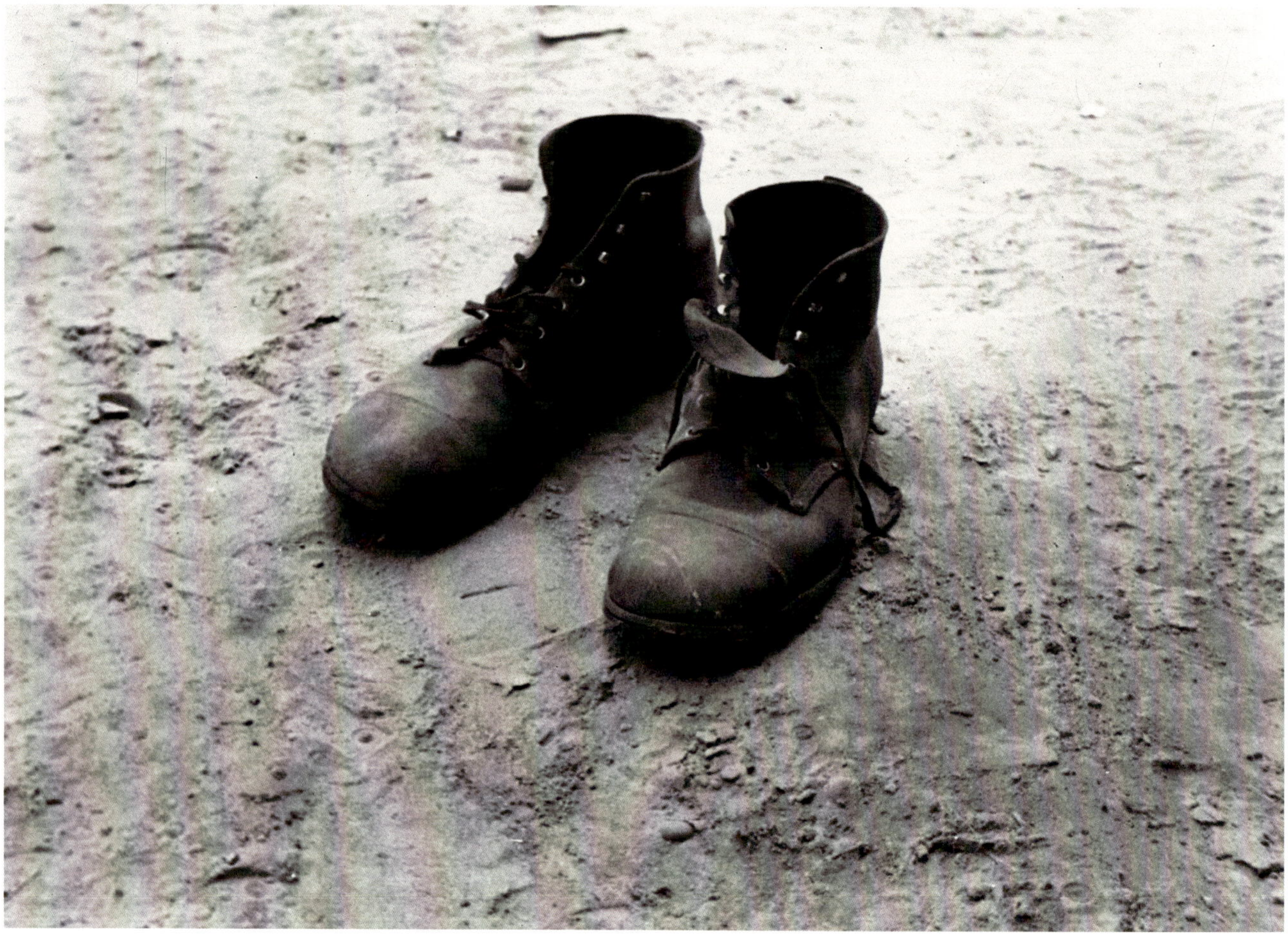

86 Floyd Burroughs' Working Shoes, Hale County, Alabama 1936
Floyd Burroughs' Arbeitsschuhe
Les chaussures de travail de Floyd Burroughs
フロイド・バーローズの仕事靴 アラバマ州 ヘール郡

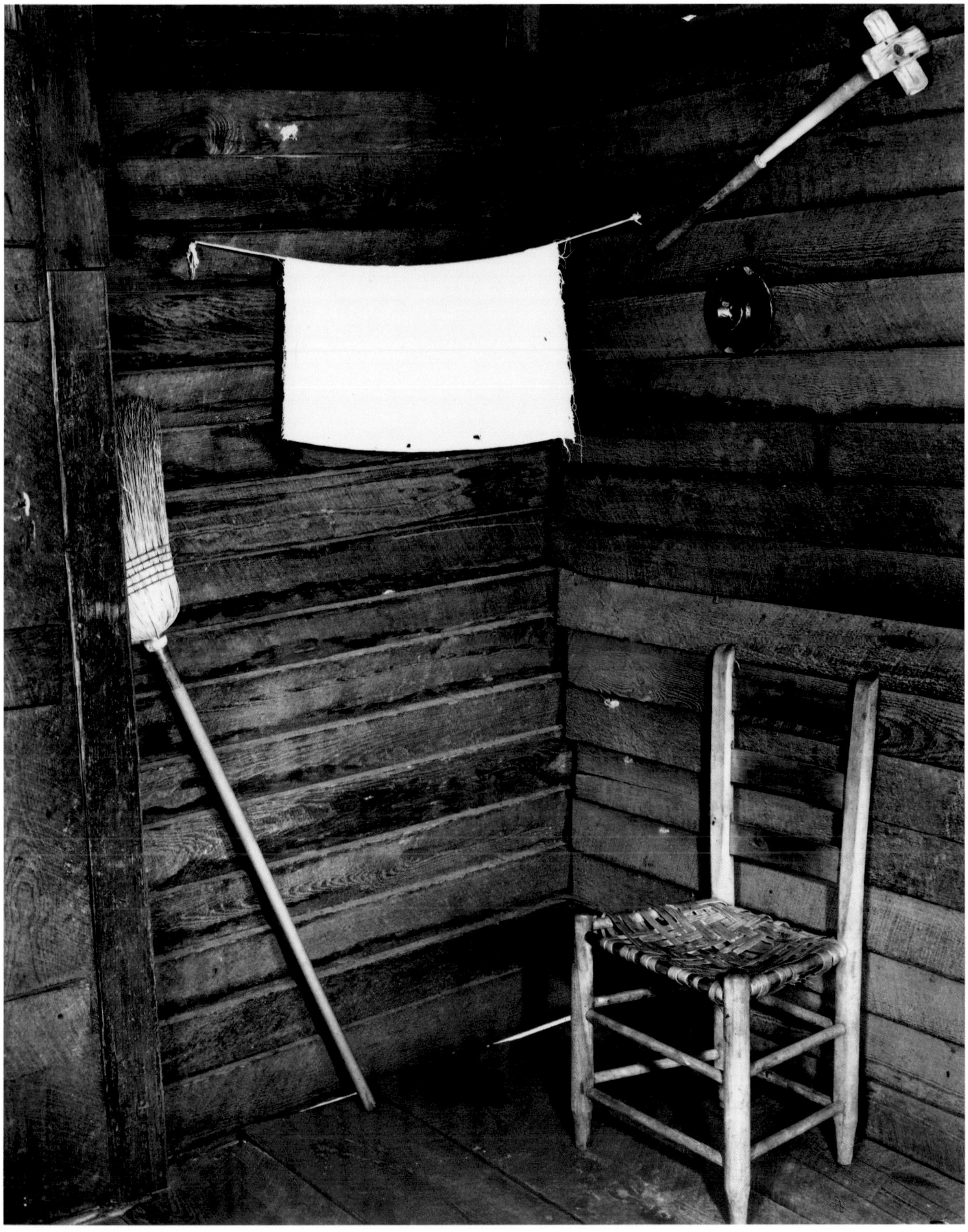

87 Kitchen Corner in the Burroughs House, Hale County, Alabama 1936
Küchenecke im Haus der Burroughs
Coin de cuisine dans la maison des Burroughs
バーローズ家の台所の一隅 アラバマ州 ヘール郡

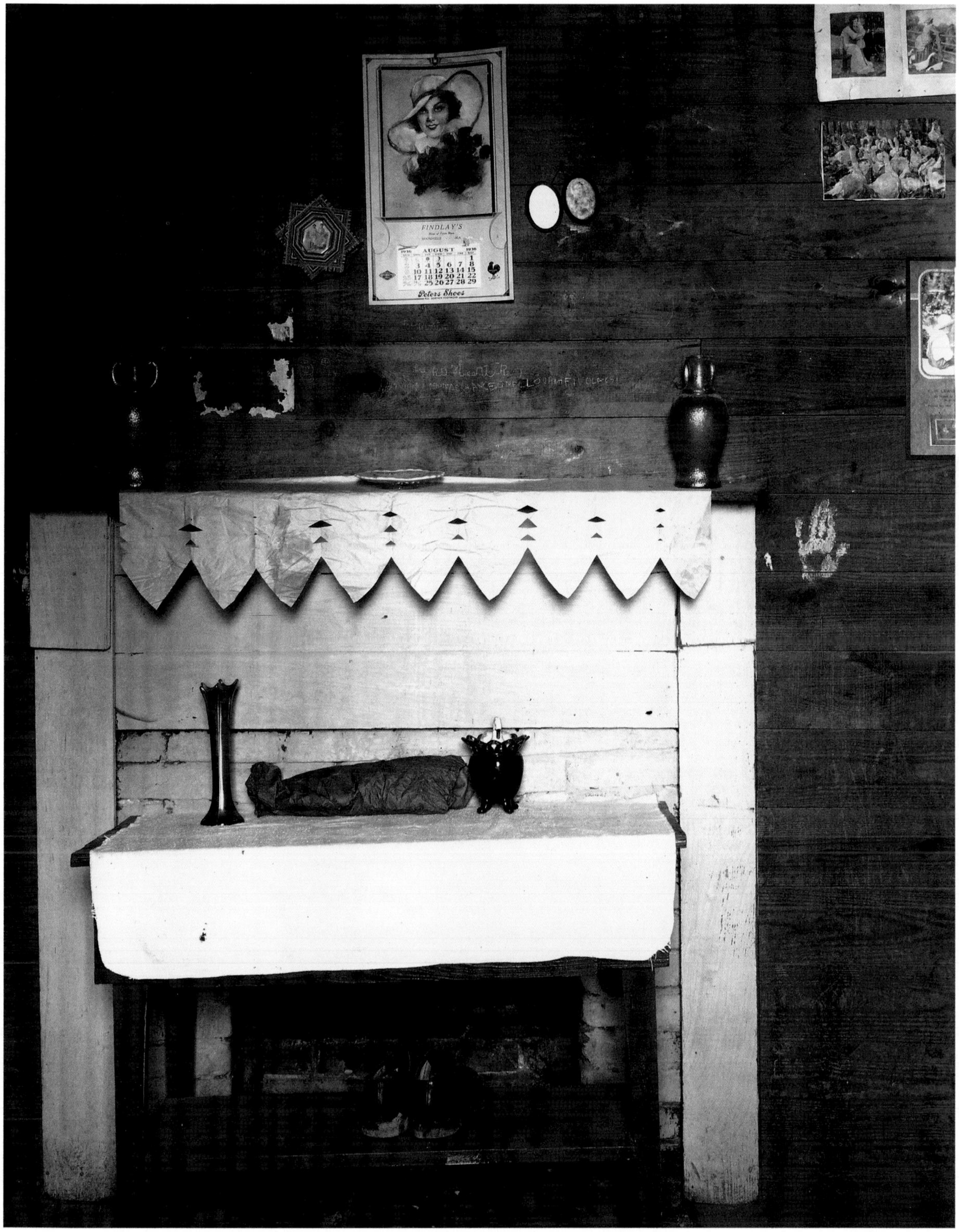

88 Fireplace in the Burroughs' Front Bedroom, Hale County, Alabama 1936
Kamin in der vorderen Schlafkammer der Burroughs
Cheminée dans la chambre de devant des Burroughs
バーローズ家の前部寝室の暖炉 アラバマ州 ヘール郡

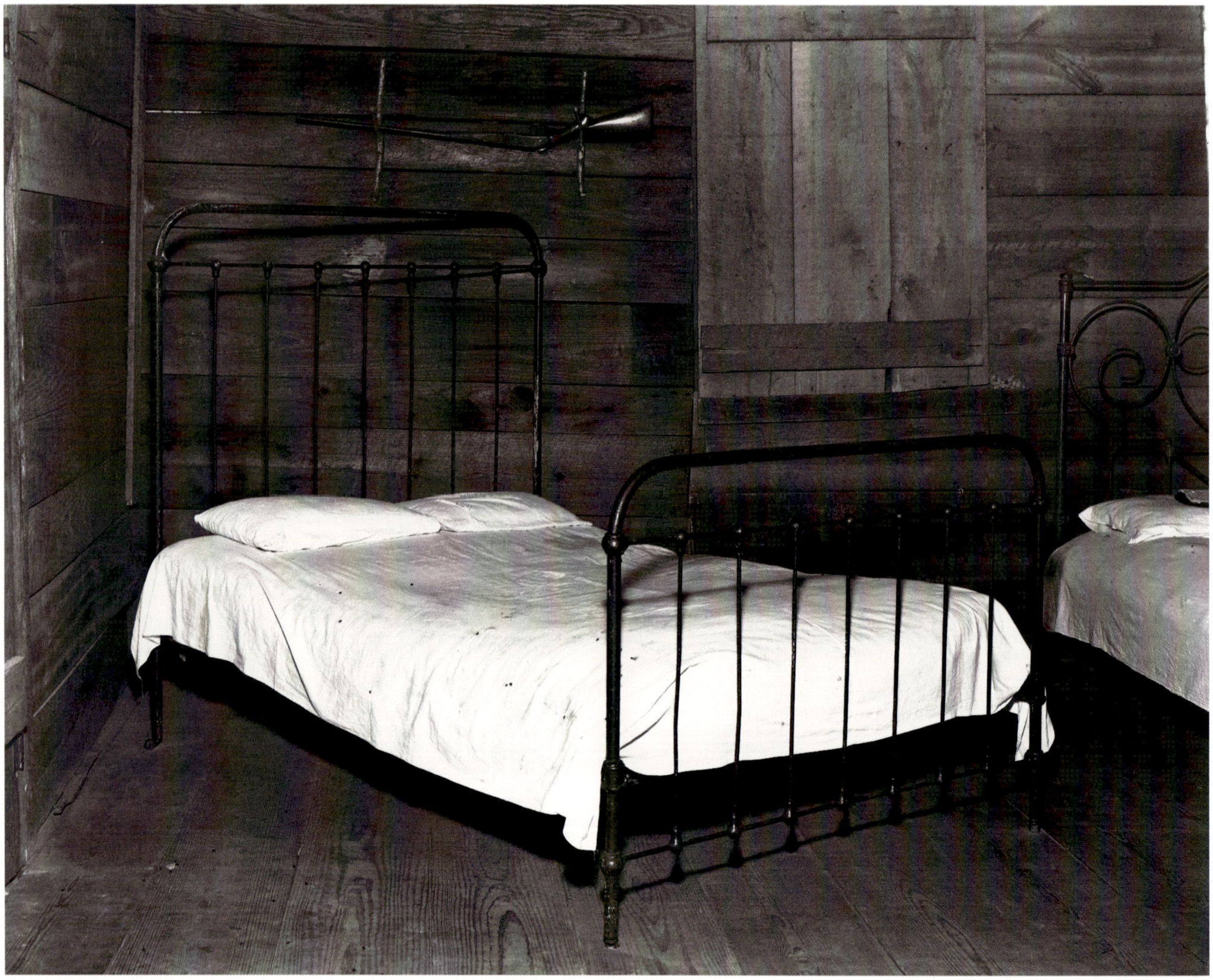

89 Rear Bedroom in the Burroughs House, Hale County, Alabama 1936
Hintere Schlafkammer im Haus der Burroughs
Chambre de derrière dans la maison des Burroughs
バーローズ家の後ろの寝室 アラバマ州 ヘール郡

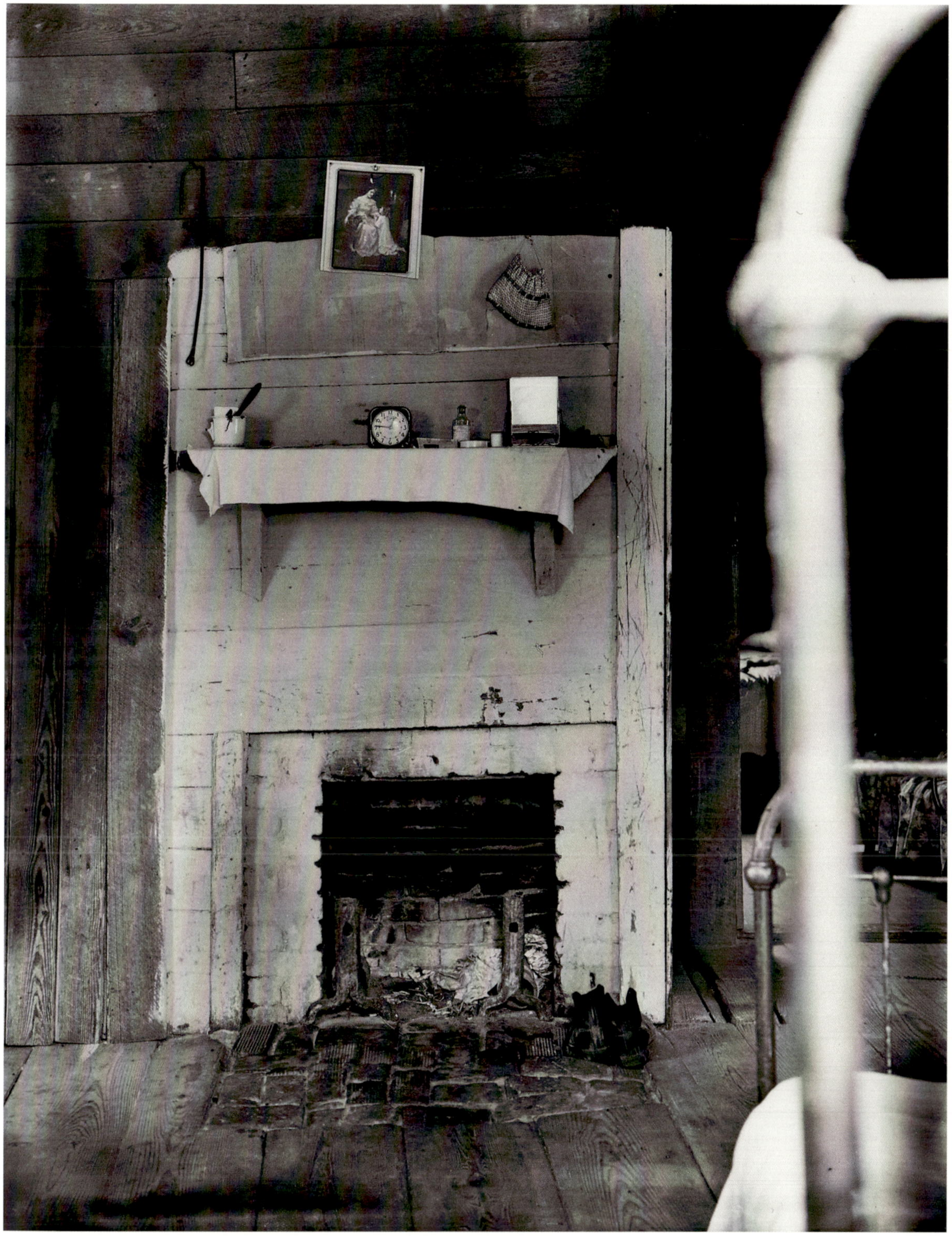

90 Fireplace in the Burroughs' Rear Bedroom, Hale County, Alabama 1936
Kamin in der hinteren Schlafkammer der Burroughs
Cheminée dans la chambre de derrière des Burroughs
バーローズ家の後ろの寝室の暖炉 アラバマ州 ヘール郡

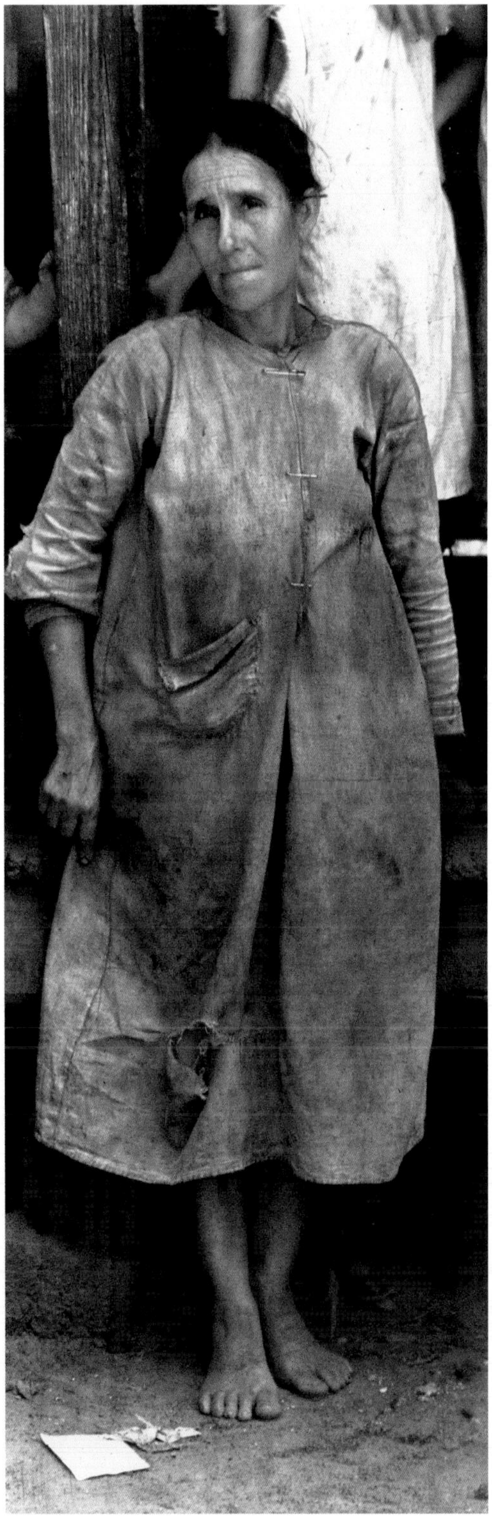

91 Mrs. Frank Tingle, Hale County, Alabama 1936
フランク・ティングル夫人 アラバマ州 ヘール郡

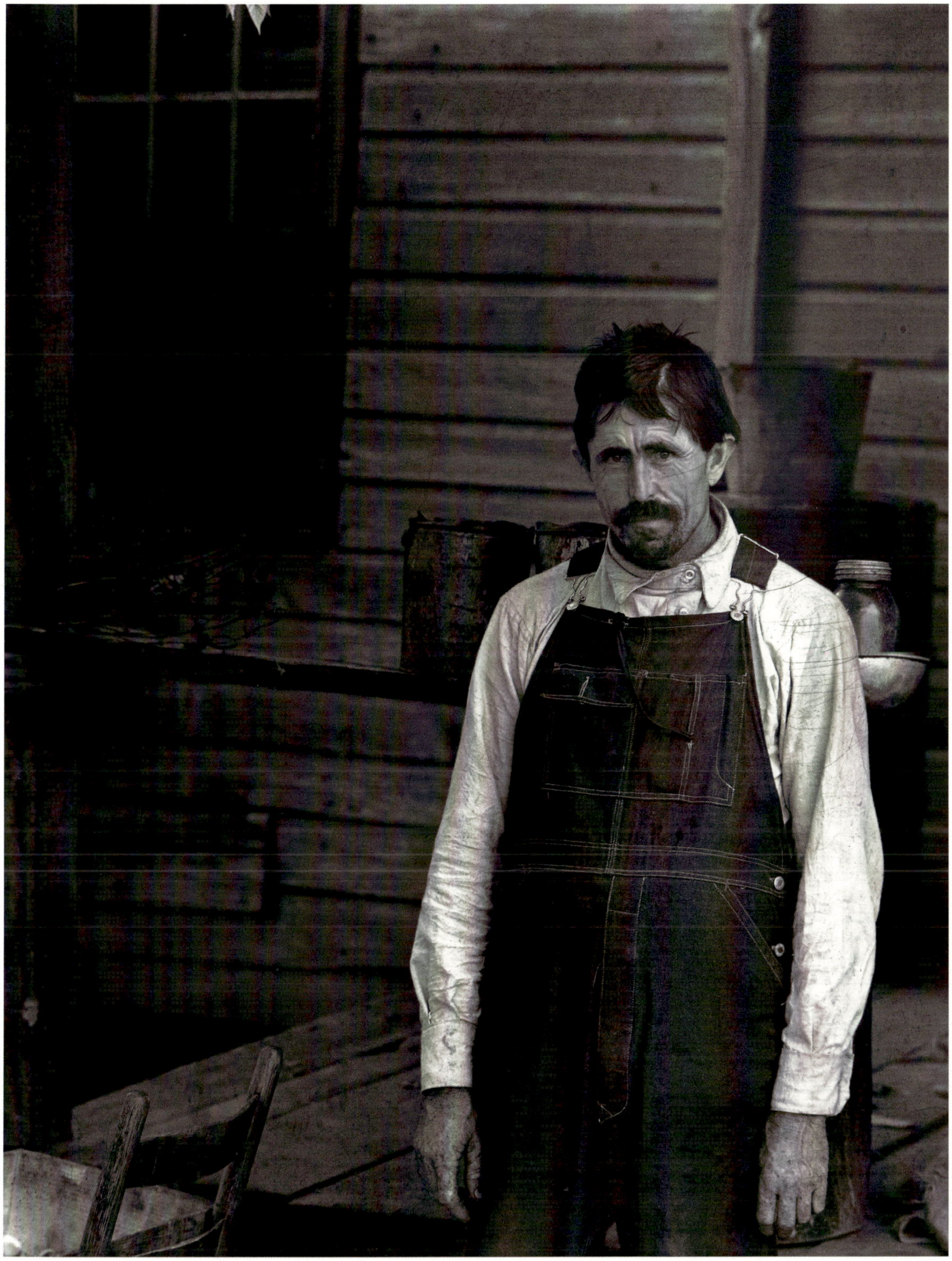

92 Frank Tingle, Hale County, Alabama 1936
フランク・ティングル アラバマ州 ヘール郡

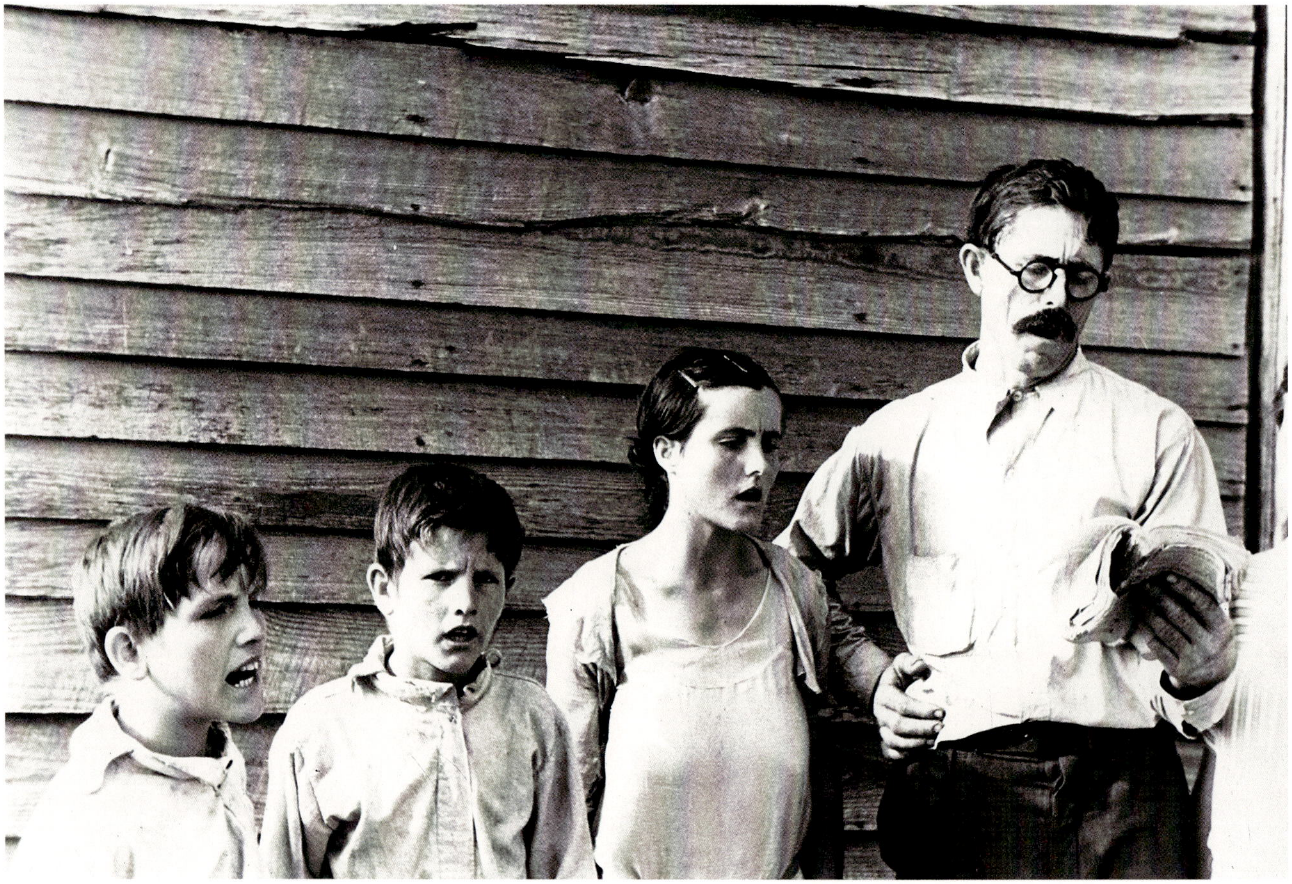

93 Sunday Singing, Frank Tingle's Family, Hale County, Alabama 1936
Sonntäglicher Gesang, Frank Tingles Familie
Chant dominical, famille Tingle
日曜日の合唱 フランク・ティングル一家 アラバマ州 ヘール郡

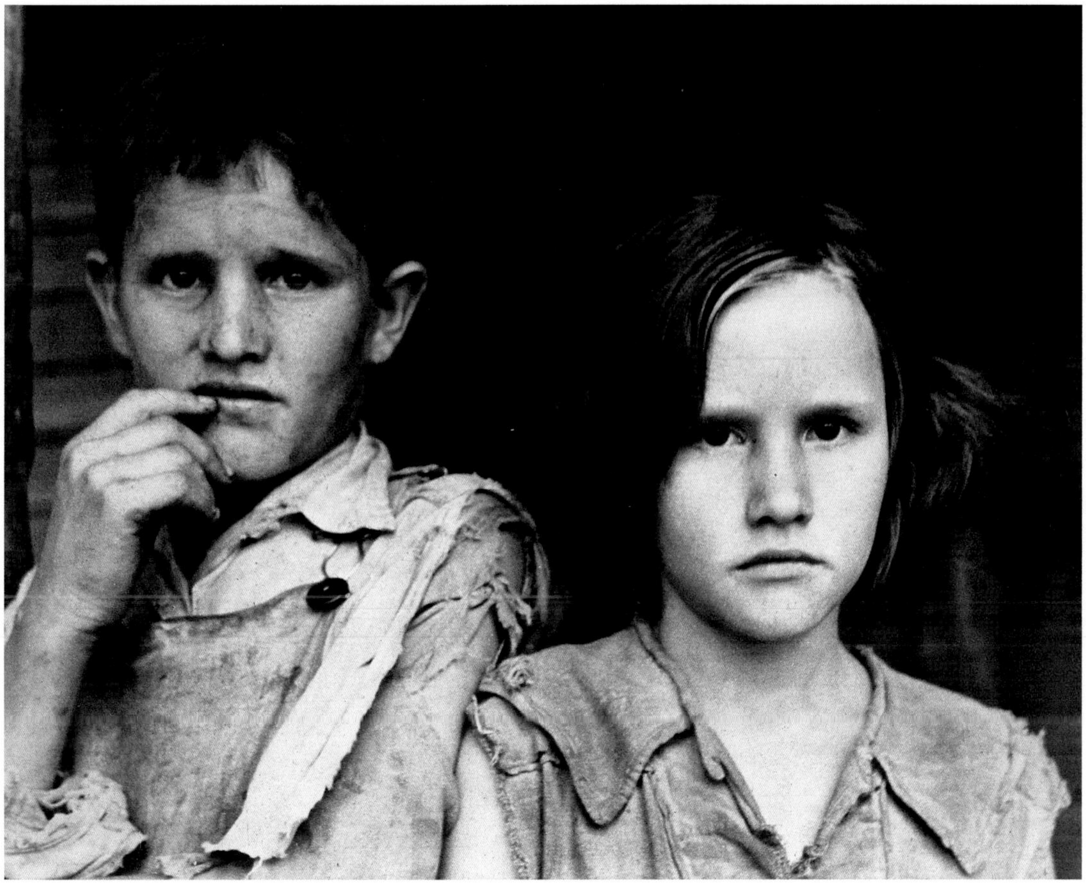

94 William and Ida Ruth Tingle, Hale County, Alabama 1936
William und Ida Ruth Tingle
William et Ida Ruth Tingle
ウィリアムとアイダ・ルース・ティングル アラバマ州 ヘール郡

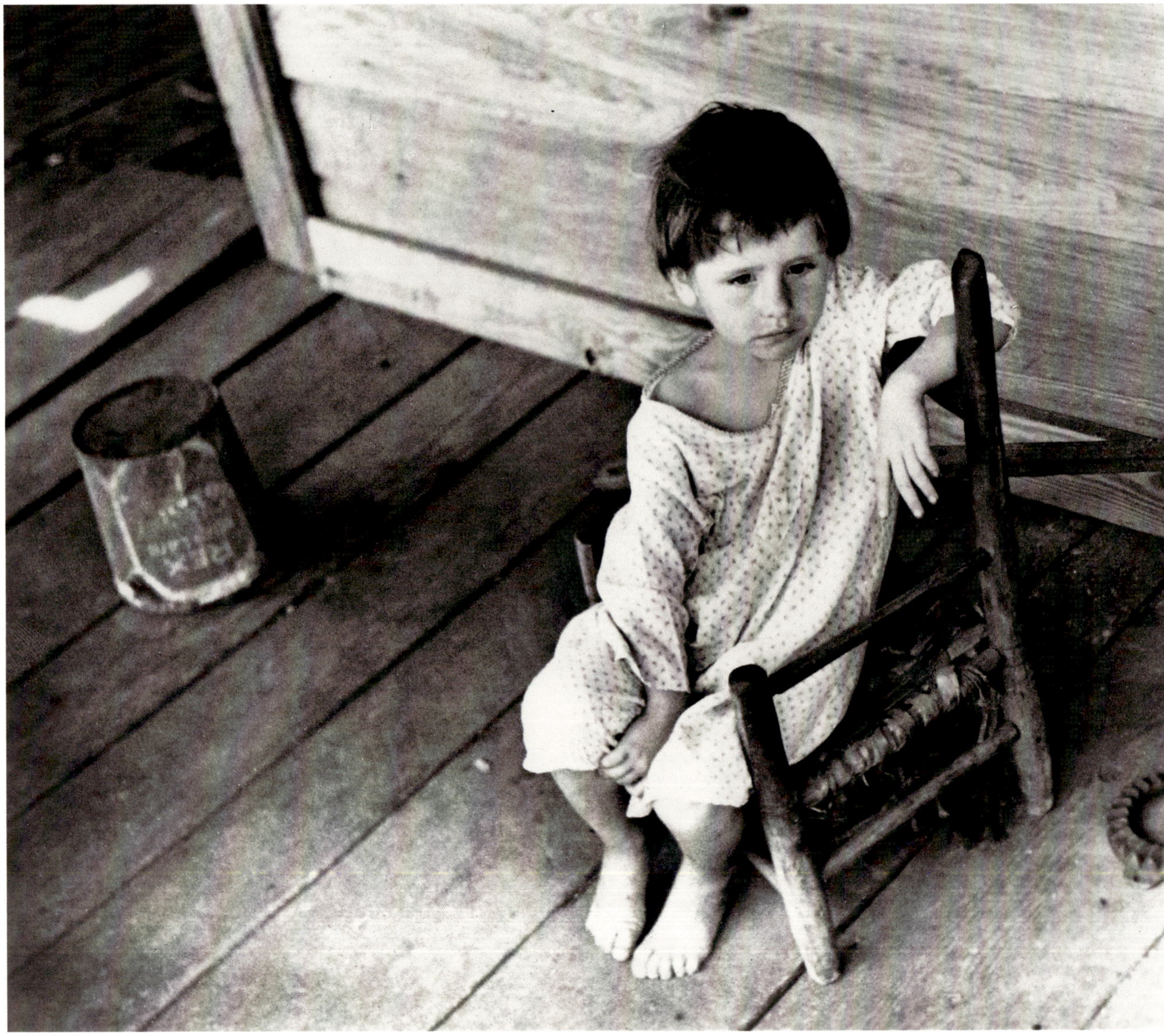

95 Laura Minnie Lee Tingle, Hale County, Alabama 1936
ローラ・ミニー・リー・ティングル　アラバマ州　ヘール郡

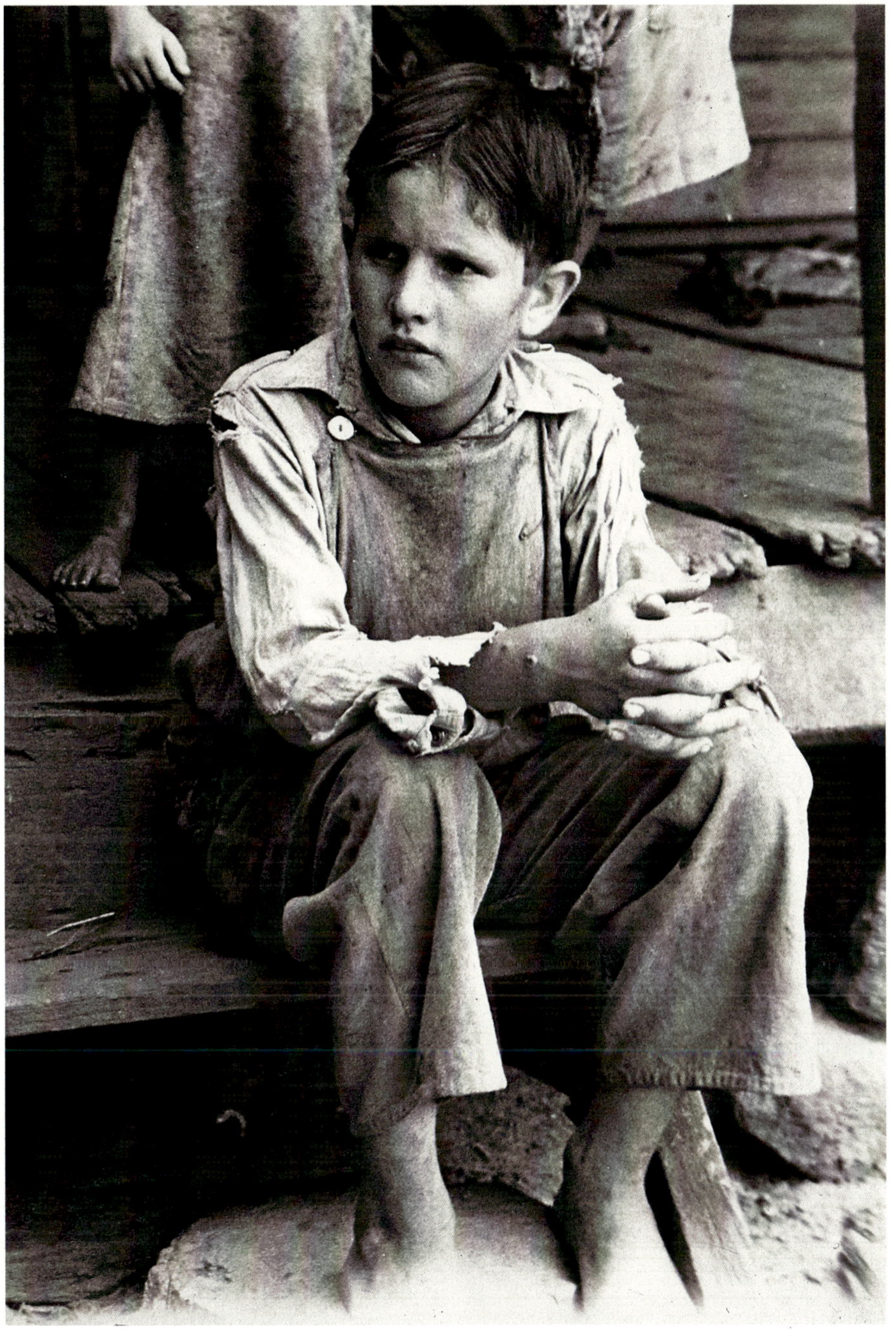

96 William Tingle, Hale County, Alabama 1936
ウィリアム・ティングル アラバマ州 ヘール郡

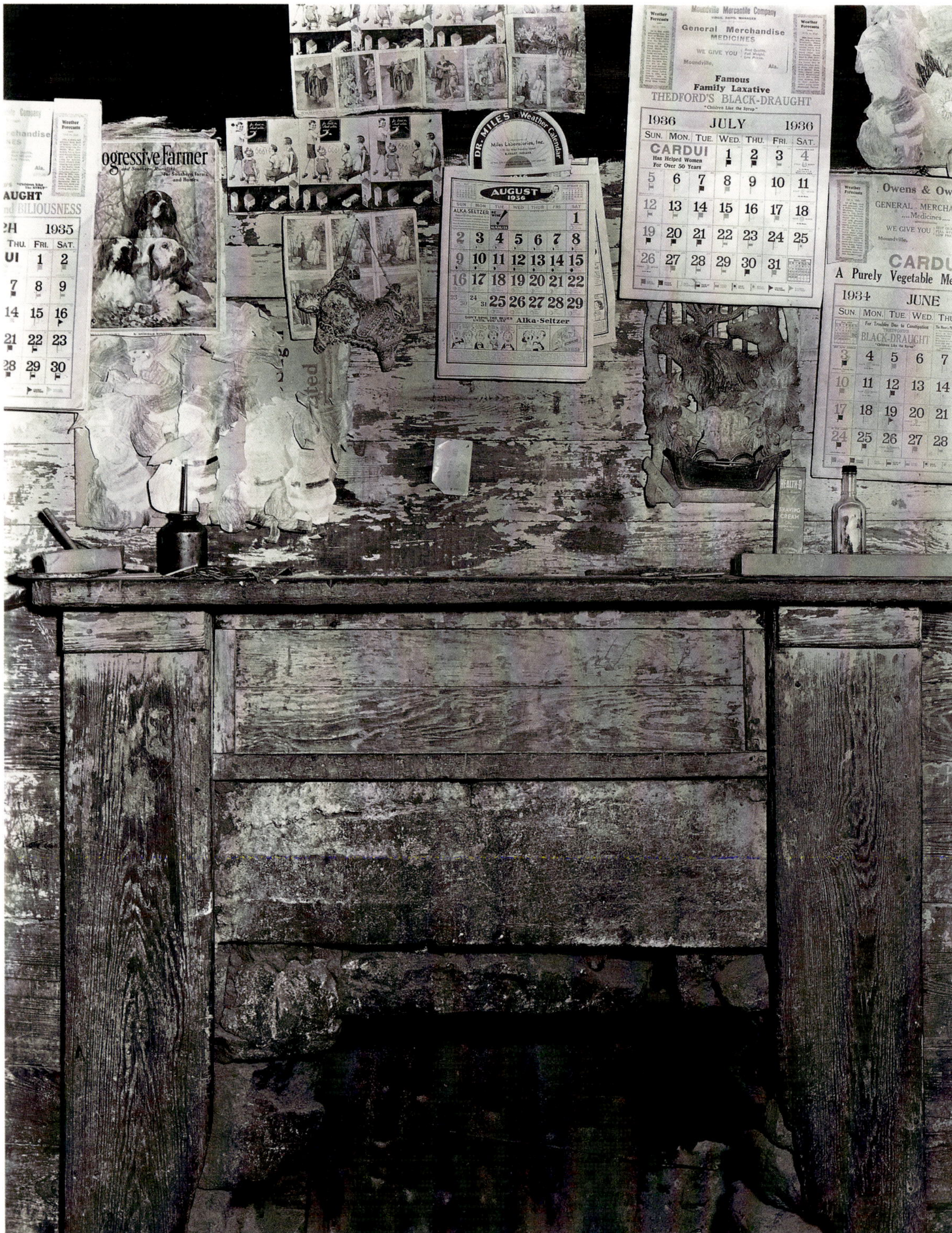

97 Fireplace in the Tingle House, Hale County, Alabama 1936
Kamin im Haus der Tingles
Cheminée dans la maison des Tingle
ティングル家の暖炉 アラバマ州 ヘール郡

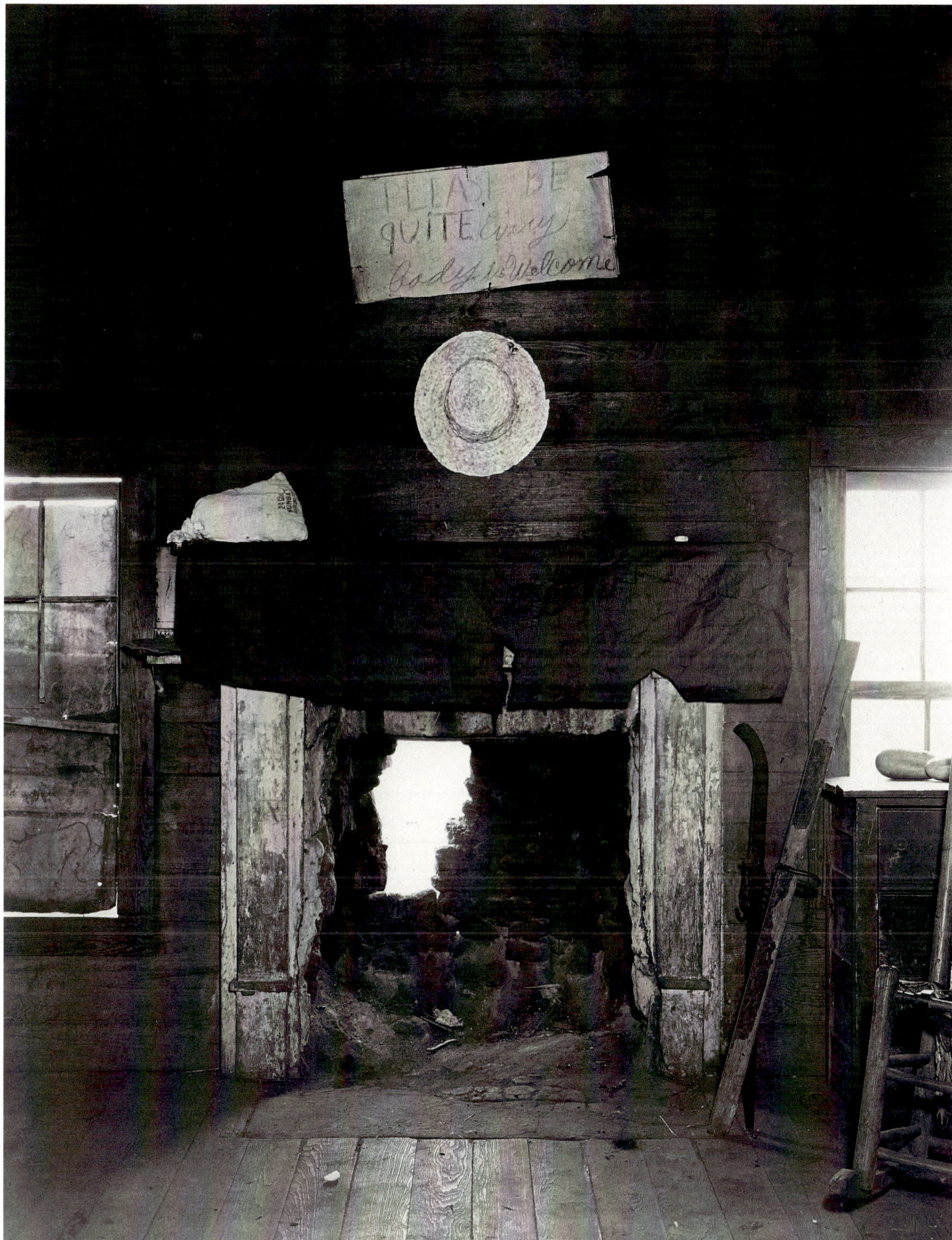

98 Fireplace in a Side Room of the Tingle House, Hale County, Alabama 1936
Kamin in einem Nebenraum des Tingle-Hauses
Cheminée dans une pièce attenante à la maison des Tingle
ティングル家の脇室の暖炉 アラバマ州 ヘール郡

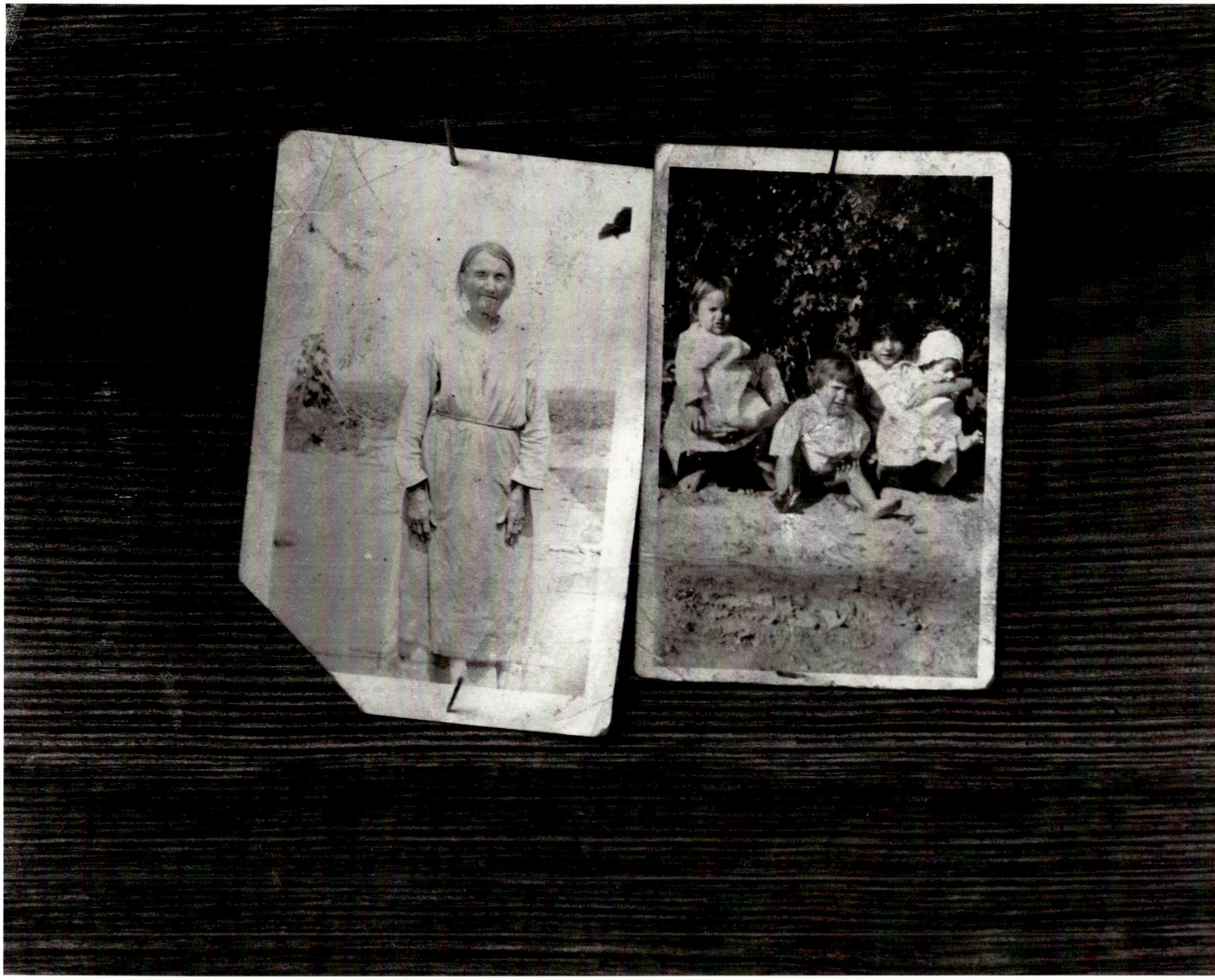

99 Family Photos in the Tingle House, Hale County, Alabama 1936
Familienphotos im Haus der Tingles
Photos de famille dans la maison des Tingle
ティングル家の家族写真 アラバマ州 ヘール郡

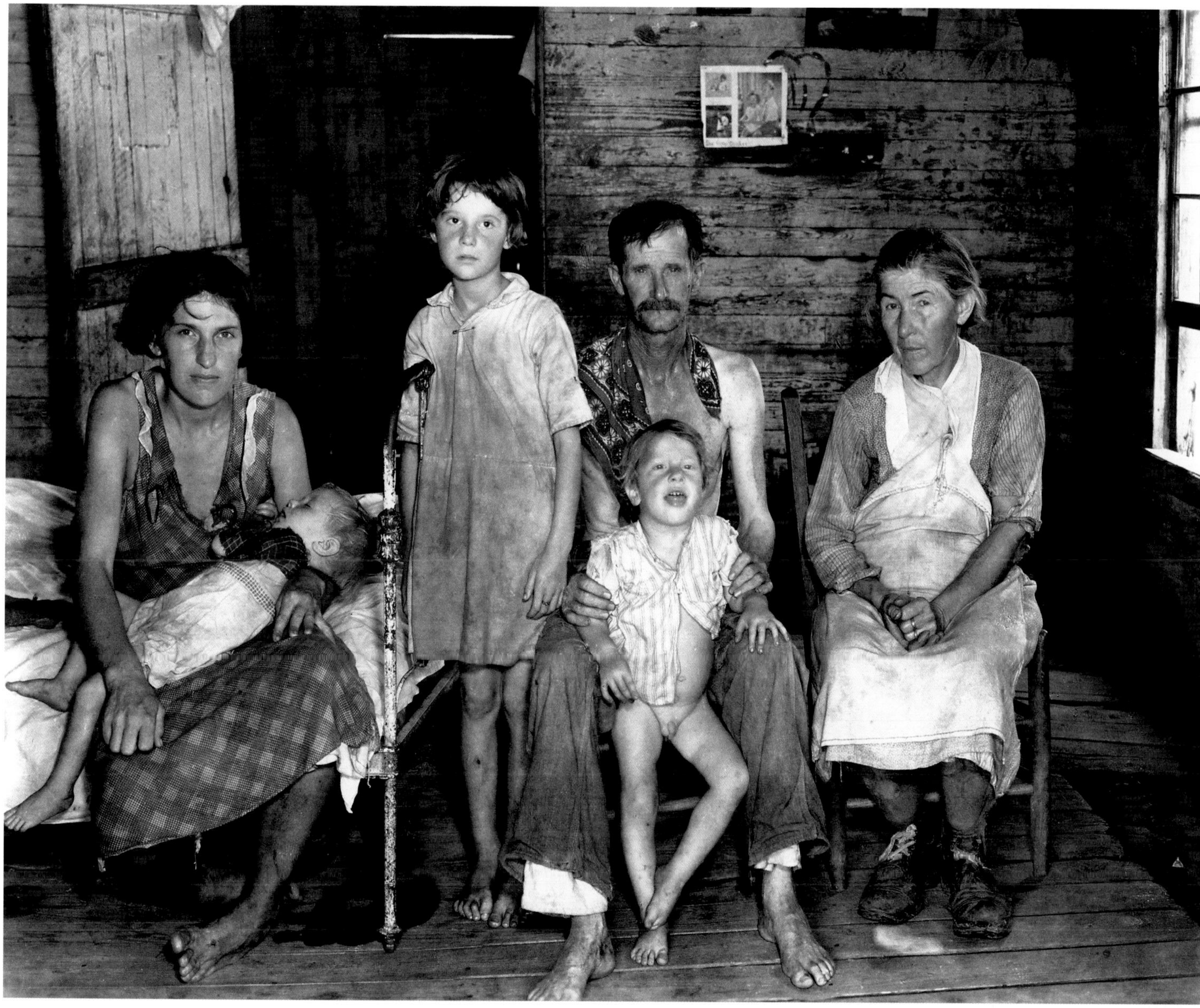

100 Bud Fields and his Family, Hale County, Alabama 1936
Bud Fields und seine Familie
Bud Fields et sa famille
バッド・フィールズとその一家 アラバマ州 ヘール郡

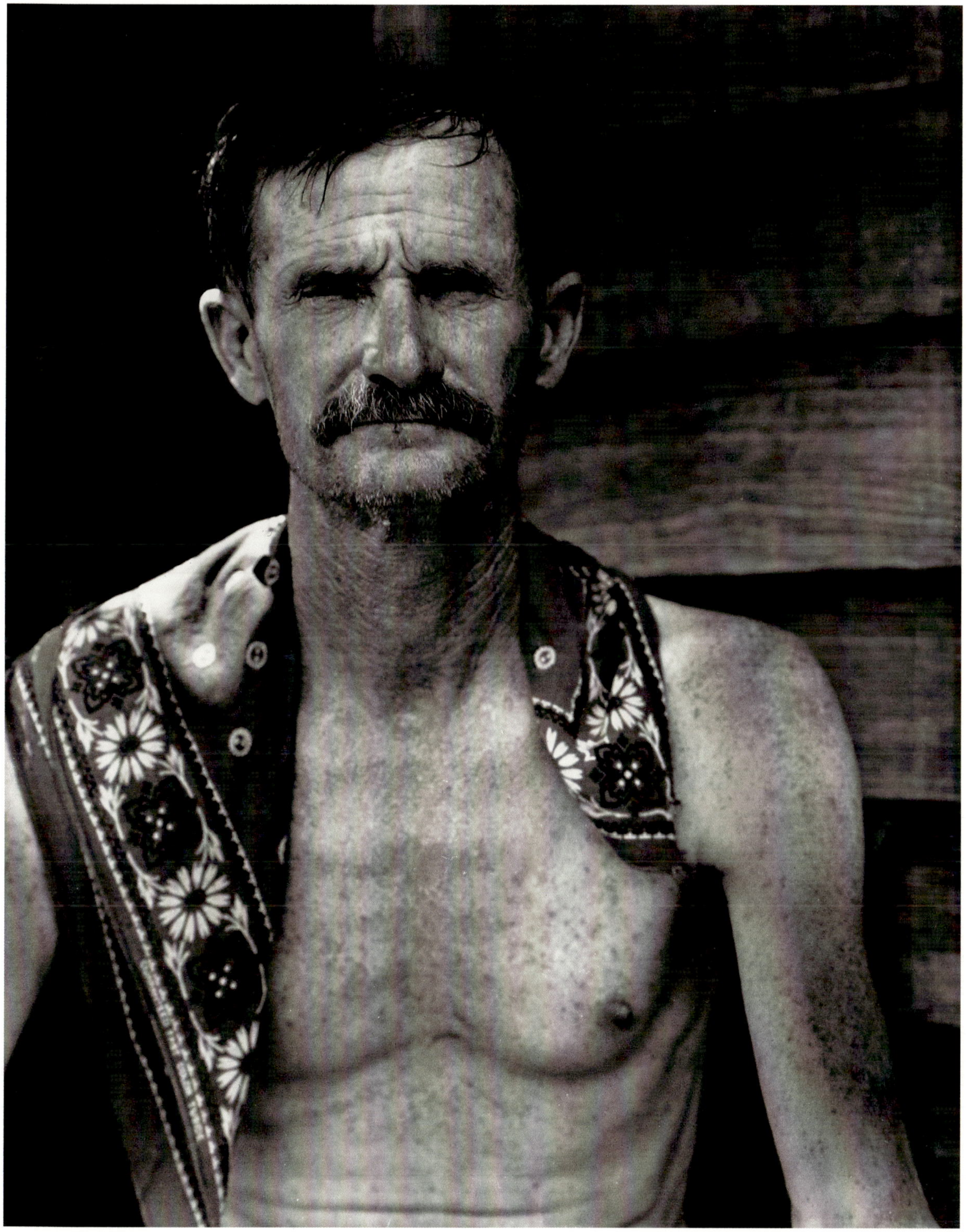

101 Bud Fields, Hale County, Alabama 1936
バッド・フィールズ アラバマ州 ヘール郡

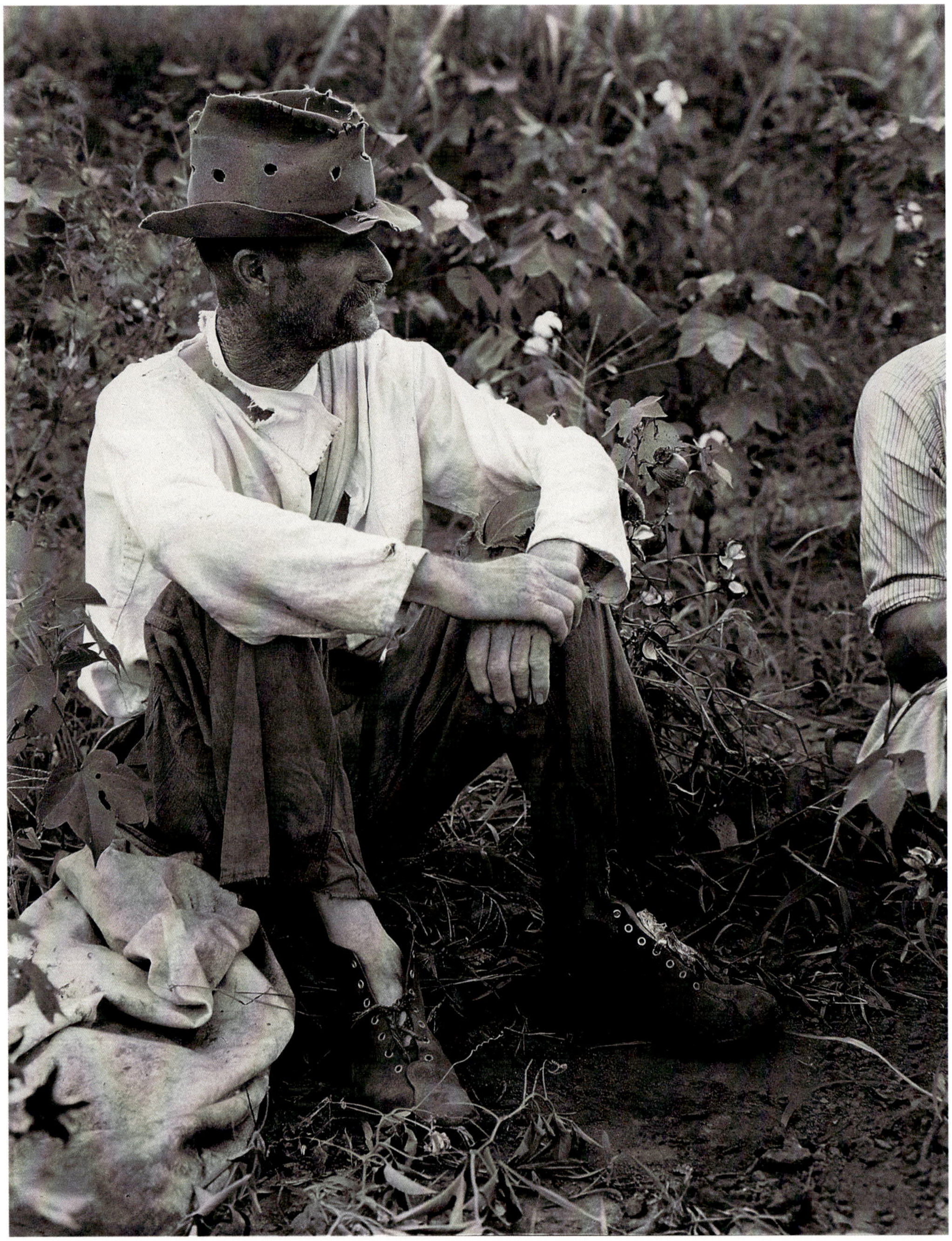

102 Bud Fields in his Cotton Field, Hale County, Alabama 1936
Bud Fields in seinem Baumwollfeld
Bud Fields dans son champ de coton
綿畑のバッド・フィールズ アラバマ州 ヘール郡

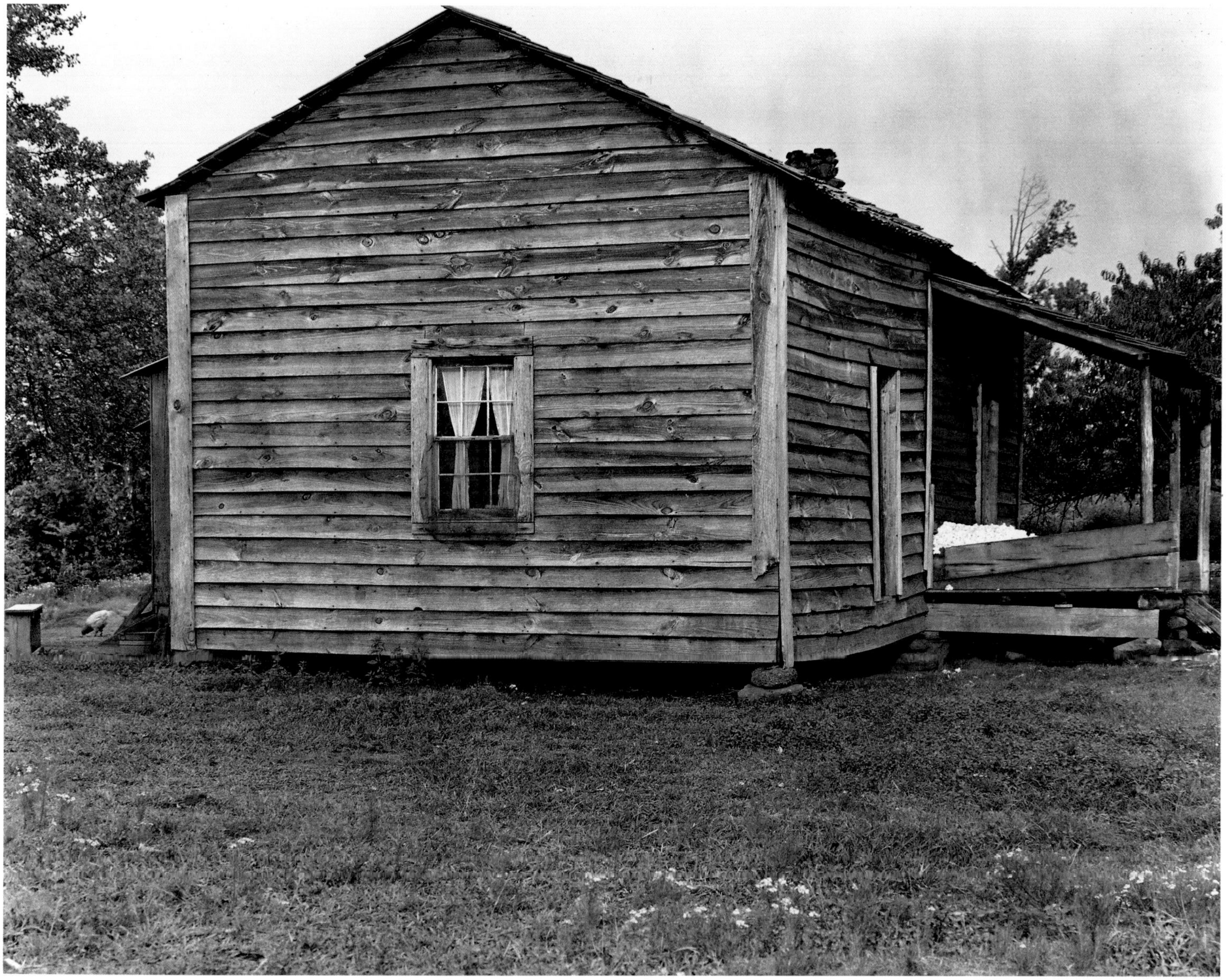

103 Bud Fields' House, Hale County, Alabama 1936
Bud Fields' Haus
La maison de Bud Fields
バッド・フィールズの家 アラバマ州 ヘール郡

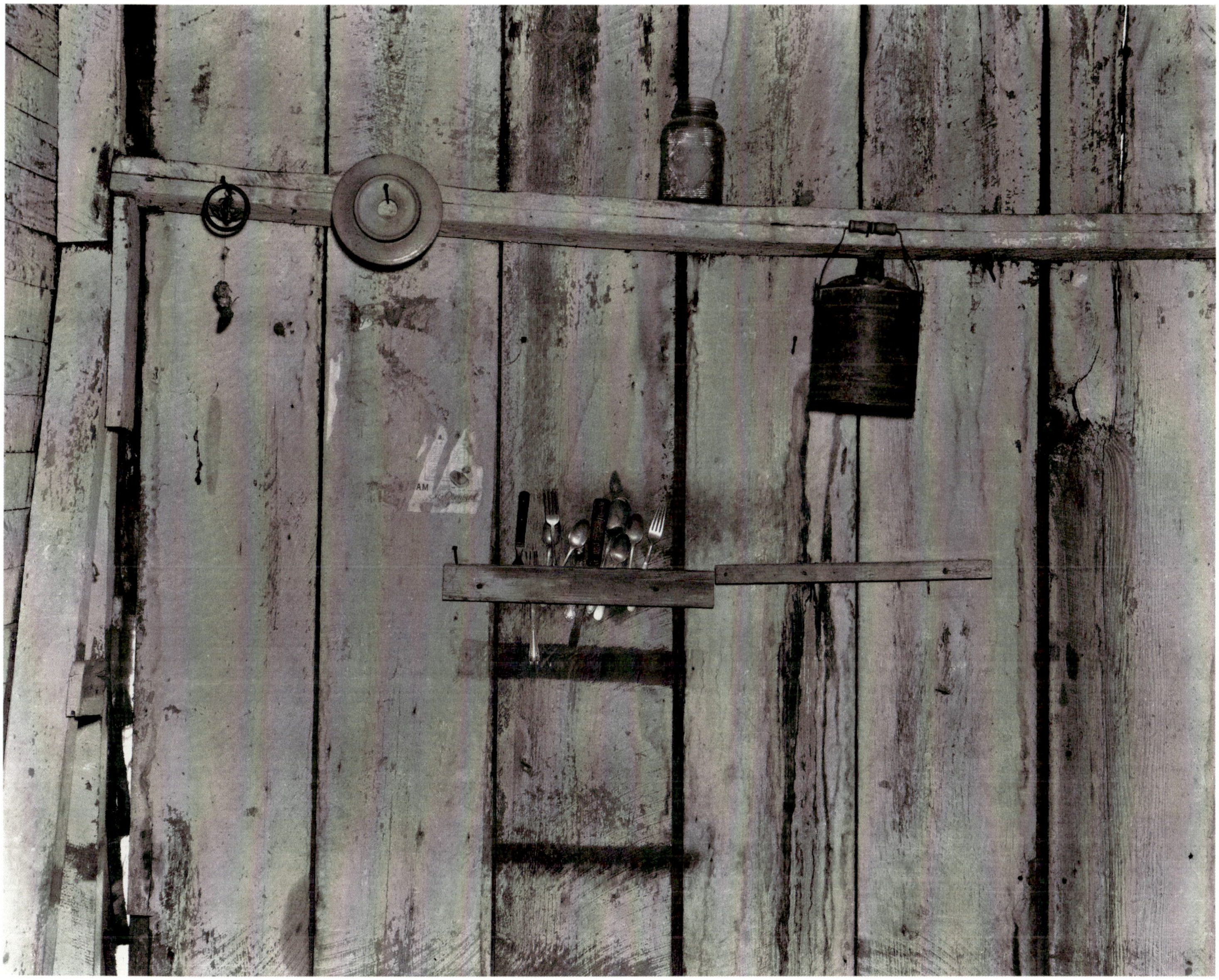

104 Kitchen Wall in the Fields House, Hale County, Alabama 1936
Küchenwand im Haus der Fields
Le mur de la cuisine dans la maison des Fields
フィールズ家の台所の壁 アラバマ州 ヘール郡

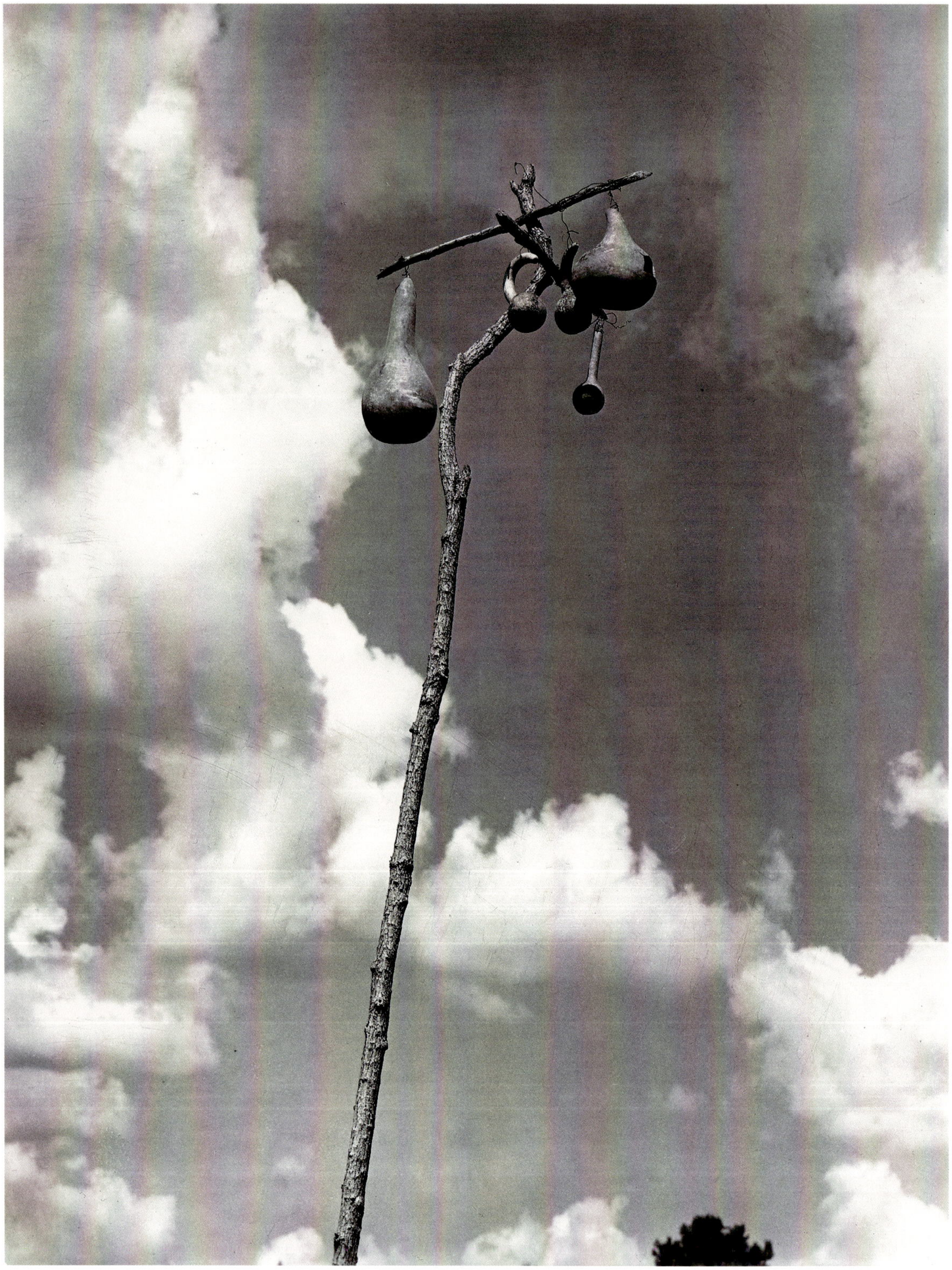

105 Gourd Tree for Martini, Hale County, Alabama 1936
Flaschenkürbis-Baum für Martini
Arbre avec gourdes pour la Saint-Martin
瓢箪でつくった燕の巣 アラバマ州 ヘール郡

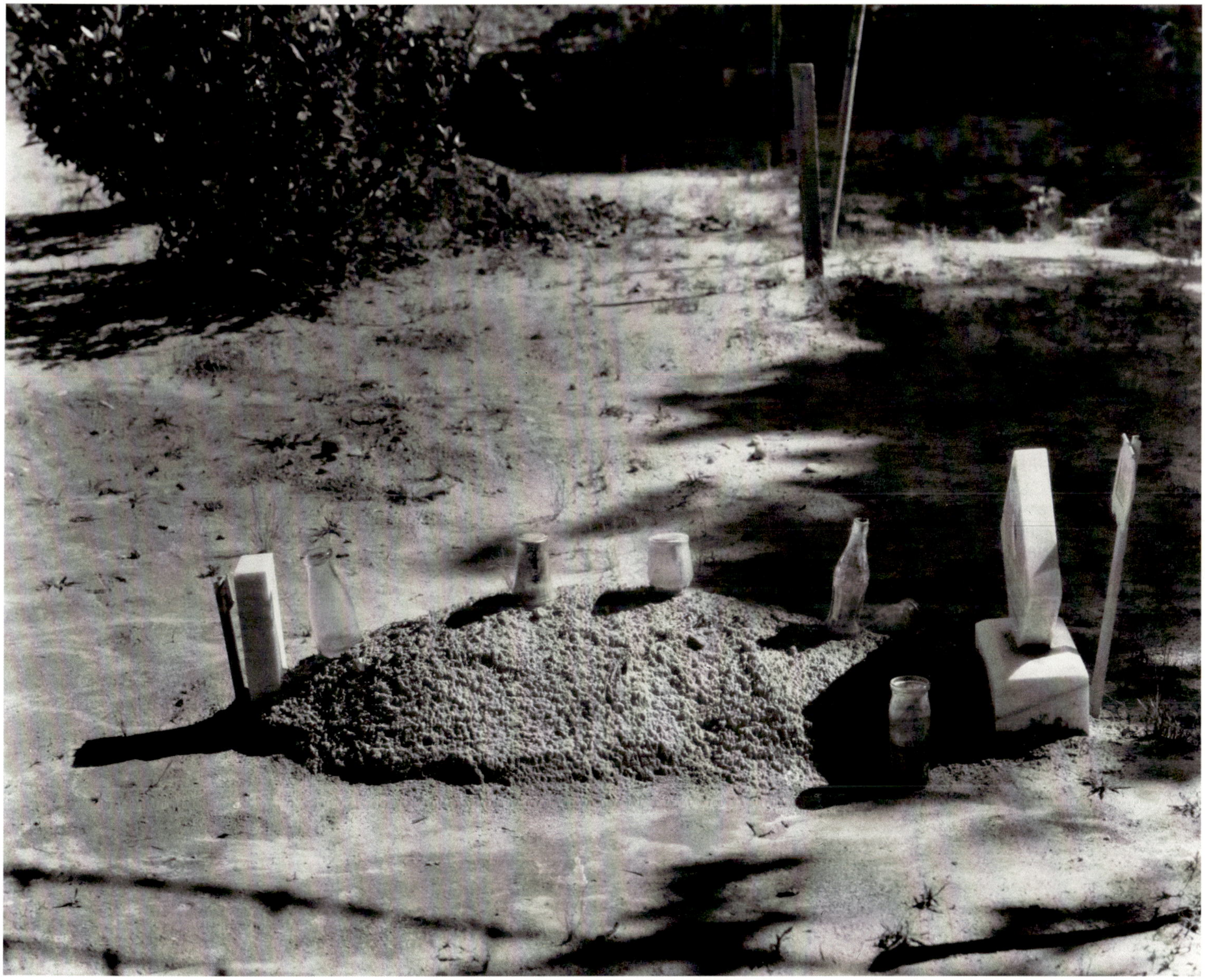

106 A Child's Grave, Hale County, Alabama 1936
Kindergrab
La tombe d'un enfant
ある子供の墓 アラバマ州 ヘール郡

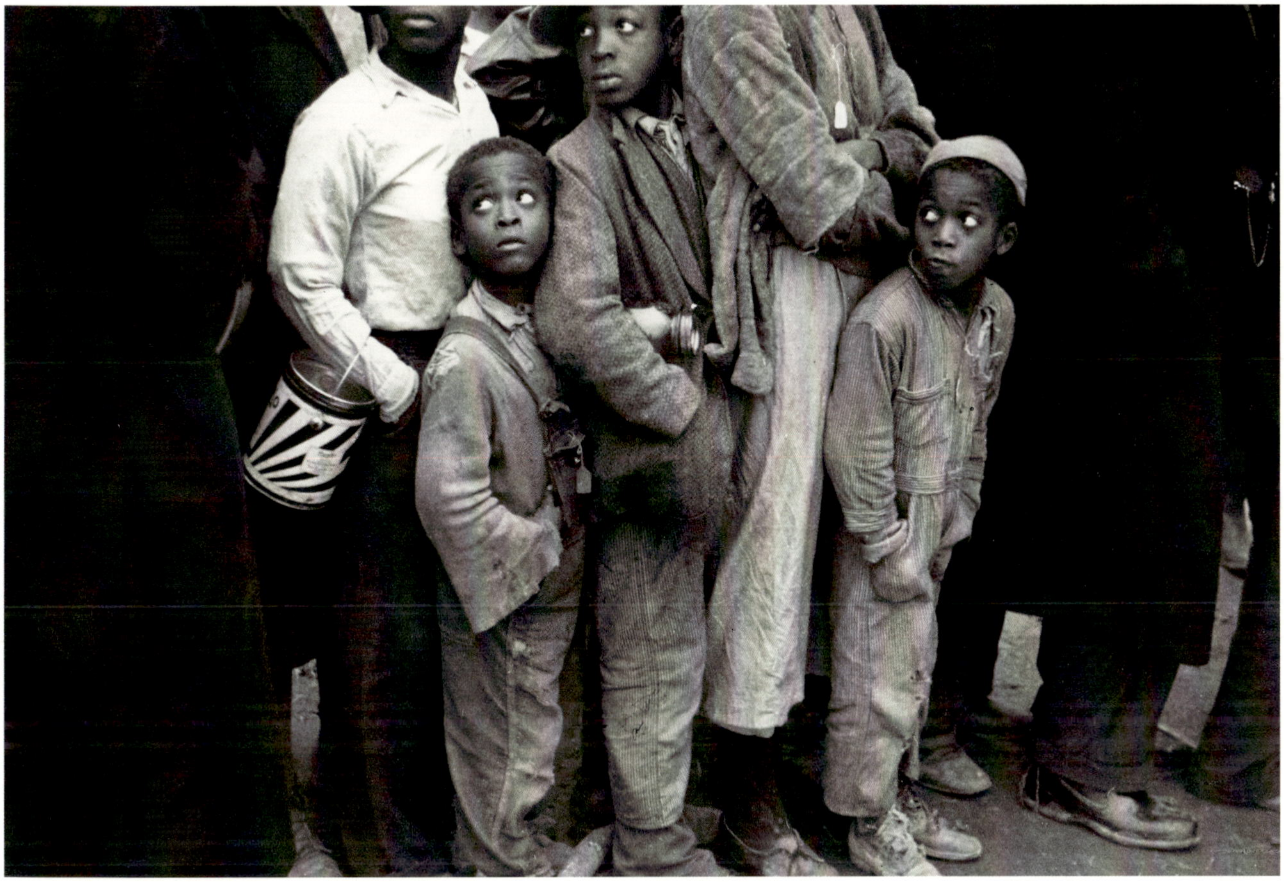

107 Flood Refugees, Forrest City, Arkansas 1937
Opfer einer Flutkatastrophe
Les victimes d'une inondation
洪水の避難民たち アーカンソー州 フォレスト市

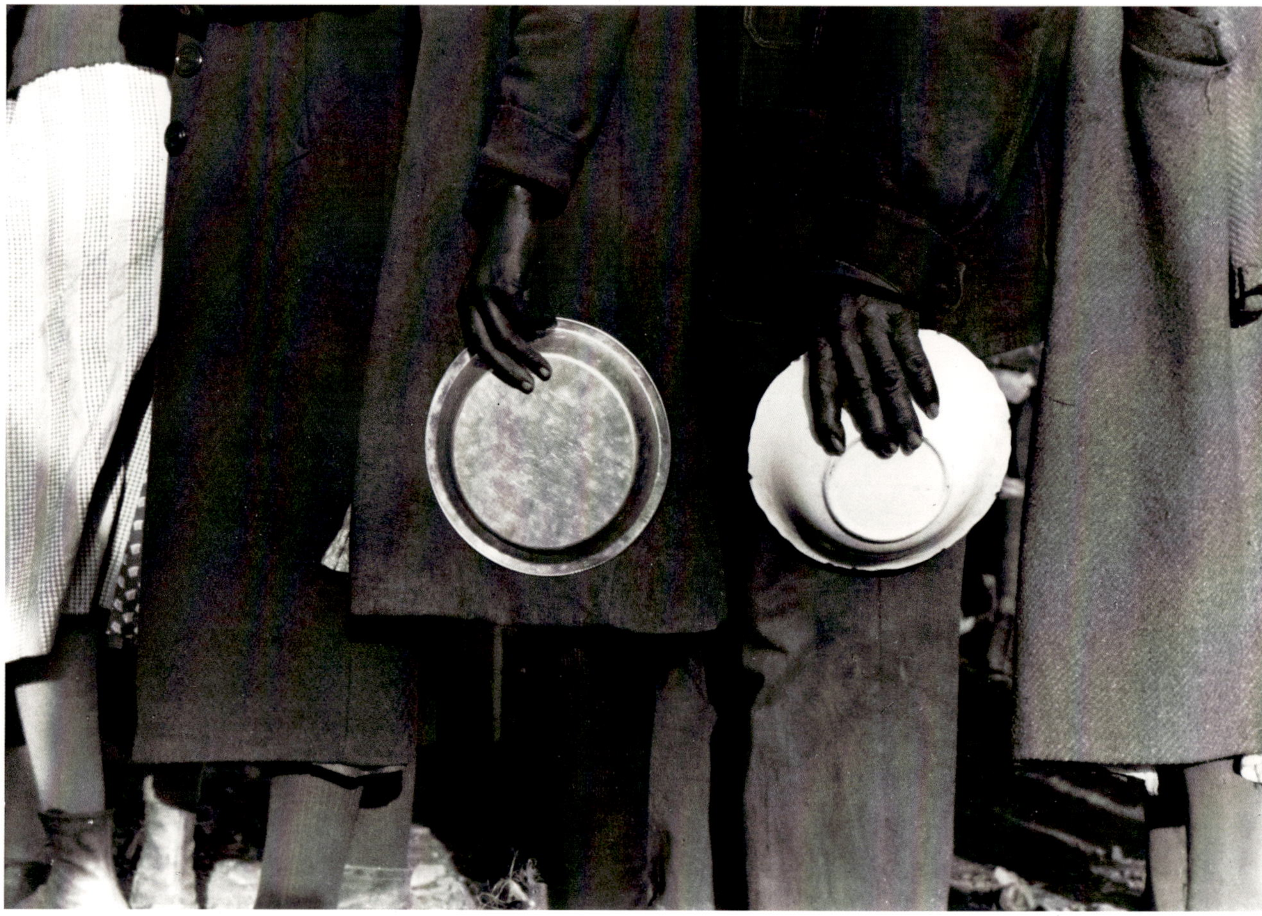

108 Flood Refugees, Forrest City, Arkansas 1937
Opfer einer Flutkatastrophe
Les victimes d'une inondation
洪水の避難民たち アーカンソー州 フォレスト市

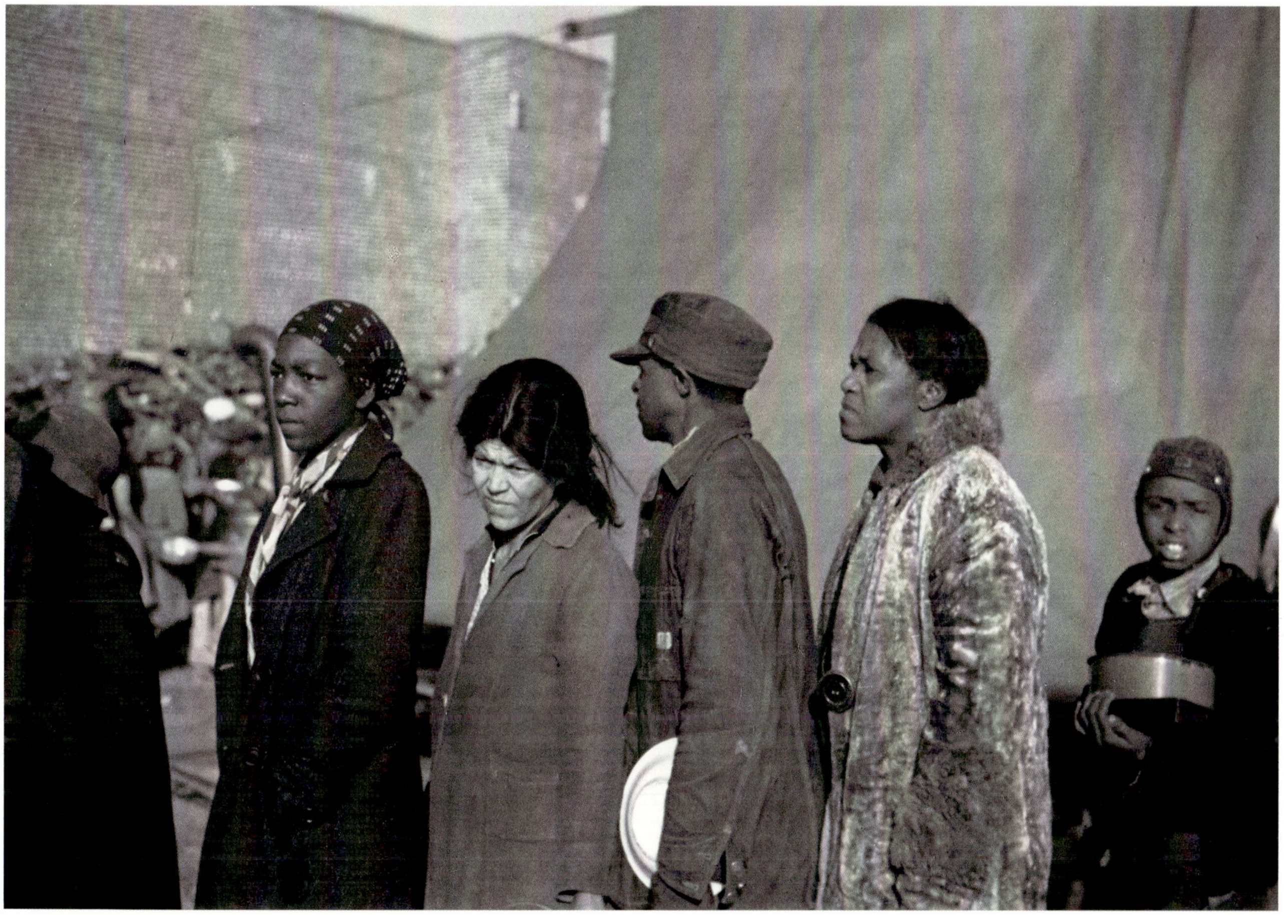

109 Flood Refugees, Forrest City, Arkansas 1937
Opfer einer Flutkatastrophe
Les victimes d'une inondation
洪水の避難民たち アーカンソー州 フォレスト市

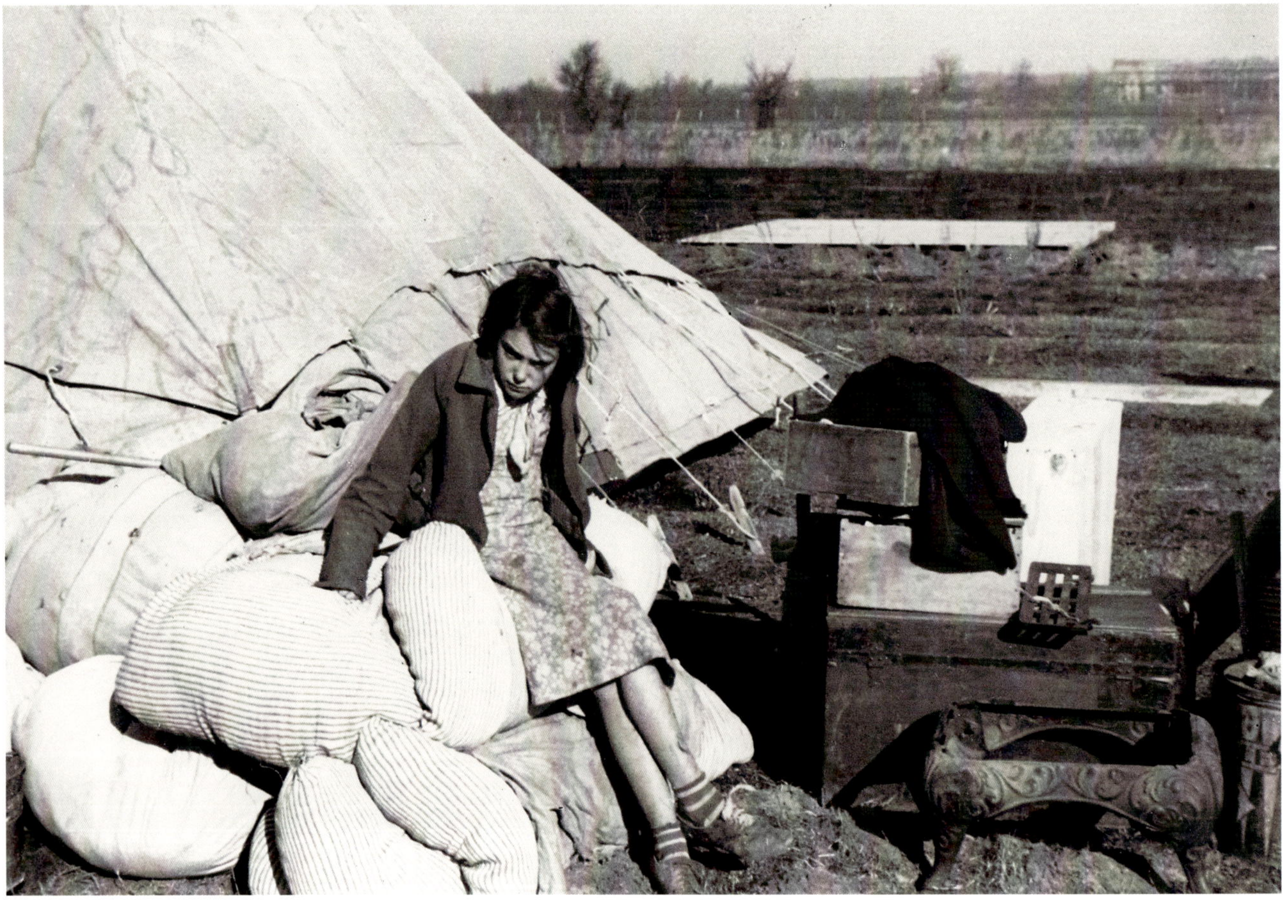

110 Flood Refugee, Forrest City, Arkansas 1937
Opfer einer Flutkatastrophe
Victime d'une inondation
洪水の避難民 アーカンソー州 フォレスト市

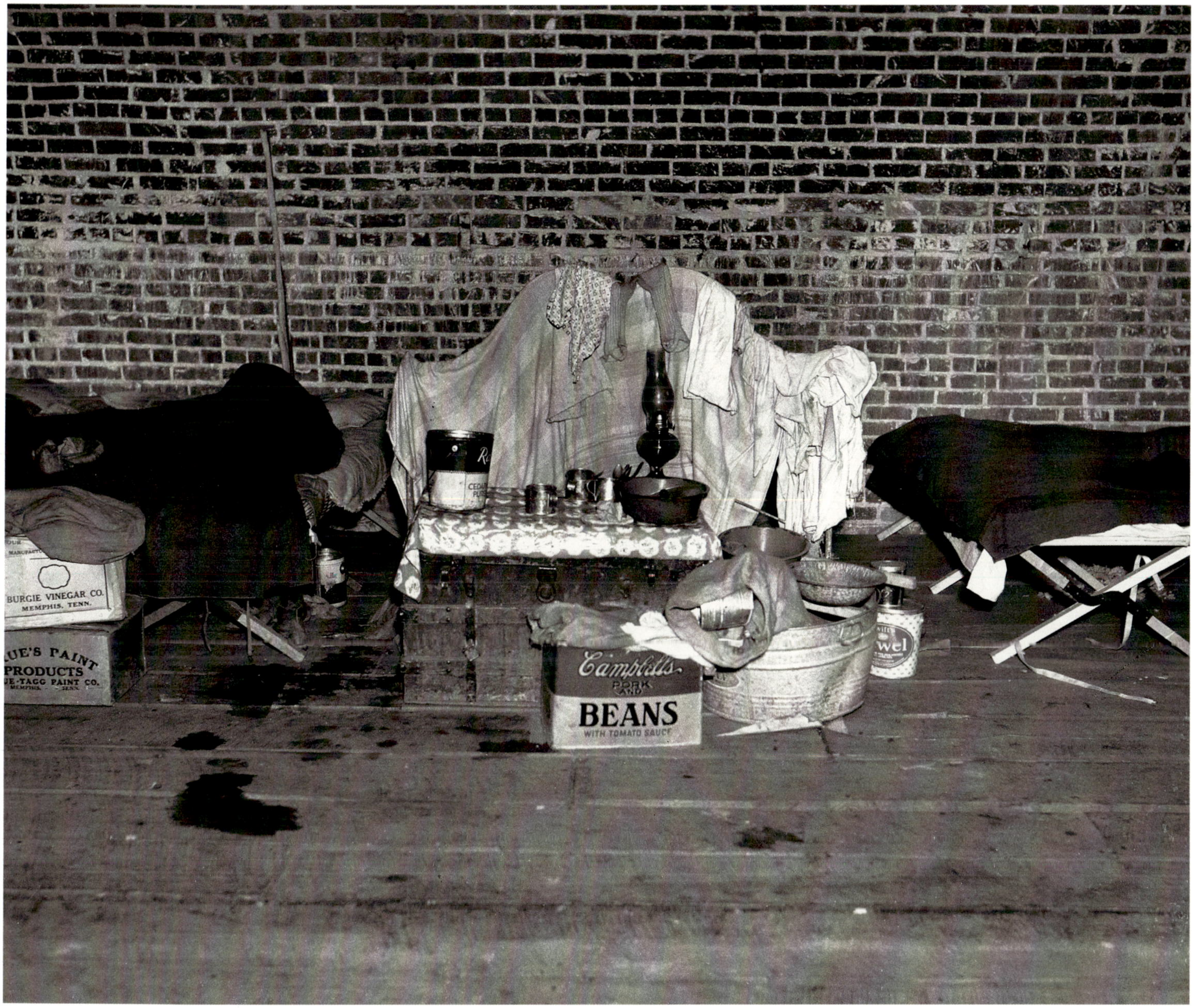

111 Belongings of a Flood Refugee, Forrest City, Arkansas 1937
Die Habe eines Opfers der Flutkatastrophe
Les biens d'une victime de l'inondation
洪水避難民の持ち物 アーカンソー州 フォレスト市

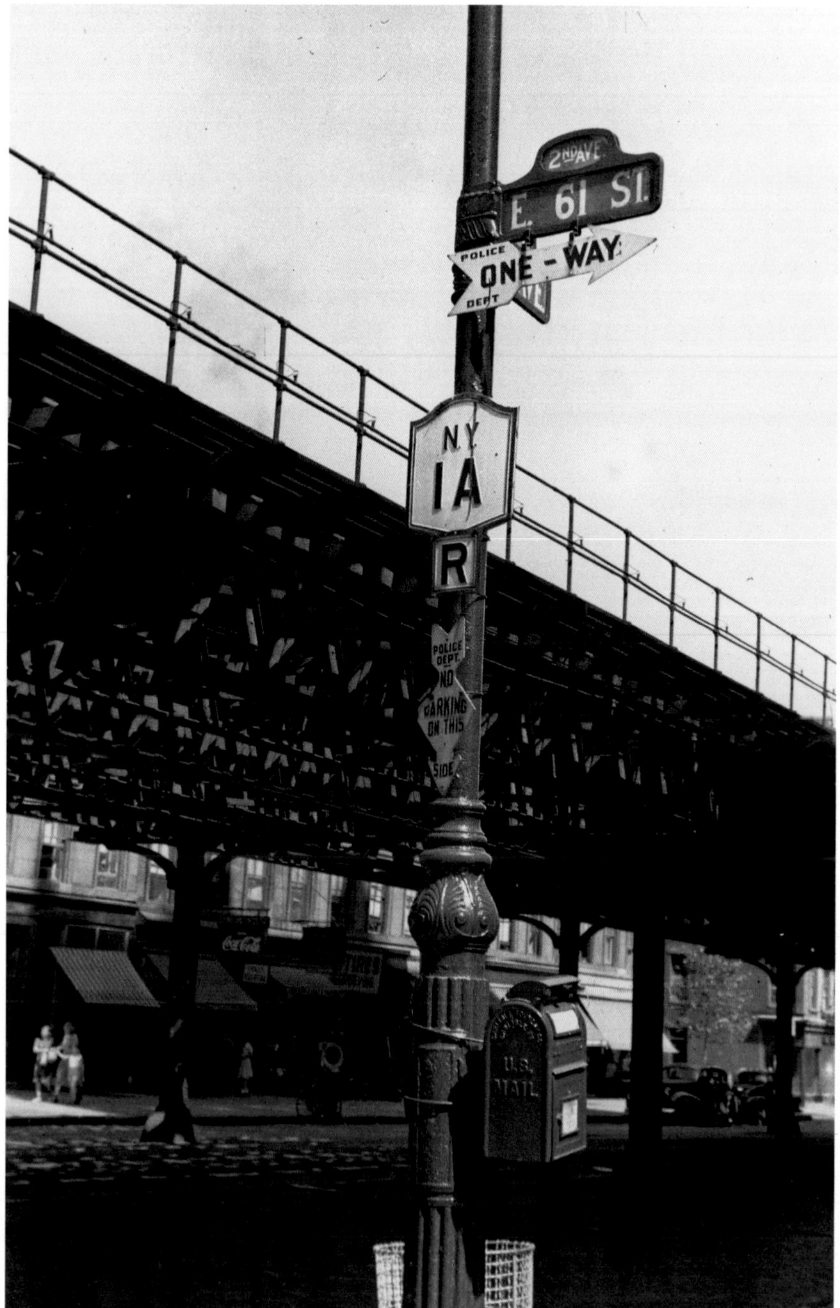

112 Street and Bridge, New York City 1938
Straße und Brücke
Rue et pont
街路と橋 ニューヨーク市

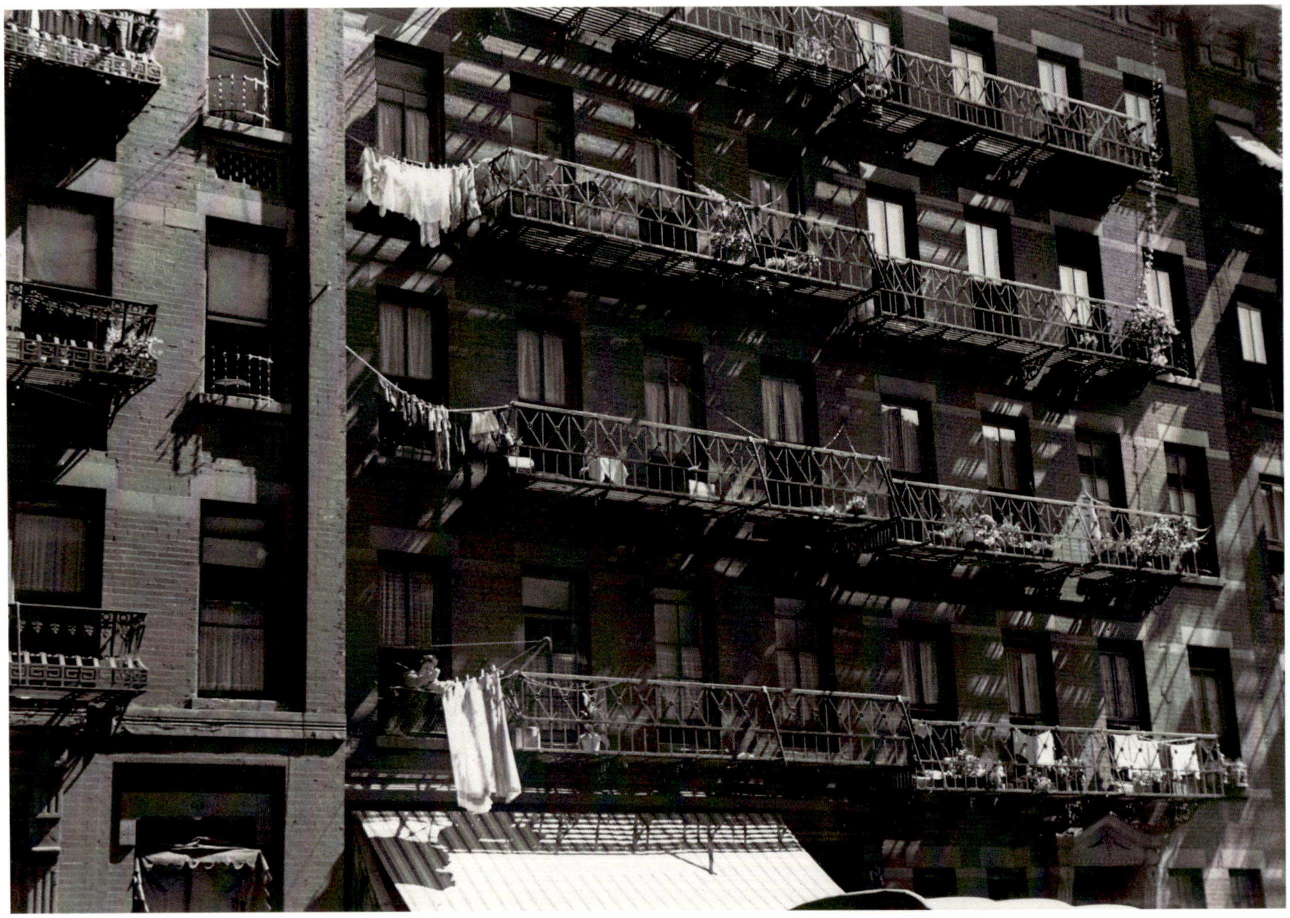

113 Building Fronts, New York City 1938
Häuserfassaden
Façades de maisons
建物の正面 ニューヨーク市

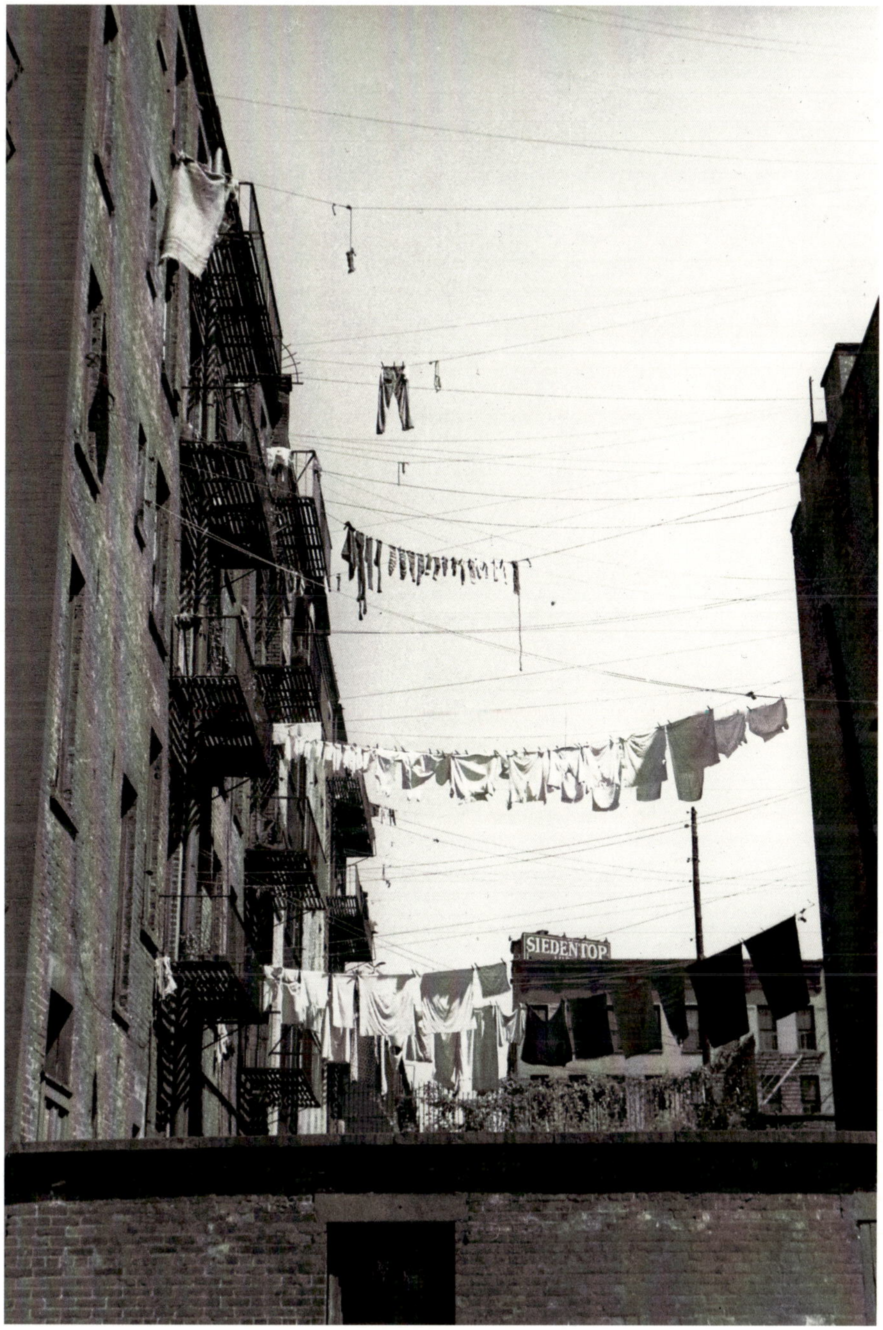

114 Backyard with Clothes-lines, New York City 1938
Hof mit Wäscheleinen
Cour avec cordes à linge
洗濯ロープを張った裏庭 ニューヨーク市

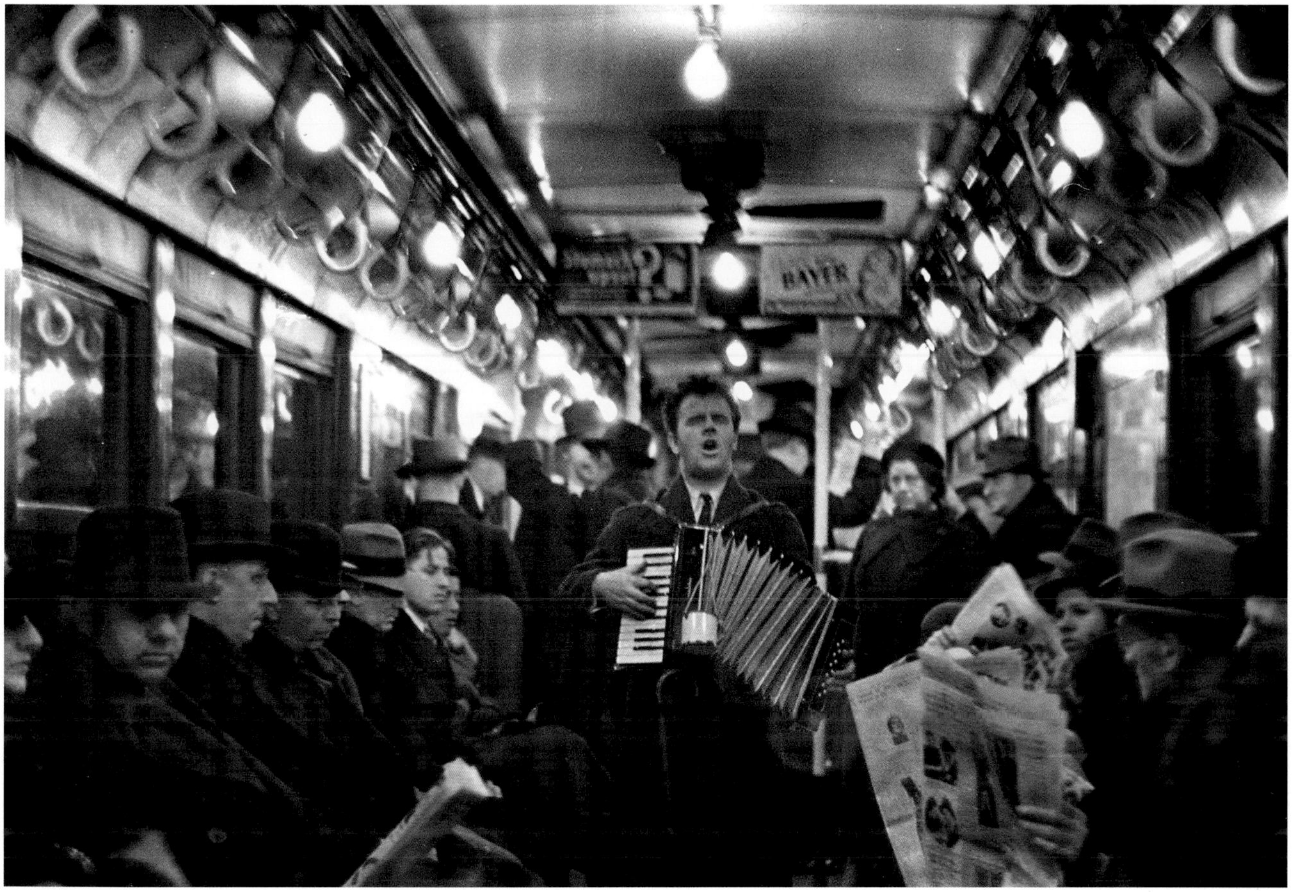

115 Subway with Accordion Player, New York 1939 – 41
Subway mit Akkordeon-Spieler
Joueur d'accordéon dans le métro
地下鉄のなかのアコーデオン弾き ニューヨーク市

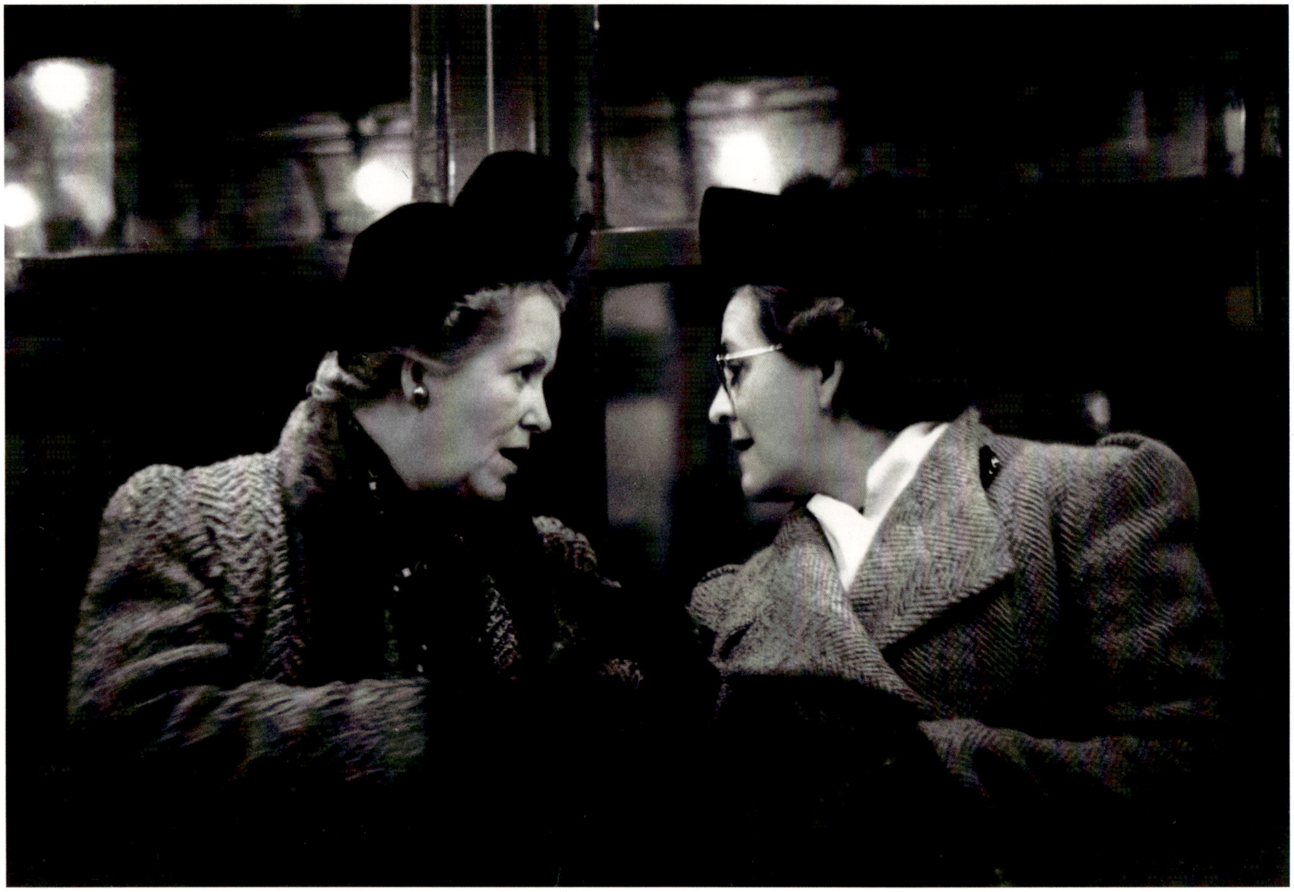

116 Subway Portraits, New York 1939 – 41
Subway-Portraits
Portraits dans le métro
サブウェイ・ポートレイト　ニューヨーク市

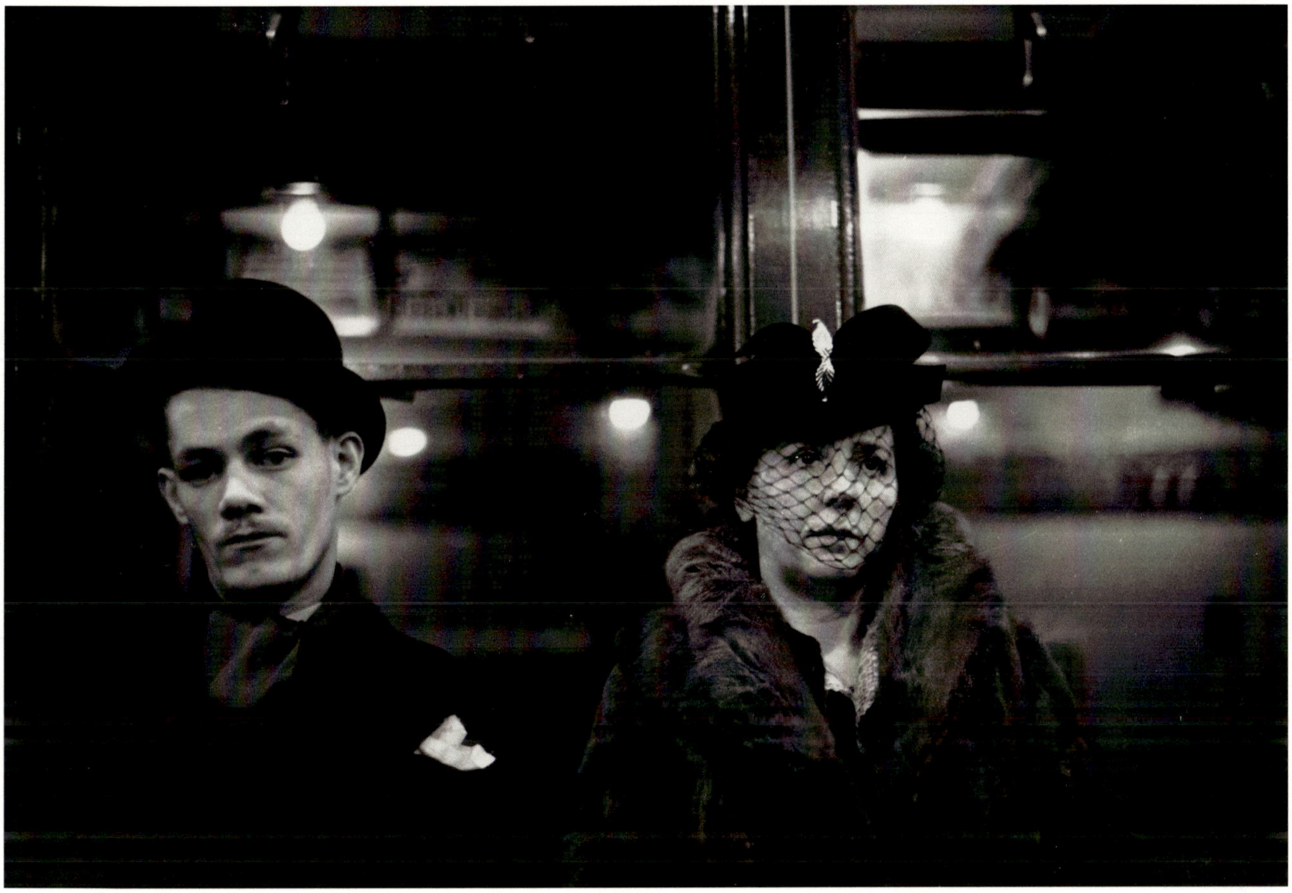

117 Subway Portraits, New York 1939–41
Subway-Portraits
Portraits dans le métro
サブウェイ・ポートレイト ニューヨーク市

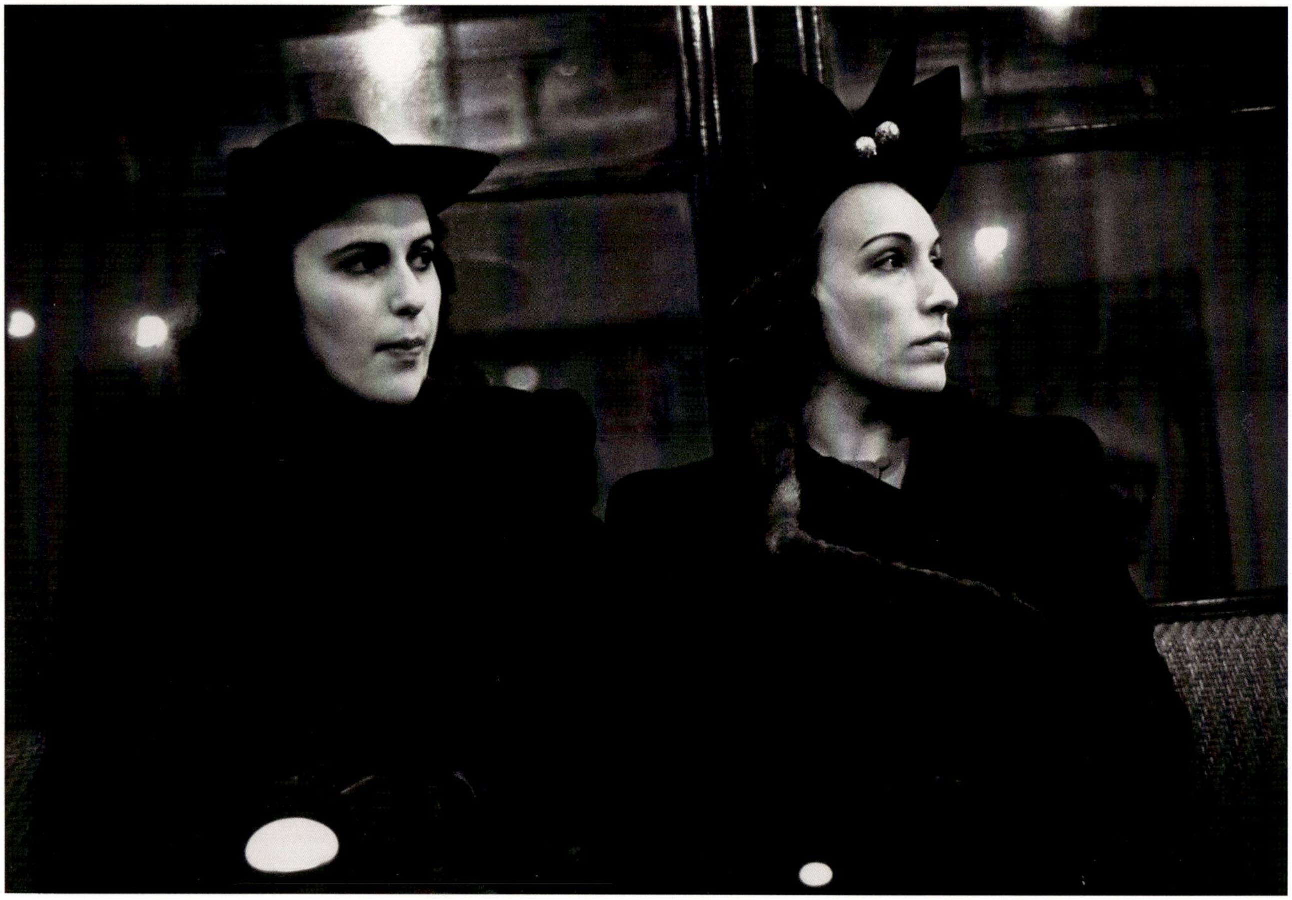

118 Subway Portraits, New York 1939 – 41
Subway-Portraits
Portraits dans le métro
サブウェイ・ポートレイト ニューヨーク市

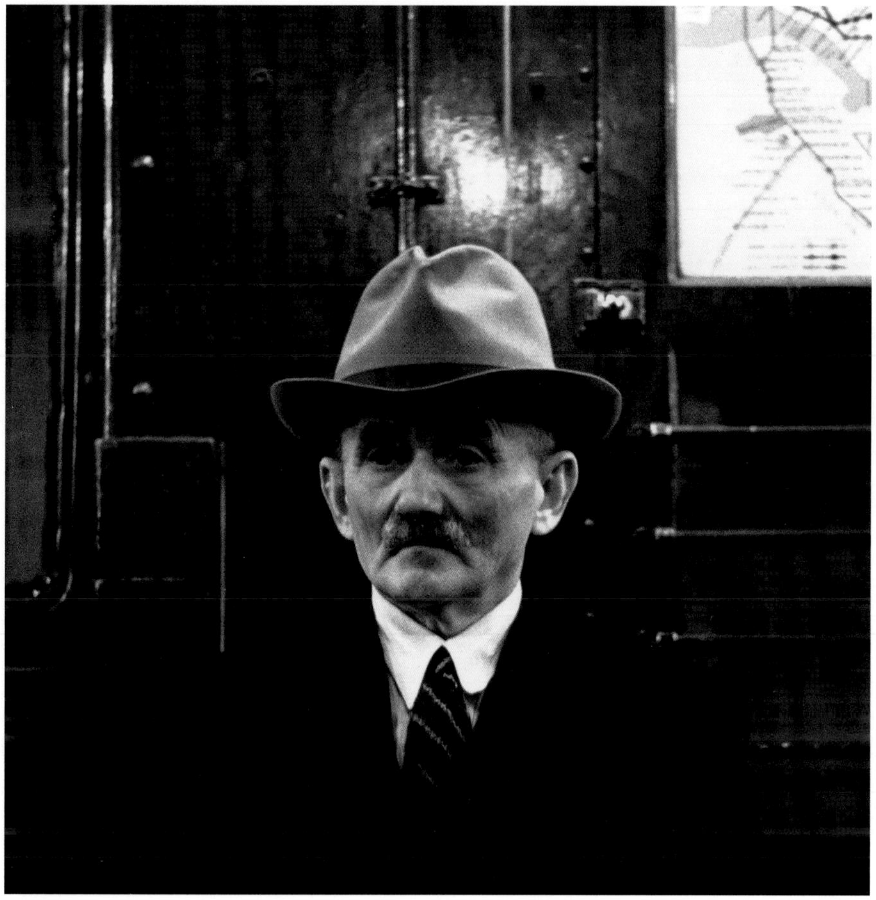

119 Subway Portrait, New York 1939 – 41
Subway-Portrait
Portrait dans le métro
サブウェイ・ポートレイト ニューヨーク市

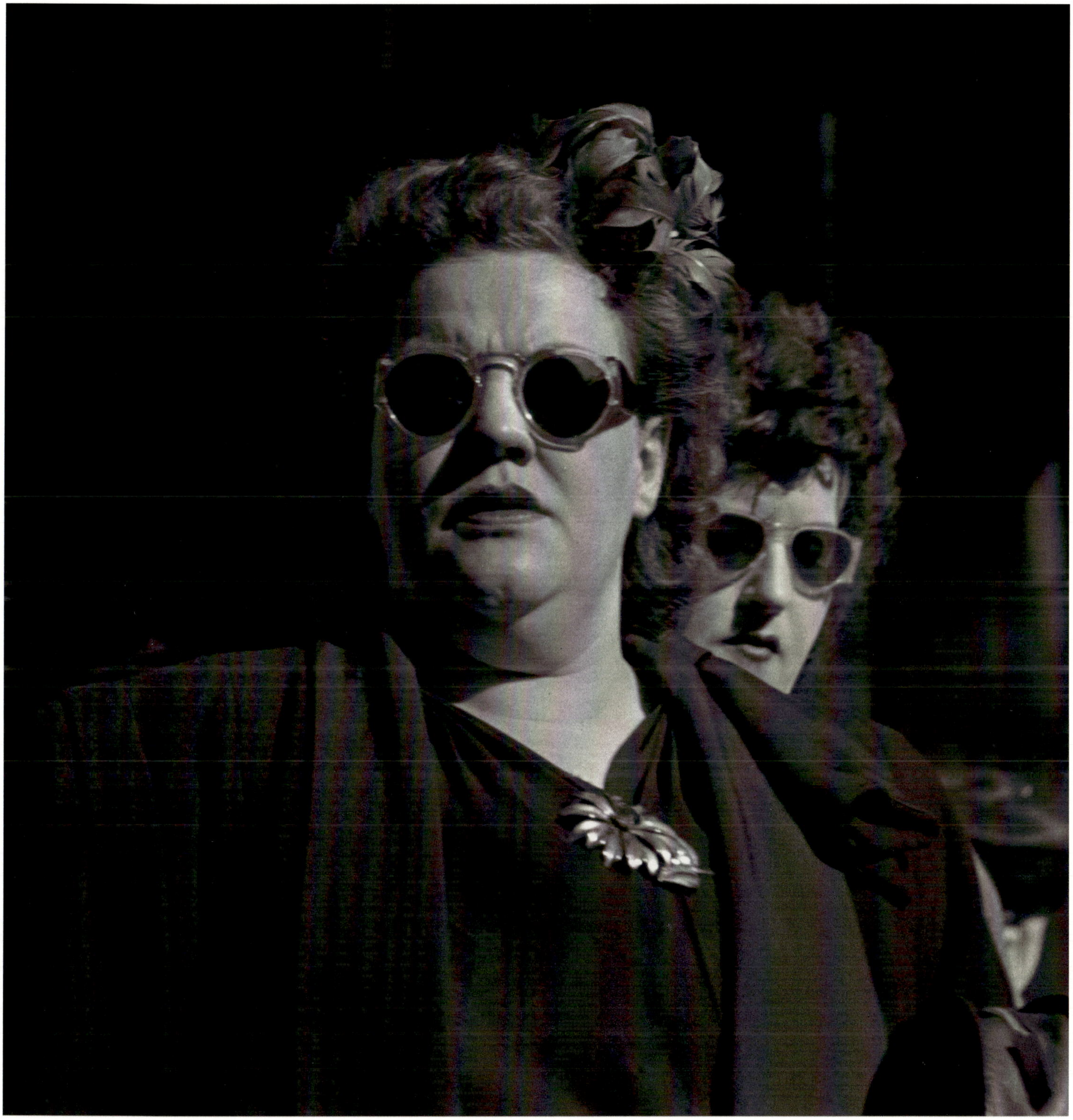

120 Street Portrait, Chicago 1947
Straßen-Portrait
Portrait dans la rue
ストリート・ポートレイト シカゴ

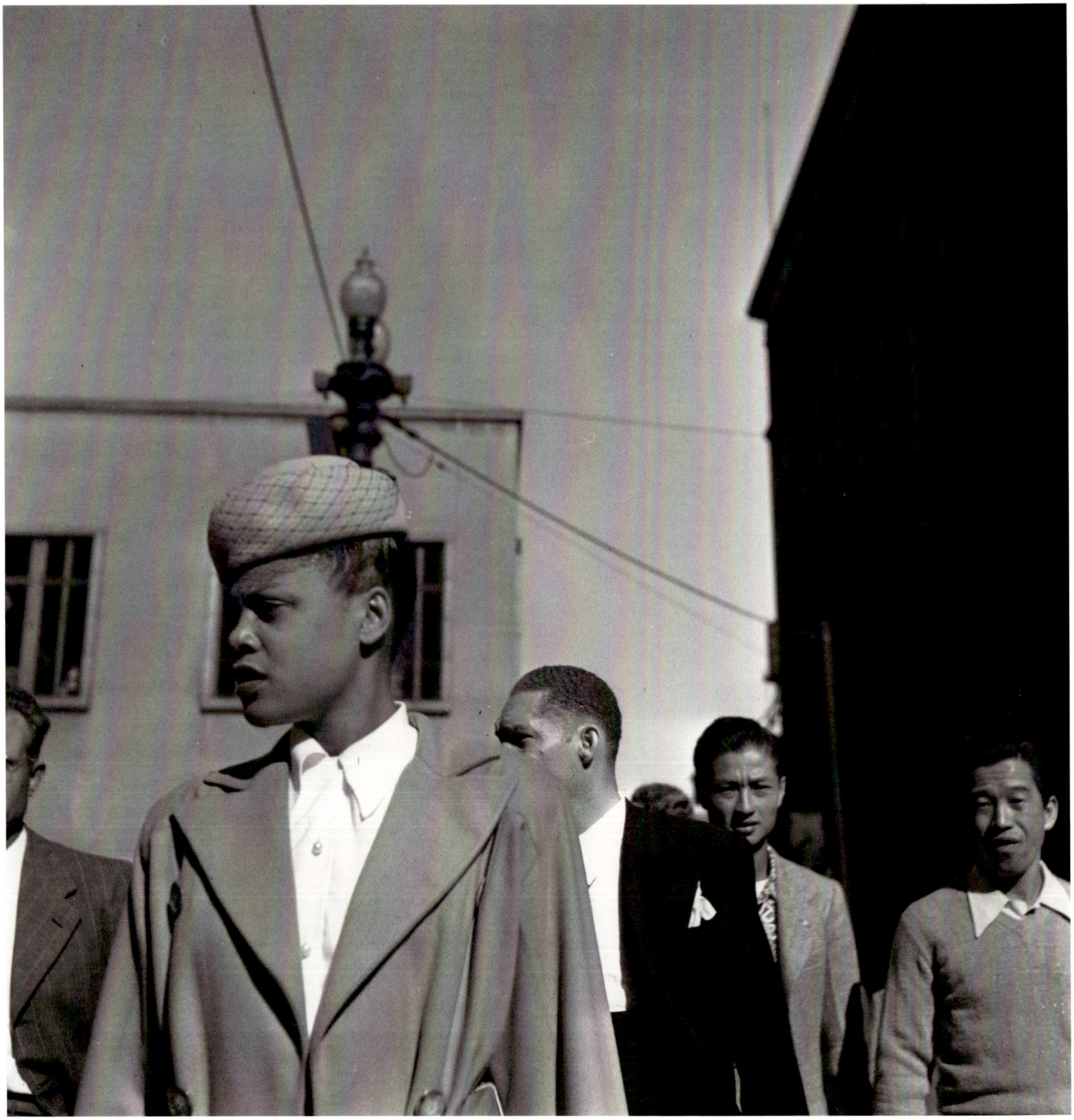

121 Street Portrait, Chicago 1947
Straßen-Portrait
Portrait dans la rue
ストリート・ポートレイト シカゴ

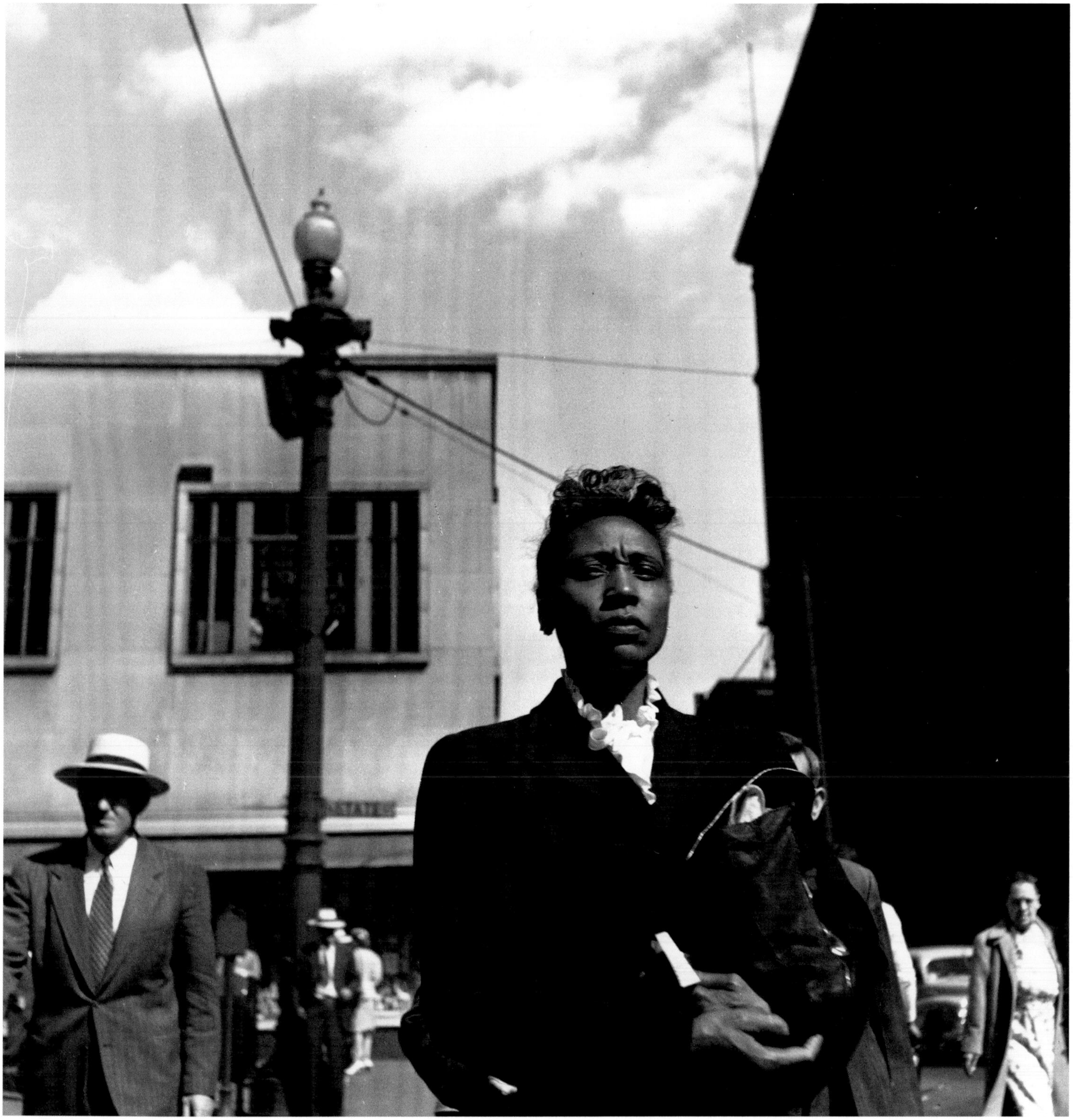

122 Street Portrait, Chicago 1947
Straßen-Portrait
Portrait dans la rue
ストリート・ポートレイト シカゴ

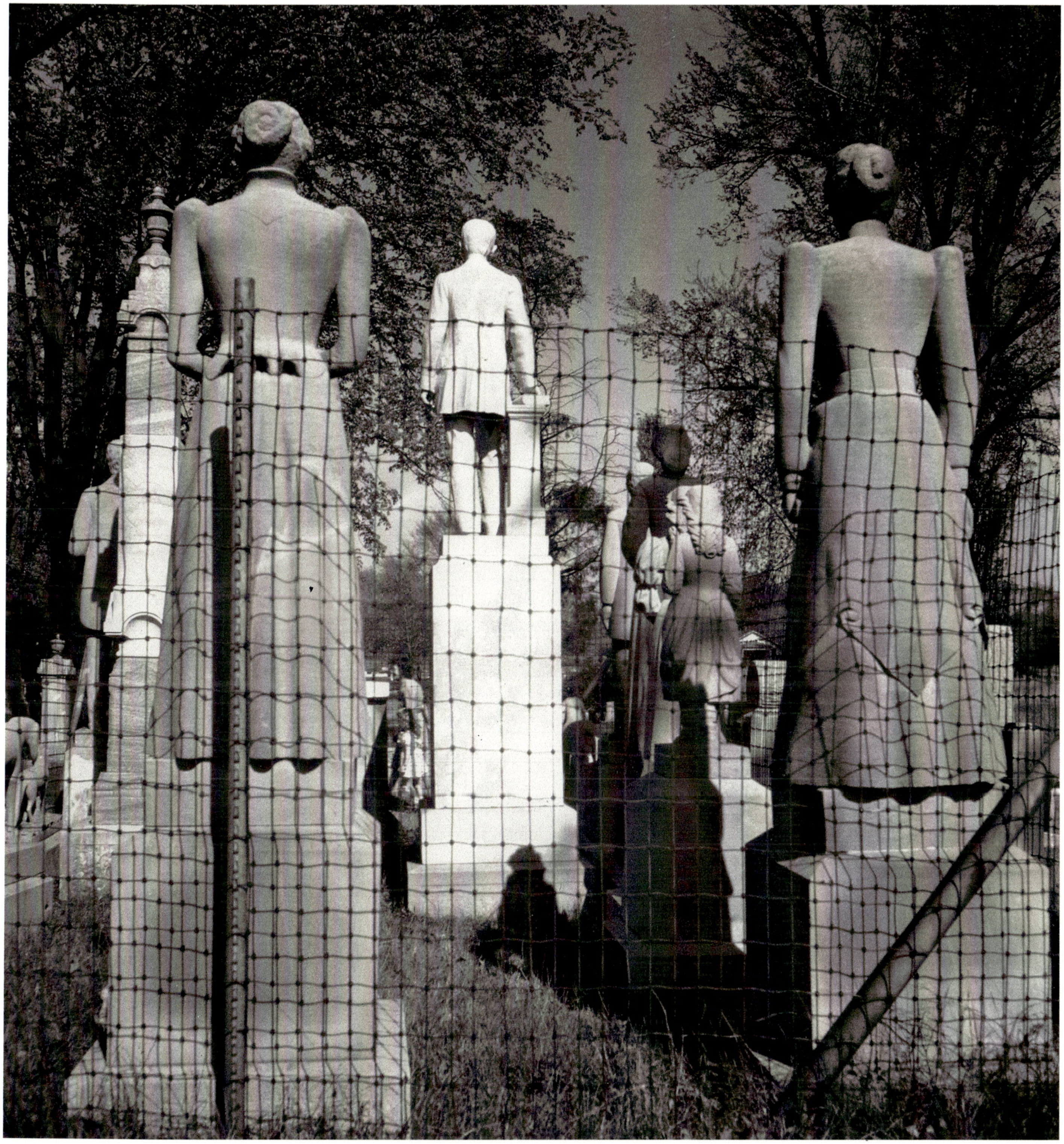

123 Woodbridge Family Monument, Mansfield, Kentucky ca. 1945
Grabmal der Familie Woodbridge
Monument funéraire de la famille Woodbridge
ウッドブリッジ家の墓碑 ケンタッキー州 マンスフィールド

Chronologie

Walker Evans I

1903 Geboren in St. Louis, Missouri.
Das Elternhaus ist gutsituiert, puritanisch; der Vater ist Werbedirektor. Jugendjahre in Toledo, Chicago und New York City.

1922 Absolvent der Phillips Academy, Andover, Massachusetts.

1922 ff. Studium der Literatur am Williams College (ein Jahr); verschiedene Jobs in New York City.

1926 Paris-Aufenthalt mit dem Vorsatz, Schriftsteller zu werden; hört Literatur-Vorlesungen an der Sorbonne. Zeitweise Arbeit im Atelier des Portraitphotographen Paul Nadar.

1927 Rückkehr nach New York. Angestellter bei einer Börsenmaklerfirma in Wall Street (bis 1929).

~1929 Freundschaft mit Lincoln Kirstein, damals noch Student der Harvard University, aber bereits eine Schlüsselfigur der amerikanischen Kulturszene.

1928 Erste Photographien mit einer kleinen Rollfilmkamera.

1930 Erste Veröffentlichung von drei Photographien (Brooklyn Bridge) in dem Gedichtband *The Bridge* von Hart Crane.
Erste Photographien amerikanischer Häuser des 19. Jahrhunderts: Herausarbeitung des deskriptiven Stils, der das weitere Werk kennzeichnet.

~1930 Er sieht Photographien von Eugène Atget, die ihn nachhaltig beeindrucken. Arbeit mit verschiedenen Kameras bis zum Format $6^1/_2 \times 8^1/_2$ inches, hier zunächst mit Glasplatten.

1931 Photoserie viktorianischer Häuser in der Umgebung von Boston, angeregt und begleitet von Lincoln Kirstein.

1931/32 Studio-Arbeit zeitweise in Upper Greenwich Village gemeinsam mit anderen Künstlern, u. a. mit dem Maler und späteren FSA-Photographen Ben Shahn.

1933 Photokampagne in Havanna während der politischen Unruhen auf Kuba mit dem Auftrag, Carleton Beals' Buch *The Crime of Cuba* zu illustrieren. Begegnung mit Ernest Hemingway.

1933 ff. Bevorzugter Gebrauch einer Großbildkamera von 8×10 inches; daneben Gebrauch einer Kleinbildkamera.

1935 Photokampagne in den Südstaaten: Architektur aus der Zeit vor dem Bürgerkrieg, insbesondere Plantagen-Herrenhäuser.
Erste Zusammenarbeit mit dem Museum of Modern Art, New York: Photodokumentation der Ausstellung »African Negro Art«; eine Auswahl der Photographien geht auf Wanderausstellung.

1935 ff. Ab Oktober: Kontinuierliche photographische Arbeit für die Resettlement Administration (RA) bzw. Farm Security Administration (FSA), vorwiegend in den Südstaaten.

1936 Juli/August: Dreiwöchiger Aufenthalt bei Pächterfamilien in Hale County, Alabama, zusammen mit James Agee. Anlaß ist ein Auftrag des liberalen Magazins *Fortune* für eine Text-Bild-Reportage über das Pächterwesen. Agee hatte Evans als Photograph erbeten. Evans wird zeitweise von seinem FSA-Job freigestellt unter der Bedingung, daß die Photographien in Regierungseigentum übergehen würden. Der Artikel (verschollen) entspricht nicht den Vorstellungen des Magazins und wird abgelehnt. Die erweiterte Buchfassung erscheint erst 1941: *Let Us Now Praise Famous Men.*

1937 September: Ende der vertraglichen Arbeit für die FSA.
Fortan Tätigkeit als unabhängiger Photograph, etappenweise – bis Sommer 1938 – auch für die FSA.

Farm Security Administration

1929 Beginn der Großen Depression.
Verschärfung der Armut auf dem Land, die schon seit einem Jahrzehnt grassierte.
Seit 1920 Verfall der Agrarpreise. Als Antwort darauf hohe Investitionen zur Mechanisierung und damit intensiveren Nutzung des Bodens. Folgen: Viele Bauern müssen ihr Land verkaufen; das Pächterwesen nimmt zu; die Übernutzung des Bodens führt zu Erosionsschäden.
In den Südstaaten verbreitet sich das »Sharecrop«-Wesen, d. h. der Pächter übergibt dem Pachtherrn einen Teil der Ernte und behält den anderen Teil ein.

1933 Franklin D. Roosevelt wird Präsident. Seine Politik des »New Deal« sieht u. a. mehrere Regierungsprogramme zur Bekämpfung der Armut auf dem Lande vor.
Gründung der Agricultural Adjustment Administration. Programm: Verringerung der Ernten bei gewisser Preis-Sicherung; das bedeutet Profit für die bessergestellten Farmer und Einbußen für die Pächter-Farmer (im Süden und Südwesten 75% aller Farmer). Viele Kleinbauern und Pächter müssen ihre Hofstellen verlassen und Gelegenheitsarbeit auf Wanderschaft suchen.

1935 Gründung der Resettlement Administration (RA). Direktor wird Rexford G. Tugwell, Ökonomie-Professor der Columbia University und einer der engsten Berater des Präsidenten. Programm: Vergabe billiger Kredite und Beihilfen an arme Farmer und Pächter; Errichtung kommunaler Musterdörfer zur Wiederansiedelung (resettlement) nicht-seßhafter Bauern und Landarbeiter; Errichtung von Lagern für wandernde Landarbeiter; Rekultivierung von erodiertem Land; Kontrolle der Flüsseverschmutzung und Hochwasserschutzmaßnahmen.
Errichtung der Information Division als Unterabteilung der RA. Aufgabe: Informationen über bzw. Werbung für die in weiten Kreisen der USA unpopulären Regierungsmaßnahmen.
Einrichtung der Historical Section als Unterabteilung der Information Division. Aufgabe: photographische und soziologische Dokumentation der Arbeit der RA; Bildinformation über die Verhältnisse auf dem Land und in den Kleinstädten. Leiter wird Roy Emerson Stryker, ein Schüler Tugwells.
Berufung des Photographen Arthur Rothstein, der als Student an der Columbia University für Stryker phototechnische Arbeiten ausgeführt hatte. Rothstein legt technische und ästhetische Richtlinien für die photographischen Kampagnen der Historical Section fest und richtet für diese Ende 1935 ein eigenes Labor ein.
Einstellung der Photographen Carl Mydans (bis Sommer 1936), Walker Evans (bis September 1937) und anderer.
Zusammenarbeit mit dem Maler und Photographen Ben Shahn, der in der Special Skills Division der RA angestellt und dort für Wandbilder, Poster etc. verantwortlich war.
Einstellung der Photographin Dorothea Lange (mit Unterbrechungen bis 1942).

1936 Einstellung des Photographen Russell Lee.

1937 Eingliederung der bis dahin autonomen RA in das große United States Department of Agriculture und Änderung des Namens in

Farm Security Administration (FSA). Tugwell scheidet aus.

1938 ff. Einstellung der Photographen Marion Post Walcott, John Vachon, Jack Delano, John Collier.

1941 Die Kritik an der FSA nimmt zu.
Der Krieg wird zum Thema der Historical Section: z. B. mit Photos von Rüstungsbetrieben versucht Stryker, die Abteilung am Leben zu erhalten.
Dezember: Eintritt der USA in den Zweiten Weltkrieg.

1942 Drastische Budget-Kürzungen in der FSA. Die Historical Section verliert ihre Selbständigkeit und wird zu einer Photoabteilung des Office of War Information.

1943 Stryker kündigt seine Stellung, nachdem er die Erhaltung des Photoarchivs der Historical Section gesichert hat.

1944 ff. Transfer von ca. 270.000 Negativen und 77.000 Abzügen an die Library of Congress in Washington. Ein großer Teil der Negative war durch Löcherung, eine Zensurmaßnahme Strykers, unbrauchbar gemacht.

Walker Evans II

1938 »Walker Evans: American Photographs«, Ausstellung im Museum of Modern Art, New York; die erste Ausstellung in diesem Museum, die dem Werk eines einzelnen Photographen gewidmet ist. Katalog mit einem Essay von Lincoln Kirstein.
Erste Photographien in den New Yorker Subways mit einer im Mantel verborgenen Kleinbildkamera.

1940 ff. Zunehmend seltenere Verwendung der Großbildkamera; stattdessen doppeläugige Rollfilmkamera $2^1/_4 \times 2^1/_4$ inches und Kleinbildkamera.

1941 *Let Us Now Praise Famous Men* erscheint nach mehreren fehlgeschlagenen Publikationsversuchen bei Houghton & Mifflin Co., Boston. Das Buch findet nur geringe Resonanz, da das Thema Pächterwesen durch Kriegsthemen verdrängt ist.

1943/44 Textbeiträge für *Time Magazine.*

1945 – 1965 Kontinuierliche Photo- und Textbeiträge für das Magazin *Fortune.*

1948 Ausstellung (Retrospektive) im Art Institute of Chicago.

1955 Tod des Freundes James Agee.

~1950 Photoserie von amerikanischen Industrielandschaften, wie durch das Fenster eines fahrenden Zuges gesehen.

1960 *Let Us Now Praise Famous Men* wird mit erweitertem Bildteil neu aufgelegt. Das Buch erfährt einen späten Erfolg im Klima der Protestbewegungen der 60er Jahre und des beginnenden Kults um James Agee. Eine neue Generation entdeckt dadurch auch Evans' Photographien.

1962 »Walker Evans: American Photographs«, Ausstellung einer Auswahl der Photographien der Retrospektive von 1938 im Museum of Modern Art, New York, anläßlich der Neuauflage des Katalogbuches.

1965 Professur für Photographie an der Fakultät für Graphic Design der Yale School of Art and Architecture.

1966 Walker Evans: *Many are called,* Buchveröffentlichung der Subway-Photographien.

1971 »Walker Evans«, Ausstellung im Museum of Modern Art, New York. Katalog mit einem Essay von John Szarkowski.

1975 10. April: Evans stirbt in New Haven, Connecticut.

Katalog der ausgestellten Photographien

Als Druckvorlagen für die Tafeln standen entweder Repro-Aufnahmen nach den Vintage Prints der Leihgeber oder neue Abzüge von den Originalnegativen zur Verfügung. Aus Gründen der Bildqualität wurden neue Originalabzüge bevorzugt. Ihre Beschnitte weichen in einigen Fällen geringfügig von den in der Ausstellung gezeigten Vintage Prints ab. Gravierende Abweichungen sind im Katalogtext vermerkt.
Das Negativ-Format konnte nicht in allen Fällen ermittelt werden. »Neg.« = Negativ; sofern nichts anderes angegeben, handelt es sich um Planfilme.
Das Format der Abzüge ist in Zentimetern, Höhe vor Breite, angegeben. »Gestempelt« = Künstlerstempel »Walker Evans« oder »W. E.«; die Angabe von Stempel-Zitaten, in Klammern, erfolgte auf Wunsch einiger Museen.

M. B. / B. M.

New York und Ostküste 1928 – 1934

1 **»License Photo Studio«,**
New York City, 1934 *Tafel 1*
Neg. Planfilm $6^1/_2 \times 8^1/_2$ = $16{,}5 \times 21{,}6$ cm; Abzug $18{,}9 \times 14{,}7$ cm, ohne Bez.
(Die auf der Tafel reproduzierte Photographie variiert geringfügig von der ausgestellten Photographie.)
The Metropolitan Museum of Art, New York. Geschenk Lincoln Kirstein, 1950

2 **New York City, 1928 – 30**
6 kleinformatige Photographien, montiert in einem Passepartout. Neg. Rollfilme, u. a. $2^1/_2 \times 4^1/_4$ = $6{,}3 \times 10{,}8$ cm; Abzüge von oben links nach unten rechts (a. – f.):
a) $6{,}3 \times 3{,}6$ cm; b) $6{,}2 \times 4{,}1$ cm;
c) $5{,}7 \times 4{,}0$ cm; d) $6{,}4 \times 4{,}1$ cm;
e) $8{,}0 \times 5{,}6$ cm; f) $6{,}4 \times 4{,}1$ cm
Alle Abzüge verso gestempelt (»Walker Evans«), alle außerdem mit Sammlerstempel »COLLECTION // ARNOLD H. CRANE …«
The Metropolitan Museum of Art, New York. Geschenk Arnold H. Crane, 1971

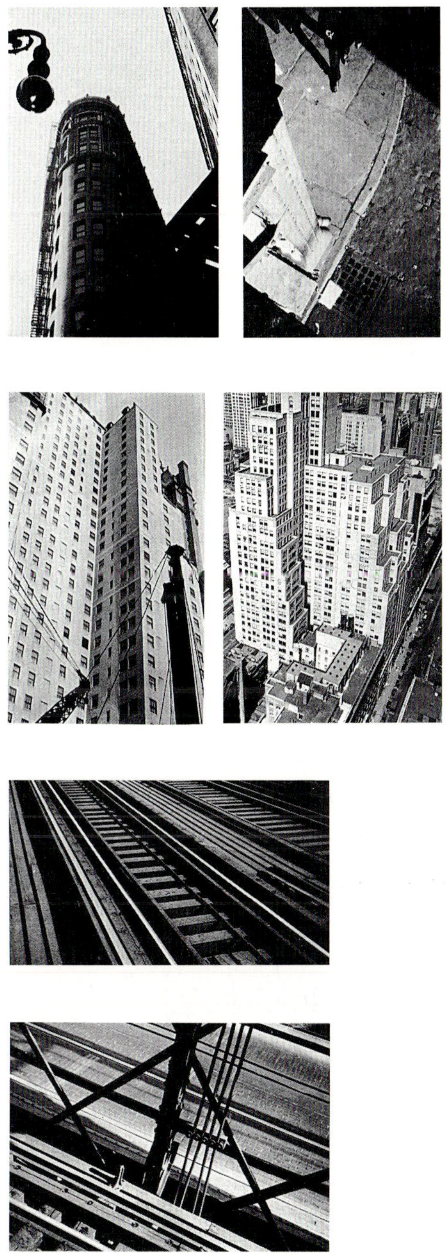

3 **New York City, 1928/29** *Tafel 2*
Neg. Rollfilm $2^1/_2 \times 4^1/_4 = 6{,}3 \times 10{,}8$ cm; Abzug $16{,}8 \times 11{,}9$ cm nach 1929, aufgezogen, verso gestempelt (»WALKER EVANS // 1681 YORK AVENUE // NEW YORK, N.Y. 10028«), außerdem Sammlerstempel »COLLECTION//ARNOLD H. CRANE …«
The Metropolitan Museum of Art, New York. Geschenk Arnold H. Crane, 1972

4 **Geometrie einer Treppe**
New York City, 1928/29 *Tafel 3*
Neg. Rollfilm $2^1/_2 \times 4^1/_4 = 6{,}3 \times 10{,}8$ cm; Abzug $16{,}5 \times 11{,}4$ cm alt, montiert auf Karton, ohne Bez.
The Museum of Fine Arts, Houston. Geschenk mit Mitteln von Mary Lynch Kurtz zum Gedenken an Nina Cullinan

5 **Brooklyn Bridge**
New York, 1929 *Tafel 5*
Neg. Rollfilm $2^1/_2 \times 4^1/_4 = 6{,}3 \times 10{,}8$ cm; Abzug $17{,}8 \times 10{,}5$ cm auf Photopapier $25{,}5 \times 20{,}0$ cm, The Estate of Walker Evans, ca. 1976/77
The Estate of Walker Evans, Bethany

6 **Arbeitspferde, 1929**
Neg. Rollfilm; Abzug $6{,}2 \times 9{,}3$ cm, alt, verso Stempel Sammlung Arnold H. Crane …; außerdem Vermerke in Bleistift.
The Museum of Fine Arts, Houston. Geschenk mit Mitteln von Mr. und Mrs. Efrem Kurtz und der Bernstein Development Foundation

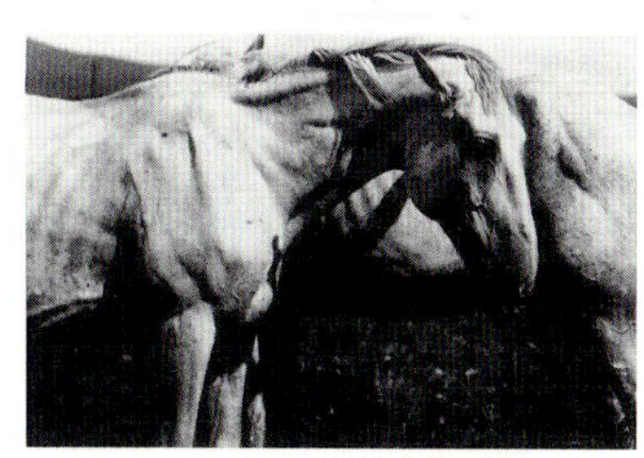

7 **Autowrack, New York (?), ca. 1929**
Neg. vermutlich Rollfilm; Abzug 10,1 × 16,4 cm nach 1929, verso gestempelt (»Walker Evans«), außerdem Sammlerstempel »COLLECTION // ARNOLD H. CRANE ...«
The Metropolitan Museum of Art, New York. Geschenk von Arnold Crane, 1972

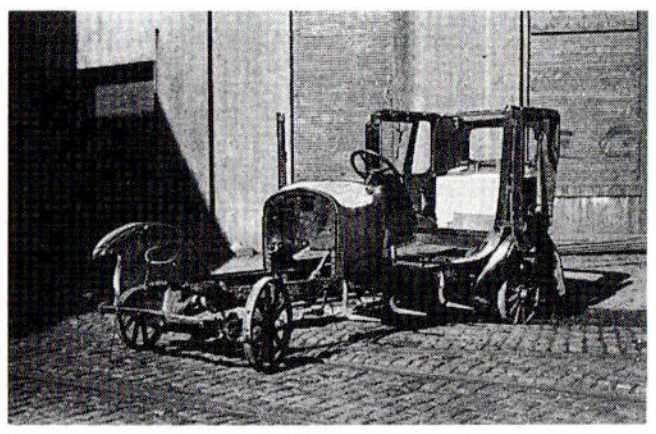

8 **Silo-Bauwerk, New York, 1929/30**
Neg. vermutlich Rollfilm; Abzug 11,5 × 11,4 cm, verso gestempelt
Sammlung Thomas Walther, Berlin

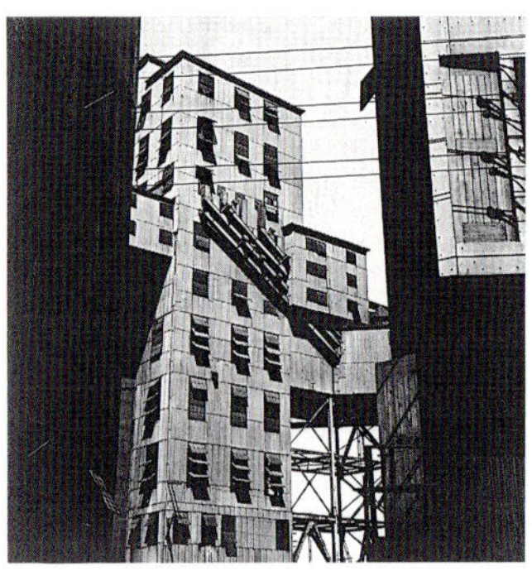

9 **Wachs-Votive, New York City, 1929/30**
Neg. Rollfilm $2^{1}/_{2} \times 4^{1}/_{4} = 6{,}3 \times 10{,}8$ cm; Abzug 21,7 × 17,8 cm, von Evans um 1930, ohne Bez.
Sammlung Thomas Walther, Berlin

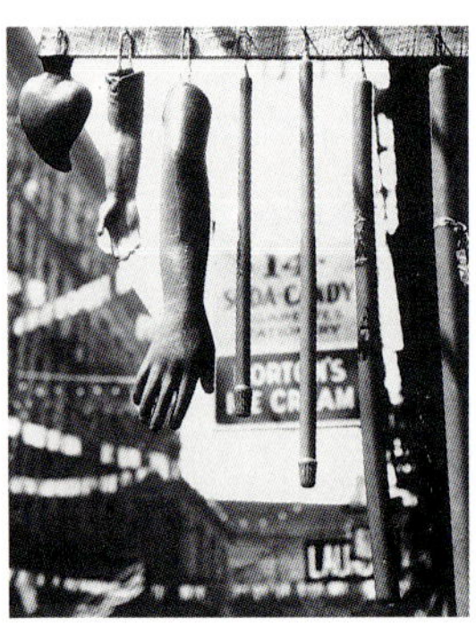

10 **»U.S. Rubber«, Manhattan, ca. 1928**
Tafel 4
Neg. $2^{1}/_{2} \times 4^{1}/_{4} = 6{,}3 \times 10{,}8$ cm; Abzug 23,5 × 14 cm, von Evans um 1930, verso gestempelt (»PHOTOGRAPH WALKER EVANS // 179 COLUMBIA HIGHTS // BROOKLYN«), außerdem Nachlaßstempel
The Menil Collection, Houston

11 **»DAMAGED«, New York City, 1928/29**
Tafel 6
Neg. Rollfilm $2^{1}/_{2} \times 4^{1}/_{4} = 6{,}3 \times 10{,}8$ cm; Abzug 19,7 × 28,6 cm, aufgezogen, von Evans um 1930, verso zweifach Nachlaß-Stempel
The Menil Collection, Houston

12 **Junge Frau auf der Fulton Street, New York City, 1929** *Tafel 7*
Neg. Kleinbild 35 mm; Abzug 22,2 × 15,2 cm auf Photopapier 35,0 × 28,0 cm, The Estate of Walker Evans, ca. 1976/77
The Estate of Walker Evans, Bethany

13 **6th Avenue/42nd Street, New York City, 1929**
Neg. Kleinbild 35 mm; Abzug 21 × 31 cm, ehemals im Besitz von Helen Lewitt laut Vermerk verso in Bleistift
The Museum of Fine Arts, Houston, Geschenk mit Mitteln aus der Lynch Foundation

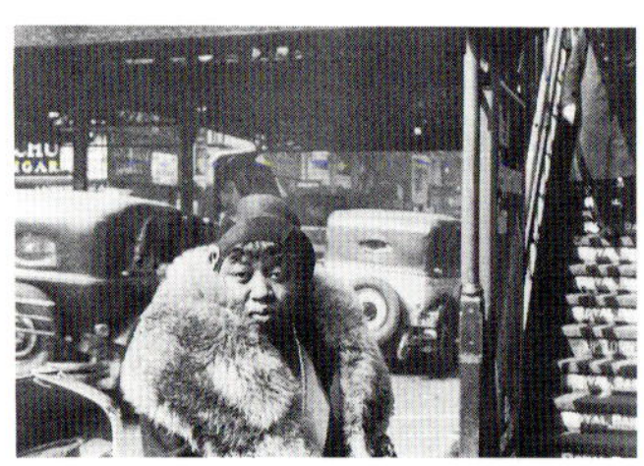

14 **Serviererin, New York City, ca. 1930**
Tafel 9
Neg. Rollfilm $2^{1}/_{2} \times 4^{1}/_{4} = 6{,}3 \times 10{,}8$ cm; Abzug 12,5 × 21,5 cm auf Photopapier 35,0 × 28,0 cm, The Estate of Walker Evans, ca. 1976/77
The Estate of Walker Evans, Bethany

15 **»Quick Lunch«, New York, 1931**
Tafel 8
Neg. Kleinbild 35 mm; Abzug 11,7 × 18,5 cm, aufgezogen, verso gestempelt (»WALKER EVANS«), außerdem Sammlerstempel »COLLECTION // ARNOLD H. CRANE ...«
The Metropolitan Museum of Art, New York. Geschenk Arnold H. Crane, 1971

16 **»Quick Lunch«, New York, 1931**
Neg. Kleinbild 35 mm; Abzug 14 × 21 cm, aufgezogen auf großem Karton, verso gestempelt
Harry Lunn Collection, New York

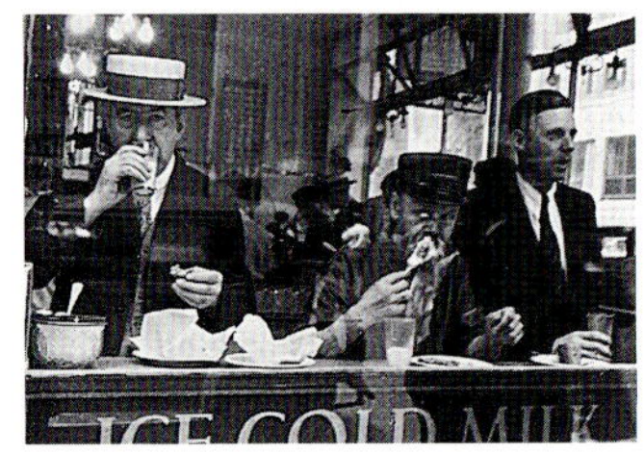

17 **Vier Portraits Lincoln Kirstein, New York City, 1929/30**
Neg. Planfilme, u. a. 5 × 7 = 12,7 × 17,8 cm; Abzüge in Passepartout als Diptychon montiert = zwei Photopapierblätter 20,4 × 25,3 cm; auf jedem Blatt zwei Kontakte nebeneinander; das eine Blatt verso einmal, das andere verso zweimal gestempelt mit eingetragener Numerierung

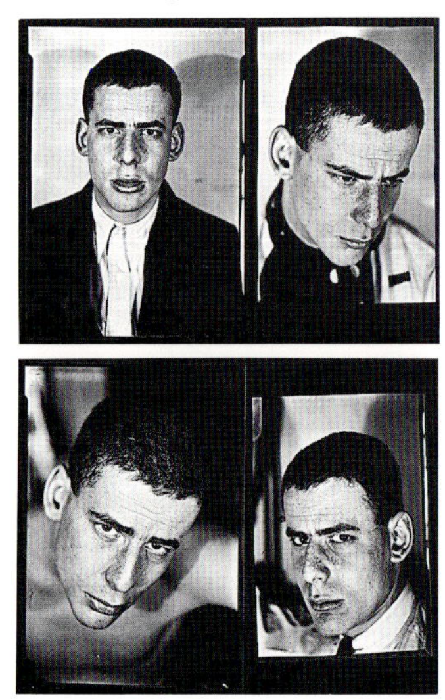

The Museum of Fine Arts, Houston, Geschenk mit Mitteln eines ungenannten Stifters.

18 **Berenice Abbott, New York City, ca. 1930**
Neg. [?]; Abzug 10,0 × 6,2 cm, verso gestempelt
Harry Lunn Collection, New York

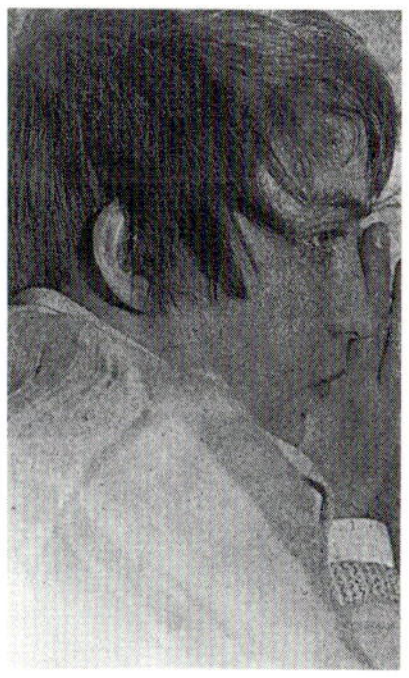

19 **Berenice Abbott, New York City, ca. 1930**
Neg. 5 × 7 = 12,7 × 17,8 cm; Abzug 17,0 × 11,8 cm, verso gestempelt
Sammlung Thomas Walther, Berlin

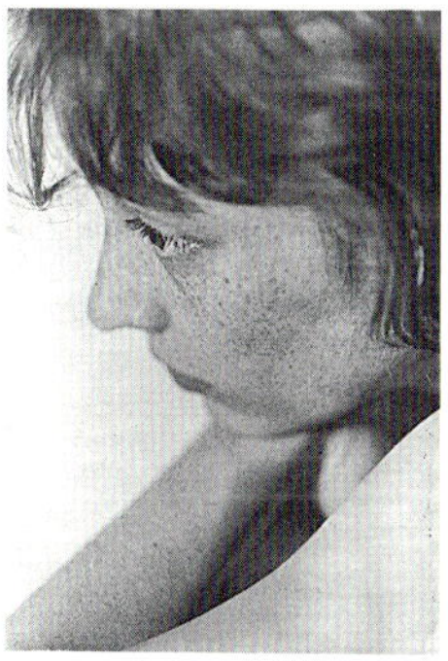

20 **Brooklyn, New York, ca. 1931**
Neg. 5 × 7 = 12,7 × 17,8 cm; Abzug Kontakt 11,8 × 16,5 cm auf Papier 20,3 × 25,4 cm, von Evans um 1950, verso sign. von Evans in den 70er

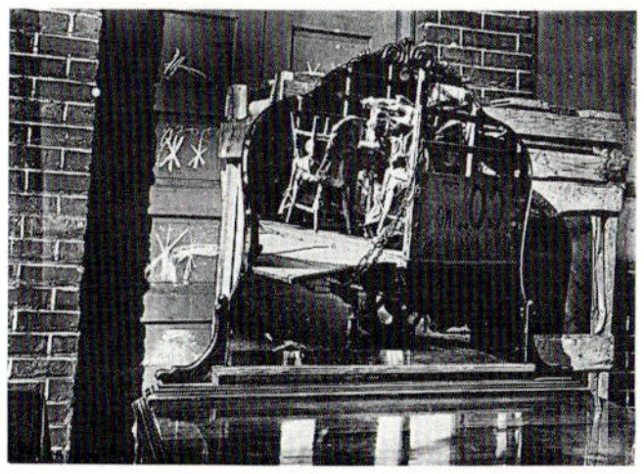

Jahren sowie gestempelt (»WALKER EVANS«)
The Menil Collection, Houston

21 **Sonntag in der Bronx, New York, 1933**
Neg. Schnittfragment von einem Planfilm; Abzug 10,0 × 30,4 cm auf Photopapier 35,5 × 28,0 cm, The Estate of Walker Evans, ca. 1976/77
The Estate of Walker Evans, Bethany

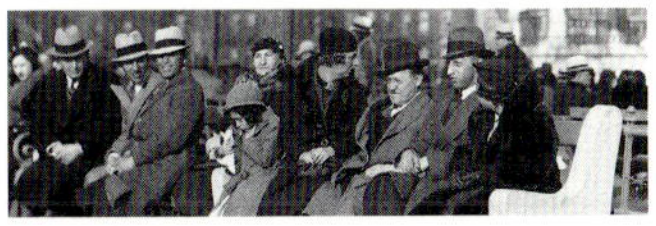

22 **Billard-Lokal im Hafenviertel, New York City, 1933** *Tafel 10*
Neg. 8 × 10 = 20,3 × 25,4 cm; Abzug 19,0 × 24,0 cm auf Photopapier 35,5 × 28,0 cm, The Estate of Walker Evans, ca. 1976/77
The Estate of Walker Evans, Bethany

23 **Wahlplakat: Präsident Hoover, Massachusetts, 1929** *Tafel 12*
Neg. 5 × 7 = 12,7 × 17,8 cm; Abzug, Vollformat, Kontakt auf Photopapier 25,0 × 20,0 cm, The Estate of Walker Evans, ca. 1976/77
The Estate of Walker Evans, Bethany

24 **Zerrissenes Filmplakat, Massachusetts, 1931** *Tafel 11*
Neg. 5 × 7 = 12,7 × 17,8 cm; Abzug Kontakt Vollformat auf Papier 35 × 28 cm, The Estate of Walker Evans, ca. 1976/77
The Estate of Walker Evans, Bethany

25 **Ansicht von Ossining/ New York, 1930**
Neg. 6 × 8 = 15,2 × 20,3 cm; Abzug Kontakt Vollformat auf Photopapier 20,0 × 25,2 cm, verso gestempelt
Harry Lunn Collection, New York

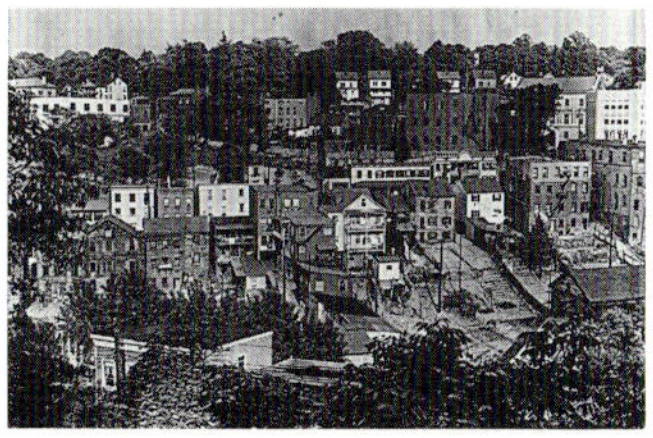

26 **Detail eines Holzhauses, Ossining Camp Woods/New York, 1930**
Neg. 6 × 8 = 15,2 × 20,3 cm; Abzug 14,7 × 18,7 cm, von Evans, ohne Bez.
The Museum of Modern Art, New York, Anonymer Fonds

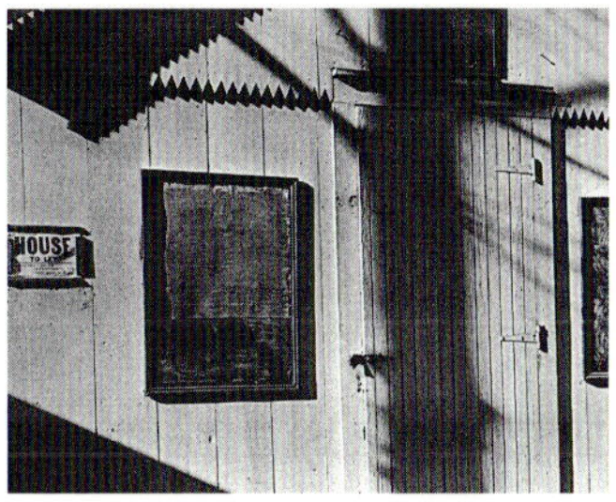

27 **Main Street, Saratoga Springs/ New York, 1931** *Tafel 13*
Neg. $6^1/_2 \times 8^1/_2$ = 16,5 × 21,6 cm; Abzug 29,6 × 24,0 cm, auf dem Passepartout sign. »Walker Evans«
Aus dem Portfolio: *Walker Evans – Selected Photographs* (hrsg. von Lee Friedlander), The Double Elephant Press, New York 1974
Prints and Photographs Division, Library of Congress, Washington, D. C., Master Photographs Collection

28 **Relikt einer Dekoration aus geprägtem Blech, 1929** *Tafel 14*
Neg. 5 × 7 = 12,7 × 17,8 cm; Abzug 12,1 × 16,8 cm auf Papier 20,3 × 25,1 cm, von Evans in den 1950er Jahren, verso Nachlaß-Stempel
The Menil Collection, Houston

29 **Viktorianisches Haus, Kennebunk/Maine, 1933**
Neg. 6 × 8 = 15,2 × 20,3 cm; Abzug Kontakt 16,5 × 21,6 cm aus den 50er Jahren, verso von Evans sign. in den 70er Jahren, außerdem Nachlaß-Stempel
The Menil Collection, Houston

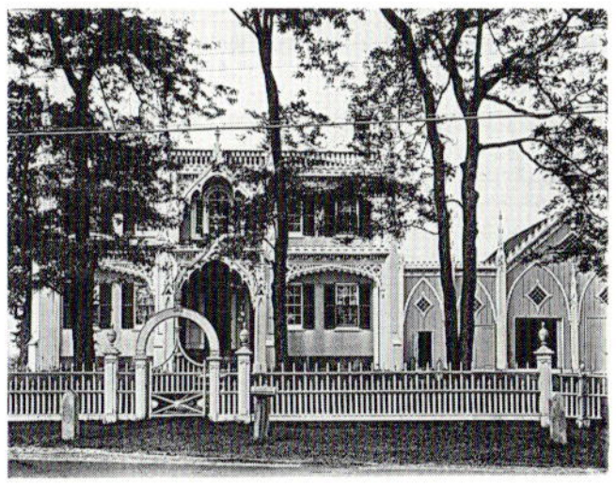

30 **Pumpe, Kennebunk/Maine, 1933**
Tafel 15
Neg. 6×8 = 15,2×20,3 cm; Abzug 28,2×21,5 cm, auf dem Passepartout sign. »Walker Evans«
Aus: Portfolio Double Elephant Press (zit. Kat. Nr. 27)
Prints and Photographs Division, Library of Congress, Washington, D. C., Master Photographs Collection

31 **Holzrahmen-Haus, Connecticut 1933**
Neg. 5×7 = 12,7×17,8 cm; Abzug Kontakt 11,8×16,5 cm auf Papier 20,3×25,4 cm, von Evans in den 50er Jahren
The Menil Collection, Houston

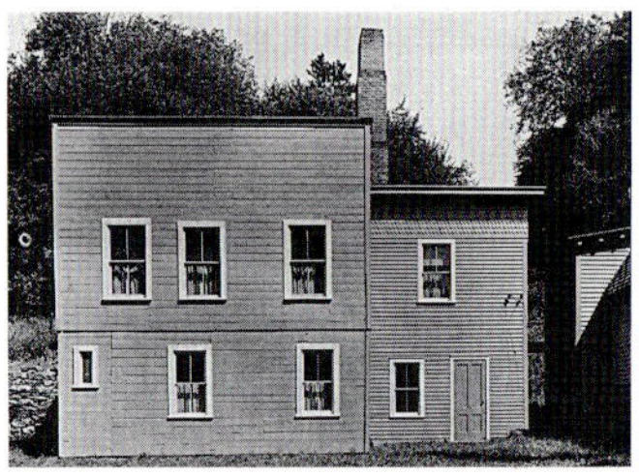

Havanna 1933

32 **Plaza del Vapor, Havanna, 1933**
Neg. 6×8 = 15,2×20,3 cm; Abzug 18,4×24,8 cm von Evans, auf Karton aufgezogen
The New York Public Library, The Branch Libraries, Mid-Manhattan Library, Picture Collection, Romana Javitz Collection, Geschenk des Künstlers

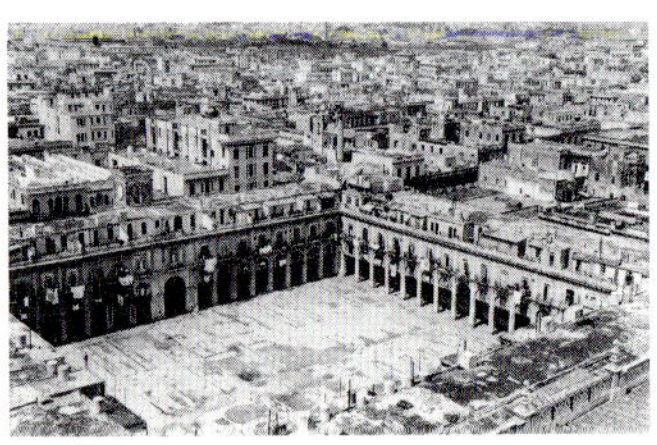

33 **Frau im Fenster, Havanna, 1933**
Tafel 16
Neg. 6×8 = 15,2×20,3 cm; Abzug 20,5×15,4 cm von Evans, auf Papier aufgezogen
The New York Public Library, The Branch Libraries, Mid-Manhattan Library, Picture Collection, Romana Javitz Collection, Geschenk des Künstlers

34 **Aushang eines Wettbüros, Havanna, 1933**
Neg. 6×8 = 15,2×20,3 cm; Abzug 14,6×24,1 cm von Evans, auf Karton aufgezogen
The New York Public Library, The Branch Libraries, Mid-Manhattan Library, Picture Collection, Romana Javitz Collection, Geschenk des Künstlers

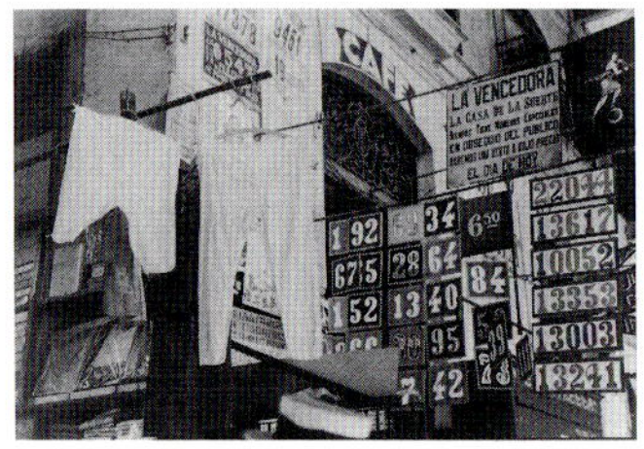

35 **Lotteriekarten-Verkäufer, Havanna, 1933**
Neg. vermutlich Rollfilm $2^1/_2 \times 4^1/_4$ = 6,3×10,8 cm; Abzug 19×23,2 cm von Evans, auf Karton aufgezogen
The New York Public Library, The Branch Libraries, Mid-Manhattan Library, Picture Collection, Romana Javitz Collection, Geschenk des Künstlers

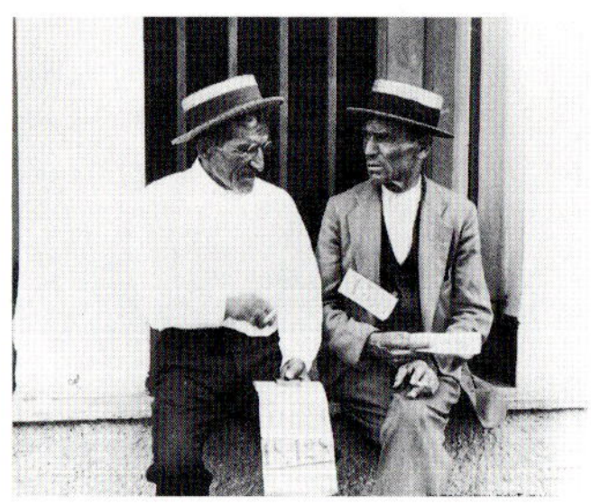

36 **Straßenverkäufer, Havanna, 1933**
Neg. Rollfilm $2^1/_2 \times 4^1/_4$ = 6,3×10,8 cm; Abzug 18,4×24,1 cm von Evans, auf Karton aufgezogen
The New York Public Library, The Branch Libraries, Mid-Manhattan Library, Picture Collection, Romana Javitz Collection, Geschenk des Künstlers

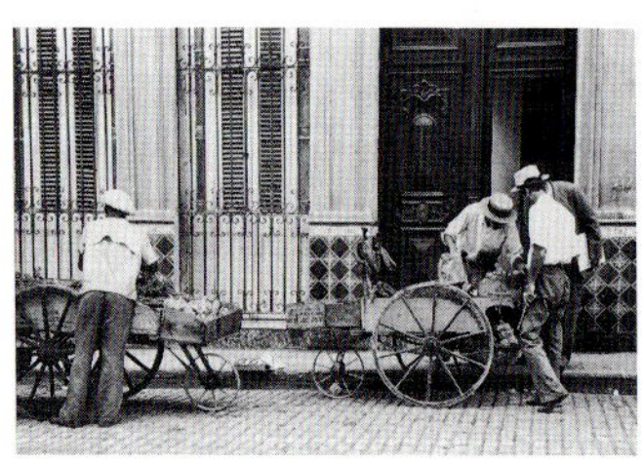

37 **»Havana Citizen«, Havanna, 1933**
Neg. Rollfilm $2^1/_2 \times 4^1/_4$ = 6,3×10,8 cm; Abzug 23,4×12,6 cm, verso gestempelt
Sammlung Thomas Walther, Berlin

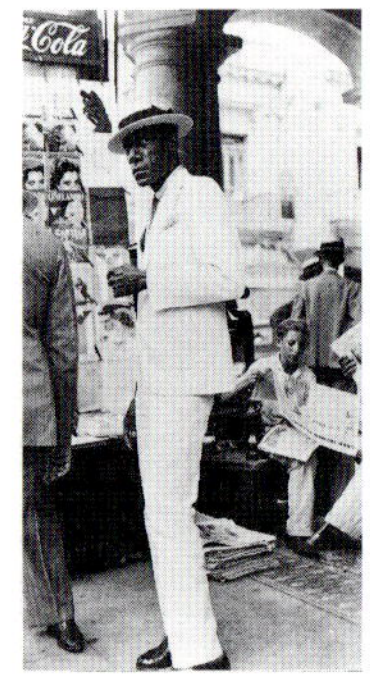

38 **Obstkarren, Havanna, 1933** *Tafel 17*
Neg. Rollfilm $2^1/_2 \times 4^1/_4$ = 6,3×10,8 cm; Abzug 17,8×22,5 cm von Evans, auf Karton aufgezogen
The New York Public Library, The Branch Libraries, Mid-Manhattan Library, Picture Collection, Romana Javitz Collection, Geschenk des Künstlers

39 **Pferdedroschke, Havanna, 1933**
Tafel 18
Neg. 6×8 = 15,2×20,3 cm; Abzug 16,2×20,6 cm von Evans, auf Karton aufgezogen
The New York Public Library, The Branch Libraries, Mid-Manhattan Library, Picture Collection, Romana Javitz Collection, Geschenk des Künstlers

40 **Schutzpatron (Hl. Rochus), Havanna, 1933**
Neg. 6×8 = 15,2×20,3 cm; Abzug 18,7×13,3 cm von Evans
The New York Public Library, The

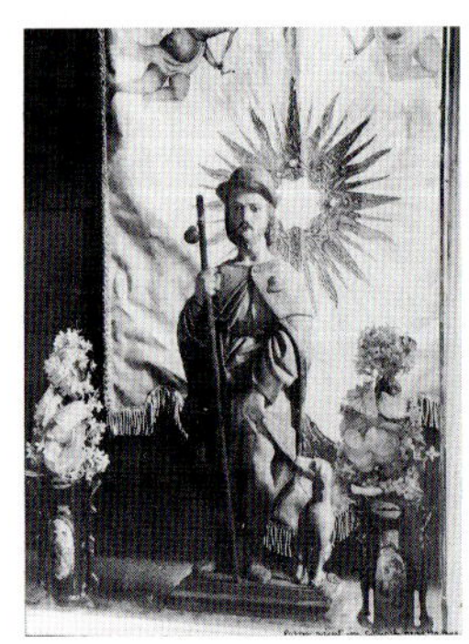

Branch Libraries, Mid-Manhattan Library, Picture Collection, Romana Javitz Collection, Geschenk des Künstlers

41 **Ecke in einem Hof, Havanna, 1933**
Tafel 19
Neg. 6×8 = 15,2×20,3 cm; Abzug 15,6×13,4 cm, verso sign. »Walker Evans«
The Museum of Modern Art, New York, Geschenk des Künstlers

Südstaaten und Florida 1934/35

42 **Plakatwand-Maler, Florida, ca. 1934**
Neg. 4×5 = 10,2×12,7 cm; Abzug 20,5×25,0 cm, verso gestempelt, außerdem Stempel »Resettlement Administration«
Harry Lunn Collection, New York

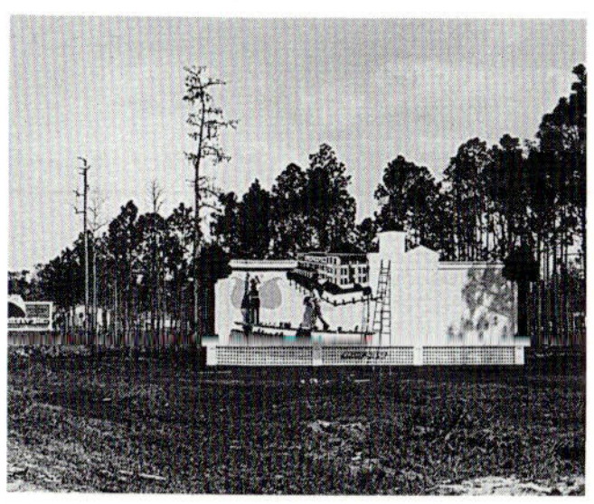

43 **Plakatwand-Maler, Florida, ca. 1934**
Neg. 4×5 = 10,2×12,7 cm; Abzug 18,9×24,2 cm auf Photopapier 35,5×28,0 cm, The Estate of Walker Evans ca. 1976/77
The Estate of Walker Evans, Bethany

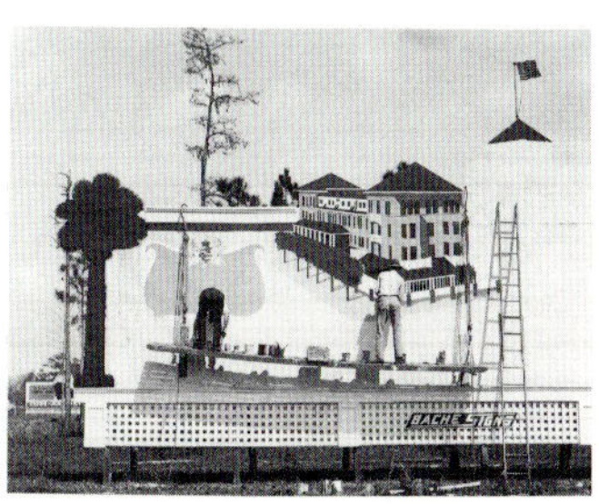

44 **Mietshaus, New Orleans/Louisiana, 1935** *Tafel 20*
Neg. 8×10 = 20,3×25,4 cm; Abzug 18,7×23,5 cm, von Evans, ohne Bez.
The Museum of Modern Art, New York, Geschenk von Willard van Dyke

45 **Pension, New Orleans/Louisiana, 1935**
Neg. 8×10 = 20,3×25,4 cm; Abzug Ausschnitt 17,2×16,8 cm von Evans, auf Karton aufgezogen
The New York Public Library, The Branch Libraries, Mid-Manhattan Library, Picture Collection, Romana Javitz Collection

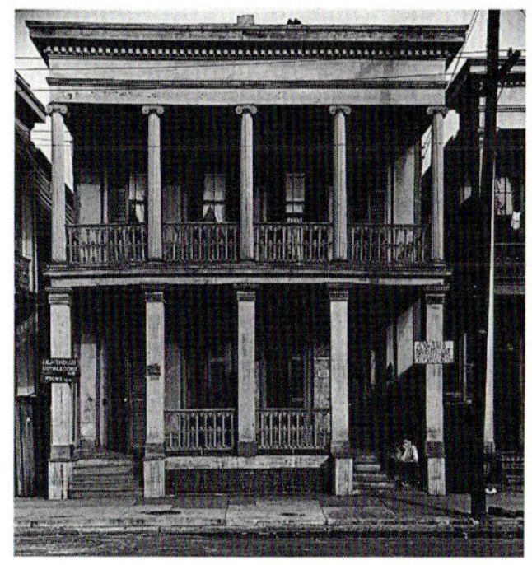

46 **Bürgersteig und Ladenfront New Orleans/Louisiana, 1935** *Tafel 21*
Neg. 8×10 = 20,3×25,4 cm; Abzug Kontakt 24,5×19,4 cm von Evans in den 50er Jahren, verso Nachlaß-Stempel (Die auf der Tafel reproduzierte Photographie variiert geringfügig von der ausgestellten Photographie: Frau mit bzw. ohne Handtasche.)
The Menil Collection, Houston

47 **Mississippi-Raddampfer New Orleans/Louisiana, März 1935**
Neg. 8×10 = 20,3×25,4 cm; Abzug Kontakt Vollformat, verso gestempelt
Harry Lunn Collection, New York

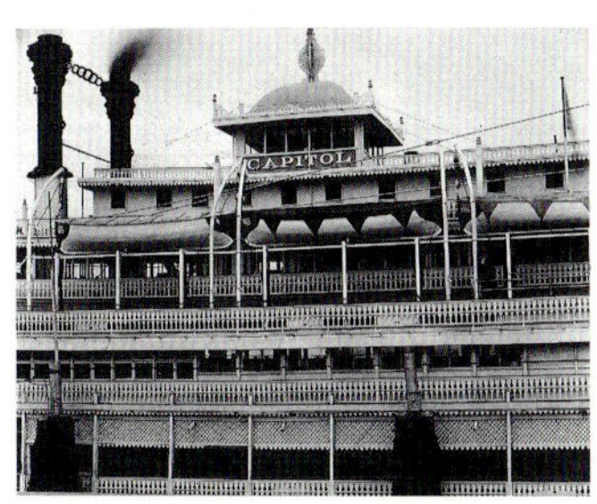

48 **Neoklassizistisches Gebäude Natchez/Mississippi, März (?) 1935**
Tafel 23
Neg. 8×10 = 20,3×25,4 cm; Abzug Kontakt 16,5×19,0 cm, wohl von Evans, ohne Bez.
Prints and Photographs Division, Library of Congress, Washington, D.C., Master Photographs Collection

49 **Villa Dr. Haller Nutt, sog. »Nutt's Folly«, Natchez/Mississippi, 1935**
Neg. vermutlich Kleinbild 35 mm; Abzug 17,0×15,5 cm, aufgezogen, verso gestempelt
Harry Lunn Collection, New York

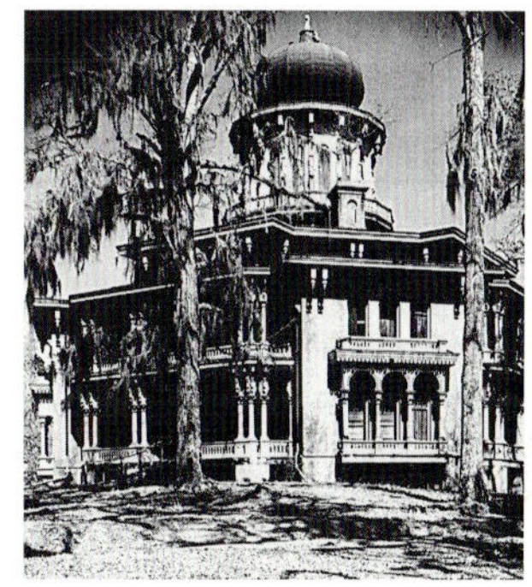

50 **Herrenhaus einer Plantage, Natchez/Mississippi, 1935**
Neg. 8×10 = 20,3×25,4 cm; Abzug Kontakt Vollformat, verso gestempelt
Harry Lunn Collection, New York

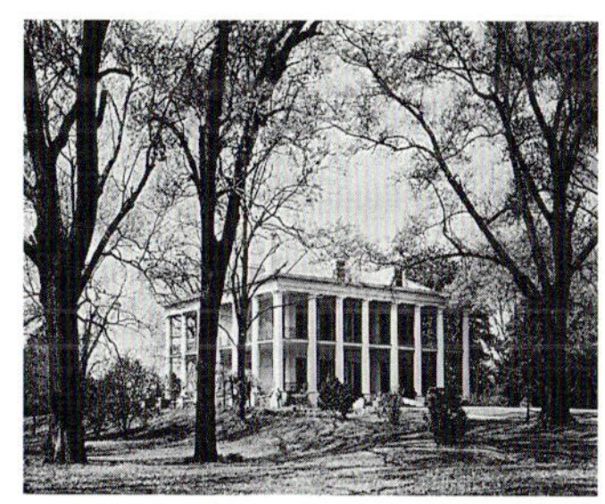

51 **Landschaft an der Golf-Küste, Louisiana, 1935** *Tafel 24*
Neg. 8×10 = 20,3×25,4 cm; Abzug 18,8×21,4 cm, aufgezogen, unter dem Bild unten rechts sign. »Walker Evans 1935«
The Metropolitan Museum of Art, New York. The Elisha Whittelsey Collection, The Elisha Whittelsey Fund, 1972

52 **Herrenhaus der »Woodlawn«-Plantage, Louisiana, 1935**
Das Haus ist in einer Inschrift verso, nicht von Evans' Hand, als »Madewood

Plantation, Louisiana«, bezeichnet
Neg. 8 × 10 = 20,3 × 25,4 cm; Abzug Kontakt von Evans um 1960, verso von Evans sign. in den 70er Jahren
The Menil Collection, Houston

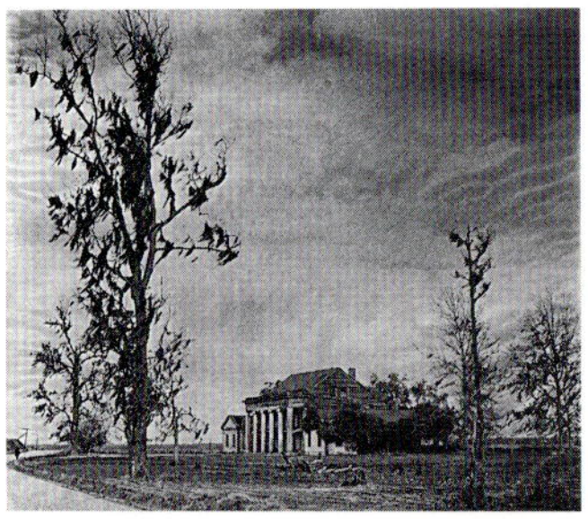

53 **Herrenhaus der »Uncle Sam«-Plantage, Convent/Louisiana, März 1935**
Neg. 8 × 10 = 20,3 × 25,4 cm; Abzug Kontakt 19,4 × 24,5 cm von Evans in den 50er Jahren, verso Nachlaß-Stempel
The Menil Collection, Houston

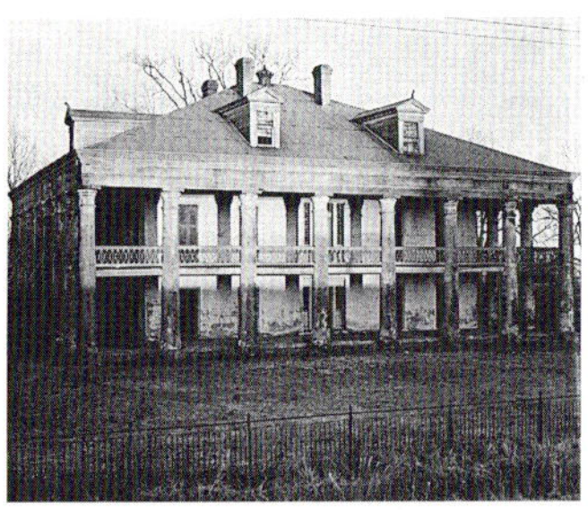

54 **Herrenhaus der »Uncle Sam«-Plantage, Detail, Convent/Louisiana, März 1935**
Neg. 8 × 10 = 20,3 × 25,4 cm; Abzug Kontakt Vollformat, verso gestempelt
Harry Lunn Collection, New York

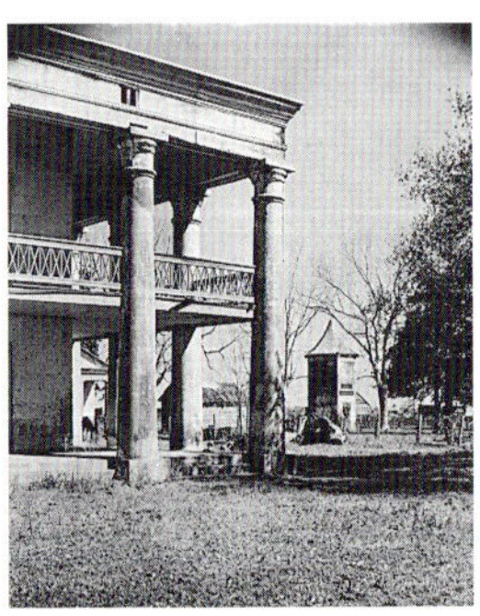

55 **Herrenhaus der »Belle Grove«-Plantage, White Chapel/Louisiana, März 1935** *Tafel 25*
Neg. 8 × 10 = 20,3 × 25,4 cm; Abzug Kontakt 18,5 × 23,8 cm von Evans nach 1950, verso Nachlaß-Stempel
The Menil Collection, Houston

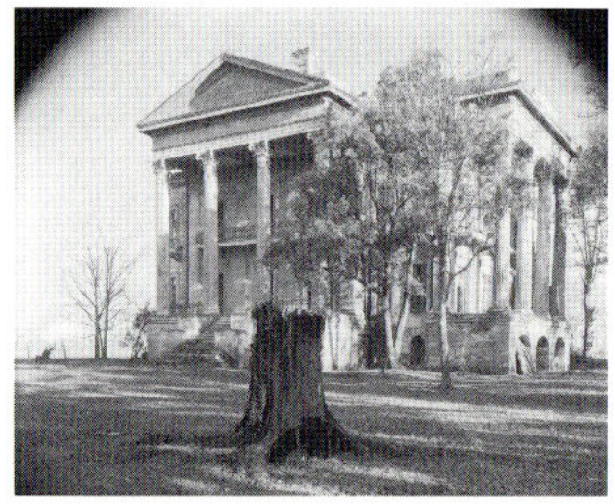

56 **Herrenhaus der »Belle Grove«-Plantage, Ansicht ohne Baumstumpf, Louisiana, 1935**
Neg. 8 × 10 = 20,3 × 25,4 cm; Abzug Kontakt Vollformat, The Estate of Walker Evans ca. 1976/77
The Estate of Walker Evans, Bethany

57 **Ehemaliger Frühstückssalon im Herrenhaus der »Belle Grove«-Plantage, White Chapel/Louisiana, 1935** *Tafel 28*
Neg. 8 × 10 = 20,3 × 25,4 cm; Abzug 28,0 × 35,6 cm, auf dem Passepartout sign. »Walker Evans«
Aus: Portfolio Double Elephant Press (zit. Kat. Nr. 27)
Prints and Photographs Division, Library of Congress, Washington, D. C., Master Photographs Collection

58 **Herrenhaus der »Ashland«-(»Belle Hélène«-)Plantage, Louisiana, 1935**
Tafel 27
Neg. 8 × 10 = 20,3 × 25,4 cm; Abzug Kontakt 24,5 × 19,1 cm von Evans vor 1950, verso von Evans sign. in den 70er Jahren
The Menil Collection, Houston

59 **Sklavenhäuser auf der »Hermitage«-Plantage, Savannah/Georgia, Februar (?) 1935** *Tafel 26*
Neg. Planfilm [?]; Abzug 8,9 × 17,8 cm, von Evans, ohne Bez.
Prints and Photographs Division, Library of Congress, Washington, D. C., Master Photographs Collection

FSA: West Virginia und Pennsylvania 1935/36

60 **Werkseigene Häuser für Bergarbeiter, Morgantown/West Virginia, Juni 1935**
Neg. 8 × 10 = 20,3 × 25,4 cm; Abzug 28,0 × 35,6 cm, Library of Congress, N. N., 1989
Sammlung M. Brix, München

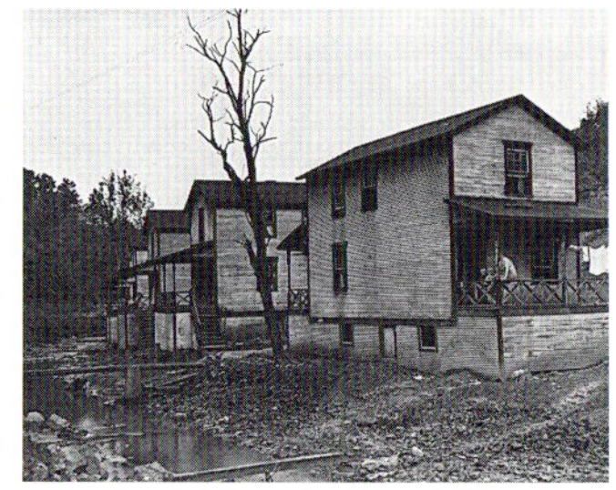

61 **Bewohner einer Bergarbeiter-Siedlung, Morgantown/West Virginia, Juli 1935**
Tafel 30
Neg. Kleinbild 35 mm; Abzug 20,3 × 25,4 cm, Library of Congress, N. N., 1989
Sammlung M. Brix, München

62 **Bewohner einer Bergarbeiter-Siedlung, Morgantown/West Virginia, Juli 1935**
Neg. Kleinbild 35 mm; Abzug ca. 17,0 × 23,5 cm (schiefwinklig) auf Photopapier 25,0 × 20 cm, verso gestempelt
Harry Lunn Collection, New York

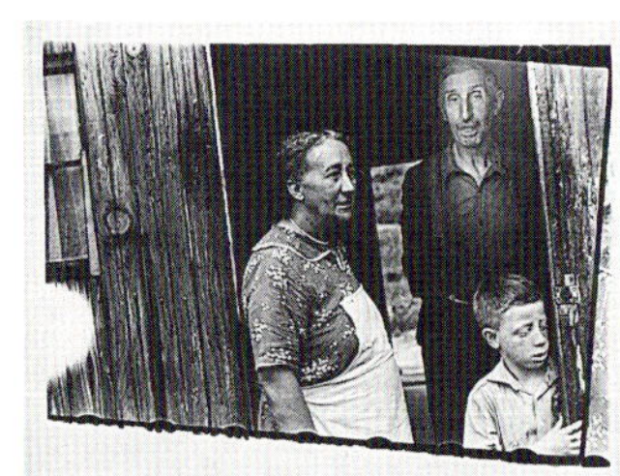

63 **Tankstelle und werkseigene Häuser für Bergarbeiter, Umgebung von Morgantown/West Virginia, Juli 1935**
Tafel 31
Neg. 8 × 10 = 20,3 × 25,4 cm; Abzug 20,3 × 25,4 cm, Library of Congress, N. N., ca 1978
Christopher Rauschenberg Collection, Portland

64 **Wohnung eines Bergarbeiters, Scotts Run/West Virginia, Juli 1935**
Tafel 29
Neg. 8 × 10 = 20,3 × 25,4 cm; Abzug Kontakt 18,4 × 23,8 cm, von Evans in den 50er Jahren, verso Nachlaß-Stempel
The Menil Collection, Houston

65 **Stube im Haus eines Bergarbeiters, Scotts Run/West Virginia, Juli 1935**
Tafel 32
Neg. 8 × 10 = 20,3 × 25,4 cm; Abzug (Vergrößerung) 33,4 × 26,4 cm auf Papier 35,3 × 28,0 cm, von Evans in den 60er Jahren, verso von Evans in den 70er Jahren sign. u. dat. »1936« (Datierung unkorrekt)
The Menil Collection, Houston

66 **Häuser eines FSA-Projekts im Bau, Reedsville/West Virginia, Juni 1935**
Neg. Duplikat 8 × 10 = 20,3 × 25,4 cm; Abzug 20,3 × 25,4 cm, Library of Congress, N. N., 1986
Sammlung M. Brix, München

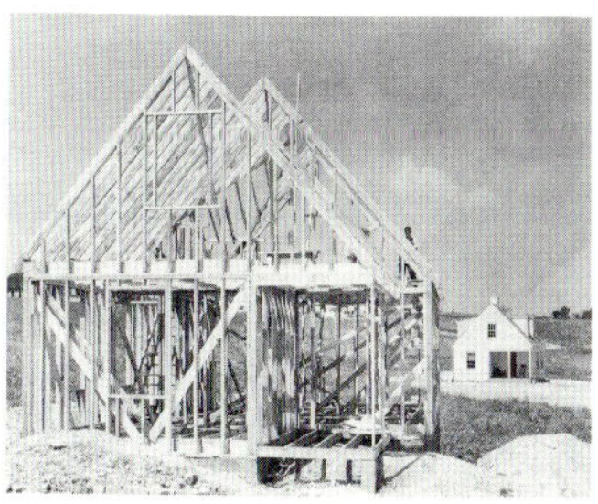

67 **Staubsauger-Fabrik eines FSA-Projekts, Reedsville/West Virginia, Juli 1935**
Neg. Duplikat 8 × 10 = 20,3 × 25,4 cm; Abzug 20,3 × 25,4 cm, Library of Congress, N. N., 1986
Sammlung M. Brix, München

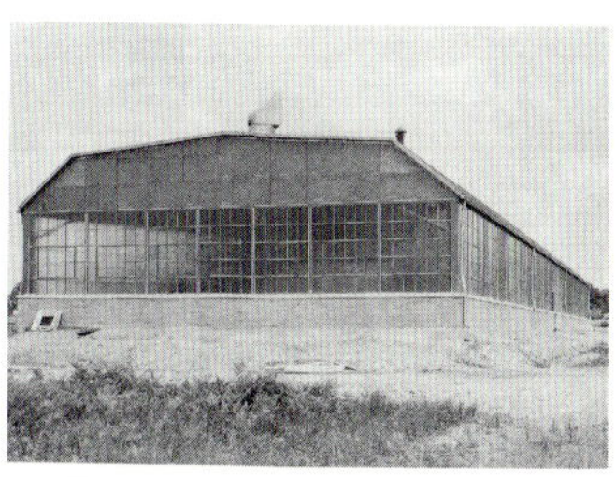

68 **Tankstelle, Reedsville/West Virginia, Juni 1935**
Neg. 8 × 10 = 20,3 × 25,4 cm; Abzug 28,0 × 35,6 cm, Library of Congress, Eva Shade, 1987
Sammlung M. Brix, München

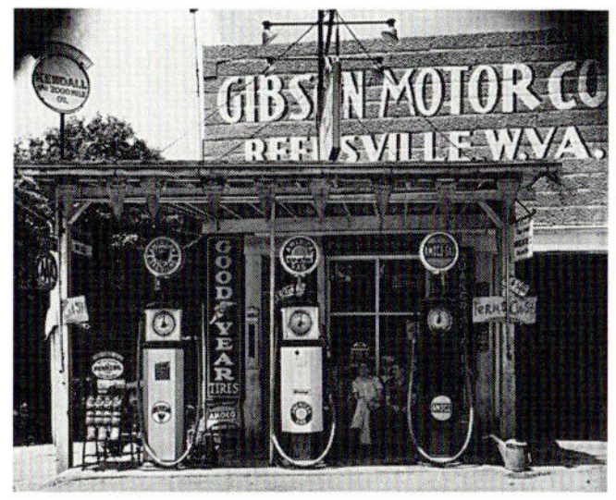

69 **Philippsburg/New Jersey, gesehen von Easton/Pennsylvania, November 1935**
Neg. 8 × 10 = 20,3 × 25,4 cm; Abzug 28,0 × 35,6 cm, Library of Congress, Eva Shade, 1989
Sammlung M. Brix, München

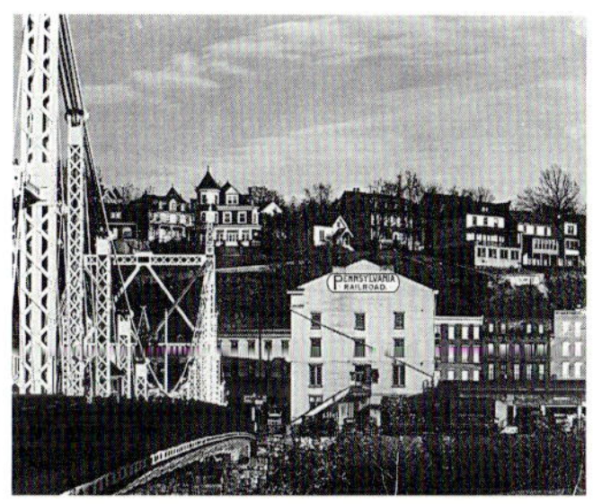

70 **Autofriedhof, Umgebung von Easton/Pennsylvania, November 1935**
Tafel 33
Neg. 8 × 10 = 20,3 × 25,4 cm; Abzug 20,3 × 25,4 cm, Library of Congress, N. N., 1986
Sammlung M. Brix, München

71 **Denkmal für den Ersten Weltkrieg auf der Main Street, Mt. Pleasant/Pennsylvania, Juli 1935** *Tafel 34*
Neg. 8 × 10 = 20,3 × 25,4 cm; Abzug 25,4 × 20,3 cm, Library of Congress, N. N., ca. 1978
Christopher Rauschenberg Collection, Portland

72 **Plakat, 1935**
Neg. Planfilm; Abzug 20,5 × 15,6 cm, ohne Bez.
The Metropolitan Museum of Art, New York, Geschenk von Lincoln Kirstein, 1952

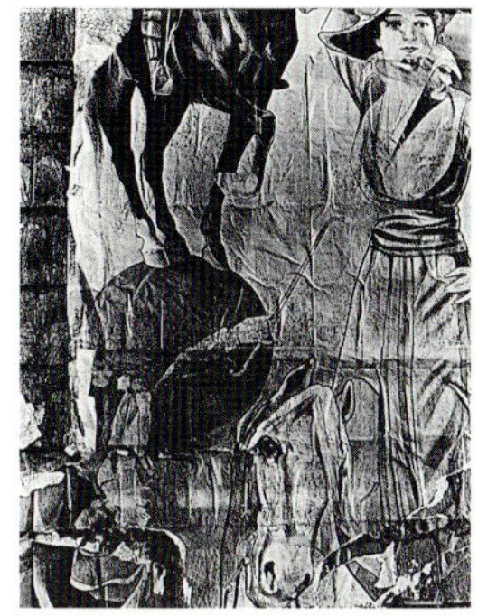

73 **Gesichter, Pennsylvania, 1936** *Tafel 35*
Neg. Kleinbild 35 mm; Abzug 22,7 × 15,3 cm auf Photopapier 35,0 × 28,0 cm, The Estate of Walker Evans ca. 1976/77
(Angabe des Entstehungsjahres nach Evans/*American Photographs,* I, 3. Vermutlich wurde das Photo jedoch während Evans' FSA-Kampagne in Pennsylvania 1935 aufgenommen.)
The Estate of Walker Evans, Bethany

74 **Zimmermann, Westmoreland County/ Pennsylvania, Juli 1935**
(Westmoreland Heimstätten-Hilfsprojekt der FSA)
Neg. Kleinbild 35 mm; Abzug 20,3 × 25,4 cm, verso Stempel »F.S.A. Farm Security Administration«, von Roy Stryker in den 30er Jahren an die Public Library übermittelt
The New York Public Library, The Branch Libraries, Mid-Manhattan Library, Picture Collection, Romana Javitz Collection

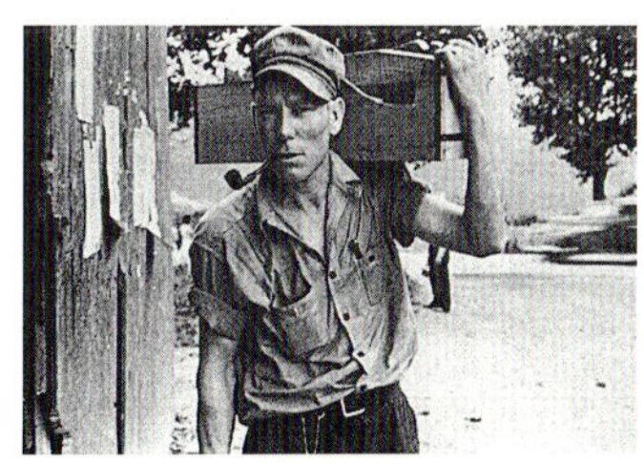

75 **Legionär, Bethlehem/Pennsylvania, November 1935** *Tafel 36*
Neg. Kleinbild 35 mm; Abzug 15 × 23,5 cm auf Photopapier 25,0 × 20 cm, verso gestempelt
Harry Lunn Collection, New York

76 **Söhne von Legionären, Bethlehem/ Pennsylvania, November 1935**
Neg. Kleinbild 35 mm; Abzug 20,3 × 25,4 cm, verso Stempel »F.S.A. Farm Security Administration«, von Roy Stryker in den 30er Jahren an die Public Library übermittelt.
The New York Public Library, The Branch Libraries, Mid-Manhattan Library, Picture Collection, Romana Javitz Collection

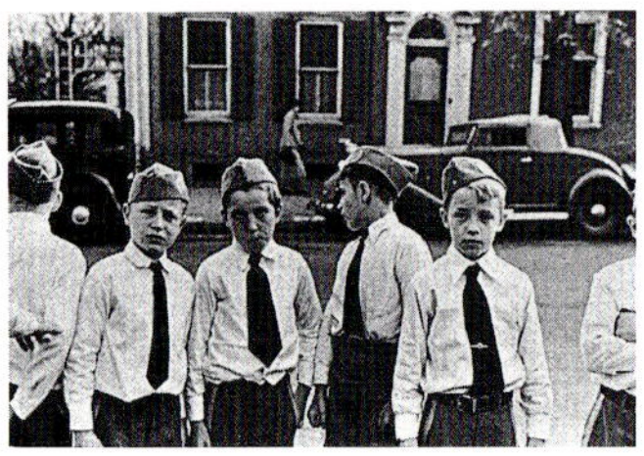

77 **Schaufenster-Auslage, Bethlehem/ Pennsylvania, November 1935** *Tafel 37*
Neg. 8 × 10 = 20,3 × 25,4 cm; Abzug 35,6 × 28,0 cm, Library of Congress, Eva Shade, 1986
Sammlung M. Brix, München

78 **Straße und Friedhof, Bethlehem/ Pennsylvania, November 1935** *Tafel 38*
Neg. Duplikat 8 × 10 = 20,3 × 25,4 cm; Abzug 28,0 × 35,6 cm, Library of Congress, N. N., 1989
Sammlung M. Brix, München

79 **Grabdenkmal, Bethlehem/ Pennsylvania, November 1935**
Neg. Duplikat 8 × 10 = 20,3 × 25,4 cm; Abzug 28,0 × 35,6 cm, Library of Congress, Eva Shade, 1987
Sammlung M. Brix, München

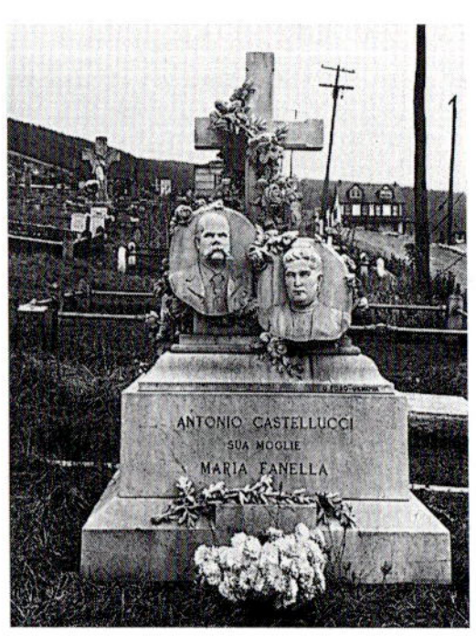

80 **Friedhof, Häuser und Stahlwerk, Bethlehem/Pennsylvania, November 1935** *Tafel 39*
Neg. 8 × 10 = 20,3 × 25,4 cm; Abzug 28,0 × 35,6 cm, Library of Congress, Eva Shade, 1986
Sammlung M. Brix, München

FSA: Louisiana, Mississippi, Georgia und South Carolina 1935/36

81 **Straße am French Market, New Orleans/Louisiana, Dezember 1935** *Tafel 42*
Neg. 8 × 10 = 20,3 × 25,4 cm; Abzug Kontakt Vollformat, verso Stempel »F.S.A. Farm Security Administration«, von Roy Stryker in den 30er Jahren an die Public Library übermittelt.
The New York Public Library, The Branch Libraries, Mid-Manhattan Library, Picture Collection, Romana Javitz Collection

82 **Haus im French Quarter, New Orleans/Louisiana, Dezember 1935/Januar 1936**
Neg. 8 × 10 = 20,3 × 25,4 cm; Abzug 21,3 × 18,1 cm alt, auf Karton aufgezogen
The New York Public Library, The Branch Libraries, Mid-Manhattan Library, Picture Collection, Romana Javitz Collection

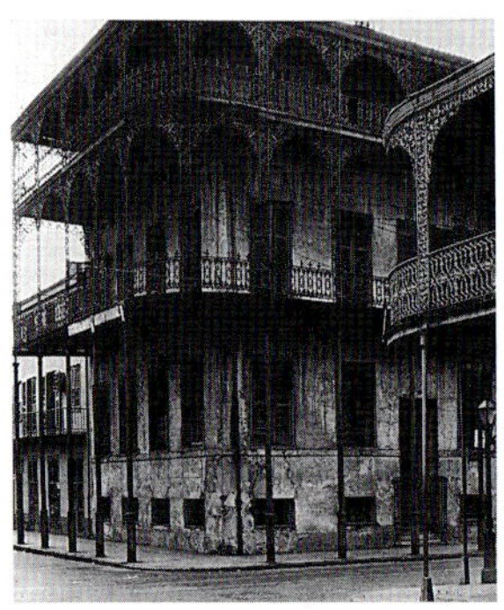

83 **Ecke Orange Street/Felicity Street, New Orleans/Louisiana, Januar 1936**
Neg. 8 × 10 = 20,3 × 25,4 cm; Abzug 16,8 × 21,3 cm alt, auf Karton aufgezogen
The New York Public Library, The Branch Libraries, Mid-Manhattan Library, Picture Collection, Romana Javitz Collection

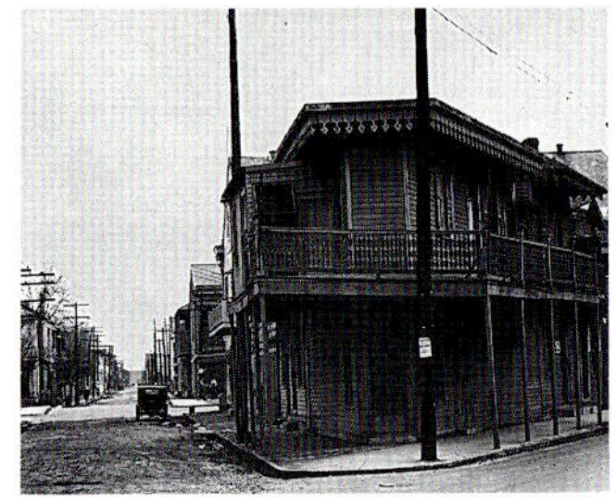

84 **Häuserreihe, New Orleans/Louisiana, Februar (?) 1936** *Tafel 40*
Neg. Duplikat 8 × 10 = 20,3 × 25,4 cm; Abzug 28,0 × 35,6 cm, Library of Congress, Eva Shade, 1986
Sammlung M. Brix, München

85 **Haus und Plakatwand im Schwarzenviertel, New Orleans/ Louisiana, Januar (?) 1936** *Tafel 41*
Neg. 8 × 10 = 20,3 × 25,4 cm; Abzug 28,0 × 35,6 cm, Library of Congress, Eva Shade, 1986
Sammlung M. Brix, München

86 **Haus im Schwarzenviertel, New Orleans/Louisiana, Januar (?) 1936**
Neg. 8 × 10 = 20,3 × 25,4 cm; Abzug Kontakt, wohl von Evans, ohne Bez.
Prints and Photographs Division, Library of Congress, Washington, D. C., Master Photographs Collection

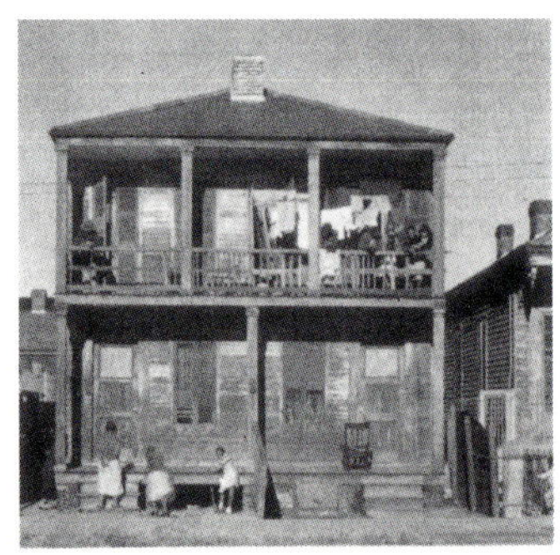

87 **Lagerhäuser am Hafen, Louisiana oder Georgia (Savannah), 1935/36** *Tafel 43*
Neg. 4 × 5 = 10,2 × 12,7 cm; Abzug 28,0 × 35,6 cm, Library of Congress, N. N., 1989
Nicht im Evans-Catalog Library of

Congress. Die Zuschreibung des bisher unbekannten Photos wurde bestätigt durch Auffindung einer Variante 35 mm mit Vermerk »Savannah« im Nachlaß von Evans (frdl. Hinweis John T. Hill).
Sammlung M. Brix, München

88 **Bahnstation, Edwards/Mississippi, Februar (?) 1936**
Neg. 8 × 10 = 20,3 × 25,4 cm; Abzug 19,7 × 25,2 cm, verso gestempelt, aus dem Archiv von Evans
Photography Collection, Harry Ransom Humanities Research Center, The University of Texas at Austin

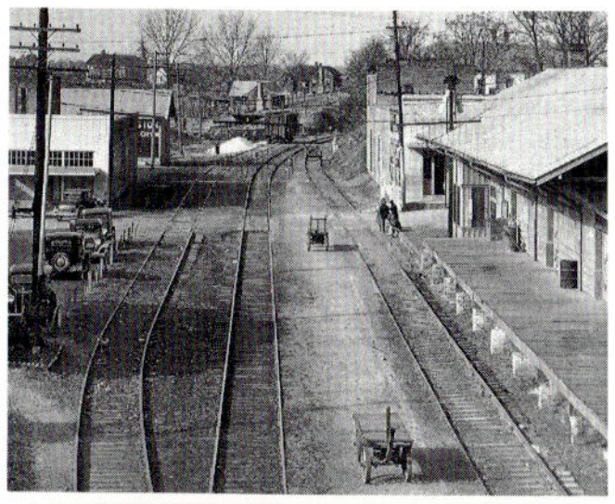

89 **Häuser von Schwarzen und erodiertes Land, bei Tupelo/Mississippi, März** 1936 *Tafel 45*
Neg. Duplikat 8 × 10 = 20,3 × 25,4 cm; Abzug 28,0 × 35,6 cm, Library of Congress, Eva Shade, 1986
Sammlung M. Brix, München

90 **Bodenerosion, Oxford/Mississippi, März 1936**
Neg. 8 × 10 = 20,3 × 25,4 cm; Abzug 20,3 × 25,4 cm, Library of Congress, Eva Shade, 1986
Sammlung M. Brix, München

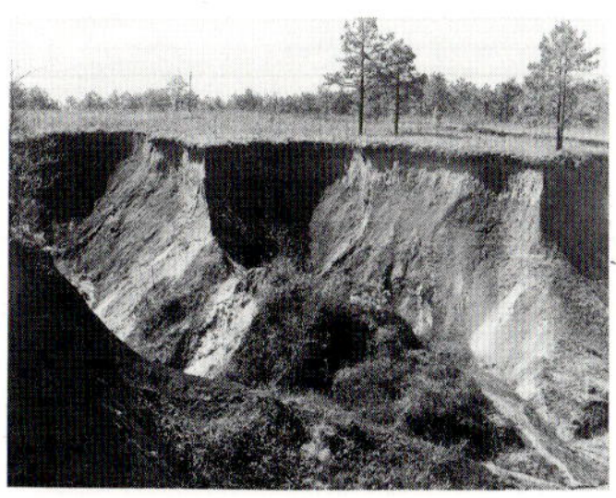

91 **Bodenerosion, Umgebung von Jackson/ Mississippi, März 1936**
Neg. 8 × 10 = 20,3 × 25,4 cm; Abzug 20,3 × 25,4 cm, Library of Congress, Eva Shade, 1986
Sammlung M. Brix, München

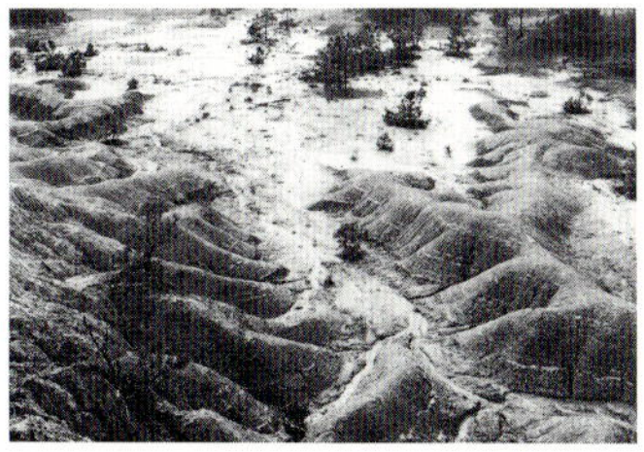

92 **Stallung, Mississippi, März 1936**
Neg. 8 × 10 = 20,3 × 25,4 cm; Abzug 16,2 × 22,9 cm alt, auf Karton aufgezogen
The New York Public Library, The Branch Libraries, Mid-Manhattan Library, Picture Collection, Romana Javitz Collection

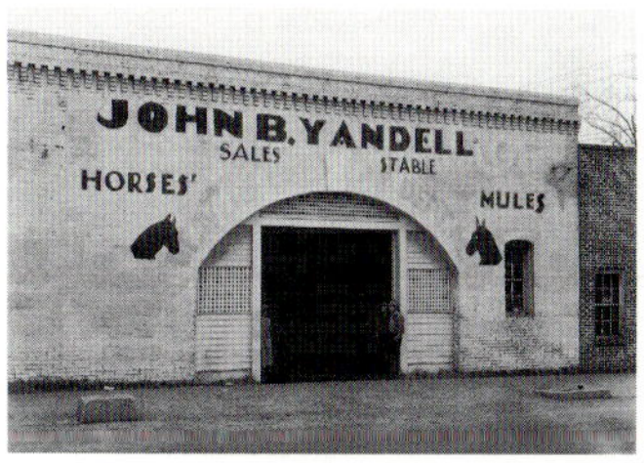

93 **Ladenfront, Mississippi, März 1936** *Tafel 66*
Neg. 8 × 10 = 20,3 × 25,4 cm; Abzug 25,2 × 20,2 cm, aus dem Archiv von Evans
Photography Collection, Harry Ransom Humanities Research Center, The University of Texas at Austin

94 **Anlegestelle für Fähren, Vicksburg/ Mississippi, Februar 1936**
Neg. 8 × 10 = 20,3 × 25,4 cm; Abzug 20,3 × 25,4 cm, Library of Congress, N. N., ca. 1978
Christopher Rauschenberg Collection, Portland

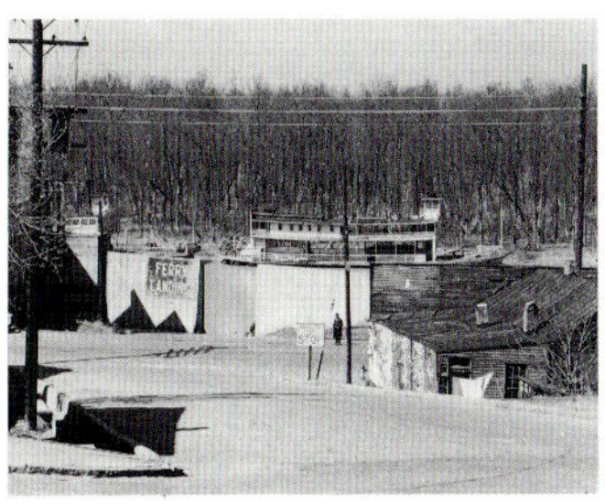

95 **Mississippi-Raddampfer und Bootsleute, Vicksburg/Mississippi, Februar 1936**
Neg. 8 × 10 = 20,3 × 25,4 cm; Abzug Kontakt 20,0 × 23,3 cm, verso Stempel »F.S.A. Farm Security Administration«, übermittelt von Roy Stryker in den 30er Jahren an die Public Library. Sequenz: Evans-Catalog Library of Congress, Nos. 148, 149, 150, 151, 152
The New York Public Library, The Branch Libraries, Mid-Manhattan Library, Picture Collection, Romana Javitz Collection

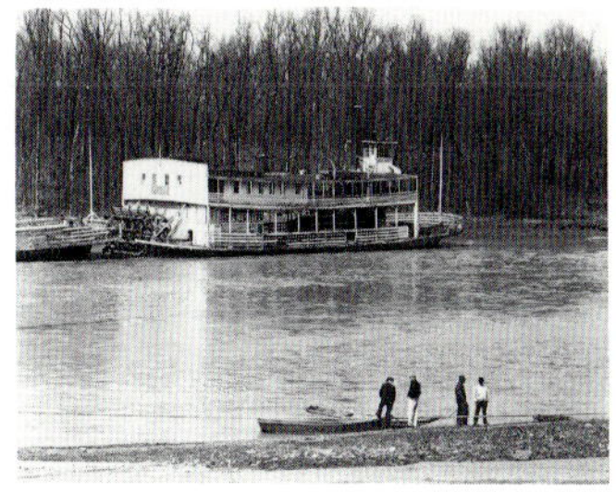

96 **Mississippi-Raddampfer und Bootsleute, Vicksburg/Mississippi, Februar 1936**
Neg. 8 × 10 = 20,3 × 25,4 cm; Abzug 20,3 × 25,4 cm, Library of Congress, Eva Shade, 1986
Sammlung M. Brix, München

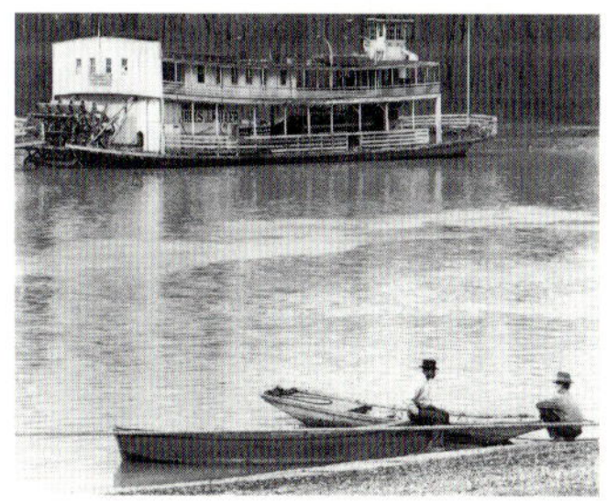

97 **Mississippi-Raddampfer und Waren, Vicksburg/Mississippi, Februar 1936** *Tafel 44*
Neg. Duplikat 8 × 10 = 20,3 × 25,4 cm; Abzug 28,0 × 35,6 cm, Library of Congress, N. N., 1987
Sammlung M. Brix, München

98 **Verlassenes Ante-Bellum-Herrenhaus einer Plantage: Seitenansicht, Vicksburg/Mississippi, März 1936**
(Ante-Bellum = vor dem Civil War)
Neg. 8 × 10 = 20,3 × 25,4 cm; Abzug

28,0 × 35,6 cm, Library of Congress, Eva Shade, 1986
Sammlung M. Brix, München

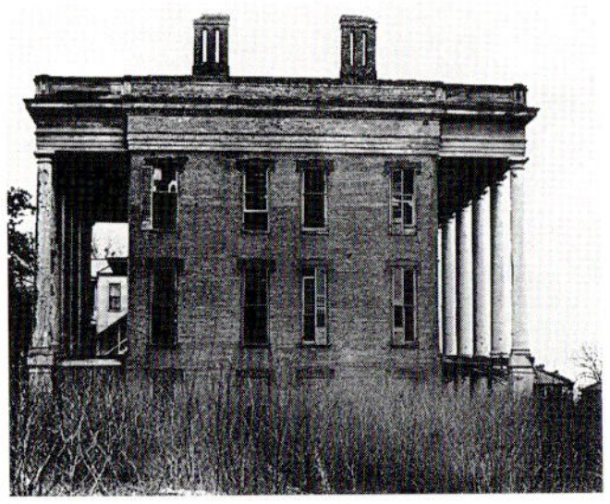

99 **Verlassenes Ante-Bellum-Herrenhaus einer Plantage: Gartenfassade Vicksburg/Mississippi, März 1936**
(Ante-Bellum = vor dem Civil War)
Neg. 8 × 10 = 20,3 × 25,4 cm; Abzug 28,0 × 35,6 cm, Library of Congress, Eva Shade, 1986
Sammlung M. Brix, München

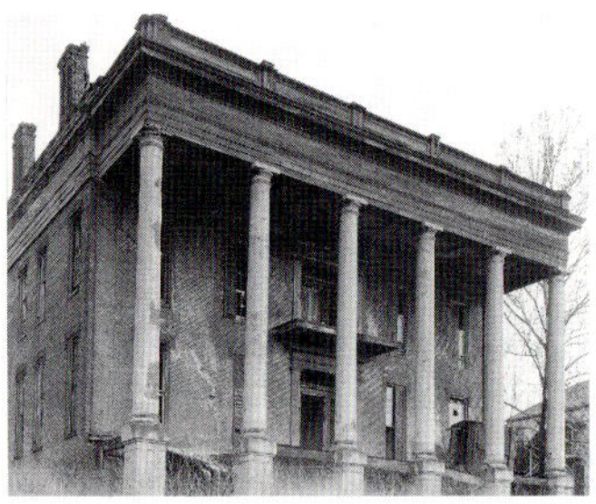

100 **Battlefield-Denkmal, Vicksburg/ Mississippi, März 1936**
Neg. 8 × 10 = 20,3 × 25,4 cm; Abzug Kontakt Vollformat, ohne Bez.
Harry Lunn Collection, New York

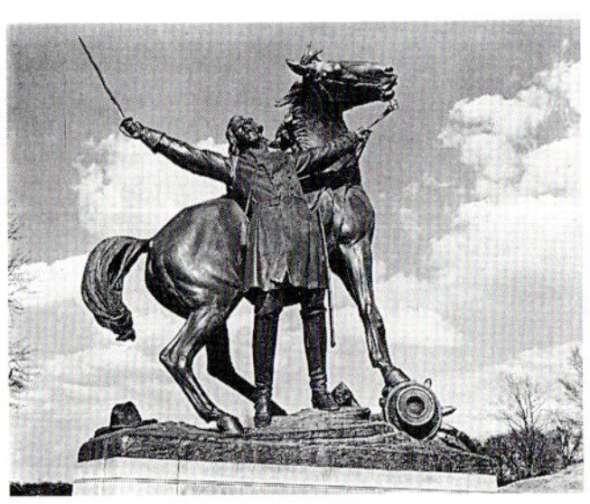

101 **Mietstall, Vicksburg/Mississippi, März 1936**
(laut Evans-Katalog Museum of Modern Art 1971: Natchez, Miss., 1935)
Neg. 8 × 10 = 20,3 × 25,4 cm; Abzug 17,2 × 20,5 cm alt, auf Karton
The New York Public Library, The Branch Libraries, Mid-Manhattan Library, Picture Collection, Romana Javitz Collection

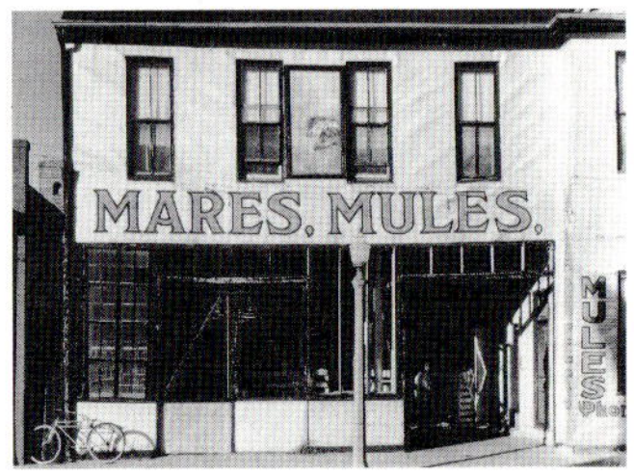

102 **Samenhandlung, Vicksburg/Mississippi, März 1936**
Neg. 8 × 10 = 20,3 × 25,4 cm; Abzug 35,6 × 28,0 cm, Library of Congress, Eva Shade, 1986
Sammlung M. Brix, München

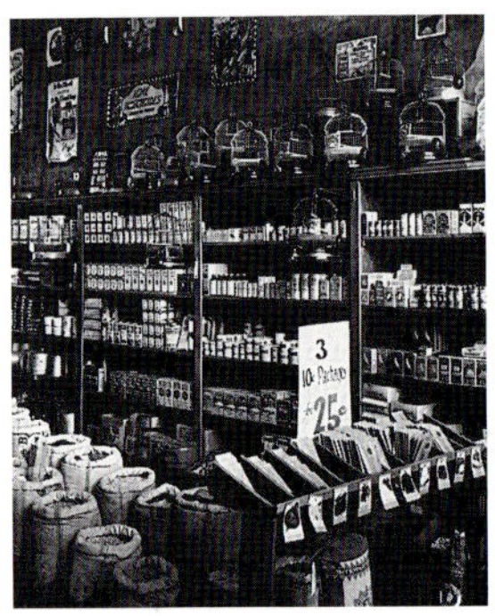

103 **Straßenszene im Schwarzenviertel vor einem Friseurladen, Vicksburg/ Mississippi, März 1936** *Tafel 47*
Neg. 8 × 10 = 20,3 × 25,4 cm; Abzug 16,5 × 23,2 cm, von Jim Dow unter Evans' Aufsicht, 1971
The Museum of Modern Art, New York, Stephen R. Currier Memorial Fund

104 **Straßenszene im Schwarzenviertel vor einem Friseurladen, Vicksburg/ Mississippi, März 1936**
Neg. 8 × 10 = 20,3 × 25,4 cm; Abzug 18,8 × 23,3 cm, aufgezogen, recto gestempelt
Vorlage für *Let Us Now Praise Famous Men*, 2. Aufl. 1960
Photography Collection, Harry Ransom Humanities Research Center, The University of Texas at Austin

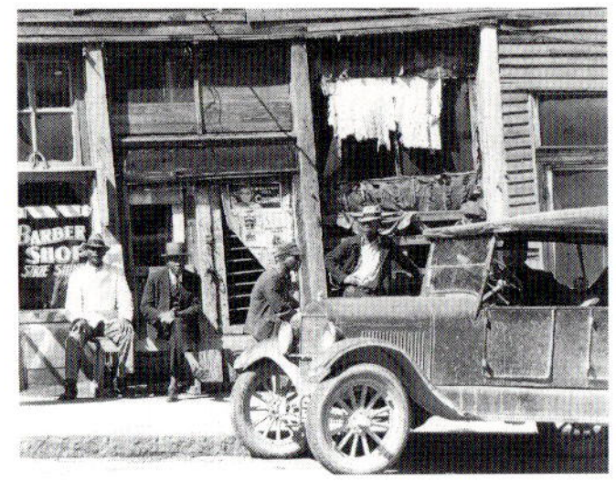

105 **Straßenszene im Schwarzenviertel ..., Vicksburg/Mississippi, 1936**
Neg. [?]; Abzug Postkarten-Format 8,7 × 13,8 cm, verso gestempelt (»WALKER EVANS«), außerdem Sammlerstempel »COLLECTION // ARNOLD H. CRANE ...«
The Metropolitan Museum, New York, Geschenk von Arnold Crane, 1972

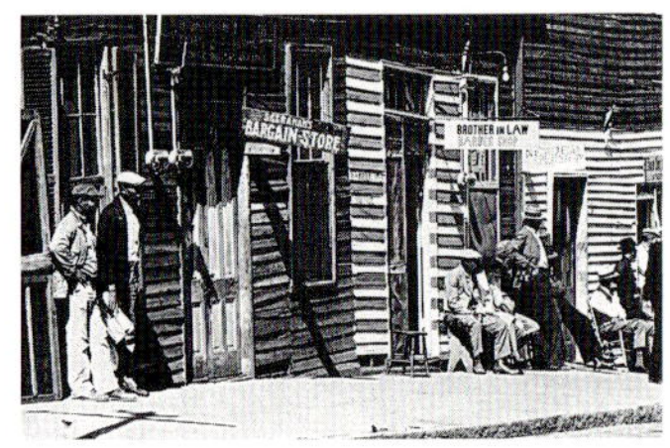

106 **Straßenszene im Schwarzenviertel ..., Vicksburg/Mississippi, März 1936**
Neg. 8 × 10 = 20,3 × 25,4 cm; Abzug 17 × 24,2 cm, aufgezogen, von Roy Stryker in den 30er Jahren an die Public Library übermittelt.
Varianten: Evans-Catalog Library of Congress Nos. 129, 130, 131
The New York Public Library, Picture Collection, Romana Javitz Collection

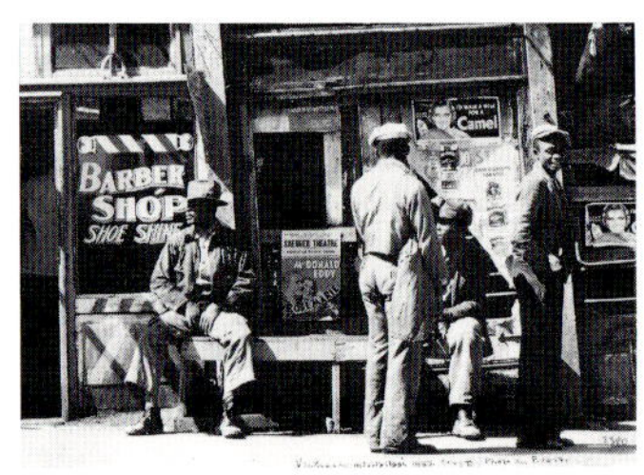

107 **Straßenszene im Schwarzenviertel ..., Vicksburg/Mississippi, März 1936**
Tafel 46
Neg 4 × 5 = 10,2 × 12,7 cm; Abzug 35,6 × 28,0 cm, Library of Congress, N.N., 1989
Sammlung M. Brix, München

108 **Häuser und Leute im Schwarzenviertel, Vicksburg/Mississippi, März 1936**
Neg. 8 × 10 = 20,3 × 25,4 cm; Abzug Kontakt, wohl von Evans, ohne Bez.
Prints and Photographs Division, Library of Congress, Washington, D. C., Master Photographs Collection

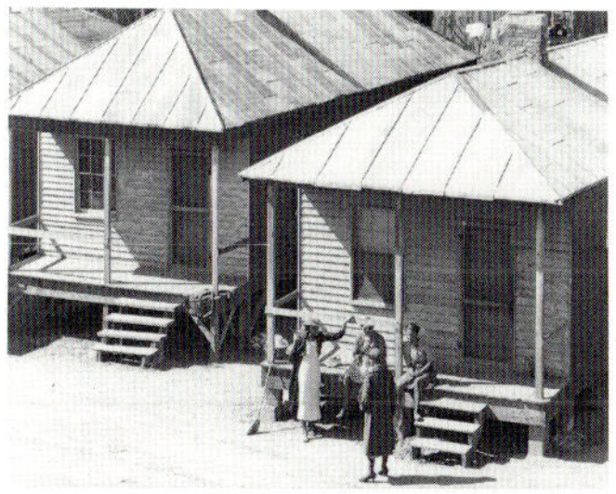

109 **Kinder auf der Veranda eines Hauses im Schwarzenviertel, Vicksburg/Mississippi, Februar 1936** *Tafel 48*
Neg. Dupl. 8 × 10 = 20,3 × 25,4 cm; Abzug 20,3 × 25,4 cm, Library of Congress, Lisa Kohan, 1990
Sammlung M. Brix, München

110 **Landschaft mit toten Bäumen, Umgebung von Monticello/Georgia, März 1936**
Neg. 8 × 10 = 20,3 × 25,4 cm; Abzug 20,9 × 25,4 cm, Library of Congress, N. N., 1986
Sammlung M. Brix, München

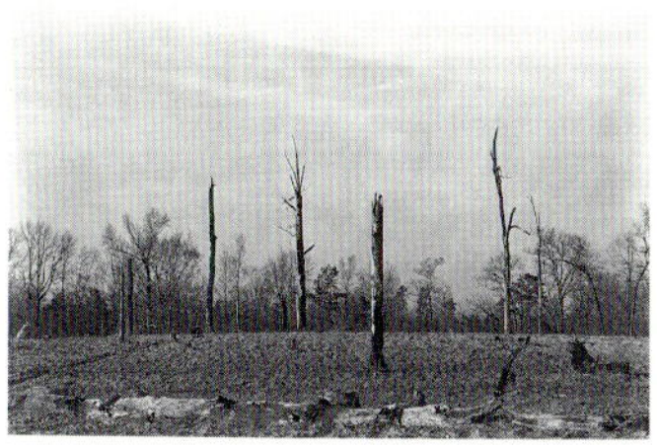

111 **Ruine einer ehemaligen spanischen (?) Missionsstation, St. Mary's/Georgia, März 1936**
Neg. 8 × 10 = 20,3 × 25,4 cm; Abzug 28,0 × 35,6 cm, auf dem Passepartout sign. »Walker Evans«
Aus: Portfolio Double Elephant Press (zit. Kat. Nr. 27)
Prints and Photographs Division, Library of Congress, Washington, D. C., Master Photographs Collection

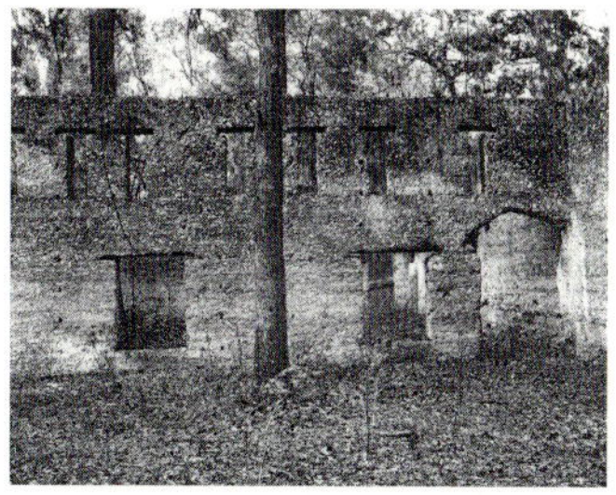

112 **Häuser im Schwarzenviertel, Atlanta/Georgia, März 1936** *Tafel 49*
Neg. 8 × 10 = 20,3 × 25,4 cm; Abzug 28,0 × 35,6 cm, Library of Congress, Eva Shade, 1986
Sammlung M. Brix, München

113 **Friseurladen für Schwarze, Atlanta/Georgia, März 1936** *Tafel 50*
Neg. 8 × 10 = 20,3 × 25,4 cm; Abzug 18,8 × 23,1 cm, von Evans, ohne Bez.
The Museum of Modern Art, New York, Geschenk

114 **Garage, Atlanta/Georgia, März 1936** *Tafel 51*
Neg. 8 × 10 = 20,3 × 25,4 cm; Abzug 28,0 × 35,6 cm, Library of Congress, Eva Shade, 1989
Sammlung M. Brix, München

115 **Plakatwand und Holzhäuser, Atlanta/Georgia, März 1936** *Tafel 52*
Neg. 8 × 10 = 20,3 × 25,4 cm; Abzug 28,0 × 35,6 cm, Library of Congress, Eva Shade, 1986
Sammlung M. Brix, München

116 **Holzkirche für Weiße, South Carolina, 1936** *Tafel 53*
Neg. 8 × 10 = 20,3 × 25,4 cm; Abzug 19 × 24 cm auf Papier 28 × 35 cm, The Estate of Walker Evans ca. 1976/77
The Estate of Walker Evans, Bethany

117 **Holzkirche für Schwarze, South Carolina, März 1936** *Tafel 54*
Neg. 8 × 10 = 20,3 × 25,4 cm; Abzug 35,6 × 28,0 cm, Library of Congress, Eva Shade, 1986
Sammlung M. Brix, München

118 **Holzrahmen-Haus, Charlestown/South Carolina, März 1936**

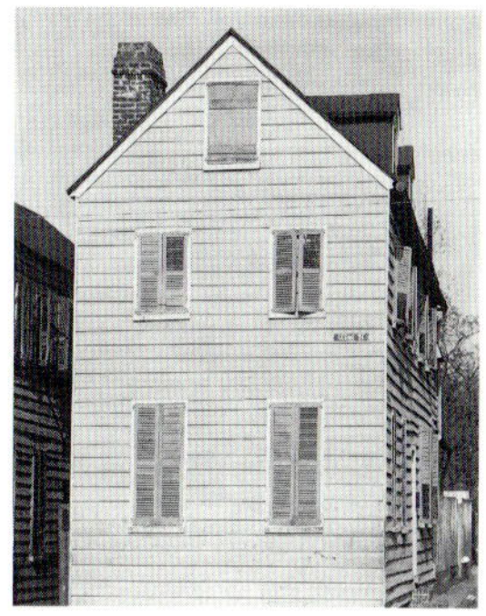

Neg. 8 × 10 = 20,3 × 25,4 cm; Abzug Kontakt Vollformat, alt, verso gestempelt
Harry Lunn Collection, New York

119 **Häuser eines FSA-Projekts im Bau, Umgebung von Eatonton/Georgia, März 1936**
Neg. Duplikat 8 × 10 = 20,3 × 25,4 cm; Abzug 20,3 × 25,4 cm, Library of Congress, N. N., 1987
Sammlung M. Brix, München

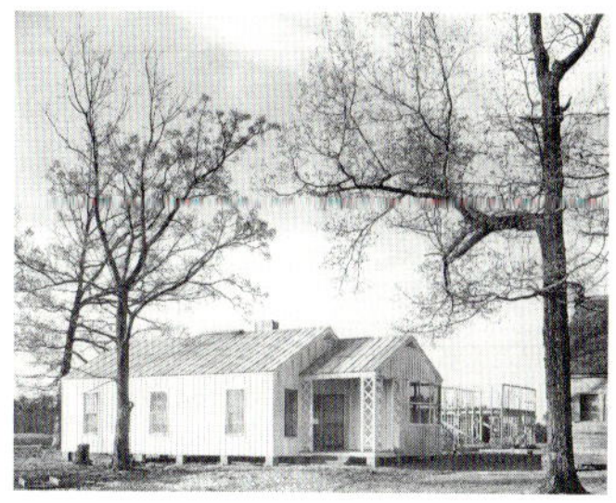

120 **»Art School«, Beaufort/South Carolina, März 1936** *Tafel 69*
Neg. 8 × 10 = 20,3 × 25,4 cm; Abzug Kontakt 19,4 × 24,5 cm, von Evans in den 50er Jahren, verso von Evans sign. in den 70er Jahren
The Menil Collection, Houston

FSA: Alabama 1935/36

121 **Schaufensterauslage eines Photo-Studios, Birmingham/Alabama, März (?) 1936**
(laut Evans/*American Photographs:* Savannah, Georgia, 1936)
Neg. 8 × 10 = 20,3 × 25,4 cm; Abzug 35,6 × 28,0 cm, auf dem Passepartout sign. »Walker Evans«
Aus: Portfolio Double Elephant Press (zit. Kat. Nr. 27)

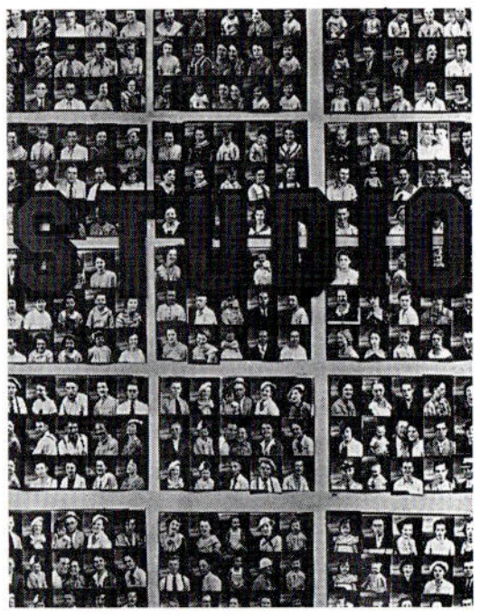

Prints and Photographs Division, Library of Congress, Washington, D. C., Master Photographs Collection

122 **Auslage eines Photostudios, Birmingham/Alabama (?), 1936**
Tafel 56
Neg. 8 × 10 = 20,3 × 25,4 cm; Abzug 50 × 40 cm, vermutlich unter Aufsicht von Evans, verso zweimal gestempelt
Harry Lunn Collection, New York

123 **Bergarbeiter-Baracken, bei Montgomery/Alabama, 1936**
Neg. 8 × 10 = 20,3 × 25,4 cm; Abzug 13,5 × 16,8 cm = Ausschnitt aus dem Negativ, verso FSA-Stempel mit Titel, Jahr und Nummer
Kicken Pauseback Galerie, Köln

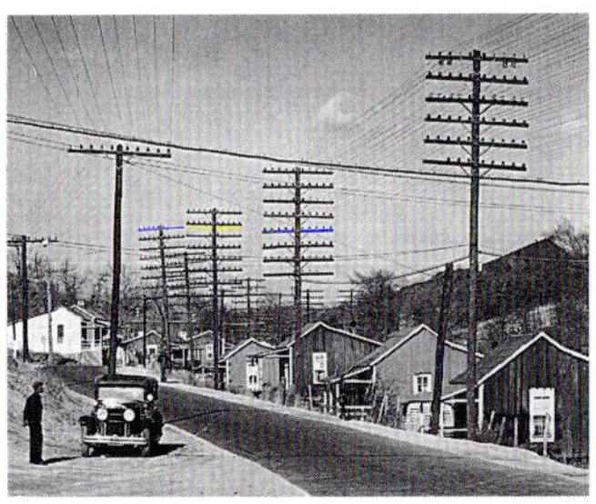

124 **Häuserzeile Main Street, Selma/ Alabama, Dezember (?) 1935** *Tafel 57*
Neg. 8 × 10 = 20,3 × 25,4 cm; Abzug Kontakt Vollformat, verso Stempel »F.S.A. Farm Security Administration«, von Roy Stryker in den 30er Jahren an die Public Library übermittelt.
The New York Public Library, The Branch Libraries, Mid-Manhattan Library, Picture Collection, Romana Javitz Collection

125 **Kiosk am Straßenrand, Umgebung von Selma/Alabama, Dezember (?) 1935**
Neg. 8 × 10 = 20,3 × 25,4 cm; Abzug 28,0 × 35,6 cm, Library of Congress, Eva Shade, 1987
Sammlung M. Brix, München

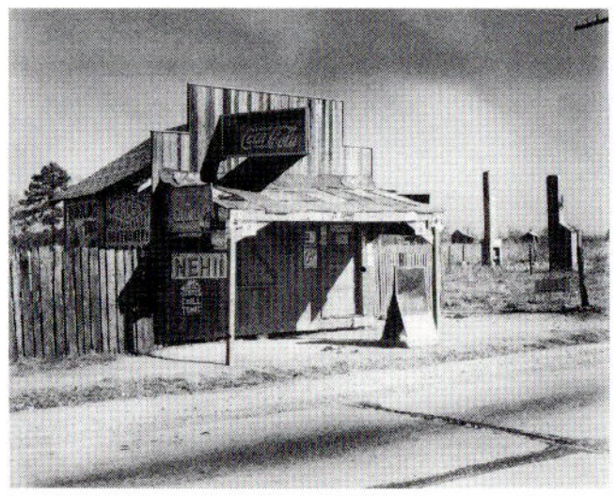

126 **Kiosk, Selma/Alabama, Januar (?) 1936**
Tafel 65
Neg. Duplikat 8 × 10 = 20,3 × 25,4 cm; Abzug 28,0 × 35,6 cm, Library of Congress, N. N., 1989
Sammlung M. Brix, München

127 **Häuser von Bergarbeitern, Birmingham/Alabama, 1935**
(laut Evans-Catalog Library of Congress: Morgantown, West Virginia, 1935)
Neg. 8 × 10 = 20,3 × 25,4 cm; Abzug 28,0 × 35,6 cm, Library of Congress, N. N., 1989
Sammlung M. Brix, München

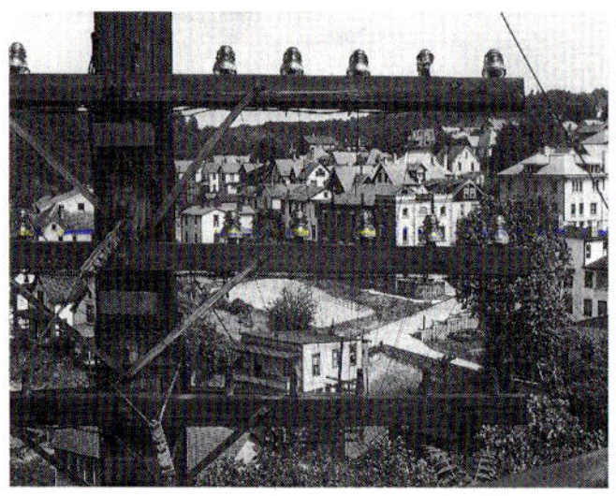

128 **Stahlwerk und Arbeiterhäuser, Birmingham/Alabama, März (?) 1936**
Tafel 60
Neg. 8 × 10 = 20,3 × 25,4 cm; Abzug 28,0 × 35,6 cm, Library of Congress, Eva Shade, 1989
Sammlung M. Brix, München

129 **Stahlwerk, Birmingham/Alabama, 1936**
Neg. 8 × 10 = 20,3 × 25,4 cm; Abzug 20,3 × 25,4 cm, Library of Congress, N. N., 1986
Sammlung M. Brix, München

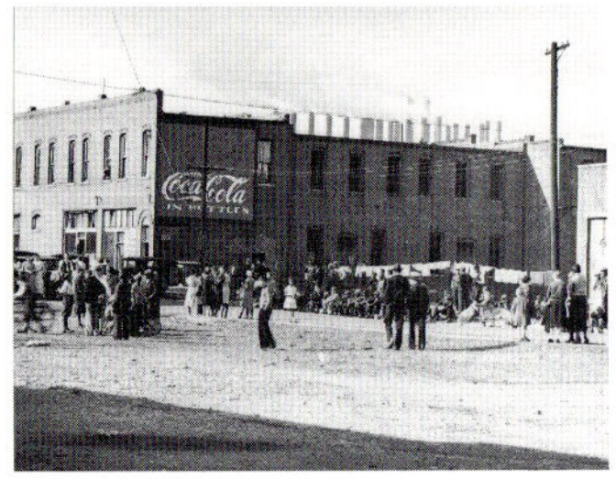

130 **Pension, Birmingham/Alabama, März (?) 1936**
Neg. 8 × 10 = 20,3 × 25,4 cm; Abzug 28,0 × 35,6 cm, Library of Congress, Eva Shade, 1986
Sammlung M. Brix, München

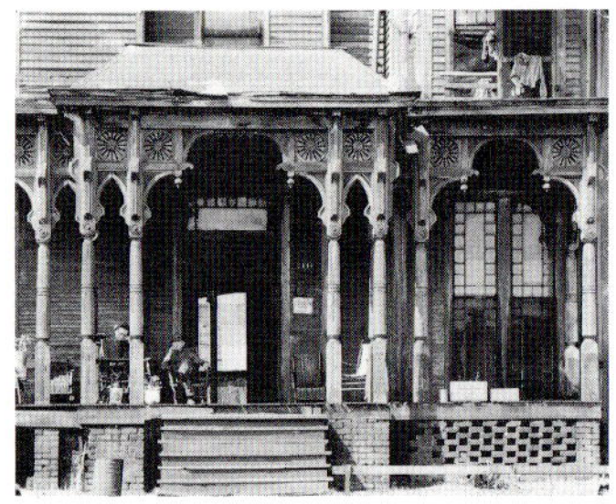

131 **Werbetafel eines Einrichtungshauses, Birmingham/Alabama, März (?) 1936**
Tafel 74
Neg. 8 × 10 = 20,3 × 25,4 cm; Abzug (Vergrößerung) 36,5 × 46,1 cm auf Papier 38,7 × 48,9 cm, von Evans in den 50er Jahren, verso von Evans sign. in den 70er Jahren
The Menil Collection, Houston

132 **Kiosk am Straßenrand, bei Birmingham/Alabama, Sommer 1936**
Neg. 8 × 10 = 20,3 × 25,4 cm; Abzug 28,0 × 35,6 cm, Library of Congress, Eva Shade, 1986
Sammlung M. Brix, München

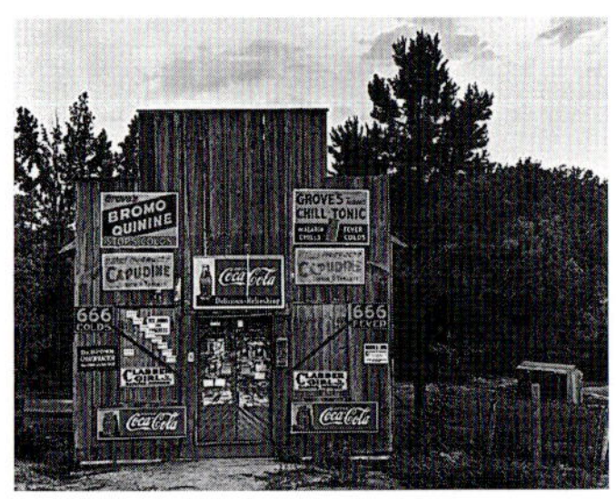

133 **Gußeisen-Detail eines Hauses, Mobile/Alabama, März 1936**
Neg. 4×5 = 10,2×12,7 cm; Abzug 18,7×24,1 cm alt, auf Karton aufgezogen
Variante: Evans-Catalog Library of Congress, No. 211
The New York Public Library, The Branch Libraries, Mid-Manhattan Library, Picture Collection, Romana Javitz Collection

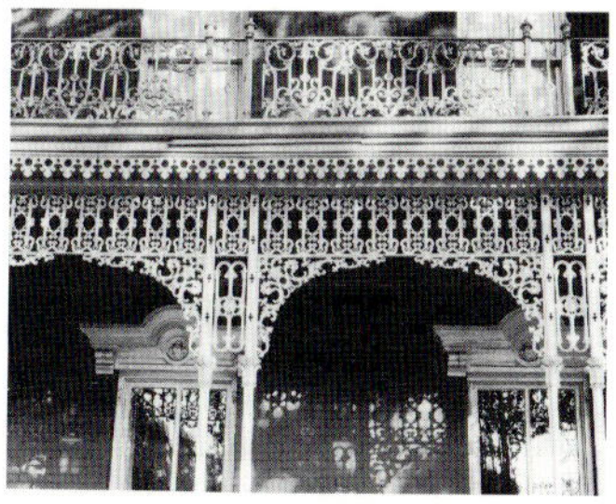

134 **Main Street, Greensboro/Alabama, Sommer 1936** *Tafel 55*
(Greensboro ist Verwaltungssitz von Hale County)
Neg. 8×10 = 20,3×25,4 cm; Abzug 20,3×26,0 cm, verso gestempelt, aus dem Archiv von Evans
Photography Collection, Harry Ransom Humanities Research Center, The University of Texas at Austin

135 **Straßenszene, Marion/Alabama Sommer 1936** *Tafel 58*
Neg. 8×10 = 20,3×25,4 cm; Abzug 20,2×24,5 cm, verso gestempelt, aus dem Archiv von Evans
Photography Collection, Harry Ransom Humanities Research Center, The University of Texas at Austin

136 **»Mayors Office«, Moundville/Alabama, Sommer 1936** *Tafel 63*
Neg. Duplikat 8×10 = 20,3×25,4 cm; Abzug 28,0×35,6 cm, Library of Congress, Eva Shade, 1986
Sammlung M. Brix, München

137 **Gemischtwarenladen, Moundville/ Alabama, Sommer 1936** *Tafel 67*
Neg. 8×10 = 20,3×25,4 cm; Abzug Kontakt Vollformat, verso Stempel »F.S.A. Farm Security Administration«, von Roy Stryker in den 30er Jahren an die Public Library übermittelt.
The New York Public Library, The Branch Libraries, Mid-Manhattan Library, Picture Collection, Romana Javitz Collection

138 **Wellblechfassade, Moundville (oder Marion)/Alabama, Sommer 1936**
Tafel 64
Neg. 8×10 = 20,3×25,4 cm; Abzug 28,0×35,6 cm, Library of Congress, Eva Shade, 1986
Sammlung M. Brix, München

139 **Ländlicher Laden, Umgebung von Moundville/Alabama, Sommer 1936**
Neg. 8×10 = 20,3×25,4 cm; Abzug 28,0×35,6 cm, Library of Congress, Eva Shade, 1990
Sammlung M. Brix, München

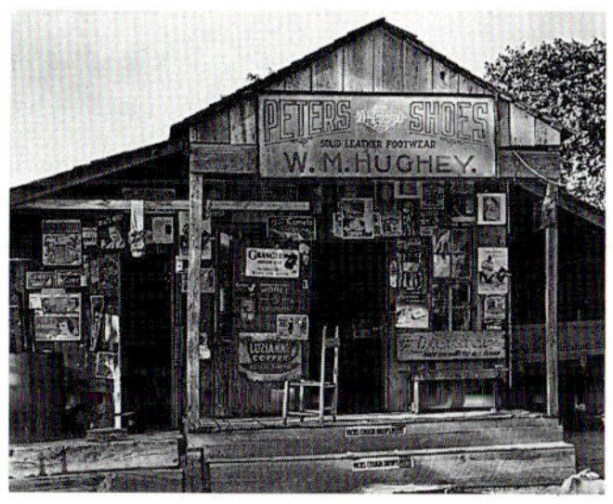

140 **Tuscaloosa Abschleppdienst, Umgebung von Tuscaloosa/Alabama, 1936** *Tafel 62*
Neg. 8×10 = 20,3×25,4 cm; Abzug 28,0×35,6 cm; Library of Congress, Eva Shade, 1986
Sammlung M. Brix, München

141 **Laden am Straßenrand, zwischen Tuscaloosa und Greensboro/Alabama, 1936** *Tafel 68*
Neg. 8×10 = 20,3×25,4 cm; Abzug 28,0×35,6 cm; Library of Congress, N. N., 1989
Sammlung M. Brix, München

142 **Post-Station, Sprott/Alabama, 1936**
Neg. 8×10 = 20,3×25,4 cm; Abzug 18,4×23,8 cm, The Museum of Modern Art, N. N., 1971
The Museum of Modern Art, New York, Geschenk

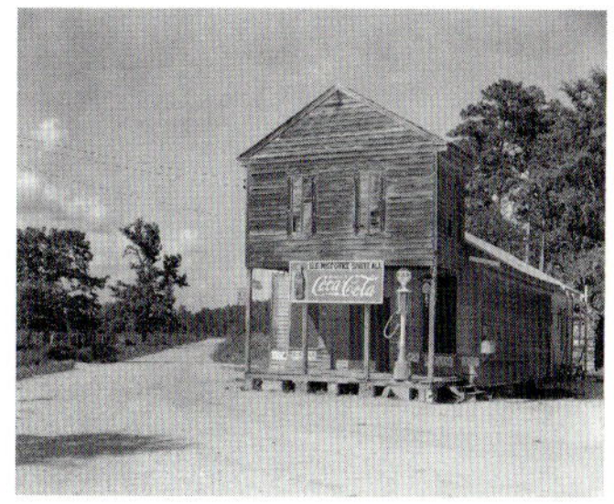

143 **Holzkirche, Sprott/Alabama, Sommer 1936**
Neg. 8×10 = 20,3×25,4 cm; Abzug Kontakt 24,1×19,1 cm von Evans in den 50er Jahren, verso von Evans sign. in den 70er Jahren
The Menil Collection, Houston

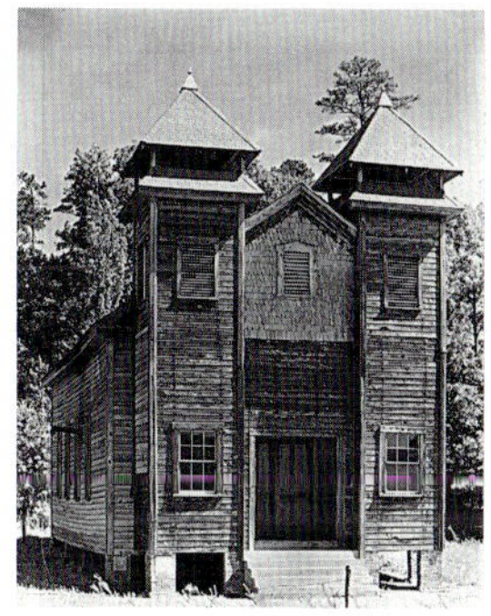

144 **Eisenwaren-Laden, Südstaaten, 1936**
Neg. 8×10 = 20,3×25,4 cm; Abzug 16,2×17,8 cm, alt, auf Karton aufgezogen
The New York Public Library, The Branch Libraries, Mid-Manhattan Library, Picture Collection, Romana Javitz Collection

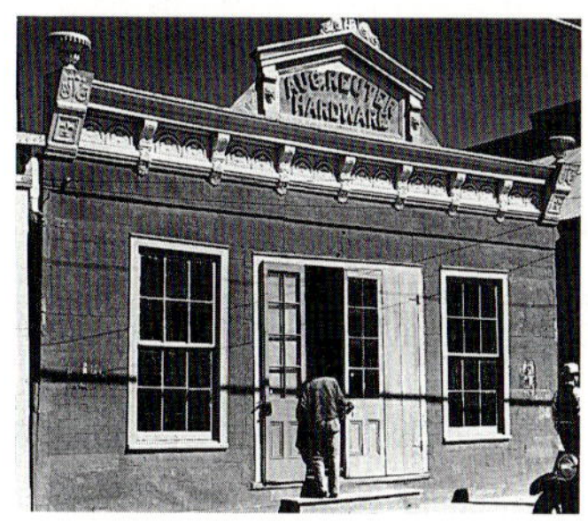

145 **»River Hill Cafe«, Alabama 1936**
Tafel 61
Neg. 8×10 = 20,3×25,4 cm; Abzug

28,0 × 35,6 cm, Library of Congress, Eva Shade, 1990
Sammlung M. Brix, München

146 **Filmtheater in einer Kleinstadt, Alabama, 1936** (?) *Tafel 59*
Neg. Duplikat 8 × 10 = 20,3 × 25,4 cm; Abzug 28,0 × 35,6 cm, Library of Congress, N. N., 1989
Sammlung M. Brix, München

147 **Mauer mit Plakaten, Alabama, 1936**
Neg. 8 × 10 = 20,3 × 25,4 cm; Abzug 20,3 × 25,4 cm, Library of Congress, N. N., ca. 1978
Christopher Rauschenberg Collection, Portland

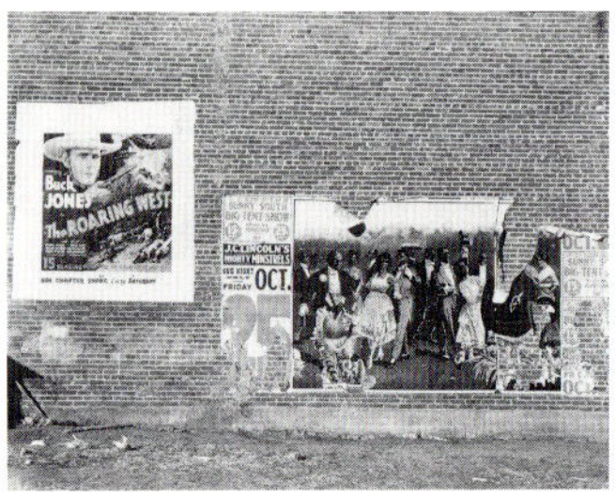

148 **Minstrel-Plakat, Detail, Alabama, 1936**
(Minstrel = volkstümliches Theater mit weißen, als Neger zurechtgemachten Darstellern)
Neg. 8 × 10 = 20,3 × 25,4 cm; Abzug 28,0 × 35,6 cm, Library of Congress, Eva Shade, 1986
Sammlung M. Brix, München

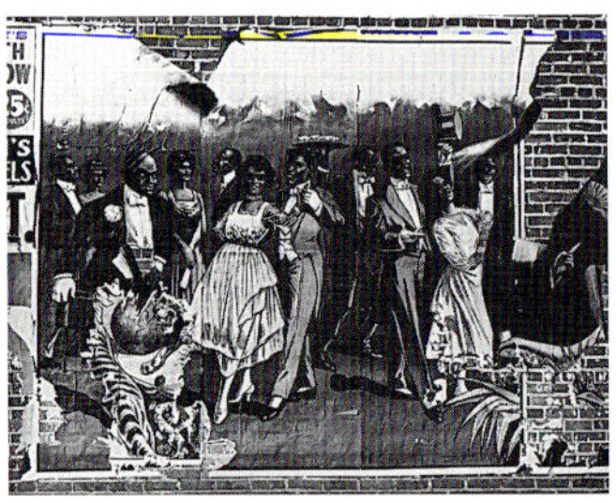

149 **Minstrel-Plakat, Alabama, 1936**
Tafel 70
(Minstrel = volkstümliches Theater mit weißen, als Neger zurechtgemachten Darstellern)
Neg. 8 × 10 = 20,3 × 25,4 cm; Abzug 35,6 × 28,0 cm, Library of Congress, Eva Shade, 1990
Sammlung M. Brix, München

150 **Schuhputz-Stand, Südstaaten, 1936**
Tafel 71
Neg. 8 × 10 = 20,3 × 25,4 cm; Abzug 19,0 × 22,2 cm, aufgezogen, unter dem Bild rechts sign. »Walker Evans«, links numeriert »52/75«
Das ausgestellte Bild ist eine Variante (engerer Bildausschnitt) zu der auf der Tafel reproduzierten Photographie.
Weitere Variante: Evans-Catalog Library of Congress, No. 390
Kicken Pauseback Galerie, Köln

151 **»Silas Green Show« mit Eselskarren, Alabama, 1936** *Tafel 72*
Neg. 8 × 10 = 20,3 × 25,4 cm; Abzug 28,0 × 35,6 cm, Library of Congress, Eva Shade, 1986
Sammlung M. Brix, München

152 **Mauer mit Plakaten, Alabama, 1936** (?)
Tafel 73
Neg. 8 × 10 = 20,3 × 25,4 cm; Abzug 28,0 × 35,6 cm, Library of Congress, Eva Shade, 1986
Sammlung M. Brix, München

153 **Zirkus-Plakat, Alabama, 1936**
Neg. 8 × 10 = 20,3 × 25,4 cm; Abzug Kontakt Vollformat, verso Stempel »F.S.A. Farm Security Administration«, von Roy Stryker in den 30er Jahren an die Public Library übermittelt
The New York Public Library, The Branch Libraries, Mid-Manhattan Library, Picture Collection, Romana Javitz Collection

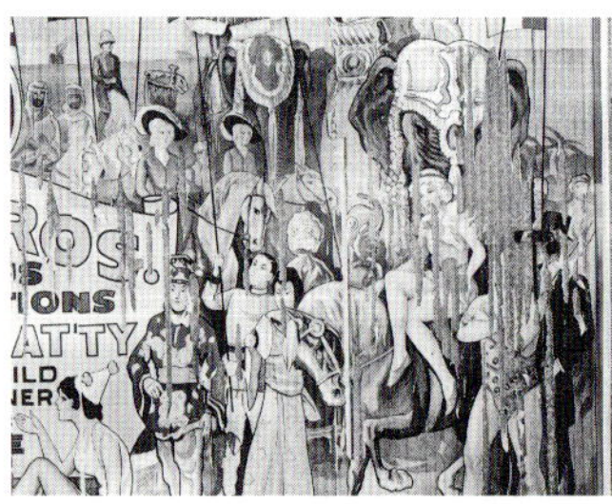

154 **Schulhaus mit Glockenturm, Alabama, 1936** *Tafel 75*
Neg. 8 × 10 = 20,3 × 25,4 cm; Abzug 28,0 × 35,6 cm, Library of Congress, Eva Shade, 1986
Sammlung M. Brix, München

155 **Schulhaus (»Clean Hill«), Alabama (?), 1936**
Neg. 8 × 10 = 20,3 × 25,4 cm; Abzug 25,2 × 20,3 cm, aufgezogen, verso gestempelt, aus dem Archiv von Evans Photography Collection, Harry Ransom Humanities Research Center, The University of Texas at Austin

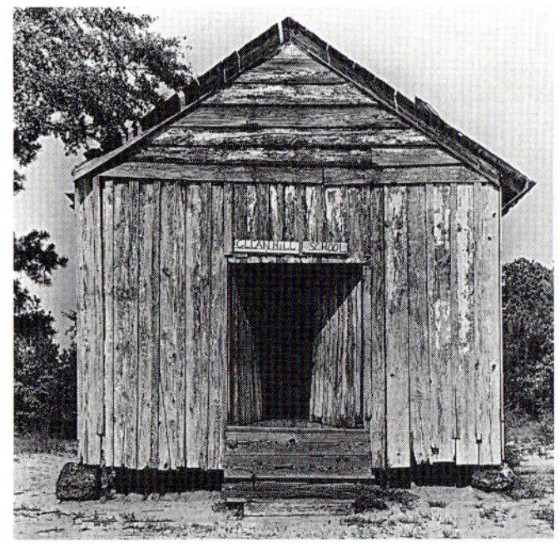

156 **Inneres einer Holzkirche, Alabama, 1936** *Tafel 76*
Neg. 8 × 10 = 20,3 × 25,4 cm; Abzug 28,0 × 35,6 cm, Library of Congress, Eva Shade, 1986
Sammlung M. Brix, München

157 **Inneres einer Holzkirche, Alabama, 1936**
Neg. 8 × 10 = 20,3 × 25,4 cm; Abzug 19,0 × 23,3 cm von Jim Dow unter Evans' Aufsicht, 1971
Variante: Evans-Catalog Library of Congress No. 371 (siehe Kat. Nr. 156)
The Museum of Modern Art, New York, Mr. and Mrs. John Spencer Fund

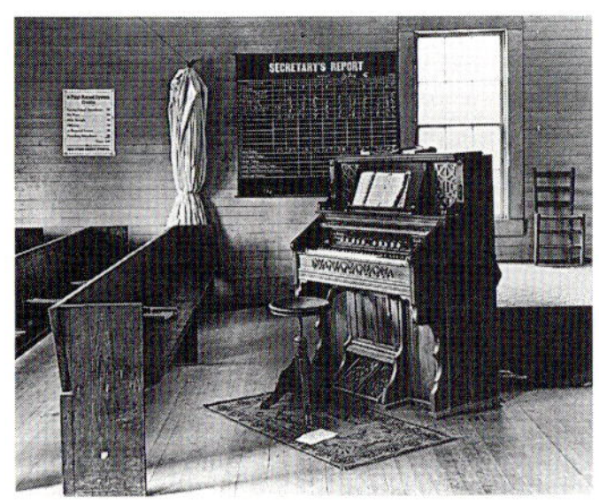

158 **Schuppen eines Pächters, Alabama, 1936**
Neg. 8 × 10 = 20,3 × 25,4 cm; Abzug Kontakt 19,1 × 24,5 cm von Evans in den 30er Jahren, verso gestempelt

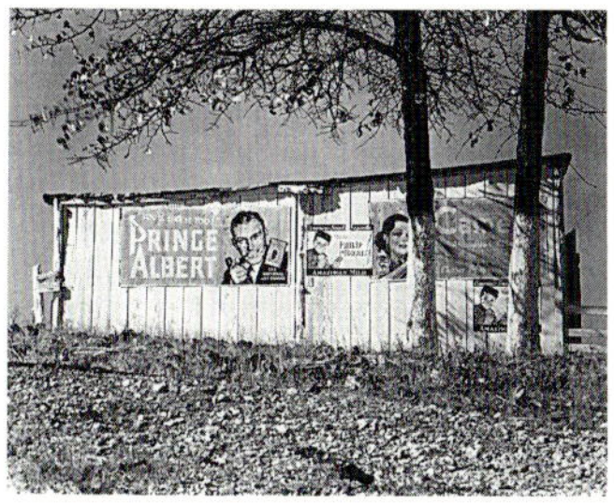

(»Walker Evans«), außerdem Nachlaß-Stempel
The Menil Collection, Houston

159 **Ländliches Interieur, Südstaaten, 1936 (?)**
Neg. 8 × 10 = 20,3 × 25,4 cm; Abzug 28,0 × 35,6 cm, Library of Congress, Eva Shade, 1987
Sammlung M. Brix, München

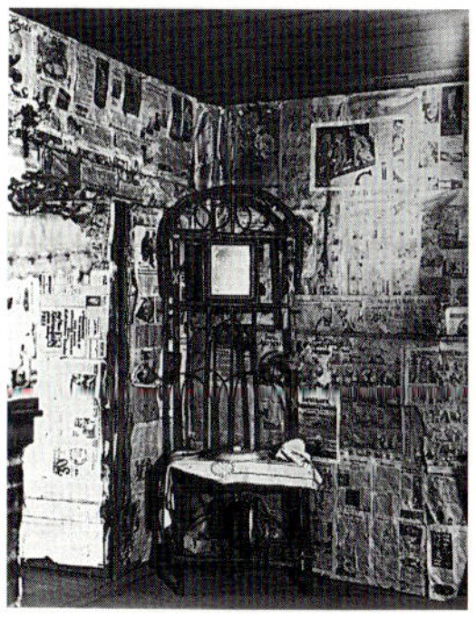

FSA: »Let Us Now Praise Famous Men«, Alabama 1936

160 **James Agee, 1937** *Tafel 77*
Neg. 4 × 5 = 10,2 × 12,7 cm; Abzug 21 × 17 cm, auf dem Passepartout sign. »Walker Evans«.
Aus: Portfolio Double Elephant Press (zit. Kat. Nr. 27)
Prints and Photographs Division, Library of Congress, Washington, D. C., Master Photographs Collection

161 **Pachtherr, Moundville/Alabama, Sommer 1936**
Neg. 8 × 10 = 20,3 × 25,4 cm; Abzug Kontakt Vollformat, verso gestempelt
Harry Lunn Collection, New York

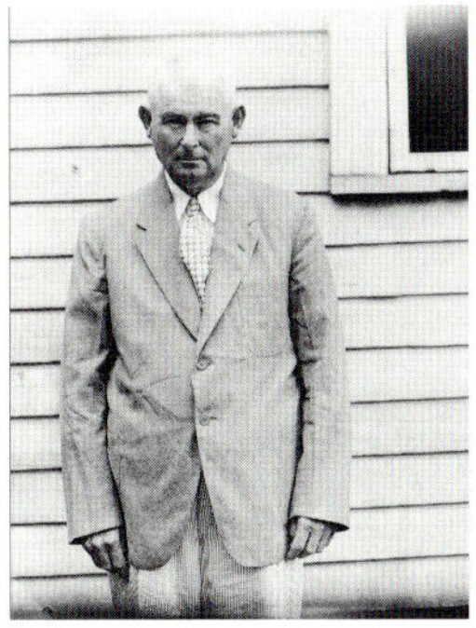

162 **Floyd Burroughs' Haus mit Familie auf der Veranda, Hale County/Alabama, Sommer 1936**
Neg. Duplikat 8 × 10 = 20,3 × 25,4 cm; Abzug 28,0 × 35,6 cm, Library of Congress, N. N., 1989
Sammlung M. Brix, München

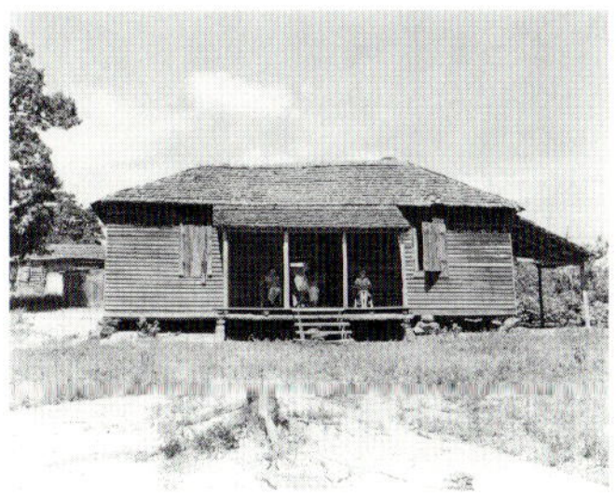

163 **Allie Mae Burroughs mit Kindern auf der Veranda, Hale County/Alabama, Sommer 1936** *Tafel 78*
Neg. Duplikat 8 × 10 = 20,3 × 25,4 cm; Abzug 28,0 × 35,6 cm, Library of Congress, N. N., 1987
Sammlung M. Brix, München

164 **Floyd Burroughs' Familie, Hale County/Alabama, Sommer 1936**
Neg. 8 × 10 = 20,3 × 25,4 cm; Abzug Kontakt 19,1 × 24,1 cm von Evans in den 50er Jahren, verso Nachlaß-Stempel
The Menil Collection, Houston

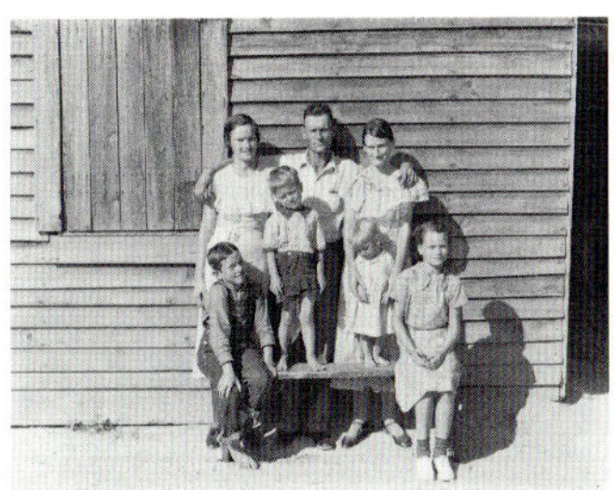

165 **Allie Mae Burroughs, Hale County/Alabama, Sommer 1936**
Neg. 8 × 10 = 20,3 × 25,4 cm; Abzug 28,0 × 35,6 cm, Library of Congress, Eva Shade, 1986
Sammlung M. Brix, München

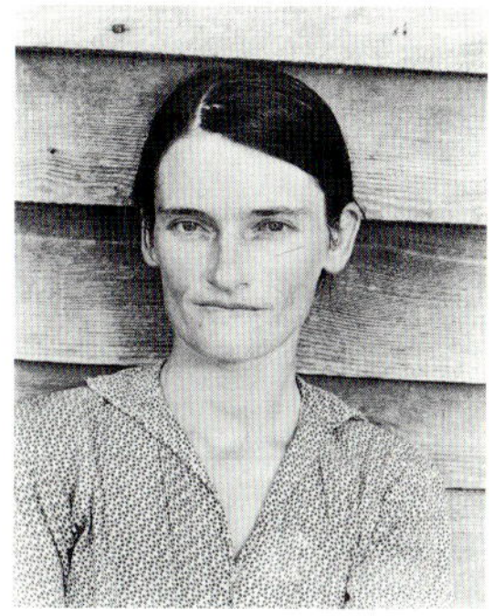

166 **Allie Mae Burroughs, Hale County/Alabama, Sommer 1936**
Neg. 8 × 10 = 20,3 × 25,4 cm; Abzug Kontakt Vollformat, The Estate of Walker Evans, ca. 1976/77
The Estate of Walker Evans, Bethany

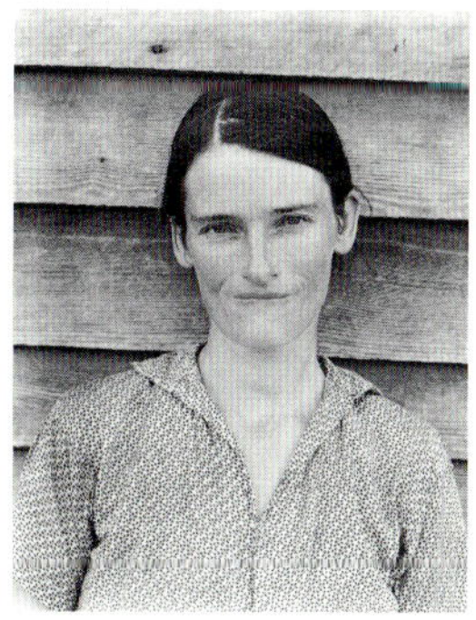

167 **Allie Mae Burroughs, Hale County/Alabama, Sommer 1936** *Tafel 79*
Neg. 8 × 10 = 20,3 × 25,4 cm; Abzug Kontakt 24,8 × 19,4 cm von Evans vor dem Zweiten Weltkrieg, verso von Evans in den 70er Jahren sign. u. dat.
The Menil Collection, Houston

168 **Floyd Burroughs, Hale County/Alabama, Sommer 1936** *Tafel 80*
Neg. 8 × 10 = 20,3 × 25,4 cm; Abzug 28,0 × 35,6 cm, Library of Congress, Eva Shade, 1986
Sammlung M. Brix, München

169 **Floyd Burroughs, Hale County/ Alabama, Sommer 1936**
Neg. 8 × 10 = 20,3 × 25,4 cm; Abzug Kontakt Vollformat von Evans, verso gestempelt
Harry Lunn Collection, New York

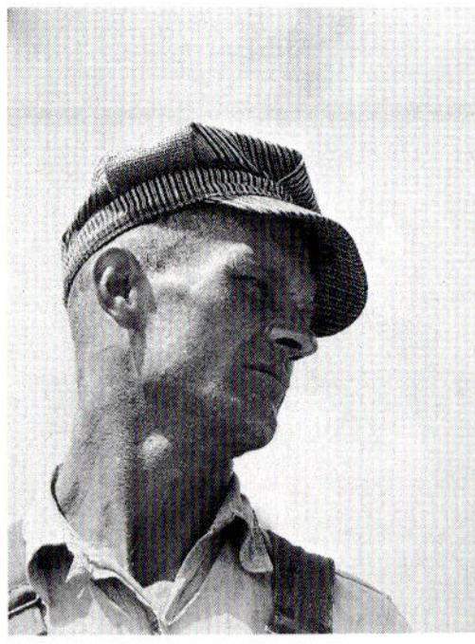

170 **Lucille Burroughs, Hale County/ Alabama, Sommer 1936** *Tafel 81*
Neg. 8 × 10 = 20,3 × 25,4 cm; Abzug Kontakt Vollformat, verso Stempel »F.S.A. Farm Security Administration«, von Roy Stryker in den 30er Jahren an die Public Library übermittelt
The New York Public Library, The Branch Libraries, Mid-Manhattan Library, Picture Collection, Romana Javitz Collection

171 **Squeakie Burroughs, schlafend, Hale County/Alabama, Sommer 1936**
Tafel 83
Neg. Kleinbild 35 mm; Abzug 25,2 × 20,2 cm, aufgezogen, recto gestempelt, aus dem Archiv von Evans
Photography Collection, Harry Ransom Humanities Research Center, The University of Texas at Austin

172 **Squeakie Burroughs, Hale County/ Alabama, Sommer 1936**
Neg. Kleinbild 35 mm; Abzug 18,1 × 13,0 cm, aufgezogen, recto gestempelt
Vorlage für *Let Us Now Praise Famous Men,* 2. Aufl. 1960
Photography Collection, Harry Ransom Humanities Research Center, The University of Texas at Austin

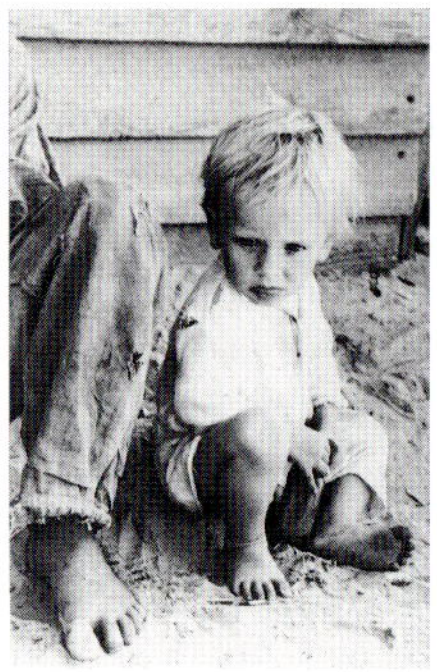

173 **Charles Burroughs, Hale County/ Alabama, Sommer 1936**
Neg. Kleinbild 35 mm; hieraus Ausschnittvergrößerung (vgl. das vollständige Bild: Evans-Catalog Library of Congress, No. 252); Abzug 25,1 × 20,0 cm, aufgezogen, verso gestempelt, aus dem Archiv von Evans
Photography Collection, Harry Ransom Humanities Research Center, The University of Texas at Austin

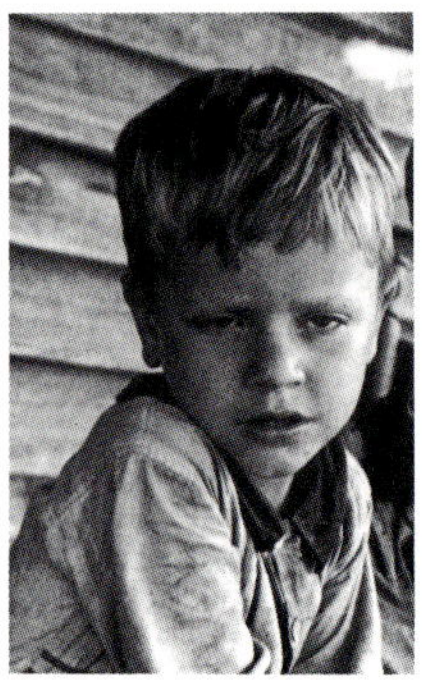

174 **Waschgelegenheit im Flur und Küche in Floyd Burroughs' Haus, Hale County/Alabama, Sommer 1936**
Tafel 84
Neg. 8 × 10 = 20,3 × 25,4 cm; Abzug 23,8 × 16,3 cm von Jim Dow unter Evans' Aufsicht, 1971
The Museum of Modern Art, New York, Stephen R. Currier Memorial Fund

175 **Waschgelegenheit im Flur und Blick in die Küche in Floyd Burroughs' Haus, Hale County/Alabama, Sommer 1936**
Tafel 85
Neg. 8 × 10 = 20,3 × 25,4 cm; Abzug 28,0 × 35,6 cm, Library of Congress, Eva Shade, 1987
Sammlung M. Brix, München

176 **Floyd Burroughs' Arbeitsschuhe, Hale County/Alabama, Sommer 1936**
Tafel 86
Neg. 8 × 10 = 20,3 × 25,4 cm; Abzug 18,6 × 12,9 cm, aufgezogen, recto gestempelt
Vorlage für *Let Us Now Praise Famous Men,* 2. Aufl. 1960
Photography Collection, Harry Ransom Humanities Research Center, The University of Texas at Austin

177 **Küchenecke in Floyd Burroughs' Haus, Hale County/Alabama, Sommer 1936**
Tafel 87
Neg. 8 × 10 = 20,3 × 25,4 cm; Abzug 24,1 × 19,0 cm, von Jim Dow unter Evans' Aufsicht, 1971
The Museum of Modern Art, New York, Stephen R. Currier Memorial Fund

178 **Kamin in der vorderen Schlafkammer in Floyd Burroughs' Haus, Hale County/Alabama, Sommer 1936**
Tafel 88
Neg. 8 × 10 = 20,3 × 25,4 cm; Abzug 28,0 × 35,6 cm, Library of Congress, Eva Shade, 1990
Sammlung M. Brix, München

179 **Hintere Schlafkammer im Haus von Floyd Burroughs, Hale County/ Alabama, Sommer 1936** *Tafel 89*
Neg. 8 × 10 = 20,3 × 25,4 cm; Abzug Kontakt Vollformat, verso Stempel »F.S.A. Farm Security Administration«, von Roy Stryker in den 30er Jahren an die Public Library übermittelt
The New York Public Library, The Branch Libraries, Mid-Manhattan Library, Picture Collection, Romana Javitz Collection

180 **Kamin in der hinteren Schlafkammer des Hauses von Floyd Burroughs, Hale County/Alabama, Sommer 1936**
Tafel 90
Neg. 8 × 10 = 20,3 × 25,4 cm; Abzug Kontakt Vollformat, verso gestempelt, auf dem Passepartout sign. »Walker Evans 1936«
Harry Lunn Collection, New York

181 **Kamin in der hinteren Schlafkammer von Floyd Burroughs' Haus, Hale County/Alabama, Sommer 1936**

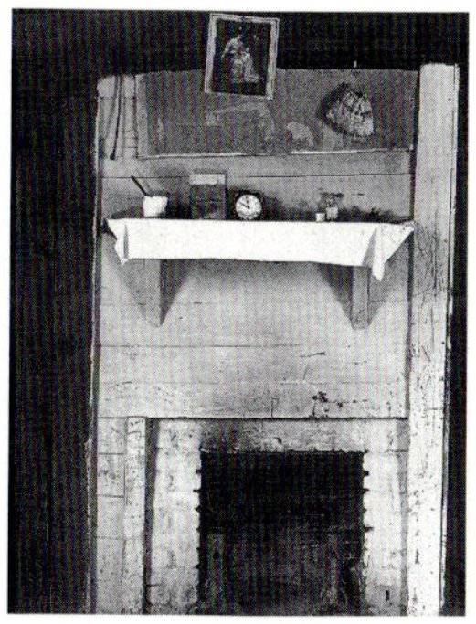

Neg. Duplikat 8 × 10 = 20,3 × 25,4 cm; Abzug 28,0 × 35,6 cm, Library of Congress, Eva Shade, 1987
Sammlung M. Brix, München

182 **Floyd Burroughs und Kinder der Familie Tingle, Hale County/Alabama, Sommer 1936** *Tafel 82*
Neg. Kleinbild 35 mm; Abzug 20,0 × 25,1 cm, verso gestempelt, aus dem Archiv von Evans
Photography Collection, Harry Ransom Humanities Research Center, The University of Texas at Austin

183 **Mrs. Frank Tingle, Hale County/ Alabama, Sommer 1936** *Tafel 91*
Neg. Duplikat 4 × 5 = 10,2 × 12,7 cm, beschnitten; Abzug 34,0 × 11,5 cm auf Photopapier 35,6 × 28,0 cm, Library of Congress, N. N., 1987
Sammlung M. Brix, München

184 **Frank Tingle, Hale County/Alabama, Sommer 1936** *Tafel 92*
Neg. 8 × 10 = 20,3 × 25,4 cm; Abzug 24,5 × 20,3 cm, verso gestempelt, aus dem Archiv von Evans
Photography Collection, Harry Ransom Humanities Research Center, The University of Texas at Austin

185 **Frank Tingle, Hale County/Alabama, Sommer 1936**
Neg. vermutlich Rollfilm 35 mm (oder Planfilm 4 × 5 = 10,2 × 12,7 cm); Abzug 21,5 × 10,2 cm, montiert auf Papier, verso gestempelt, mit Numerierung
Nicht im Evans-Catalog Library of Congress. Hier eine Variante: No. 281 (siehe Kat. Nr. 184).

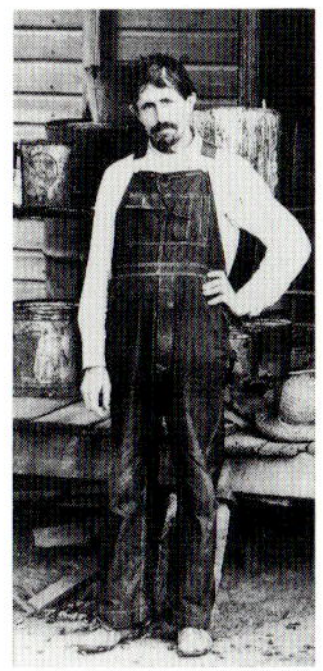

The Museum of Fine Arts, Houston, Geschenk Lilyan und Toby Miller

186 **Frank Tingle, Hale County/Alabama, Sommer 1936**
Neg. 8 × 10 = 20,3 × 25,4 cm; Abzug 25,4 × 20,3 cm, Library of Congress, N. N., 1987
Sammlung M. Brix, München

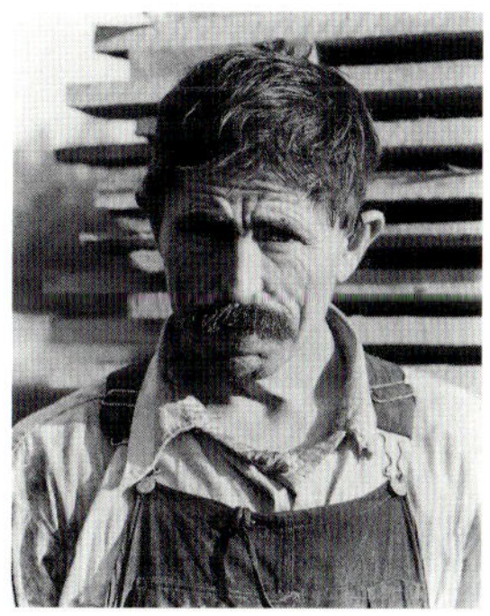

187 **Sonntäglicher Gesang, Frank Tingles Familie, Hale County/Alabama, Sommer 1936** *Tafel 93*
Neg. Kleinbild 35 mm (verloren); Abzug 20,2 × 25,1 cm, aufgezogen, recto gestempelt, aus dem Archiv von Evans
Photography Collection, Harry Ransom Humanities Research Center, The University of Texas at Austin

188 **William und Ida Ruth Tingle, Hale County/Alabama, Sommer 1936** *Tafel 94*
Neg. Kleinbild 35 mm; Abzug 16,2 × 20,5 cm, aufgezogen, recto gestempelt
Vorlage für *Let Us Now Praise Famous Men,* 2. Aufl. 1960
Photography Collection, Harry Ransom Humanities Research Center, The University of Texas at Austin

189 **Laura Minnie Lee Tingle auf der Veranda, Hale County/Alabama, Sommer 1936** *Tafel 95*
Neg. Kleinbild 35 mm; Abzug 15,2 × 19,1 cm, aufgezogen, recto gestempelt
Vorlage für *Let Us Now Praise Famous Men,* 2. Aufl. 1960
Photography Collection, Harry Ransom Humanities Research Center, The University of Texas at Austin

190 **Katie Tingle vor der Veranda, Hale County/Alabama, Sommer 1936**
Neg. Kleinbild 35 mm; Abzug 12,7 × 15,8 cm
Vorlage für *Let Us Now Praise Famous Men,* Erstausgabe 1941
Photography Collection, Harry Ransom Humanities Research Center, The University of Texas at Austin

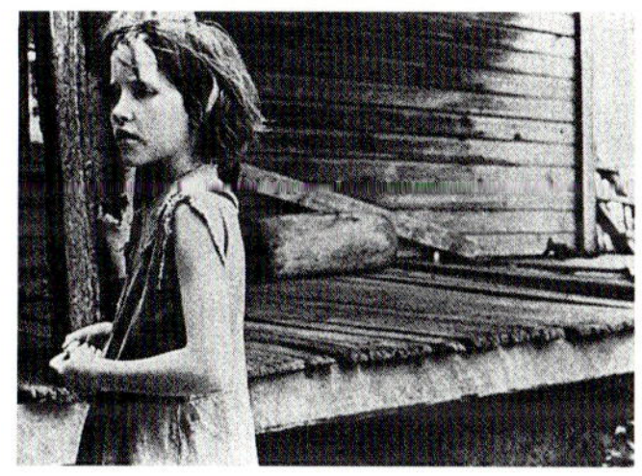

191 **William Tingle auf der Veranda, Hale County/Alabama, Sommer 1936** *Tafel 96*
Neg. Kleinbild 35 mm; Abzug 25,1 × 20,0 cm, aufgezogen, recto gestempelt, aus dem Archiv von Evans
Photography Collection, Harry Ransom Humanities Research Center, The University of Texas at Austin

192 **Dora Mae Tingle, Hale County/ Alabama, Sommer 1936**
Neg. Kleinbild 35 mm; Abzug 11,6 × 16,8 cm, aufgezogen, recto gestempelt
Vorlage für *Let Us Now Praise Famous Men,* 2. Aufl. 1960
Photography Collection, Harry Ransom Humanities Research Center, The University of Texas at Austin

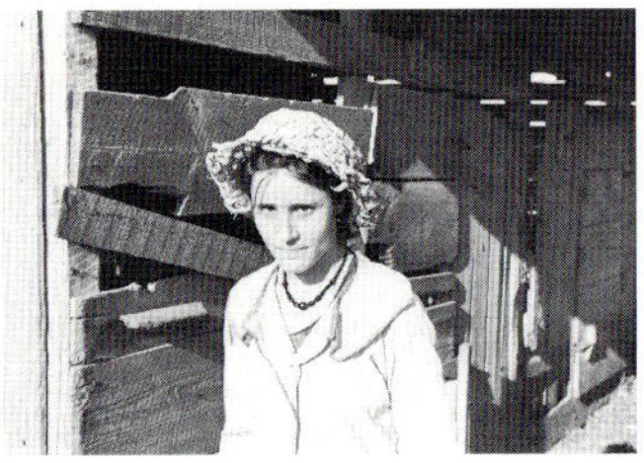

193 Kamin in Frank Tingles Haus, Hale County/Alabama, Sommer 1936
Tafel 97
Neg. 8×10 = 20,3×25,4 cm; Abzug 24,6×20,3 cm, verso gestempelt, aus dem Archiv von Evans
Photography Collection, Harry Ransom Humanities Research Center, The University of Texas at Austin

194 Kamin in einem Nebenraum des Hauses von Frank Tingle, Hale County/Alabama, Sommer 1936
Tafel 98
Neg. 8×10 = 20,3×25,4 cm; Abzug 25,2×20 cm, verso gestempelt, aus dem Archiv von Evans
Photography Collection, Harry Ransom Humanities Research Center, The University of Texas at Austin

195 Familienphotos in Frank Tingles Haus, Hale County/Alabama, Sommer 1936
Tafel 99
Neg. 8×10 = 20,3×25,4 cm; Abzug 28,0×35,6 cm, Library of Congress, Eva Shade, 1986
Sammlung M. Brix, München

196 Bud Fields' Haus, Hale County/ Alabama, Sommer 1936 *Tafel 103*
Neg. 8×10 = 20,3×25,4 cm; Abzug 16,4×23,0 cm, aufgezogen, recto gestempelt
Vorlage für *Let Us Now Praise Famous Men,* 2. Aufl. 1960
Photography Collection, Harry Ransom Humanities Research Center, The University of Texas at Austin

197 Eingang des Hauses von Bud Fields mit Baumwolle, Hale County/Alabama, Sommer 1936
Neg. 8×10 = 20,3×25,4 cm; Abzug 18,5×23,5 cm, aufgezogen, verso gestempelt
Harry Lunn Collection, New York

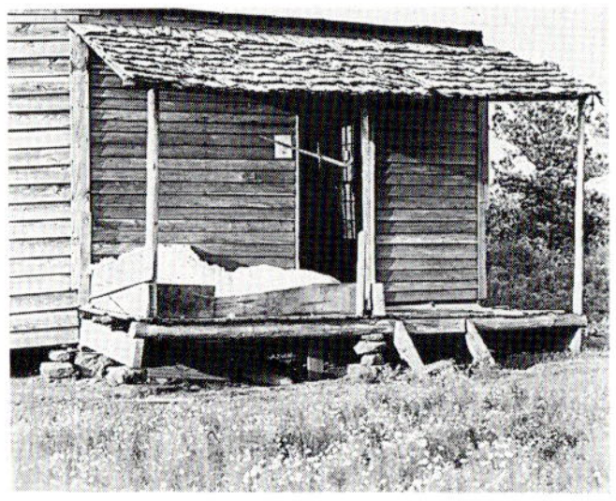

198 Bud Fields und seine Familie, Hale County/Alabama, Sommer 1936
Tafel 100
Neg. 8×10 = 20,3×25,4 cm; Abzug 18,5×23,6 cm, von Evans, ohne Bez.
The Museum of Modern Art, New York, Geschenk

199 Bud Fields und seine Familie, Hale County/Alabama, Sommer 1936
Neg. 8×10 = 20,3×25,4 cm (unterbelichtet); Abzug Kontakt 19,4×24,1 cm von Evans in den 50er Jahren, verso von Evans sign. in den 70er Jahren
The Menil Collection, Houston

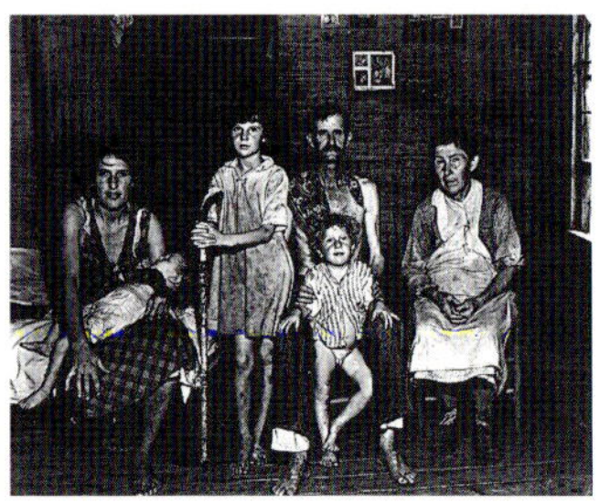

200 Bud Fields, Hale County/Alabama, Sommer 1936 *Tafel 101*
Neg. 8×10 = 20,3×25,4 cm; Abzug 24,2×19,2 cm, von Jim Dow unter Evans' Aufsicht, 1971
The Museum of Modern Art, New York, Stephen R. Currier Memorial Fund

201 Lily Rogers Fields mit Kind, Hale County/Alabama, Sommer 1936
Neg. Kleinbild 35 mm; Abzug Postkarten-Format, aufgezogen, verso gestempelt
Harry Lunn Collection, New York

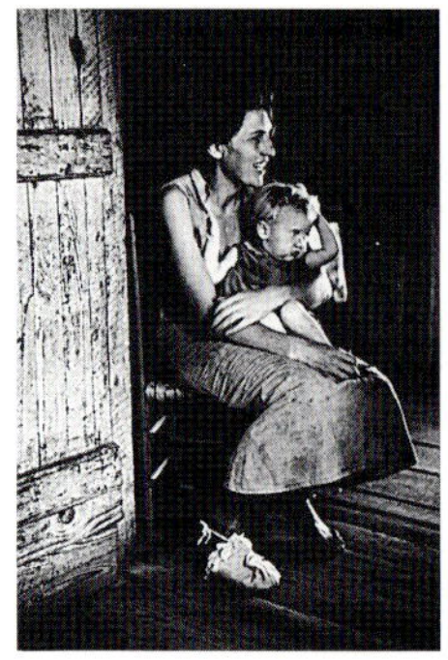

202 Bud Fields in seiner Schlafkammer, mit James Agee, Hale County/Alabama, Sommer 1936
Neg. Kleinbild 35 mm; Abzug 12,8×20,2 cm, verso gestempelt, aus dem Archiv von Evans
Photography Collection, Harry Ransom Humanities Research Center, The University of Texas at Austin

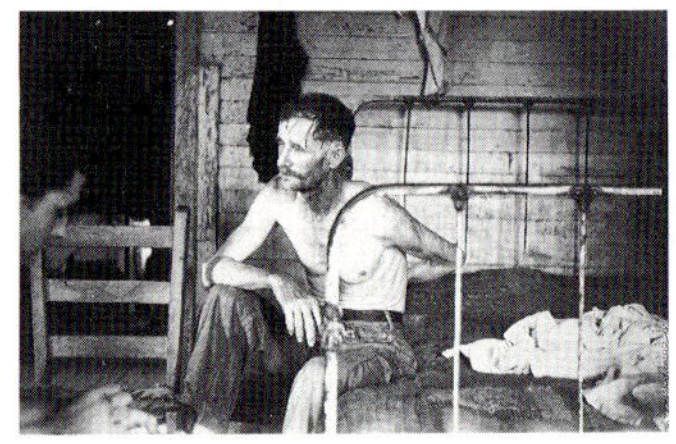

203 Bud Fields in seinem Baumwollfeld, stehend, Hale County/Alabama, Sommer 1936
Neg. 8×10 = 20,3×25,4 cm; Abzug 25,2×20,2 cm, aufgezogen, recto gestempelt
Vorlage für *Let Us Now Praise Famous Men,* 2. Aufl. 1960
Photography Collection, Harry Ransom Humanities Research Center, The University of Texas at Austin

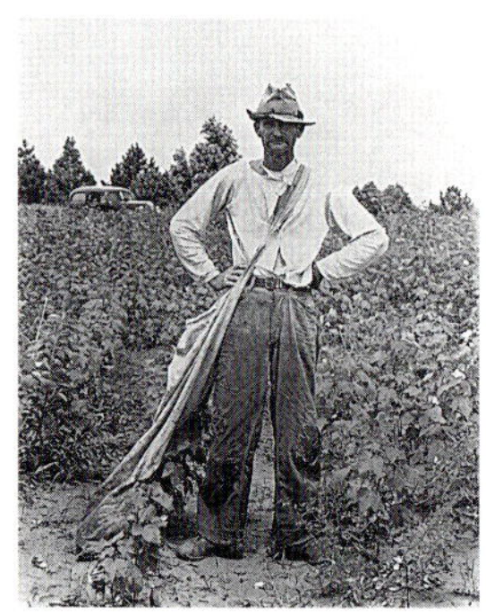

204 **Bud Fields in seinem Baumwollfeld, sitzend, Hale County/Alabama, Sommer 1936** *Tafel 102*
Neg. 8 × 10 = 20,3 × 25,4 cm; Abzug 25,4 × 20,2 cm, verso gestempelt, aus dem Archiv von Evans
Photography Collection, Harry Ransom Humanities Research Center, The University of Texas at Austin

205 **Küche in Bud Fields' Haus, Hale County/Alabama, Sommer 1936**
Neg. 8 × 10 = 20,3 × 25,4 cm; Abzug 25,2 × 20,0 cm, verso gestempelt, aus dem Archiv von Evans
Photography Collection, Harry Ransom Humanities Research Center, The University of Texas at Austin

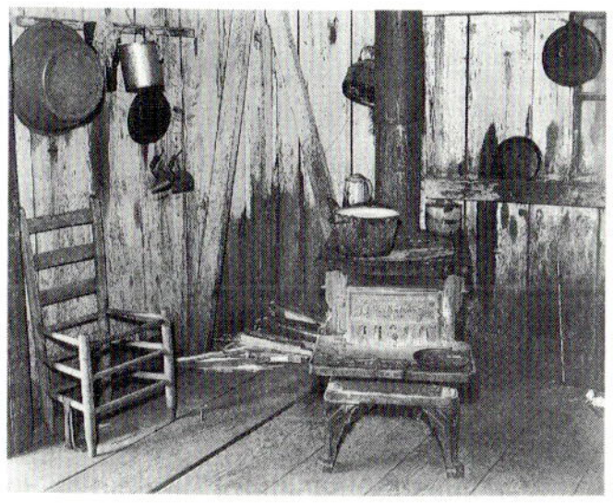

206 **Küchenwand in Bud Fields' Haus, Hale County/Alabama, Sommer 1936**
Tafel 104
Neg. 8 × 10 = 20,3 × 25,4 cm; Abzug 28,0 × 35,6 cm, auf dem Passepartout sign. »Walker Evans«
Aus: Portfolio Double Elephant Press (zit. Kat. Nr. 27)
Prints and Photographs Division, Library of Congress, Washington, D. C., Master Photographs Collection

207 **Hütte eines schwarzen Pächters, Hale County/Alabama, Sommer 1936**
Neg. 8 × 10 = 20,3 × 25,4 cm; Abzug

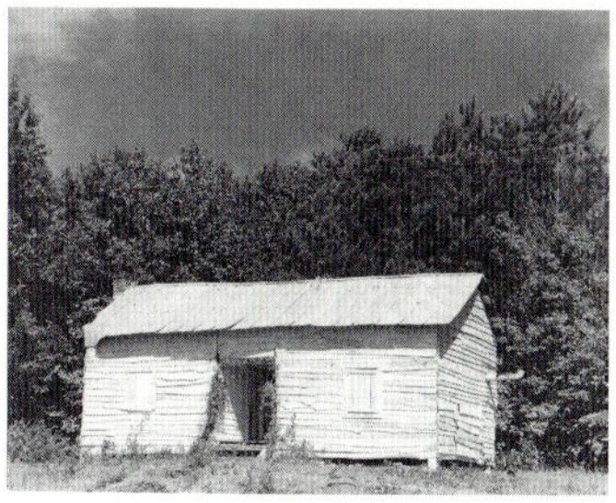

18,4 × 20,9 cm von Jim Dow unter Evans' Aufsicht, 1971
The Museum of Modern Art, New York, Stephen R. Currier Memorial Fund

208 **Kindergrab, Hale County/Alabama, Sommer 1936** *Tafel 106*
Neg. 8 × 10 = 20,3 × 25,4 cm; Abzug 28,0 × 35,6 cm, Library of Congress, Eva Shade, 1987
Sammlung M. Brix, München

209 **Kindergrab, Hale County/Alabama, Sommer 1936**
Neg. 8 × 10 = 20,3 × 25,4 cm; Abzug Kontakt Vollformat, aufgezogen, ohne Bez.
Harry Lunn Collection, New York

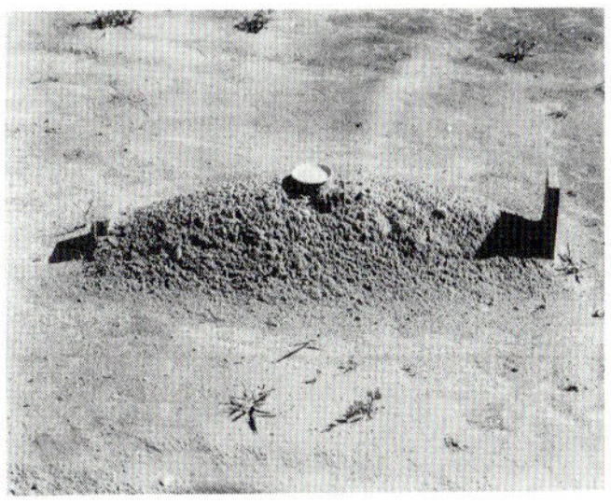

210 **Flaschenkürbis-Baum für Martini, Hale County/Alabama, Sommer 1936**
Tafel 105
Neg. 8 × 10 = 20,3 × 25,4 cm; Abzug 35,6 × 28,0 cm, Library of Congress, Eva Shade, 1986
Sammlung M. Brix, München

FSA: Arkansas, New York 1937/38

211 **Opfer der Flutkatastrophe, Forrest City/Arkansas, Februar 1937** *Tafel 107*
Neg. Kleinbild 35 mm; Abzug 20,3 × 25,4 cm, verso Stempel »F.S.A. Farm Security Administration«, von Roy Stryker in den 30er Jahren an die Public Library übermittelt
The New York Public Library, The Branch Libraries, Mid-Manhattan Library, Picture Collection, Romana Javitz Collection

212 **Opfer der Flutkatastrophe, Forrest City/Arkansas, Februar 1937**
Neg. Kleinbild 35 mm; Abzug 20,3 × 25,4 cm, verso Stempel »F.S.A. Farm Security Administration«, von Roy Stryker in den 30er Jahren an die Public Library übermittelt
The New York Public Library, The Branch Libraries, Mid-Manhattan Library, Picture Collection, Romana Javitz Collection

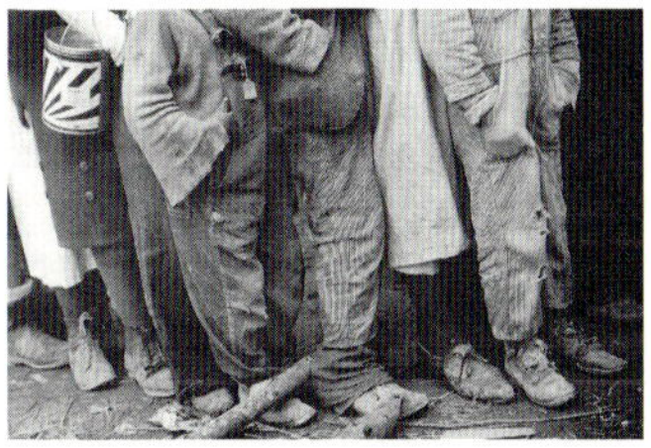

213 **Opfer der Flutkatastrophe, Forrest City/Arkansas, Februar 1937** *Tafel 109*
Neg. Kleinbild 35 mm; Abzug 20,3 × 25,4 cm, Library of Congress, N. N., 1990
Sammlung M. Brix, München

214 **Opfer der Flutkatastrophe, Forrest City/Arkansas, Februar 1937** *Tafel 110*
Neg. Kleinbild 35 mm; Abzug 20,3 × 25,4 cm, verso Stempel »F.S.A. Farm Security Administration«, von Roy Stryker in den 30er Jahren an die Public Library übermittelt
The New York Public Library, The Branch Libraries, Mid-Manhattan Library, Picture Collection, Romana Javitz Collection

215 **Opfer der Flutkatastrophe, Forrest City/Arkansas, Februar 1937** *Tafel 108*
Neg. Kleinbild 35 mm; Abzug 20,3 × 25,4 cm, Library of Congress, N. N., ca. 1978
Christopher Rauschenberg Collection, Portland

216 **Die Habe eines Opfers der Flutkatastrophe, Forrest City/Arkansas, Feburar 1937** *Tafel 111*
Neg. 4 × 5 = 10,2 × 12,7 cm; Abzug 20,3 × 25,4, Library of Congress, N. N., ca. 1978
Christopher Rauschenberg Collection, Portland

217 **Straße und Brücke, New York City, Sommer 1938** *Tafel 112*
Neg. Kleinbild 35 mm; Abzug 25,4 × 20,3 cm, Library of Congress, N. N., 1990
Sammlung M. Brix, München

218 **Häuserfassaden, New York City, Sommer 1938** *Tafel 113*
Neg. Kleinbild 35 mm; Abzug 20,3 × 25.4 cm, Library of Congress, N. N., 1990
Sammlung M. Brix, München

219 **Hof mit Wäscheleinen, New York City, Sommer 1938** *Tafel 114*
Neg. Kleinbild 35 mm; Abzug 20,3 × 25,4 cm, Library of Congress, N. N., 1990
Sammlung M. Brix, München

New York City und Chicago 1939 – 1947

220 **Subway mit Akkordeon-Spieler, New York, 1939 – 41** *Tafel 115*
Neg. Kleinbild 35 mm; Abzug 13,6 × 20,2 cm auf Photopapier 35,0 × 28,0 cm, The Estate of Walker Evans, ca. 1976/77
The Estate of Walker Evans, Bethany

221 **Subway-Portraits, New York, 1939 – 41** *Tafeln 116 – 118* (= a. – c.)
Neg. Kleinbild 35 mm; Abzüge The Estate of Walker Evans, ca. 1976/77:
a. 10,5 × 15,7 cm auf Photopapier 19,0 × 12,5 cm

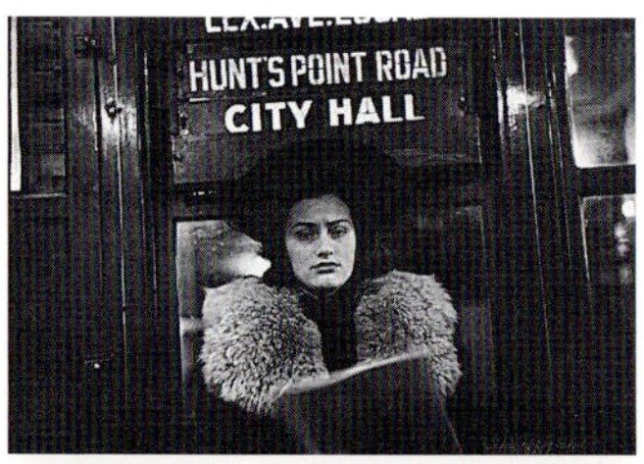

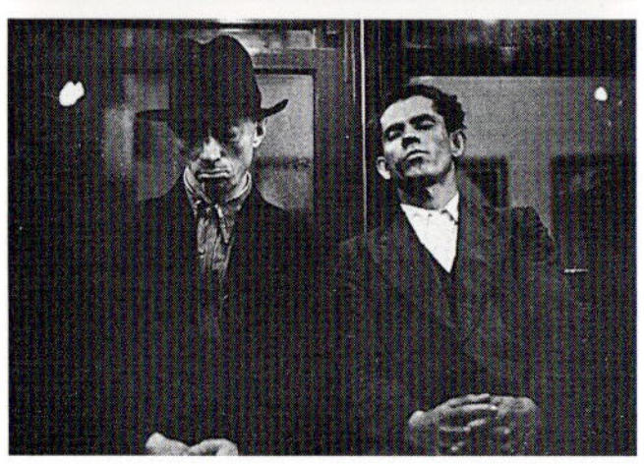

b. 10,5 × 15,5 cm auf Photopapier 25,0 × 20,0 cm
c. 12,0 × 18,0 cm auf Photopapier 28,0 × 28,0 cm
d. 10,5 × 15,5 cm auf Photopapier 25,0 × 20,0 cm
e. 10,5 × 15,5 cm auf Photopapier 25,0 × 20,0 cm
The Estate of Walker Evans, Bethany

222 **Subway-Portrait, New York, 1939 – 41**
Neg. Kleinbild 35 mm; Abzug 15,6 × 19,8 cm, aufgezogen, verso gestempelt, befestigt auf einer Versandtasche
Harry Lunn Collection, New York

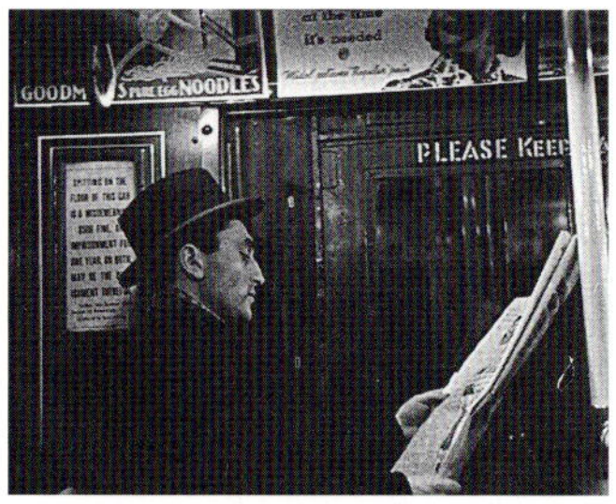

223 **Subway-Portrait, New York, 1939 – 41** *Tafel 119*
Neg. Kleinbild 35 mm; Abzug 17,5 × 19,4 cm, verso gestempelt (»Walker Evans // 1681 York Avenue ...«)
The Museum of Modern Art, New York, Geschenk

224 **Subway-Portrait, New York, 1939 – 41**
Neg. Kleinbild 35 mm; Abzug 17,8 × 19,0 cm, verso gestempelt (»Walker Evans // 1681 York Avenue ...«)
The Museum of Modern Art, New York, Geschenk

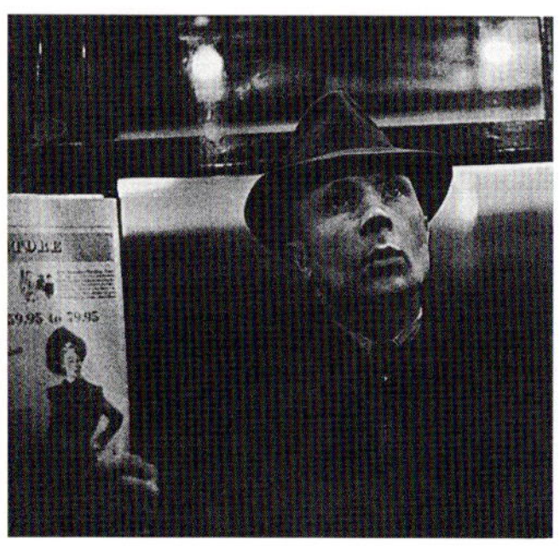

225 **Subway-Portrait, New York, 1939 – 41**
Neg. Kleinbild 35 mm; Abzug 12,9 × 10,0 cm, verso gestempelt (»Walker Evans // 1681 York Avenue ...«)
The Museum of Modern Art, New York, Geschenk

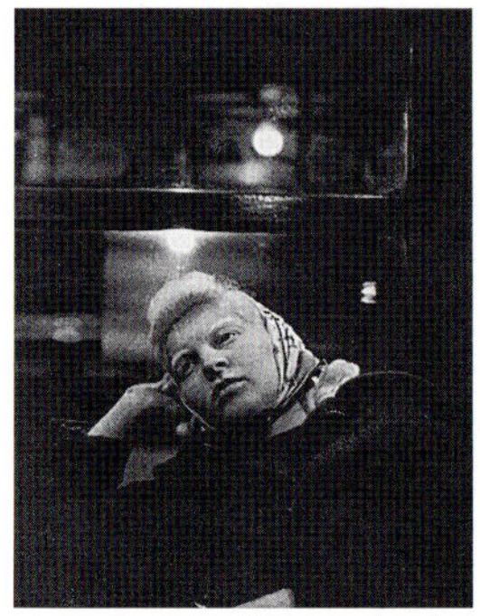

226 **Straßen-Portraits, Chicago, 1947** *Tafeln 120 – 122* (= a. – c.)
Neg. Rollfilm $2^1/_4 \times 2^1/_4$ = 5,7 × 5,7 cm; Abzüge The Estaste of Walker Evans, ca. 1976/77:
a. 17,9 × 17,7 cm auf Photopapier 25,0 × 20,0 cm
b. – d. ca. 15,5 × 15,5 cm auf Photopapier 35,5 × 28,0 cm
The Estate of Walker Evans, Bethany

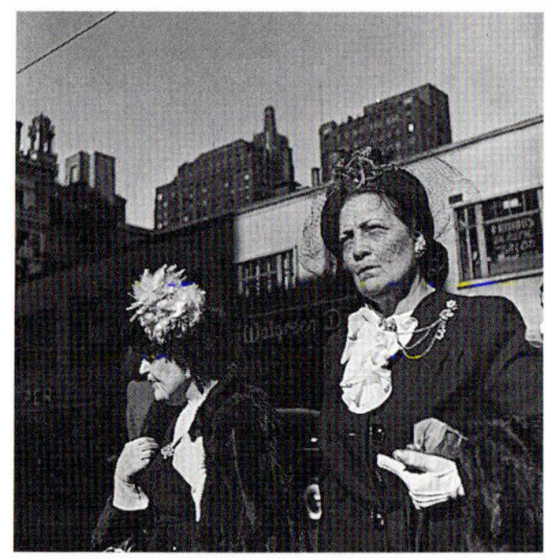

227 **Straßen-Portrait, Chicago, 1947**
Neg. $2^1/_4 \times 2^1/_4$ = 5,7 × 5,7 cm; Abzug 20,5 × 14,8 cm, montiert auf großem Karton, hier sign. «Walker Evans 1946«, verso zweimal gestempelt
Harry Lunn Collection, New York

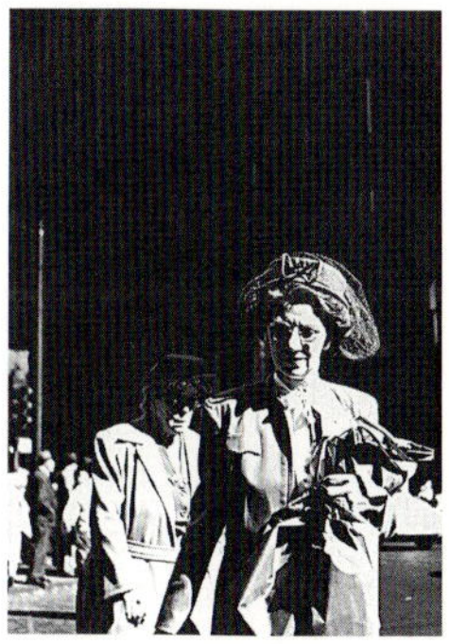

228 **Ecke State Street / Randolph Street, Chicago, 1946**
Neg. $2^{1}/_{4} \times 2^{1}/_{4}$ = $5,7 \times 5,7$ cm; Abzug $23,4 \times 19,3$ cm, montiert, verso gestempelt (»Walker Evans // 1681 York Avenue ...«)
The Museum of Modern Art, New York, Mr. and Mrs. John Spencer Fund

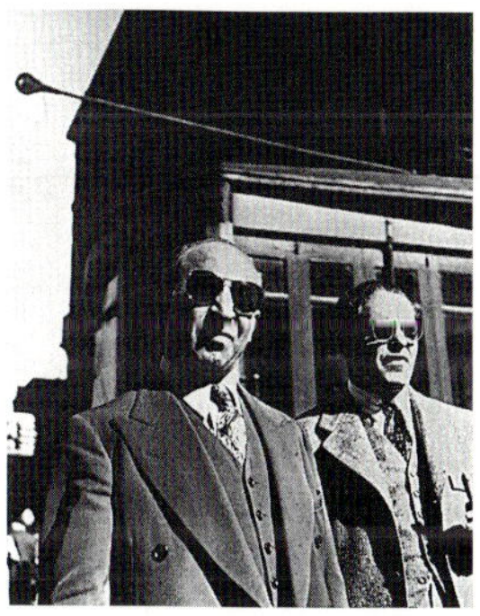

229 **Ecke State Street / Randolph Street, Chicago, 1946**
Neg. $2^{1}/_{4} \times 2^{1}/_{4}$ = $5,7 \times 5,7$ cm; Abzug $20,3 \times 19,0$ cm, montiert, verso gestempelt (»Walker Evans // 1681 York Avenue ...«)
The Museum of Modern Art, New York, Geschenk

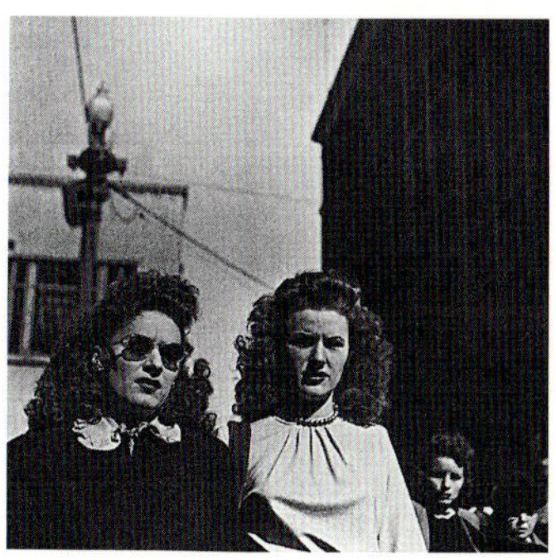

Kentucky 1945

230 **Familiengrab (Woodbridge Family Monument), Mansfield/Kentucky, ca. 1945**
Neg. Rollfilm $2^{1}/_{4} \times 2^{1}/_{4}$ = $5,7 \times 5,7$ cm; Abzug $19,4 \times 19,1$ cm von Evans in den späten 40er Jahren, recto auf dem Rand unten sowie verso auf dem Rand unten von Evans sign. in den 70er Jahren
The Menil Collection, Houston

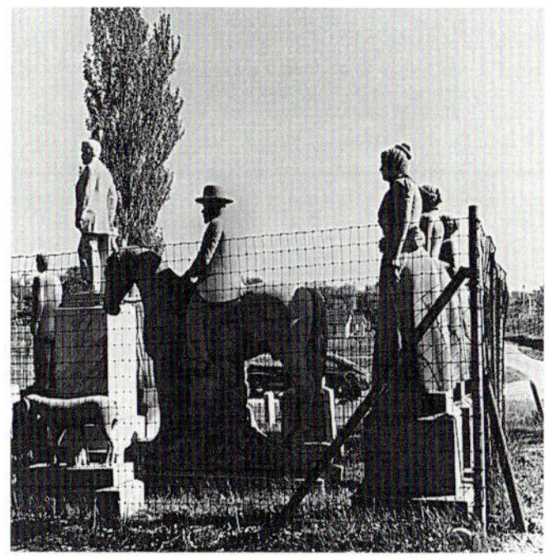

231 **Grabmal der Familie Woodbridge, Mansfield/Kentucky, ca. 1945** *Tafel 123*
Neg. $2^{1}/_{4} \times 2^{1}/_{4}$ = $5,7 \times 5,7$ cm; Abzug ca. $15,5 \times 15,5$ cm, The Estate of Walker Evans, ca. 1976/77
The Estate of Walker Evans, Bethany

Photonachweis Tafeln

Photography Collection, Harry Ransom Humanities Research Center, The University of Texas at Austin: 58, 82, 83, 86, 93, 94, 96, 98, 102; The Museum of Modern Art, New York: 19, 20, 101; The Metropolitan Museum of Art, New York: 2, 24; The Menil Collection, Houston/Texas: 4, 14; The Museum of Fine Arts, Houston/Texas: 3; The New York Public Library, The Branch Libraries, Mid Manhattan Library, Picture Collection: 16 – 18; Harry Lunn Collection, New York: 56, 90; Prints and Photographs Division, Library of Congress, Washinton, D. C.: 15, 23, 26, 28, 77; The Estate of Walker Evans, Bethany: 1, 13, 21, 22, 25, 27, 35, 53, 70, 79, 115 – 123; Christopher Rauschenberg Collection, Portland/Oregon: 31, 34, 61, 67, 88, 108, 111; Sammlung M. Brix, München: 29, 30, 32, 33, 36 – 52, 54, 55, 57, 59, 60, 62, 64 – 66, 68, 69, 71 – 76, 78, 85, 87, 89, 91, 92, 99, 103, 104, 106, 107, 109, 110, 112 – 114; Schirmer/Mosel Verlag GmbH, München: 63, 80, 81, 84, 95, 97, 100, 105.

Photonachweis Bildkatalog

Photography Collection, Harry Ransom Humanities Research Center, The University of Texas at Austin: 88, 169, 202, 205; The Museum of Modern Art: 26, 157, 223, 224; Walker Evans-Katalog, © 1971 The Museum of Modern Art, New York: 225, 228, 229; The Metropolitan Museum of Art, New York: 2 a – f, 7, 72, 105; The Menil Collection, Houston/Texas: 20, 29, 31, 52, 143, 158, 199, 230; The Museum of Fine Arts, Houston/Texas: 6, 13, 17, 185; The New York Public Library, The Branch Libraries, Mid-Manhattan Library, Picture Collection: 32, 34 – 36, 40, 45, 82, 83, 92, 101, 106, 133, 144, 212; Harry Lunn Collection, New York: 16, 18, 25, 42, 49, 50, 54, 62, 100, 197, 201, 222, 227; Prints and Photographs Division, Library of Congress, Washington, D. C.: 47, 160; The Estate of Walker Evans, Bethany: 21, 37, 43, 46, 53, 56, 164, 166, 221 d – e, 226 d; Christopher Rauschenberg Collection, Portland/Oregon: 69, 94, 142, 147, 209; Kicken Pauseback Galerie, Köln: 123; Sammlung Thomas Walther, Berlin: 8, 9, 19; Sammlung M. Brix, München: 60, 66 – 68, 79, 90, 91, 95, 96, 98, 99, 102, 108, 110, 111, 118, 119, 121, 125, 127, 129, 132, 139, 148, 153, 159, 161, 162, 165, 181, 186; Schirmer/Mosel Verlag GmbH, München: 104, 130, 155, 172, 173, 192, 203, 207; Archiv M. Brix, München: 74, 76, 86, 190.